肝脾论在胃肠疾病中的临床应用

主　编　谢晶日

副主编　张　冰　刘朝霞　王海强　孙　涛

编　委　马　蕾　施芳馨　孙志文　万丽珠

　　　　王亚楠　王　瑶　杨　洋　张　强

U0273021

中国中医药出版社

·北京·

图书在版编目（CIP）数据

肝脾论在胃肠疾病中的临床应用 / 谢晶日主编 . —

北京 : 中国中医药出版社，2020.7

ISBN 978-7-5132-5673-5

Ⅰ . ①肝…　Ⅱ . ①谢…　Ⅲ . ①肝病（中医）—中医临床—

经验—中国—现代　②脾（中医）—中医临床—经验—中国—

现代　Ⅳ . ① R256.4　② R256.3

中国版本图书馆 CIP 数据核字（2019）第 173560 号

中国中医药出版社出版

北京经济技术开发区科创十三街 31 号院二区 8 号楼

邮政编码　100176

传真　010-64405750

河北新华第二印刷有限责任公司印刷

各地新华书店经销

开本 787×1092　1/16　印张 30.25　彩插 0.75　字数 498 千字

2020 年 7 月第 1 版　2020 年 7 月第 1 次印刷

书号　ISBN 978-7-5132-5673-5

定价　120.00 元

网址　www.cptcm.com

社 长 热 线　010-64405720

购 书 热 线　010-89535836

维 权 打 假　010-64405753

微信服务号　zgzyycbs

微商城网址　https://kdt.im/LIdUGr

官 方 微 博　http://e.weibo.com/cptcm

天猫旗舰店网址　https://zgzyycbs.tmall.com

如有印装质量问题请与本社出版部联系（010-64405510）

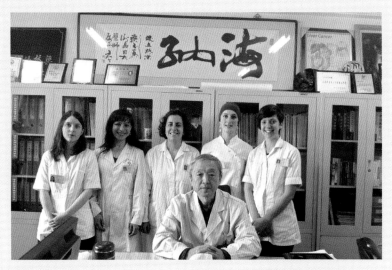

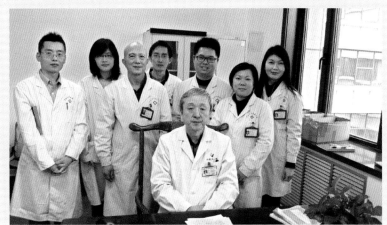

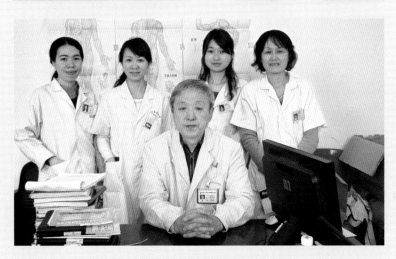

谢晶日教授与外国留学生及港澳台留学生

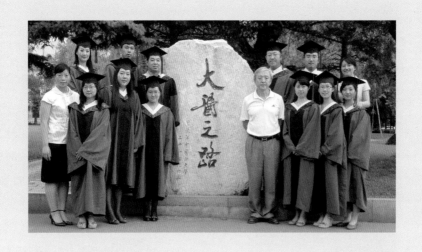

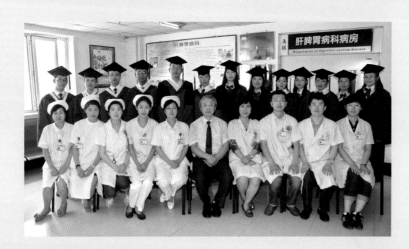

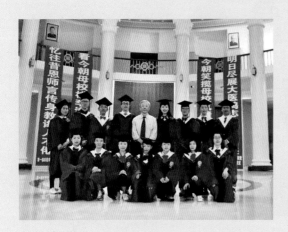

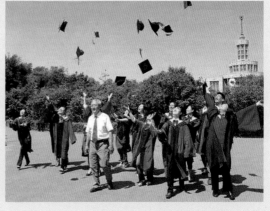

谢晶日教授培养了大批研究生，成为他们学业和生活的导师

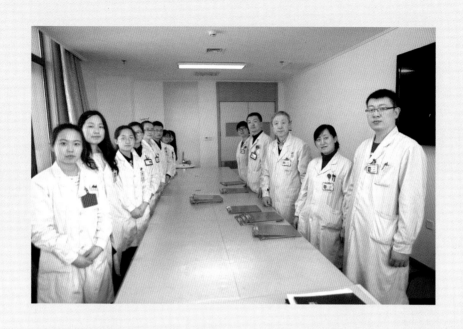

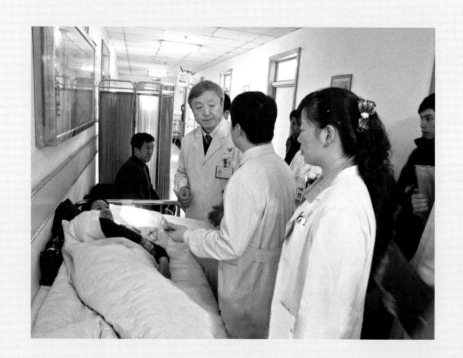

谢晶日教授几十年如一日，坚持教学查房

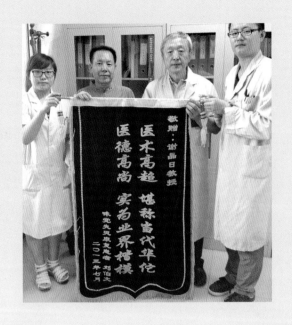

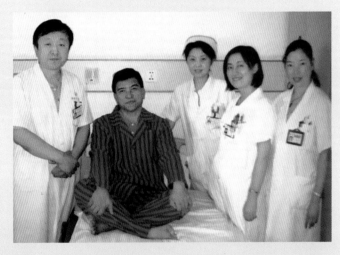

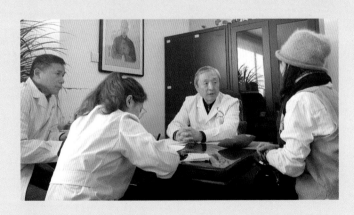

大医精诚，谢晶日教授利用他精湛的医术救治了大批国内外患者

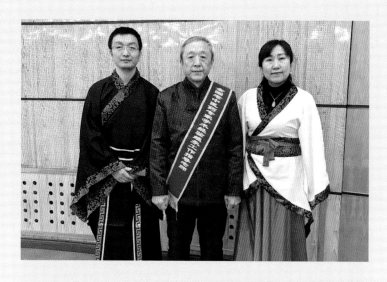

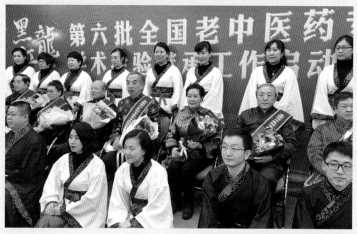

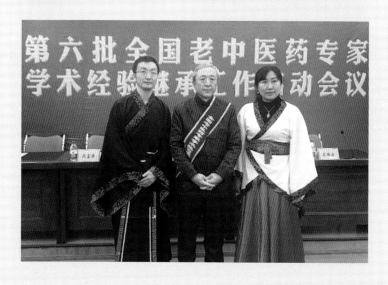

谢晶日教授作为全国老中医药专家学术经验继承工作指导老师，目前已师带徒6人

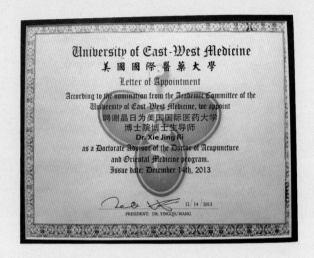

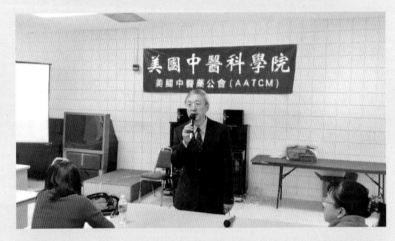

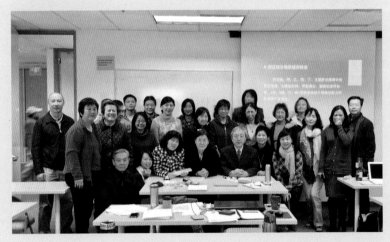

谢晶日教授积极去外地授课，传播中医药文化

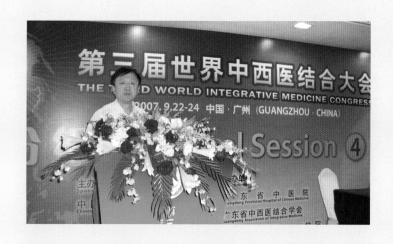

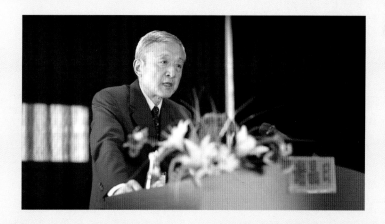

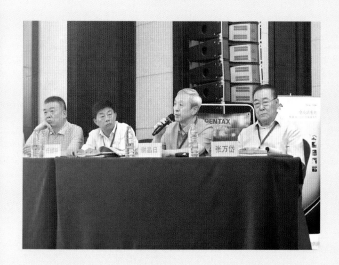

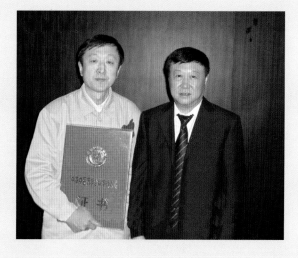

谢晶日教授积极参与各级学会，推动中医医、教、研协同发展

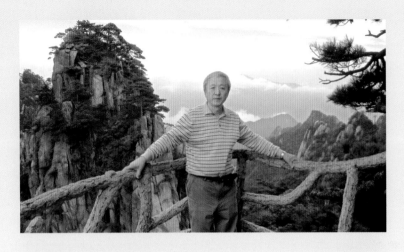

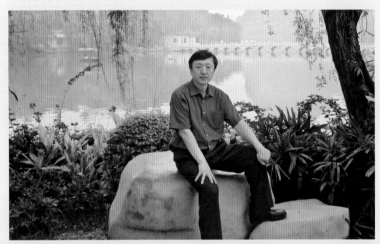

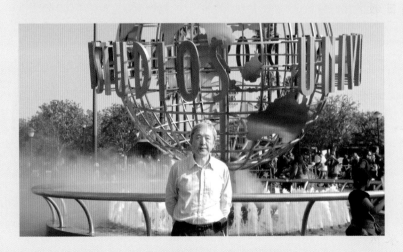

谢晶日教授热爱祖国医学，热爱生活

序

　　中医药学，源远流长，博大精深，是我国人民几千年来与疾病做斗争的经验结晶，蕴含着中华民族深邃的哲学思想，为人类的健康事业做出了卓越贡献。神农尝百草，岐黄论医道，为中医药学奠定了坚实的根基。汉唐以降，历经诸子百家不断充实与发扬，医典医籍，琳琅满目，医论医案，精彩纷呈，为继承和弘扬中医学术积淀了丰富的文化底蕴，为保健和医疗技术的提高积累了无数的宝贵经验。中华人民共和国成立以后，党和国家非常重视和倡导中医药工作。改革开放以来，尤其是近些年来，更为中医药事业的发展制定了多项政策，建立了中医法规，大力扩展中医药的教育、医疗、科研领域，为中医药走向世界开辟了广阔前景。

　　谢晶日教授出身医学世家，自幼留神医药，喜读轩岐，后入我校系统研习深造，以优异成绩毕业留校。从医任教40余载，在医治脾胃肝胆及内科疑难杂症方面，疗效卓著，颇有建树，并逐渐形成了完备的学术思想体系。历任我校附属医院肝胆脾胃病科学术带头人，博士研究生导师，二级教授，黑龙江省名中医，享受国务院政府特殊津贴，全国老中医药专家学术经验继承工作指导老师，国家中医药管理局脾胃病重点专科带头人，黑龙江省中西医结合学会消化专业委员会主任委员等。医德高尚，师风严正，医理娴熟，贯通古今，医术精湛，融汇中西，誉满龙江，名驰中外，求医者络绎不绝，求学者接踵而至。多年来蓄积了大量临床验案，今将其编纂成书，即将付梓。本书以"肝脾论"学术思想为总的治病指导原则，结合临床病案加以阐释，理论精辟，辨证精确，对临证应用，启迪后学与弘扬中医学术均大有裨益，故为之序。

戊戌年辰月

书于黑龙江中医药大学

序

段富津教授为本书作序

目　录

医案拾粹

学术思想 >>>>

《脾胃论》的学术启迪

《脾胃论》是金元四大家李东垣的代表作。其作者李东垣，为金代著名的医学家。东垣年少聪颖，师从著名医家张元素，并尽得其学，阐发《内经》"土者生万物"的理论，提出了"人以胃气为本"的学说，强调脾胃为元气之本、升降之枢纽，且提出了"内伤脾胃，百病由生"的论点，形成了独创性的理论——脾胃内伤学说，发明了升阳泻火和甘温除热的用药法度，被后世称为"补土派"。其《脾胃论》是东垣学说中理论最集中的部分，反映了其特有的思想体系。他在继承《内经》有关脾胃论述的基础上，经过深入研究和对自己临床经验的总结，从而对脾胃的生理功能、病理机制及其治疗进行了全面系统地论述。其重点内容是论述脾胃对元气的治养作用及其在气机升降运动中的枢纽作用，并进而探讨脾胃病的发展和治疗用药的特色。笔者从事脾胃病的临床治疗和研究 30 余年，研习古籍，在临床治疗上颇有心得，尤为推崇东垣著作，并将东垣以脾胃为中心的理论与临床融会贯通，可概括为以下几点：

一、脾胃为元气之本

元气之说首见于《难经》，认为肾气为元气之本，东垣发展《内经》《难经》这一"重视肾气"的理论，提出疾病的形成是由于气的不足，而气的不足正是由于脾胃的虚弱，提出了脾胃为元气之本，强调了脾胃为后天之本，且后天脾胃之气对先天真元之气有滋养的作用。因此，治疗疾病，必须注重脾胃，这是东垣脾胃学说的基本观点。即"养生当实元气"，"欲实元气，当调脾胃"。笔者秉承了李氏这种思想，在临床诊疗疾病当中，认为无论外感还是内伤发病，都是由于人体正气虚弱所致，而正气之所以不足，是由于后天脾胃受损不能腐熟、传输精气所致。强调内因在病变中的重要作用，即《灵枢·百病始生》曰："风雨寒热不得虚，邪不能独伤人。"俗话说："巧妇难为无米之炊。"无论什么病，倘若患者脾胃虚弱，不能将水谷精微输向周身，不仅食物不能吸收，药物更不能吸收。因为脾胃为气血生化之源，故在治疗疾病当中，应以此为重中之重，注重调理脾胃之气，即《脾胃论》中"元气之充足，皆由脾胃之气无所伤，而后能滋养元气。若胃气本弱，饮食自备，则脾胃之气既伤，而元气亦未能充，而诸病之由生也"。不但如此，笔者还发散李氏的思想，认为此类患者得病非一时所致，多是由长期患病却未予以重视导致。《临证指南医案》所谓"初病在气，久必入血"，说明在疾病的发展过程中还有阴血的耗伤，而且阴虚生热，或由其他致病因素，如痰湿、气滞血瘀等生热，还会加重阴液的耗散，故脾胃不仅为元气之本，更为气血生化之源，在治疗上滋养脾胃之阴当与补益脾胃之气同等重要，为益气养阴之法用于脾胃病的治疗奠定了基础。

二、脾胃是升降之枢纽

升降浮沉是自然界事物的基本运动形式，在正常状态下，升降交替，浮沉变更，周而复始。《内经》云："升降出入，无器不有。"说明了升降运动存在于一切物体之中。东垣发挥《内经》中"天以阳生阴长，地以阳杀阴藏"之说，提出了人体精气的升降运动依赖于脾胃。东垣所说的升降，更侧重于生长和升发这一方面。他认为胃气的升发在整体上是居于主导地位的。若没有胃气的升发，就没有水谷精气的化生，更无精气的正常升降。故胃气升发是元气充盛的必要因素。笔者在临床上继承了以上思想，尤为重视气机的调畅。认为《脾胃论·天地阴阳生杀之理在升降沉浮之间论》曰："盖胃为水谷之海，饮食入胃，而精气先输脾归肺，上行春夏之令，以滋养周身，乃清气为天者也；升已而下输膀胱，行秋冬之令，为传化糟粕，转味而出，乃浊阴为地者也。"说明脾胃位于中焦，是整体气机的枢纽，通过脾的升清、胃的降浊作用，将水谷精微上输心肺，外达四末，以滋养全身。但笔者并不仅侧重于升发这一方面，而是对于升、降都很重视。谷气上升，脾气升发，元气才可以充沛，阴火才可以潜藏，这固然重要，可是根据现代人的体质以及中病的因素而言，气机的不畅并不只体现在升，由于气机瘀滞，阻滞在中焦，不仅脾气不能升，胃气亦不能降，故遣方用药之时，特别强调通调气机。善用三棱、莪术活血化瘀、消癥散结可祛除中焦瘀阻；再用佛手、砂仁和紫苏子以交通上中下三焦，调节全身气机，推动气行，同时还可疏肝和胃，使补而不滞，且此三味药药性轻灵，有疏风之效，可达到升散之功。同时在拟定方药上，时刻秉承"脾喜燥恶湿，以升为健；胃喜湿恶燥，以降为和"的特点，同时兼顾忌温燥劫胃阴，忌苦寒伤胃阳，忌滋腻碍胃气，以调畅全身气机。

三、内伤脾胃，百病由生

东垣将《内经》理论和临床紧密结合，提出了"内伤脾胃，百病由生"的论点，并形成了一个独创的理论——脾胃内伤论，其基本论点为"脾胃之气既伤，而元气亦不能充，而诸病之所由生也"。因人之元气虽受于先天，但需要后天脾胃水谷精气之充养，才能盛而不衰，成为维持人生命活动的根本动力。若脾胃之气既衰，元气得不到水谷之气的充养，随之也衰。由此，则五脏六腑、四肢百骸、五官九窍，十二经脉皆失于滋养而发生各种病变。笔者总结脾胃有以下3个特点，一为脾胃依赖于阳气的升发；二为阴精的化生源于脾胃；三为人所需的营气须由脾胃来转输。笔者认为脾胃之气既衰，元气得不到水谷精微的充养，亦随之衰弱，则五脏六腑、四肢百骸、十二经脉都失于濡养，而发生各种病变，必然导致脏腑的平衡被破坏，即"胃虚则脏腑经络皆无以受气而俱病"。表现在不同脏腑为：若脾胃虚弱，土虚不能生金，肺气即虚，则见气短、气弱自汗、皮毛枯槁等症；若脾胃不足，中气下陷，则出现大便溏泄、脏器下垂等症；若脾胃运化失常，则见脉缓、倦怠嗜卧等症，而这些均为脾胃病常见的表现。

四、益气升阳，潜降阴火，且善用风药

东垣遵循《内经》"劳者温之""损者益之""陷者举之"的原则，在治疗上，突出地表现为对脾胃升阳益气药物的运用。如补中益气汤、升阳益胃汤等甘温补中、升阳泻火之剂中，用黄芪、人参、甘草，这三味药性味甘温，补脾胃之元气，且将这三味药称为"除湿热、烦热之圣药也"。笔者常以此作为遣方用药的准则，因为《脾胃论·长夏湿热胃困尤甚用清暑益气汤论》中云："脾胃气衰，不能升发阳气，故用升麻、柴胡助辛甘之味以引元气之升。"而对此最具有代表性的方剂则为补中益气汤。笔者认为方中既有黄芪、人参、甘草等甘温益气健脾之品，又有升麻、柴胡可升胃中清气，防其下陷之功，且还可引甘温之气上行，随着胃气的升发，元气亦随之充旺，则阴火自灭，此"甘温除大热"的思想表露无疑。但现代人患脾胃疾病，除脾胃虚弱之外，多由致病因素如痰湿、湿热、气滞血瘀共同致病。在治疗上应标本兼治。笔者善用白术、黄芪、太子参以健脾气、益元气，既可补气又可滋阴。即所谓"有形之血难以速生，无形之气可补之。"同时白术不仅可健脾，还可以燥湿利水，对于痰湿偏寒者效佳。在治疗之时，滋养阴液也是很重要的一个方面。常选用既可滋养胃阴、又可滋养肺阴之品，

因"脾胃一虚，肺最受病"，借此以达到补土生金之效。如选取沙参、石斛可养阴清肺、益胃生津，或加用当归、五味子、麦门冬等养血益阴之品，以滋养生化之源，培补元气。至于风药的运用更使全方有锦上添花的效果，笔者常用升麻、葛根等药，既为风药，还入脾胃二经，有升举阳气、生津止渴的作用，可谓量少效佳。

深化脾胃论，倡导肝脾同治

一、肝脾同治理论的形成条件

当今中国经济快速腾飞，人们在追求更高生活水平的同时，也面临着社会带来的各种压力。饮食上过食肥甘厚味、酗酒等都可导致脾胃功能受损。情志上，面对压力，有些人不能积极面对，或忧愁思虑，或郁闷恼怒，极易导致肝失疏泄。而肝郁犯脾，土虚易致木乘，肝脾之病常相互影响而致肝脾同病。现代临床上常见的各种疾病究其病机，多与肝脾两伤有关。通过精研古籍并结合自己的临证经验，笔者提出了"肝脾同治"的学术经验，"肝脾同治"从肝脾的生理、病理相关及治疗的角度探讨肝脾与临床。临床上，笔者极为重视调理肝脾对人体的重要性，故以"肝脾同治"为理论指导，从调肝理脾入手。临床重视肝脾不调，并且证治十分灵活。临床证型虽以肝失疏泄、脾失健运为多见，但治疗上绝不局限于泻肝、补脾。同时，肝脾同治理论也在疾病的预防方面起着重要作用。

二、深化"脾胃论"，倡导"肝脾同治"

肝脾的生理、病理变化对整个机体有着重要的影响。脾胃的重要性在李东垣所著的《脾胃论》中得到极大的发挥，其指出脾胃是元气之本，而元气是人体发病与否的关键。李东垣将《内经》中的理论与临床实际相结合，并秉承张元素"保胃气"的思想，结合自己的临证经验，创立了脾胃论。后世医家对脾胃的重视深受李东垣影响，亦因在临床运用脾胃学说而获益。笔者认为张元素、李杲强调脾胃之重要是基于战乱的时代背景，而现代需重视肝脾的原因是在"时间就是金钱""滥用食补""酒桌成事儿"的大环境下，饮食失节、劳役过度、七情所伤则是肝脾受损的重要致病因素。脾胃有病与其他脏腑不同，脾为中土，其病每无定体，在临床中抓住脾胃这个重点的同时，也应考虑其他脏腑的有余与不足。笔者认为，自古医家均重视肝脏病变对于机体的影响，如"肝……亢与衰，则能为诸脏之贼"（清·沈金鳌《杂病源流犀烛》），李冠仙在其《知医必辨》中说："其他脏有病，不过自病，亦或延及别脏，乃病久生克失常所致。唯肝一病即延及他脏。"肝气不调可致多种病理变化,叶天士《临证指南医案》亦云："盖肝者,将军之官,善干于他脏者也。"《冯氏锦囊秘录·卷二》："肝者,干也,其性多动而少静,好干犯他脏者也。"笔者认为,肝脾一旦有病,则百病丛生,故倡导"肝脾同治"。

肝脾同治理论的认识基源

肝脾相关理论启始于《内经》，仲景运用于临床，首倡"肝病实脾"之法，明清医家多有发挥，卓有建树的医家有傅青主、叶天士、吴达、张锡纯等，著述颇丰，应用广泛，构建了较为完整的"肝脾相关"理论体系。当今社会在给人带来丰富物质享受的同时，也带来了巨大的竞争压力和精神压力。忧愁思虑而伤肝，过食肥甘而伤脾……凡此种种，最终导致多种疾病。现代心脑血管疾病、消化系统疾病、代谢系统疾病、神经系统疾病等发病率始终居高不下，究其病因病机，多于肝脾两伤有关。笔者据多年的临床经验，形成了肝脾同治的学术思想理论体系。

一、内难之说

《内经》和《难经》对"肝脾同治"理论有着丰富与精辟的论述。《内经》认为肝、脾生理上密切相关，病理上相互影响，易致肝脾同病，故治疗上主张肝脾同治，从而逐步形成了的肝脾同治理论体系。

1. 肝脾生理相依

《素问·保命全形论》曰："土得木而达。"是《内经》中关于肝脾关系的最早论述。生理上肝脾密切相关，肝木可疏达脾土，肝之疏泄正常才能保证脾胃运化。姚止庵在《素问经注节解》中提到："土浓而顽，苟无物焉以通之，则且为石田而何以生长夫万物……土得木而达，其义精哉！"

《素问·阴阳应象大论》云："少火生气。"张志聪认为"少火"可以"归于中焦而主化"，"生气"则既帮助中焦胃腑运化水谷之精微，又为营卫之气营养周身。故可见少阳胆腑之少火，是实现中焦胃腑运化水谷之必要条件。

《素问·经脉别论》曰："食气入胃，散精于肝，淫气于筋。"张景岳注解："精，食气之精华也。肝主筋，故胃散谷气于肝，则浸淫滋养于筋也。"

2. 肝脾病理相传

《内经》中论及的肝脾病理互传多以五行为基础，太过与不及皆为病态，皆能互相影响。《素问·玉机真脏论》曰："肝受气于心,传之于脾。"明代吴昆注释《内经》说："五脏受气于其所生,传之于其所胜,气舍于其所生,死于其所不胜。"意为木克土,土为木之所胜,木为土之所不胜,故肝木与脾土病理互及。《灵枢·病传》不仅提出"病先发于肝,三日而之脾,五日而之胃",还对于肝脾病理相传进行了记载,肝病及脾,脾病及肝,且分虚实。

3. 肝脾同病治疗

《内经》中主要以用针治疗和用药治疗这两种方式,来体现肝脾同治之法。

《内经》从两个方面的针法来治疗肝脾同病。①治未病。《素问·刺热》云："热病先胸胁痛,手足躁,刺足少阳,补足太阴。"张志聪注释曰："先胸胁痛者,病发于少阳也……当刺足少阳,以泻阳分之热,补足太阴,以御外入之邪。"这段描述的是肝胆实热病,治疗上在泻肝胆之热时,还注重补太阴脾土。后世医家在此基础上,总结出"见肝之病,知肝传脾,当先实脾"的理论。②肝脾同治。《灵枢·五邪》云："邪在肝,则两胁中痛……取之行间,以引胁下,补三里以温胃中。"张志聪注释道,胁痛属肝经之病,寒中属脾胃之病,此为肝病传脾,即肝脾同病。在治疗方面,既针足厥阴肝经之行间穴以疏肝,又针足阳明胃经之足三里穴以温补脾胃,共达肝脾同治之效。

通过对《内经》中肝脾观点的整理,可看出《内经》不仅对肝脾同病的病因、病机有宏观的理论阐述,而且对具体疾病的辨证论治,也给出了有效的治疗方剂,为后世中医学肝脾同治之法的研究及应用奠定了基础。

二、仲景之论

东汉·张仲景将《内经》中肝脾同治的理论用于实践,创制了众多疗效显著且组方严谨的肝脾同治方剂,极大地充实和发展了肝脾同治之法。

张仲景在他的代表性著作《伤寒杂病论》中确立了肝脾同病的基本法则,于《金匮要略》首条即明确提出"夫治未病者,见肝之病,知肝传脾,当先实脾……不晓相传,见肝之病,不解实脾,惟治肝也",体现了仲景极为重视肝脾理论的思想。仲景继而提出了肝病实脾之法:"夫肝之病,补用酸,助用焦苦,益用甘味之药调之……此治肝补脾之要妙也。"开创了"治肝实脾"法,应用于临床,世代传承,并被不断发扬创新。

仲景重视肝脾二脏,故无论在外感病或是内伤病的论治中,都充分体现了肝脾相关的思想。同时，仲景认为肝脾二脏太过与不及均可互相影响，故需注意肝脾同调。而调和肝脾，旨在平调阴阳，恢复机体的生理平衡，亦可广泛运用于各系统的疾病当中。临床中，依据辨证论治结果对调理肝脾或有侧重，或兼重，或治他脏之病兼调肝脾。临床中多见肝实脾虚，治疗多泻肝实脾，如"脾实，则肝自愈"（《金匮要略·脏腑经络先后病脉证并治》），若见肝木不足，则多采用培土荣木法，以上治法对中医治疗学有极大的影响。

仲景的肝脾同治学术思想不仅辨证灵活，而且治疗手段多样化，给后世留下了众多经典方剂。其中有许多经方体现了张仲景肝脾同治的思想，例如：半夏生姜甘草泻心汤、旋覆代赭汤、当归芍药散、芍药甘草汤、小建中汤、大建中汤、大柴胡汤、小柴胡汤、酸枣仁汤、吴茱萸汤、乌梅丸、黄土汤等，这些方剂被后世医家广泛应用，临床疗效卓著。总而言之，仲景肝脾同治的理论，在中医学上有着深远的影响。

三、后世发挥

明·王肯堂治疗内伤杂病时，对肝脾相关思想进行了诸多阐述。王肯堂指出："脾主四肢，风邪克于肝则淫脾，脾为肝克故疾在末。""木性刚急，……脾得木邪而伤矣。"认为肝木常犯脾土。王肯堂常用肝脾相关理论诠释疾病的病机。如论肠风云："肝经风木之邪内乘于肠胃者，则可谓之肠风。"论颤振云："阳主动，此木气太过而克脾土……木气鼓之故动，经谓风淫末疾者此也。"此外，王氏在治疗上亦阐明了肝脾相关病证的治疗方法及相应方药，如土虚木乘之痉病，补中益气汤配伍芍药、山栀；脾虚肝乘之癥，实土泻木；又如肝脾郁怒，加味归脾汤；肝脾血虚，用加味逍遥散等。

明·傅青主认为肝脾二脏与人体气血密切相关，将肝脾相关理论广泛应用于女科，并形成独特学派，进一步发扬了肝脾相关思想。傅氏重视肝郁对女子的影响，提出"肝气不舒，久郁伤脾"易致肝脾同病，傅氏在疏肝的同时，重视育阴养血、益气健脾。如《傅青主女科·行经后少腹疼痛篇》中曰："肾水一虚则水不能生木，而肝木必克脾土。"治法上应以疏肝为主，肝气安则逆气自顺，提出"补土调木"的治病思想，此思想在临证方药中也得以体现，如其治疗带下证之完带汤。对于肝病及脾之肝实证，傅氏认为"肝气舒自不克土，脾不受克，则脾土自旺……又何必加人参、白术之品，以致累事哉"。由此可看出，在女科疾病的治疗中，傅氏尤重肝脾气机的调理，在其《傅山医学手稿》

云："补肝脾之气，气足自能生血，自能摄血也……疏肝而脾气得养，肝藏血而脾统血，安有泄泻哉？又何虑其血崩哉？"每用之于临床，收效甚佳。

清·叶天士重点阐发了肝脾相关的生理和病理特点。认为"木能疏土而脾滞以行，此乃克以制用之机"，并提出了"补脾必以疏肝，疏肝必以补脾"的治疗原则，强调了肝脾病理互及的必然性和肝脾同治的重要性。"肝脾相关"是叶天士辨证的重要思路，亦被其用治到多数疾病之中。同时也丰富了五脏相关学说中肝脾相关的内容。

张锡纯为近代中西派医家，他治方不拘于成见，能发前人之未述。并对肝脾相关见解独特，其理论用之于临床亦疗效卓著。张锡纯提出："欲治肝者，原当升脾降胃，培养中宫，俾中宫气化敦厚，以听肝木之自理……人之脾胃属土，其气化之敷布……所以脾气上行则肝气自随之上升，胃气下行则胆火自随之下降也。"吴达强调脾升胃降是肝胆功能正常的标志，调理脾胃，恢复脾胃升降是肝脾同治之重。其在治疗上，提出升清降浊、升阳降阴之法。张氏的另一独到见解为补肝气以实脾胃。当时医界多用破肝气之药治疗肝郁之证，而张氏认为，肾虽为人元气之根源，而肝是元气之萌芽，故用药时还应考虑元气之萌芽受损。其补肝气善用黄芪，每于健脾暖胃久之不效用之而取效。

肝脾同治理论，以中医经典理论为基础，经历代医家不断完善发挥，对中医病因病机学说、脏腑辨证理论、现代各家学说的发展以及临床实践与应用具有深远的影响。

肝脾相关为人体之机要

"肝脾相关"的内容即是从生理、病理的角度探讨肝脾之间的关系，笔者长期潜心研究中医肝脾相关学说，并用以指导临床。在把理论与实践高度结合的过程中，深刻体会到肝脾条达乃人体生命之歌的主旋律，遂有如下的学术观点：

一、肝脾为生命之本

1. 气机方面

人体生机活跃需要脾气生发，谷气上升，亦需肝气升发，启迪诸脏。肝气的调畅为脾气的升降疏通了道路，而脾气的升降为肝气的条达也奠定了基础。周学海说过，脾为升发所由之径，肝为升降发始之根，人赖天阳之气以生，此阳气须并于肝脾。黄坤载谓："肝气宜升，胆火宜降，然非脾气之上行，则肝气不升，非胃气之下行，则胆火不降。"临床上，肝脾气机常相互影响而致各种症状，如肝气不疏的患者临床常见腹胀、嗳气等脾胃功能失常的症状；而脾虚的患者也常见胁痛、心烦、易怒等肝失疏泄之症。在临床中笔者还经常强调脾之升清对肝之疏泄的影响，而不仅局限于木对土的疏泄作用。

2. 食物消化吸收方面

脾胃同居中焦，主运化水谷精微。肝脏分泌清净之液，流贮于胆，名曰胆汁。胆汁有规律地输入肠道，成为食物消化、吸收所必需的物质，即肝胆脾胃共同参与了食物的消化吸收过程。《医学衷中参西录》云："脾主运化，肝主疏泄，脾得肝之疏泄则运化健旺，肝得脾之转输滋养，则肝气条达。"笔者认为，肝脾在食物的消化吸收方面相互影响，若肝气不疏、失于疏泄，必会影响脾胃运化功能，而出现一系列临床病证。如临床常见黄疸患者，其临床表现除皮色黄、口苦外，还常见恶心、呕吐、纳差等脾胃症状。

3. 血液运行方面

血液的运行虽以心最为重要，但与肝、脾密不可分。肝主藏血，并能调摄全身血量；脾主统血，五脏六腑之血全赖脾气统摄。余霖《疫诊一得·卷上》曰："血生于心，藏于肝，统于脾。"脾胃所运化的水谷精微是全身血液形成的物质基础，但脾的运化功能需依赖肝之疏泄，肝所藏全身血液也必须依赖于脾胃的化生。脾气健运，则血液化源充足，肝体得养，肝藏血充足，故肝阳潜藏而不为亢。肝之疏泄正常，才能使气机调畅，脾胃正常运化，气血化生有源且运行无阻。所以肝脾相互协作，才能共同维持血液的生成和运行。

4. 水液代谢方面

在水液代谢方面，脾既能运化水谷精微，并将津液上输于肺；又能直接将水液布散全身以灌四傍。而肝主调畅气机，气行则津液得以输布，既能疏泄脾土助其运化水湿，又能疏利三焦，通调水道。《丹溪心法卷二·痰十三》云："气顺则一身之津液也随气而顺矣。"若气机郁结，往往会影响津液的输布，使水液停滞，临床常见水肿、痰饮、鼓胀等病证。肝、脾二脏共同参与了机体水液的代谢，脾气的运化、肝气的疏泄二者相互结合，缺一不可。

二、肝脾为生病之源

肝脾失调早期多以气机郁结、湿热内停为主，病程中多见痰饮、瘀血等病理产物；肝脾病变后期，多见肝脾两脏虚衰，甚或累及心、肾、肺等脏，而致五脏俱虚。故提出肝脾为生病之源。

1. 肝脾同病累及心

心主血，脾生血，肝藏血，三者在生理上相互协调。肝属木，心属火，肝木能生心火，两者构成母子关系；心属火，脾属土，心火能生脾土，二者也构成母子关系。所以其中任何一方出现病理上的改变，往往会累及其他两脏。肝脾同病日久失治常可累于心。肝藏血，脾生血，若肝脾两虚，血不养心，可导致心血亏虚，继而发展成心肝脾血虚证，临床表现为头晕目眩、心悸、怔忡、健忘、失眠多梦、女子月经稀少或经闭不行、舌淡、脉细无力；若肝脾湿热，湿热郁蒸也可内扰心神，症见身热心烦、眩晕不寐等症状；若肝郁脾湿，痰饮内停，上凌于心，则导致心悸、喘促等症；笔者认为，若肝气太过，不仅肝木乘脾土，还可出现肝火扰心之证，临床表现为烦躁易怒、心烦不寐、口苦目赤、喜怒无常等症状；若肝气肝血不足时，木不疏土，日久则胆虚气怯而善惊恐，亦可导致心神不安。

2. 肝脾同病累及肺

肝脾同病亦可累及肺。肺主通调水道，脾主运化水液，二者生理上相互协作共同完成人体的水液代谢。肺主肃降，以下达为主；肝主疏泄，以上升为顺，二者共同协调人体气机的升降。从五行属性来说，肺属金，脾属土，肝属木，土生金，金克木，肺与肝脾二脏密切相关。若肝木不受肺金制约，反而乘侮肺金，临床症见口苦目赤、胁痛善怒、咳嗽咯血；若肝脾气阴两虚或气血两虚，脾气虚损，则运化功能减退，生气不足，土不生金，故肺气亏虚，易出现呼吸短促、语音低微等症状；若肝郁脾湿、肝脾湿热或肝脾两虚，则导致水湿内停，凝聚为痰饮，上逆犯肺，临床见喘咳等症候；若肝脾不升，气机失调，则肺失宣降，不能通调水道，下输膀胱，水湿停聚于胸导致胸部憋闷，胁间胀满，咳嗽气急。

3. 肝脾同病累及肾

肝藏血，主疏泄，肾藏精，主闭藏，肝血与肾精可相互滋生和转化。同时肝之疏泄与肾之封藏相互制约，相反相成，肝肾同源，肝肾阴阳息息相通并相互协调。肾藏精主水，为先天之本；脾化生气血，为后天之本。笔者认为二者关系密切相关，一方面表现在先后天相互资生充养，另一方面表现在两者共同参与津液的生成、输布与排泄。从五行属性来看，肾属水，肝属木，脾属土，水能生木，土能克水，因而其中任何一方病变均对其他二者产生影响。如肝火太盛，不仅乘犯脾土，甚则下劫肾阴。若肝脾湿热日久，或肝脾血瘀化热，可使二脏气阴两虚，伤及肝肾之阴，临床症见胁部隐痛、眩晕耳鸣、腰膝酸软、五心烦热、舌红少苔、脉细数等症状；若肝气乘脾则导致脾失健运，水湿不行，壅于中焦，病延日久累及于肾脏，而肾气不足，开阖不利，临床症见小便日趋短少，腹部胀大、按之绷急如鼓或如囊裹水，下肢或四肢水肿、按之凹陷，胁下胀满疼痛，食少纳呆，食后胀满，嗳气不爽。

三、肝脾为治病之根

肝脾二脏与其他脏腑的密切关系，使之在疾病的治疗中具有重要的意义。肝脾相关，无论在人体气血、水液、气机的运行方面，都起着重要的作用。肝脾为病，通过上述关系，可波及其他脏腑，而致全身疾病。李东垣曰："肝木春升，余气从之，故凡脏腑十二经之气化，皆必藉肝胆之气化以鼓舞之，始调畅而无病。"肝致病与情志密切相关，七情关乎五脏，影响全身气血，气血为人体赖以生存的的保障，气血不畅则百病丛生。《济生方》亦云："百病皆生于气……喜怒忧思悲恐惊七气也。"肝本身的生理特性，决定了它与其他脏腑生理病理上的关系，肝脏一病，易波及他脏，而致全身疾病。同样笔者特别强调治脾在治疗临床疾病中的重要性。脾胃为后天之本，气血生化之源，人的生命活动必须依赖于脾胃的运化，李东垣特别重视脾胃对于治病的重要性，提出"内伤脾胃，百病由生"的重要学术思想。笔者认为，脾属土，灌溉四旁，五脏皆有脾气，而脾中也有五脏之气，脾与其他脏腑相互关联，密不可分，故善治脾者，能调五脏，即所以治脾也。

所以在治疗方面，笔者特别强调，无论何种疾病，多从肝脾入手。肝脾得治，气血、水液运行得以调畅，人体各脏腑机能才能平衡，各疾病转归预后才能向好的方向发展，所以，治病多先治肝脾。

四、肝脾为养生之先

笔者特别重视人体正气在抗邪防病中的能动作用和主导作用，强调保养正气则"正气存内，邪不可干"。肝木少阳春升之气，为脏腑生发之源；脾胃则为元气之本。肝脾二脏共同推动激发人体的生命活动并助正散邪。

在药食调养、摄生防病方面，笔者亦运用肝脾相关理论进行指导。仲景曾提出"春不食肝者，为肝气王，脾气败，若食肝，则又补肝，脾气败尤甚，不可救。"意思是春季时肝气旺，易乘脾而导致脾虚，故有肝旺脾虚之证的病患，在春季不宜补肝，恐加重耗伤脾气，若一味补肝，则可致脾胃之气衰竭，发生危重证候。在论养生防病方面，孙思邈在《千金要方》中提到："省酸增甘，以养脾气。"此句话的含义是：少吃酸，多吃甜，以滋养肝脾。因酸味入肝，而摄入过多的酸性食物，导致肝木克伐脾土，脾弱则阻碍胃的消化吸收。宋·陈直《养老奉亲书·春时摄养第九》中有云："春，肝气旺，肝属木，其味酸，木能胜土。土，属脾，主甘，当春之时，其饮食之味，宜减酸、益甘，以养脾气。"均是从肝脾的角度提出药食养生之法。

肝脾同治理论的临床实践

肝脾相关理论在当今临床中应用相当广泛，涉及内、外、妇、儿诸科，尤其在内科消化系统病症中，其指导意义居于首位。笔者根据多年临床经验，现将之总结分述如下。

一、慢性胃炎

1. 慢性胆汁反流性胃炎

慢性胆汁反流性胃炎属中医"痞证"范畴，病机主要为脾虚运化失职，肝郁疏泄不畅。和胃健脾、疏肝理气，是中医治疗本病贯穿始终的基本方法。《临证指南医案》指出："治肝可以安胃。"因此，治胃毋忘调肝。笔者认为，脾胃为后天之本，气机升降之枢，脾主运化以升为用，胃主受纳腐熟以降为顺。气之疏泄随胃气下行，顺降入肠以助运化。若脾胃虚弱，土虚木乘，胃失和降，则胆汁逆流入胃，瘀阻胃络，不通则痛。有实验研究表明，脾虚患者植物神经功能紊乱，胃肠运动功能调节失常。故脾虚是气滞血瘀、胆汁逆流的病理基础。所以本病的病机是脾胃虚弱，肝胆失疏，升降失常，邪浊（胆汁）瘀滞。治疗当以疏肝健脾为法。

2. 慢性萎缩性胃炎

笔者认为本病多因饮食失节，或忧思劳倦导致肝失疏泄、脾失健运、中焦气机不畅而引起。《素问·六元正纪大论》谓："木郁之发，民病胃脘当心而痛。"肝气郁滞易犯脾胃，脾胃壅滞亦能使肝失条达。其病机演变过程是：肝郁→肝失疏泄→脾虚，或（和）素体脾虚被肝木所乘→脾虚；肝郁化火、肝火犯胃则易形成胃热，胃热伤阴，再加素体阴液不足则易形成阴虚（胃阴虚）；肝郁气滞，易形成血瘀，以及气虚（脾气虚）亦可形成血瘀。故在治疗脾胃病时，应考虑到肝的因素，而采用肝脾同调的方法，从而使肝的疏泄和脾的运化保持正常协调状态。

二、溃疡病

中医学认为消化性溃疡主要由于忧思恼怒，肝木横逆犯胃，或长期饮食不节，劳倦内伤，从而影响脾胃功能，气血生化不足所致。从辨证来看，肝、脾、胃的生理关系密切，病理机制常互为因果。

1. 溃疡性结肠炎

经多年临床观察，笔者认为本病有一分痛证，便有一分肝郁；有一分便溏，便有一分脾虚；有一分黏液脓血，便有一分湿热蕴积。故临证时首从肝脾着眼。病本在脾，病标在肠。病机虽然复杂多变，但不外虚实两端，且多本虚标实，虚实互见，多见肝郁脾虚。故采用疏肝健脾法治疗本病。笔者经研究发现，溃疡性结肠炎肝郁脾虚证大鼠经疏肝健脾方药治疗 10 天后，大鼠结肠黏膜仅见轻度充血，溃疡基本愈合，光镜下观察结肠黏膜结构基本完整，结肠黏膜层及黏膜下层炎细胞浸润明显减少，提示疏肝健脾方药对结肠黏膜溃疡组织有修复作用。同时发现结肠黏膜组织细胞 NO 产生和 MPO 酶活性明显下降，说明该方药有减少溃疡性结肠炎肝郁脾虚证大鼠结肠黏膜组织炎性细胞的浸润，促进炎症修复的作用。

2. 胃溃疡

胃溃疡属中医"胃脘痛"范畴，是一种具有反复发作倾向的慢性疾病。其发病与遗传、环境、药物、饮食、吸烟等因素有关。肝为刚脏，主疏泄，喜条达舒畅而恶抑郁。焦虑、忧伤、紧张等情志变化，均可影响肝的疏泄功能；肝失条达，肝木乘土，则脾胃运化不健；如肝气横逆犯胃，则致胃失和降，气机阻滞。因此，肝郁脾虚是胃溃疡的主要病机。笔者认为本病与肝脾失调有关，治疗当以健脾疏肝为主。

治则治法 >>>

调畅气机法是肝脾同治理论的基本治法

一、气机理论概述

中医学认为气机是人体气的运动，升降出入是气的基本运动形式。人体的脏腑、经络等组织器官都是气的升降出入的场所。人是一个有机的整体，它以五脏为中心，脏腑相配合，通过经络沟通内外，贯通上下。脏腑之间，在功能上升降相因，维系制约，运行不息，保持有机整体的平衡协调。正是这种气的升降运动推动着人的生长发育、衰老的过程，气的升降出入运动一旦停止，也就意味着生命运动的终止。"故非出入，则无以生长壮老已；非升降，则无以生长化收藏。是以升降出入，无器不有，故器者，生化之宇，器散则分之，生化息已"（《素问·六微旨大论》）。人体脏腑间的升降运动具体表现为：心属阳属火，位居上焦，肾属阴属水，位于下焦。心肾相交，水火既济；肺主气，其气以降为顺，肝主疏泄，以升为用。肝升肺降，气机调畅；肝主升，脾也主升，故肝脾互助，精微得散；呼吸虽然由肺所主，但吸入之气，下纳于肾，即肺肾相联，呼吸乃和；脾胃同居中土，脾气能生清阳上达，胃气能降浊阴下行，二者为气机升降之枢纽。

由于气是构成和维持人体生命活动的基本物质，脏腑生理功能之气的升降出入运动贯穿着人的整个生命过程。因而气的虚损、阻滞，或脏腑功能的升降失调是产生疾病的重要环节，故调畅气机是治疗疾病的主要原则之一。仲景亦是调畅气机方药的集大成者。《伤寒论》《金匮要略》中调畅气机的方剂不胜枚举，如小柴胡汤是和解表里的传世方剂，承气汤承接胃腑下降之性，亦是调气之方。李东垣重升降，以升发脾阳为主，创补中益气汤。至吴鞠通、叶天士，在温病治疗中将调畅气机的理论推向新的水平。如吴鞠通"治上焦如羽，非清不举；治中焦如衡，非平不安；治下焦如权，非重不沉"。叶天士"在卫汗之可也，到气才可清气，入营犹可透热转气，入血就恐耗血动血，直须凉血散血"。都凸显了调畅气机、因势利导、祛邪外出的学术思想和用药法度。

二、调畅气机法

笔者从医近三十年，论病重视气机，辨证注重分析气机，立法重视调畅气机，用药谨防阻遏气机，从而形成了较系统的调气思想。其特点有四：

1. 明确各脏腑的升降特性

气机升降不仅体现了脏腑各自的生理特性，而且是维持脏腑之间相互联系的基本形式，气机升降协调对维持人体脏腑活动起着重要的作用，因此应用药物的升降沉浮治疗调理气机失调的病变时，顺应脏腑固有的特性是必要的。如心肺居上焦，对于咳喘症、胸痹、肺胀等上焦疾患，用药时配以宽胸理气之厚朴、桔梗、瓜蒌、枳壳等，以使胸中气机通畅，达到消除胸闷、胀疼的目的。肝在胁下，胆附于肝，肝胆有经脉络属而互为表里。肝主疏泄，其性刚强，喜调达而恶抑郁。临床肝胆疾患多见，其表现纷繁复杂，治疗上配以理气解郁之青皮、陈皮、柴胡，可使肝气舒展通畅。胃主中焦，主受纳腐熟水谷，胃气主降，以下为顺，以通为补。治疗胃脘胀满者，药用陈皮、枳壳、香附等以调畅气机，缓解胀满，恢复胃的正常活动。六腑以通为用，有满而不实的特点，对于便秘、腹痛兼有脘腹胀满、疼痛等症，临床配以下气消胀之枳实、厚朴、木香，可促进肠蠕动，通调腑气，使气畅而胀痛自除。

2. 注重调畅肝气

脾胃位居中焦，其升降对维持整个机体气机升降协调起着主要的枢纽作用，前贤早有定论。据多年临床经验，笔者有自己的见解：在生理条件下，气机升降，脾胃为枢；在病理条件下，气机郁滞，以肝气为首。如肝郁化火犯肺，肝郁化火上扰心神，肝郁胆失疏泄，肝气横逆犯胃，脾虚肝木乘之，肝郁膀胱气化不利等，无不与肝气有关，治宜疏肝气，调畅全身之气机。药用柴胡、佛手、香附等以疏肝理气。如果肝的疏泄功能正常，气血调和，经络通利，脏腑器官的活动也就正常和调。因此，在治疗上调畅肝气，有着重要的临床意义。

3. 组方注重药物配伍

首先，调气不忘和血。气之与血，如影之随行，气有所阻，血有所郁，调气不忘和血。一般而言，初病在气，以调气为主；久则入络，必佐以行血之品，才能气血流畅而郁解。如胃肠疾病大多病程久延，反复难愈，这种长期病变过程就为内伤、外邪等诸多因素导致血络瘀阻奠定了基础，同时也符合"久病必瘀"之说，因而调畅气机、复其通降，既能使气滞消而免生血瘀之变，同时活血化瘀又可因血瘀消而使气机畅达，气血调和，从而使胃肠气机宣通畅达。以慢性萎缩性胃炎为例，治疗上必须气血同调，常用金铃子散、丹参饮加减。

其次，注重升降沉浮药物的配伍。气机升降出入是人体生命活动的基础，当致病因素影响气机升降出入就会产生疾病，而治疗用药常将不同升降作用的药物配伍，以顺应脏腑气机升降的规律，使气机调畅，有利于疾病的痊愈。如在大量行气滞的药物中加以少量健脾药，促使脾气得升，避免大量行气药物降之太过，有利于气机升降复常。此外，药性的四气五味，也可用升降沉浮来分类。四气者，如果将升降的关系理解为上下的话，那么沉浮不应当再重复这种关系，而应在上下的基础上增加出入关系，这时四气便与气机不谋而合。五味者，酸、苦、甘、辛、咸，笔者认为，五味是四气的依据，或者说是解释四气的物质基础，酸苦涌泄为阴，主降；辛甘发散为阳，主升；咸从水性，亦主降。由此看来，调畅气机离不开对药性的借助。

4. 重视局部与整体的联系

人体是一个有机的整体，在生理上，任何一个脏器的生理功能都是在其他脏器的密切配合下进行的，任何一个组织或器官的功能活动都和内脏的活动分不开，因此脏腑之间气机的升降有着互相协调、互相为用的关系。在病理情况下，升降出入失调，则相互影响，所以整体辨证治疗是很重要的。临证时尚须从整体出发，结合气机升降与其他脏腑的相互联系详加辨识。如气机不通所致的大便不通或小便癃闭，治疗上不应通利，而要宣通气机，以助腑气的通降，达到大便通、小便利的目的。临床上经常选用的上病下取、下病上取、提壶揭盖、釜底抽薪、引火归元等治法无不是重视整体气机升降联系的典型。

综上所述，气机与脏腑之间有着密切的关系。脏腑气机升降有序、出入平衡乃人体正常生命活动得以维持的前提条件。笔者认为，内科疾病的治疗应着眼于一个"调"字，即调畅气机，疏其壅塞，消其郁滞，并承脏腑升降特性的导引，给邪以出路。总之，调畅气机是临床上一种有效的治疗方法，在临床治疗中，或以此法为主，或以此法为辅，均可缩短病程，使患者早日康复。

肝脾不和常兼湿热之邪

金元四大家之一的朱震亨认为："六气之中，湿热为患，十之八九。"清初三大名医之一的喻嘉言则指出："天之热气下，地之湿气上，人在气交之中，受其炎热，无隙可避。"王孟英则进一步分析："热得湿则郁遏不宣，故愈炽；湿得热则蒸腾上熏，故愈横。两邪相合，为病最多。"笔者临证，所见湿热，亦为最多。湿热一证，也最为难治。湿热相合，如油入面，"徒清热则湿不退，徒祛湿则热逾炽"。清代著名医家吴鞠通在其代表作《温病条辨》中，创立了以三焦辨证为核心的温病学理论体系，使三焦辨证和卫气营血辨证有机地联系起来。书中对温热、湿热两大类温病进行了系统而全面的论述，它揭示了温热病的发展传变规律，用"三焦"来说明温热病在发展过程中病位深浅和病情轻重的三个阶段，从疾病传变过程阶段来认识温热病，将其在人体的病变部位由浅及深、由上至下的变化趋势，展现在人体不同的部位层次。一般来说，上焦病多见于温病初期，病变较为轻浅；中焦病多见于温病中期，病情较为深重；下焦病见于温病后期，病情更加严重。在"上焦—中焦—下焦"的发展过程中，正气由强转弱，而病邪则由浅转深。三焦辨证不仅用来分析湿温、温疫，而且临床上在对湿热病的研究中也广泛应用。笔者于临证之际，以薛生白、吴鞠通、王孟英等医家治疗湿热病理论为指导，结合现代疾病特点，形成了独具特色的湿热病辨治理论与经验，现整理归纳如下。

一、首辨病名

其一，湿热指病邪，如湿热内蕴、湿热下注等。《素问·生气通天论》述："因于湿，首如裹，湿热不攘，大筋软短，小筋弛长，软短为拘，弛长为痿"。其二，指证型，如湿热痢疾、湿热黄疸等，如《景岳全书》述："然湿证虽多，而辨证之法，其要唯二，则一曰湿热，一曰寒湿，而尽之也。"其三，指病名，即"湿热病"，如先贤薛生白《湿热病篇》第一条原文述："湿热证，始恶寒，后但热不寒，汗出胸痞，舌白，口渴不引饮。"并自注："此条乃湿热证之提纲，要知湿热之病，不独与伤寒不同，且与温病大异。"笔者认为，"湿热"既是病因术语，又是证型术语，亦是疾病名称。三者之间，密切相关，其证和病，皆因命名而来。严格地说，湿热并不是一个单独的疾病，而是泛指一切由湿热病邪引起的，兼具"湿象"和"热象"双重特点的病证，四季皆有，长夏较多，可发生在各科疾病之中，比如内科、外科、儿科等。

二、明确病机

湿热证是湿与热合，蕴遏熏蒸侵害人体的证候。以长夏为多见。在初夏久而雨之后，气候转暖，人感湿久而化热，或热邪外受，湿热相搏于体内。临床以始恶寒，后但热，汗出胸痞，舌白，口渴不欲饮为提纲。其病因感受湿热之邪而发，故以得名。湿为阴邪，始遏其阳而恶寒；后则湿郁为热，故但热而不寒。热在湿中蒸腾则汗出，湿蔽清阳则胸痞，湿邪内盛则舌白，热耗液不升而口渴，湿则饮内留而不欲饮。湿热病邪，蒙蔽清阳则耳聋、头重；扰其肝与脾胃，则干呕而痉厥；若湿热下迫肠道，湿性黏滞故见便溏不爽；苔黄腻、脉滑数或濡数，皆为湿热内盛之象。此乃病机也。

三、舌苔的诊察

中医"舌诊"历代医家十分重视，是诊断疾病的方法之一。尤其是在温病诊断上，更具有特殊的意义。一般来说，察脏腑、经络、卫气营血、表里、寒热、虚实、阴阳，重点在于舌质；察气血津液、风寒暑湿燥火、七情六欲、三焦辨证、正邪的深浅，观胃气的存亡，重点在于舌苔的表现。就温病而论，舌诊主要是从舌苔的形状、色泽、润燥，舌质的淡、红、绛、紫、青五色辨别病情；从舌苔的白、黄、灰、黑辨别症候等多方面的变化，以辨别病邪的部位、性质，区分各种疾病证候群的类型。现代医学认为，舌面上形成一层薄润的苔，主要是由丝状乳头分化而来。祖国医学认为，由于胃中生气所表现成舌苔，而"胃中生气"，即胃的生理功能。如果脾胃的生理功能发生病变，种种病变的苔变由之而生。因此，在诊察疾病的时候，不仅要察舌，还要察苔。

湿热轻重辨证之要，在于察舌验苔。薛生白曾强调："验舌以投剂，为临床要诀。"《湿热条辨》指出，"舌边体白"为湿邪极盛；而"舌根白，舌尖红"，则为"湿渐化热，余湿犹滞"。刘燕池教授则指出，湿重于热者，发热不甚，舌苔多为白腻或白滑；热重于湿者，则热象较著，舌苔多为黄腻而干；湿热并重者，则舌苔多黄厚而腻。并常以《感证辑要》湿热证治为训。"湿多者，湿重于热也，其病多发于太阴肺脾，其舌苔必白腻，或白滑而厚，或白苔带黑兼黏腻浮滑，或白苔带黑点而黏腻，或兼黑纹而黏腻，甚或舌苔满布，厚如积粉，板帖不松。""热多者，热重于湿也，其病多发于阳明胃肠，热结在里，其舌苔必黄腻，舌之边尖红紫欠津，或底白罩黄混浊不清，或纯黄少白，或黄色燥刺，或苔白底绛，或黄中带黑，浮滑黏腻，或白苔减黄而灰黑。"

四、三焦论治特点

湿热之邪为病，可发于多个部位，随所在部位不同，其相应症状、治疗原则、用方也不同。根据所在部位可分上、中、下三焦来分别论治。

1. 上焦湿热

上焦湿热证，是湿热病的初起阶段。湿热邪气自口鼻而入，侵袭于肺，使肺的宣发、肃降功能失常，而导致卫外失司及水液代谢障碍的病变。可见湿热伤表，流注关节，影响清窍、心包、肺等部位，治疗上焦湿热证，应因势利导，使湿热邪气仍以上焦外解，宜用辛温宣透、芳香化湿法，简称辛宣芳化法，以辛温芳香、轻扬宣透之品，宣化湿浊，疏通肌腠，使腠理通达，则微有汗出，湿邪可从汗解。有形之湿一祛，无形之热亦随之而散，则上焦湿热之邪一齐从表而祛。遵循"上焦如雾，升而逐之""治上焦如羽，非轻不举"的原则，其治疗应以宣为主，多用走上之药物，如杏仁、桔梗、枳壳、紫苏梗等，取药物质地轻浮而易升散之用。

湿热伤表：湿热阻于卫表，可见发热、恶寒、苔腻，病属卫分，当用藿朴夏苓汤等；若湿热偏于气分，出现里证化热，无表证时，见苔白腻，可用三仁汤治疗，清除气分湿热之邪。

湿热阻肺：见胸闷、咳嗽、咯吐白或黄痰，可用千金苇茎汤清泻肺热。

湿热流注关节：见恶寒发热、关节肿痛困重，可用滑石、藿香叶、鲜荷叶、桔梗等清透渗利。

湿热蒙闭心包：见神志昏蒙、嗜睡、痴呆等，用菖蒲郁金汤开窍除邪，或用至宝丹开窍泄热。

湿热阻闭上部清窍：阻闭清阳可见头重如裹、脘腹痞满不适等，可用苓桂术甘汤加减。

2. 中焦湿热

中焦湿热证，或由上焦湿热不解传变而来，或因素体脾胃失调，湿热内蕴，复感外邪，内外相引而发。湿热病一般在中焦羁留时间最长，其病变中心在脾胃。多见湿热影响肝胆、脾胃以及肝经，或阻于膜原、少阳等。遵循"中焦如沤，疏而逐之""治中焦如衡，非平不安"的原则，对中焦的治疗应以畅为主，多用厚朴、苍术、半夏以苦温燥湿，藿香、佩兰、石菖蒲以芳香化湿。并且注意以辛开苦降为主导思想，依舌苔来定湿与热的比例，进而定辛开苦降的药物用量之比。辛开主要有苍术、厚朴、半夏、槟榔等；苦降主要有黄芩、黄柏、山栀子等。同时需注意治疗中焦湿热配以渗利湿热之品，如滑石散、六一散、猪苓散等。

湿热在肝胆：见口苦、胁痛胀满、纳差、厌油腻、黄疸等，治疗可用甘露消毒丹；对于重症者，当注意凉血，可用犀角地黄汤加减。

湿热在脾胃：则可见腹胀满甚痛、纳呆、便溏、泄泻、嗜睡、头晕、恶心呕吐，甚则四肢困重、水肿等，治疗可用王氏连朴饮，方中辛开苦降，以黄连苦降，以厚朴辛开而使湿热得解。

邪达膜原：膜原为半表半里之地，湿热阻遏，则营卫相争，见寒热如疟等，病属湿热疫。用达原饮开达膜原，药物有槟榔、草果、藿香、苍术、半夏等。

湿热郁阻少阳：可见寒热往来、口苦咽干等，治疗以蒿芩清胆汤，如果热重于湿，可以用黄芩汤。

3. 下焦湿热

下焦湿热证，或由中焦湿热不解渐传而致，或因湿热邪气直犯下焦而发生。因湿热邪气未化燥之前一般不损及肝肾，故下焦湿热证的病变部位主要在膀胱和大肠，表现为水液代谢障碍和饮食物传化失常。遵循"下焦如渎，决而逐之""治下焦如权，非重不沉"的原则，对下焦的治疗应以渗下为主，多用茯苓，并配以燥湿之药。

湿热在膀胱：见淋证之尿频灼热、淋沥涩痛等，可用六一散、滑石散等渗利湿热。

湿热在大肠：见泄泻、痢疾、腹痛、大便黏腻不爽、肛门灼热、色黄臭秽等，治疗可用白头翁汤、葛根芩连汤加减以清利肠中湿热。

综上所述，掌握三焦辨证的原则，针对湿热邪气所在的中心部位，选用相应药物，祛除湿热邪气，是治疗三焦湿热的根本大法。然而还须注意，湿热邪气具有弥漫的特性，除病变中心部位外，还可影响到其他部位，从而形成湿热弥漫三焦之势。因此，在治疗用药中，除以病变中心部位为主外，还应兼顾三焦。如：中焦湿热证，除以脾胃症状为主外，还可影响到上、下焦，同时出现上、下焦症状。在治疗上，应以辛开苦降药物治中焦为主，而又须适当配入辛宣芳化及淡渗利湿之品，以兼顾上、下焦。总之，治湿不离三焦，治上焦不忘中、下，治中焦不忘上、下，治下焦亦须兼顾中、上。如此，则三焦弥漫之邪可分消而解。

此外，湿热病既不同于伤寒病的单纯寒邪致病，又不同于温热病之纯属热邪为患，而是湿、热两种属性相反的邪气相合侵袭人体。因此，治疗上必须掌握治湿不助长其热，清热不冰伏其湿的原则。若偏执一端，或治不得法，不唯不效，反转坏证，大汗、大下、滋补诸法，尤为所忌，兹分析其原因如下。

忌大汗：湿热邪气侵袭上焦，郁阻肌表，只宜用辛温芳香之品，宣透肌腠，使腠理通达，微有汗出，邪从汗解，切忌以大辛大温之药大发其汗。因湿为阴邪，黏滞难以速除，必取微汗，方能缓缓祛之。而麻黄、桂枝一类大辛又温药物，其温窜太过，用之不惟湿不能祛，反易助热动湿，使湿热上蒙清窍，内闭心包，而导致神昏耳聋之重证。正如吴鞠通《温病条辨》所说："汗之则神昏耳聋，甚则目瞑不欲言。"

忌大下：湿热邪气阻滞胃肠，可用清化湿热、导滞通下之法，但忌纯用峻下猛攻之品。因湿邪黏滞，非一攻可下，如单纯重用大黄、芒硝之类攻下药，不惟湿不能祛，且易损伤脾阳，导致脾气下陷而成泄利不止之证。正如《温病条辨》所说："下之则洞泄。"

忌滋补：湿热病往往出现午后身热、口渴等症，此乃湿邪为患，并非阴虚。若误诊为阴虚而投以生地、麦冬之类滋润腻补药物，则滋腻助湿，反使其病胶着难解。正如《温病条辨》所说："润之则病深不解。"

就饮食而言，湿热病患者脾胃呆钝，消磨、运化功能低下，因此饮食尤当注意。油腻、甜黏、冷硬之类食物皆为所忌，防其损伤脾胃，助长湿热，增重病情。

注重身心同治

五行理论指出，肝木克脾土，当情志过激时，可使肝过于疏泄，肝气横逆克伐脾胃，易变生其他疾病。故当情志异常时，与情志活动密切相关的肝脾首先受累，所谓"怒气伤肝，则肝木之气必侵脾土，而胃气受伤"，即肝脾同病。肝气横逆克脾胃，可使胃失和降、脾失健运，日久可发胃痛、心下痞、飧泄等症。如《景岳全书·痞满》曰："怒气暴伤，肝气未平而痞。"《素问·举痛论》曰："怒则气逆，甚则呕血及飧泄。"说明了过激的情志刺激会影响脾胃气机正常的升降功能，继而发生"呕血"及"飧泄"病症。同时笔者认为情志之异常易致气机逆乱、精血耗损，而气血不调又会导致痰饮、瘀血等病理产物产生。在中医情志异常导致的疾病中，常见的有头痛、心悸、胸痹、胆胀、泄泻等。笔者临床辨证多以肝失疏泄、脾失健运为基础，常见肝郁气滞、肝郁脾虚、痰阻湿困、气滞血瘀或气逆化火、火热伤阴、阴虚阳亢等证候。治疗上则以疏肝、柔肝、调脾为基础，酌情适当配以化湿、祛痰、活血、息风、镇惊、泻火或和胃、通腑、宁心、滋肾之品，从肝脾论治，执简驭繁。

当人体脏腑生理功能出现异常时，可通过异常的情志活动反映出来。临床上经常出现因疾病导致的情绪异常，若周围人不理解，即形成压力，患者病情则可能因此加重或导致药物疗效不佳。笔者认为，治疗此类疾病时除了药物干预治疗，同时也提倡心理调适，告知患者从容和缓的心态对疾病痊愈的重要性，保持良好的日常生活状态，更应顺应气候的变化而合理安排生活起居，调整及发泄情绪，以保持情志舒畅，只有这样机体气血才能平和无碍，脏腑功能发挥正常，心理防御机制才能稳固，不仅可以减少情志刺激所引发的疾病，更有利于已病的恢复，使药物疗效发挥更好的效果。

秉承《伤寒论》治脾胃之法

《伤寒论》是医圣张仲景留给后人的一部不朽名著。书中所载众方包罗万象并涵盖了内、外、妇、儿等各科疾病。并将顾护脾胃的学术思想贯穿整个六经辨证理论体系之中，所载调理脾胃方剂不下 20 余首。这些调理脾胃的法则和方药，至今仍十分有效地指导着临床实践，深入探讨对提高中医临床治疗水平，无不裨益。笔者据多年临床经验，结合临床实际，现将《伤寒论》调理脾胃的主要治法和临床运用总结如下：

一、温中散寒法

此法是针对中焦虚寒病机而设，代表方是理中汤。用于脾胃虚弱、运化无力、升降失司、寒湿内生，或寒邪直中于胃、阳气被寒邪所遏而不得舒展，胃失温养，出现腹痛、腹胀、呕吐清水、便溏等中焦虚寒的症状。如《伤寒论》277 条"自利不渴者，属太阴，以其脏有寒故也，当温之，宜服四逆辈"。"四逆辈"即四逆、理中一类的方剂。张仲景用理中汤以温中散寒、益气健脾，方中用人参大补元气，干姜温脾胃之阳，所谓土虚则寒，而此能温之也；配炒白术补益脾气，暖胃消谷，可治胃虚下利；配伍炙甘草以补三焦元气而散表寒。四味药相配，使寒去阳复，脾胃得健，则诸证可愈。但应提出，理中汤与平胃散同属治疗中焦寒湿内盛之剂，二者同中有异。前者属虚，后者属实，其辨证要点是：前者舌苔多白嫩而润，后者舌苔多白而厚腻。所以理中汤长于补虚，平胃散长于燥湿。应当明辨。

案例 1：患者，女，29 岁，2011 年 1 月 13 日初诊。腹部疼痛呈阵发性，伴腹胀，大便溏稀，日 3 ~ 4 次，口淡不渴，胃纳欠佳，舌苔白，舌边有齿痕，脉沉缓无力。胃镜检查提示：慢性浅表性胃炎，Hp(-)。大便常规检查正常。证属中阳不运，寒湿不化，升降不利。治宜温中散寒，健脾化湿。方用理中汤加味：干姜 10 克，党参 15 克，焦白术 15 克，乌药 10 克，茯苓 15 克，炙甘草 5 克。每日 1 剂，水煎服。3 剂后，诸症明显好转，仍以前方加减治疗，7 剂后痊愈。

二、淡渗利湿法

此法是针对脾虚水湿不化，湿聚为水的病机而设。代表方为五苓散。用于水蓄不化，精津不得输布，故渴欲饮水；或愈饮愈蓄，愈蓄愈渴，饮入之水，无有去路，甚则水入即吐的"水逆证"。如《伤寒论》71 条"太阳病，发汗后，大汗出，胃中干，烦躁不得眠，欲得饮水者，少少与饮之，令胃气和则愈。若脉浮，小便不利，微热消渴者，五苓散主之"。方中泽泻甘淡性寒，利水渗湿；配以茯苓、猪苓以增强利水渗湿之力，使蓄水下输膀胱，从小便而去；白术健脾而运化水湿，转输精津，使水精四布；桂枝一药二用，既解太阳之表，又内助膀胱气化。五药合用，利水渗湿，化气解表，使水行气化，表邪得解，脾气健运，则蓄水留饮诸证自除。

案例 2：患者，女，34 岁，2011 年 11 月 4 日初诊。小便不利，头痛微热，烦渴欲饮，甚则水入即吐，舌苔白，脉浮。证属脾虚水湿不化。治宜利水渗湿，温阳化气。方用五苓散加减：泽泻 15 克，茯苓 10 克，猪苓 10 克，白术 8 克，桂枝 6 克。每日 1 剂，水煎服。3 剂后，小便得利，诸症好转。

三、调胃通腑法

此法代表方为调胃承气汤。用于胃肠内有郁热，伤津化燥之心烦、蒸蒸发热、口渴、腹胀满、大便不通以及胃肠积热引起的发斑、口齿咽痛等症。如《伤寒论》207 条"阳明病，不吐不下，心烦者，可与调胃承气汤"和 248 条"太阳病三日，发汗不解，蒸蒸发热者，属胃也，调胃承气汤主之"。方中大黄苦寒泻热，长于泻下攻积；芒硝咸寒泻热，软坚润燥通便，两药相合，则峻下热结之力增强，可泄胃肠之燥热；炙甘草既能缓黄、硝之峻猛，又能防黄、硝之苦寒伤胃，以达到甘缓和中、调和胃气之目的。诸药合用，调和胃气，承顺腑气，燥热邪气得去的同时，而又不伤中焦正气。

案例 3：患者，女，39 岁，2009 年 12 月 2 日初诊。入睡困难，每日仅能睡 4 小时左右，时觉面部有烘热感，心烦，腹胀，大便干燥，数日一行，舌苔黄厚腻，脉滑数。证属胃肠燥热，上扰心神。治宜行腑泄热。方用调胃承气汤加味：大黄 15 克，芒硝 10 克，玄参 5 克，炙甘草 5 克。每日 1 剂，水煎服。2 剂后即泻下大便 3 次，量多，顿觉腹部舒畅，心烦面热即解，睡眠安。

四、清热开结法

此法代表方为小陷胸汤。用于痰热互结心下所致的心下硬满、按之疼痛或咳痰黄稠等症。如《伤寒论》138 条"小结胸病，正在心下，按之则痛，脉浮滑者，小陷胸汤主之"。方中以瓜蒌为君，清热化痰，理气宽胸，通胸膈之痹；黄连、半夏为臣，取黄连之苦寒，清热降火，开心下之痞；半夏之辛燥，降逆化痰，散心下之结。两者合用，一苦一辛，与瓜蒌相伍，则润燥相得，清热涤痰，其散结开痞之功益著。方仅三药，配伍精当，是为痰热互结、胸脘痞痛之良剂。不仅用于伤寒之小结胸病，而且对于内科杂症属于痰热互结者，亦甚有效。

案例 4：患者，男，50 岁，2011 年 5 月 23 日初诊。胸部窒闷疼痛，时轻时重，尤以饱食后闷痛加重，伴纳差，口黏腻而苦，恶心，大便不爽，小便色黄，舌尖红，苔黄腻，脉滑数。曾在某院诊为"冠心病"。有烟酒嗜好。查心电图示：心率 94 次 /min。证属痰热内蕴，胸阳痹阻。治宜清热涤痰开结。方用小陷胸汤加味：全瓜蒌 15 克，黄连 8 克，黄芩 8 克，姜半夏 8 克，陈皮 10 克，竹茹 10 克，枳实 12 克。每日 1 剂，水煎服。服 7 剂后，胸部窒闷疼痛明显好转，恶心释，口不苦，但感黏腻，胃纳欠佳，大便不成形，日 1 次，舌苔腻微黄，脉弦滑。前方去黄芩、黄连，加苍术、白术各 10 克，加减治疗 1 个月，症状痊愈。

五、辛开苦降法

此法适用于寒热错杂，升降失常，心下痞满之证。《伤寒论》中的 4 首"泻心汤"即可代表，其中半夏泻心汤适合此法。如《伤寒论》149 条"但满而不痛者，此为痞，柴胡不中与之，宜半夏泻心汤"。临床常用于脾胃不和、寒热错杂、升降失常、气机痞塞所致的心下痞满、呕恶、肠鸣下利或大便不调。因为本证是脾胃同病，湿热并存，所以舌苔黄白而腻，是一重要临床指征。方用黄芩、黄连苦寒泄热而降，干姜、半夏辛温散寒而开结，共奏辛开苦降之功，使脾胃阴阳并调；同时佐以人参、炙甘草、大枣甘温而补，扶助脾胃之虚，以复升降运化之职。诸药相合，为辛开苦降、甘补寒温并用、阴阳并调之法，使中焦气振，阴阳平和，升降得复，则无形痞满而自除。

案例 5：患者，男，35 岁，2009 年 3 月 1 日初诊。患慢性肠炎多年，饮食稍有不慎，则腹痛肠鸣，大便稀溏。现胃脘痞胀，无反酸嗳气，腹鸣便溏，口苦，舌苔黄白而腻，脉缓弦。胃镜检查提示：慢性浅表性胃炎。证属寒热错杂，升降失常。治宜辛开苦降、开结除痞。方用半夏泻心汤加味：姜半夏 10 克，黄芩 10 克，党参 10 克，干姜 8 克，麸炒枳壳 10 克，黄连、炙甘草各 5 克，炒神曲 15 克。每日 1 剂，水煎服。服 3 剂后，大便成形，继服 7 余剂，诸症明显好转，再以前方加减治疗 3 周，基本痊愈。

六、解郁健脾法

此法代表方为四逆散。用于气机郁遏，不得疏泄，导致阳气内郁，不能达于四末，而见手足不温或肝郁气滞、脾失健运之肝脾失调所致的胸胁满闷，或腹中疼痛、泄利下重等症。如《伤寒论》318 条"少阴病，四逆，其人或咳，或悸，或小便不利，或腹中痛，或泄利下重者，四逆散主之"。方中柴胡和解枢机、疏肝解郁、透邪外出，枳壳行气破滞、调达中焦之运化，与柴胡相合，一升一降，解郁开结，加强舒畅气机之功；白芍、甘草调理肝脾，和血利阴，且白芍与柴胡相伍，一散一收，助柴胡疏肝且无伤阴之弊。四药合用，疏达郁阳，宣畅气机，使郁阳外达，气机条畅，肝脾得和，四逆自愈。由于本方有疏肝理脾之功，临床上常以本方加减治疗肝脾不和诸证。

案例 6：患者，男，24 岁，2011 年 8 月 18 日初诊。每于情绪紧张则腹部疼痛，伴有腹鸣、大便泄泻，时伴有不消化食物，日行 4 ~ 6 次，四肢不温，胃纳可，舌淡，苔薄白，脉弦缓。粪常规检查未见异常。肠镜检查：全结肠未见异常。证属肝郁气滞，脾失健运，肝脾不和。治宜透邪解郁，调畅气机。方用四逆散加味：柴胡 15 克，枳壳 12 克，陈皮 8 克，炒白术 10 克，白芍 15 克，茯苓 15 克，炙甘草 5 克，大枣 10 枚。每日 1 剂，水煎服。5 剂后诸症明显减轻，续以原方治疗 10 天，痊愈。

七、和胃温肝法

此法代表方为吴茱萸汤。适用于胃中虚寒、浊阴上逆所致的厥阴头痛、干呕吐涎或手足逆冷、烦躁欲死等症。如《伤寒论》243 条"食谷欲呕，属阳明也，吴茱萸汤主之"，或 309 条"少阴病，吐利，手足逆冷，烦躁欲死者，吴茱萸汤主之"，或 378 条"干呕吐涎沫，头痛者，吴茱萸汤主之"。临床上肝胃虚寒多同时并见，故论中有和胃温肝之法，并出吴茱萸汤一方，为肝胃虚寒之良方。方中吴茱萸既可温胃止呕，又可温肝降逆，更可温肾以止吐利，一药而三病皆宜；生姜以温胃散寒，降逆止呕，以助吴茱萸之力；佐以人参补脾益气，以复中虚；大枣调和诸药，既可助人参以补虚，又可配生姜以调和脾胃。

案例7：患者，女，33 岁，胃脘疼痛多年，每发作吐清涎。胃中空虚，不欲食。且伴头晕眩，舌白滑润，脉沉弦。证属中焦虚寒，浊阴上逆。治宜温中补虚，降逆止呕。方用吴茱萸汤加味：吴茱萸 10 克，党参 15 克，红枣 5 枚，生姜 5 片。每日 1 剂，水煎服。1 剂后痛止，5 剂后痊愈。这里应当指出，临床上用吴茱萸必须慎重，因其辛温特甚，用量不宜过大，且不宜久服。

八、和胃降逆法

此法代表方为旋覆代赭汤。适用于脾胃受损导致的运化失司、痰饮内生、气机不畅、胃气上逆的心下痞满、噫气不除等症。如《伤寒论》161 条"伤寒发汗，若吐若下，解后心下痞硬，噫气不除者，旋覆代赭汤主之"。临床不经汗吐下，而素体胃气空虚，痰浊中阻，既有呃逆、吐酸（或痰涎）、嘈杂，又有脘痞腹胀、纳呆便溏，用本方补胃培土，降逆涤饮，亦可获效。方中旋覆花能升能降，既能疏肝消痰理气，又能软坚散结消痞，代赭石平肝镇逆、降胃下浊，二药相配伍既能降上逆之气，又可下气消蓄结之痰，有镇肝和胃、降逆化浊之功；半夏、生姜辛温而散，涤痰散饮，开心下之痞结；人参、甘草、大枣甘温以补脾胃之虚。诸药相合，使脾胃调和，气机通畅，清阳能升，浊阴可降，痞噫得除。

案例8：患者，女，51 岁，2012 年 2 月 3 日初诊。素体脾胃虚弱，因恣食生冷不洁之物，突然呕吐清水，继之吐涎沫夹水，呃逆有声，胸胃痞塞，大便软，脉缓弦软，舌根浊腻，舌质淡而润。证属气机上逆。治宜和胃降逆，益气健脾。方用旋覆代赭汤加味：旋覆花 10 克，代赭石 13 克，党参 15 克，半夏 10 克，广木香 10 克，生姜 5 片，炙甘草 6 克，大枣 5 枚。每日 1 剂，水煎服。2 剂呕吐、呃逆皆止，继服 5 剂诸症悉愈。

九、甘温建中法

此法代表方为小建中汤。用于脾胃虚寒、气血不足所导致的腹中时痛、喜温喜按，或虚劳心中悸动、虚烦不宁、面色无华。如《伤寒论》102 条"伤寒二、三日，心中悸而烦者，小建中汤主之"。临床上腹中急痛的部位，包含了胃脘和大腹疼痛，而尤以胃脘痛为多见，临证中所见的胃、十二指肠溃疡病的疼痛，常见阵发性的刺痛，或胃脘及腹中有挛急痛感，这就是"肝木之急，脾土之虚"的病机。方用桂枝调脾胃和阴阳，又可调和营卫，倍芍药以增益营血；加饴糖以温养脾胃，且与芍药相合，又有酸甘化阴之功。全方以甘酸辛味和合而成，共奏温中健脾、平补阴阳、调和气血之功。

案例9：患者，男，42岁，2012年6月11日初诊。因胆囊炎三次手术，身体极其虚弱，人形消瘦，胃脘疼痛挛急，面色苍白，呈慢性病容，纳少，脉弦细而虚。胃镜示：十二指肠球部溃疡。证属脾胃虚寒，气血不足。治宜建中补虚以止痛。方用小建中汤加味：桂枝10克，炒白芍20克，当归10克，广木香6克，炙甘草5克，生姜3片，大枣3枚。每日1剂，水煎服。经上述治疗，共服20余剂，体重增加3kg，面色红润，精神好转，食量倍增，临床痊愈。

十、疏肝和胃法

此法代表方为小柴胡汤。适用于肝胆气郁、胃失和降所致的胸胁满闷疼痛、心烦喜呕、食少纳呆、目眩、口苦咽干。如《伤寒论》96条"伤寒五六日，中风，往来寒热，胸胁苦满，嘿嘿不欲饮食，心烦喜呕，或胸中烦而不呕，或渴，或腹中痛，或胁下痞硬，或心下悸，小便不利，或不渴，身有微热，或咳者，小柴胡汤主之"。方中柴胡疏少阳之郁滞，黄芩清少阳胆腑之郁热，柴胡之升散，得黄芩之清泄，两者相配伍，使气郁条达，枢机和畅；佐以半夏、生姜调理胃气、降逆止呕，二药辛开散结、宣畅气机、豁痰降逆止呕；又佐以人参、甘草、大枣，一者取其扶正以祛邪；二者取其益气以御邪内传。诸药合用，以祛邪为主，兼顾正气；以和解少阳为主，兼和胃气。使邪气得解，枢机得利，脾胃调和，则诸症自除。

案例10：患者，女，45岁，2008年6月17日初诊。胸胁痞满，隐隐作痛，疼痛持续，牵及右侧肩胛不舒，时有发热，恶心，口苦，嗳气频频，大便解而不爽，不欲饮食，舌苔薄黄，脉弦小数。既往有胆囊炎病史，发病前曾食油腻之物。腹部彩超示：胆囊大小正常，壁毛糙而厚。证属肝胆气郁，胃失和降。治宜疏肝利胆、理气和胃。方用小柴胡汤加味：柴胡15克，黄芩15克，姜半夏10克，太子参10克，白芍15克，金钱草30克，郁金10克。每日1剂，水煎服。7剂后复诊，胸胁痞满疼痛明显好转，稍有嗳气、纳差，舌苔薄黄、脉弦。再以前方加减治疗7剂，诸症告愈。

方药特色 >>>>

不拘成方，按证调配

所谓的经方和时方，即后世医家把中医方剂根据年代的先后划分得来的。一般来讲，《伤寒论》与《金匮要略》中的方剂，统称为经方。其特点为组方严谨，方证相对，主治明确，疗效卓著。后世凡非出自仲景之方，统称时方。时方是在经方的基础上建立的，根据患者病证的变化，以经方为依据化裁而来。时方虽然不似经方组方配伍那么严谨，但它立足于民间医学实践，临床运用上亦常取得良好的疗效，是方剂学领域的又一大发展。经方和时方，均能治疗疾病，在各有其优点的同时，也均有不足之处。所以笔者提出，要从辨证的角度来看待经方与时方，同时与临床实际相结合，取长补短，灵活应用。验方，则来源于笔者从医数十载的临床经验。"师其意，变而通之"，笔者在学习经典及各家医籍之后，根据具体病证情况，同时结合自己的心得体会，举一反三，加以变化发展，不仅增强了治疗效果，还扩大了它们的适用范围。笔者在临床遣方用药之时，常在辨病与辨证精准的情况下，以经方、时方、验方合而为用，对应复杂病机，经常收到很好的治疗效果。现列举笔者在临床常用于调理肝脾的用方如下：

临床症见往来寒热，胸胁苦满，胸中烦而不呕，苔白腻，脉弦者，笔者辨此为少阳病。《伤寒论·辨太阳病脉证并治》中云："伤寒中风，有柴胡证，但见一证便是，不必悉具。"故师法经方"小柴胡汤"以和解少阳，因为小柴胡汤不仅为治疗少阳病证的基础方，还是和解少阳的代表方。笔者选用原方中的柴胡透泄少阳之邪，并疏泄气机之郁滞，使少阳半表之邪得以疏散，为君药。选用黄芩清泄少阳半里之热，为臣药。柴胡主升散，得黄芩之清泄，一散一清，两者配伍，达到和解少阳之目的。但笔者强调，因柴胡升散，黄芩性燥，故阴虚血少者禁用。病邪传入少阳，源于正气本虚，佐以大枣益气健脾，正气旺盛，则邪无内向之机。炙甘草助大枣扶正，并调和诸药。笔者认为此患者胸中烦而不呕，为热聚于胸，遂去掉原方中的生姜、半夏和人参，加全瓜蒌以清热理气宽胸。

临床症见患者善太息，胸胁脘腹胀满疼痛，嗳气吞酸，口苦，嘈杂，舌红苔黄，脉弦者，笔者辨证为肝火犯胃证。师法时方"左金丸""柴胡疏肝散"，选用黄连之苦寒，能入心泻火，而心为肝之子，心火清则肝火自平，此乃"实则泻子"之法，为君药；佐以吴茱萸之辛热，用以疏肝解郁，降逆止呕，同时制黄连苦寒之性，避免损伤胃气，又防黄连苦寒直折而产生火盛格拒之症。笔者方用黄连与吴茱萸的比例常为3∶1。此时二药合用，一寒一热，相反相成，共奏清肝泻火、降逆止呕之效；再用柴胡、枳壳、香附理气解郁，治肝郁之本。如果肝木之气亢盛，呃逆严重者，可加旋覆花、代赭石以加强疗效；反酸明显者，可加入海螵蛸、煅瓦楞子以制酸；胃痛明显者，用失笑散、延胡索等理气化瘀止痛。

笔者调和肝脾气血法从经方"当归芍药散"、时方"逍遥散"，其中选用柴胡以疏肝解郁，使肝气得以条达，白术、茯苓以健脾益气，均为气分药；当归入肝、脾两经养血活血，方治肝郁血虚脾弱之证。柴胡、当归、白芍同用，补肝体而助肝用，使血和而肝和，血充则肝柔。若气郁日久入络致瘀，再加川芎、丹参等入肝经血分，行血补血。但笔者强调久病入络时，无论是由气滞、血虚还是气虚所致，所用调理肝脾理气活血之药均应中病即止，以轻灵流通、又不伤正为基本原则。

因饮食不节，或肝郁日久，化火伤阴，致肝胃阴虚者，常见胸脘胁痛、咳嗽气喘、咽干口燥、脘痛纳差、大便干结、舌红少津、脉细弱或虚弦等症。此时师法经方"麦门冬汤"、时方（《柳州医话》）"一贯煎"和经验方"胃病一号"加减。笔者在方中选用大量麦冬，甘寒清润，既养肺胃之阴，又清肺胃之虚热，两擅其功；笔者认为，"一贯煎"在大队滋阴药中，少佐疏肝理气之品，使行气而无伤阴之弊，滋阴亦无气滞之害，从而肝血得补，肝气得疏。在临床治疗肝胃阴虚、血络失养方面颇有疗效；同时笔者运用"胃病一号"方中大量石斛、白芍等甘凉之品以滋养胃阴；少量黄芪以补益中气，寓阳生阴长之意于其中；用紫苏子、香橼等疏肝理气而其本身不伤阴之品，以防止大量滋阴之品致气机郁滞；山楂、神曲、炒麦芽等健胃消食；胃阴已伤，胃气不降者，则可酌加代赭石、旋覆花降胃气而不伤正，以上用药共成肝胃同治之方，疗效确切。

知药善用，活用柴胡

柴胡为伞科植物柴胡或狭叶柴胡的干燥根。性味苦、辛、微寒，归心胞络、肝、三焦、胆经。《神农本草经》列为上品。仲景柴胡汤及类方至今仍是临床验之有效的常用方。柴胡临床应用广泛，主治外感发热、寒热往来、疟疾、胁肋胀痛、月经不调、子宫脱垂、脱肛等。此外，尚有柴胡用于治疗骨蒸潮热、妇女胎前产后诸热、阴黄、劳黄等的记载，是临床不可或缺之品。因柴胡疗效确凿，使用广泛频繁，后世医家恒有发明，见仁见智，颇多争议，现据笔者的实践经验、心得体会，作如下阐述。

一、品种来源

柴胡属植物，在我国约30多个品种，很多种都可入药。处方中写柴胡是指生柴胡，为原药材去杂质切短节入药。现临床应用柴胡的来源主要为伞形科植物柴胡，习称北柴胡，和狭叶柴胡，习称南柴胡。北柴胡又名硬柴胡、津柴胡，为植物北柴胡的根，主产于辽宁、甘肃、河北、河南等地；南柴胡又名南胡、软柴胡、香柴胡，为植物狭柴胡的根及全草，主产于河北、安徽、江苏、四川等地；竹叶柴胡又名秋柴胡，为夏末秋初采收的柴胡干燥全草。

二、临床应用

1. 和解少阳

少阳为三阳之枢，一旦邪犯少阳，少阳枢机不利，疏泄失调而症见寒热往来、胸胁苦满、不欲饮食、心烦喜呕、口苦、咽干、目眩。柴胡为少阳经引经之药，辛散苦泄，芳香升散，疏泄透表，长于疏解半表半里之邪。张仲景小柴胡汤即为和解少阳之代表方。仲景用小柴胡汤的原则为少阳之证不必悉俱，但见一证便是。小柴胡汤和解少阳是柴胡与黄芩配伍之功。临证中，不论外感或内伤病中，有小柴胡提纲证之一者，笔者必用柴胡，并配伍黄芩，多获良效。如小柴胡汤治疗因感冒引起的发热，给予抗生素不能顺利退热且伴有消化道疾病的患者。

2. 透表泄热

柴胡性味苦寒，入肝胆经而能发汗解表，兼有清里之用。故金·张元素说："柴胡气味俱轻，阳也。少阳经药，苦寒以发散表热。"因此，外感六淫，邪在少阳，或在太阳少阳，或在少阳阳明，当用柴胡发汗清热，解表和里。笔者体会，只要配伍得宜，临床可用于各种"发热"之证。对外感发热，有透表泄热之功，可配伍金银花、连翘、薄荷、桔梗、黄芩、青蒿、板蓝根等清热解毒、散风宣肺之药；对内伤肝郁发热，有疏肝解热之功，方如丹栀逍遥散；若素体阴虚，或肝郁发热日久伤阴者，应同时合用滋养肝肾药，如滋水清肝饮；对风劳病骨蒸潮热，或热痹证，与秦艽配伍，可散热祛风，前者方如秦艽鳖甲散，后者可与忍冬藤、络石藤、地龙、赤芍、丹参、汉防己、木通、土茯苓等清热祛风、活血通络药同用。

3. 疏肝解郁

肝为刚脏，主疏泄、喜条达舒畅而恶抑郁，焦虑、忧伤、紧张等情志变化，均可影响肝的疏泄功能；肝失条达，肝木乘土，则脾胃运化不健；如肝气横逆犯胃则致胃失和降，气机阻滞。柴胡能条达肝气而疏肝解郁，用于肝气郁结、胸胁胀痛或头痛、月经不调、痛经等症。如加香附、川芎、枳壳等增强行气、止痛之效，如柴胡舒肝散，在临床上常用于肝气郁结，不得疏泄，气郁导致血滞，胁肋疼痛，寒热往来症效果显著。柴胡配以有补脾调肝、和血调经作用的当归、白芍如逍遥散，临床用于治疗头晕、目眩、两胁隐痛或月经不调、痛经等证，疗效显著。若兼有肝经郁热者，则加牡丹皮、栀子以清肝胆之热。四逆散功能透解郁热，疏肝理气，现代临床用于急慢性肝炎、肋间神经痛、胃及十二指肠溃疡等属于肝气郁滞者。笔者据多年临床经验体会，本类方剂宜配伍白芍、当归、枳实等加强疏肝养肝之功。

4. 升阳举陷

脾胃虚则谷气不盛，阳气下陷阴中，摄纳无力，升举无能，故有脱肛、久泄、子宫脱垂等症。柴胡能升阳举陷，已为古今医学家所肯定，如李东垣认为，柴胡能引清气而行阳道，能引胃气上行。吴仪洛曾言，柴胡味薄气升为阳，在阳气下陷，能引清气上行。这些都说明了柴胡的升提功能。故东垣的补中益气汤与升阳益胃汤，或用柴胡以升清阳，或用柴胡配羌活、防风以升胃气，均有良效。现代一些中医药书籍亦多论及柴胡配人参、黄芪、白术、升麻等治疗中气下陷之脱肛、子宫下垂，对重症肌无力亦有一定疗效，可见其升提之功甚明。柴胡虽有升提清阳与胃气的功能，但在临床应用时一定要配伍有一定升提作用的药物，如升麻、羌活、防风等。但柴胡用量不宜过大。

5. 升散除湿

湿为阴邪，重浊黏腻。外湿多侵犯肌表、经络而为病，内湿则以脏腑功能失调为主症；外湿重者可以影响内脏，内湿重者也可以涉及肌表。由于脾虚易生湿，肾虚易水泛，肺气不宣则通调失司，膀胱不利则小便不通，三焦气化受阻则决渎无权，所以治湿必须针对病机实质相应处理。柴胡具有升散除湿的作用，升腾脾胃之阳气，使之运化正常，将湿邪化为阳气，转为津液，阻拦湿邪不致下注为患。临床上笔者常用完带汤加减治疗白带，方中以苍术、白术健脾燥湿为主；人参益气健脾助运化湿；山药健脾利湿，加用柴胡以升阳散湿，湿散则除带作用加强。

6. 关于"柴胡劫肝阴"

柴胡劫肝阴由张司华《治景全书》首先提出，倡导于温病学者。其实，此说是与肝脏的生理功能分不开的，因肝为刚脏，体阴而用阳，肝的疏泄功能是以肝内贮藏一定血量为前提的，但肝阴肝血易亏，肝气肝阳易亢。然柴胡具升发之性，若肝阴肝血亏虚不能制约肝气肝阳，可致肝气上逆的病变，损伤肝脏的功能，故柴胡劫肝阴说原不可废。据中医配伍理论，柴胡与芍药伍用可防此弊，白芍善养肝阴肝血，且味酸能敛，刚好补充阴血，制约柴胡的升发之性，禀肝生理之用，在疾病情况下，更能促进肝脏功能的恢复。故笔者认为,在临床上使用柴胡大可不必拘泥于于其"劫肝阴"之说，只要配伍得当，自可放手而用。

此外，临证须知，柴胡亦有禁忌，如《医学入门》云："元气下绝，阴火多汗者，误服必死。"《本草经疏》言："患者虚而气升者忌之，呕吐及阴虚火炽炎上者，法所同忌。"说明上述诸症，若兼阴虚者，柴胡用量宜小，防其升火助阳而伤阴；若纯属气升呕吐或阴虚火旺，肝阳上亢之耳鸣、耳聋、头晕、头痛等症，均当忌用，恐其升发之性加重病情。张锡纯所谓："若遇阴虚者，或热入于血分者，不妨多用滋阴凉血之药佐之；若遇燥热者，或热盛于气分者，不妨多用润燥清火之药佐之。"

深研配伍，善用药对

药对又称对药，简单地说即两味中药的固定配伍应用，是单味中药与复方之间的桥梁，是复方的主干，也是配伍的基础。对药配伍涵盖了中医中药复方的各种基本形式，如相须、相使等。通过两药的配伍，可以起到增强疗效、减弱毒性等作用。笔者从医30余载，在临床的实践和应用中总结出一些临床较为常用且疗效显著的对药，供同僚参考和借鉴。

1. 枳实、槟榔

【单味功用】

枳实首载于《神农本草经》。其味苦、辛，性微寒；归脾、胃、大肠经。功效为破气除痞，化痰消积。本品长于破滞气、行痰湿、消积滞、除痞塞，为脾胃气分之药。可用于食积停滞，腹痛便秘，以及泻痢不畅，里急后重之证；也可用于痰滞胸脘痞满，痰浊阻塞气机之证。

槟榔始载于《别录》。其味苦、辛，性温；归胃、大肠经。功效为祛虫消积，行气利水。本品辛温通散，苦温下降，既能消积导滞、下气平喘、行气利水，又能化湿杀虫；故可治疗食积气滞、胸腹胀闷、大便不畅、泻痢后重以及水肿、脚气肿痛等，同时还可以治疗多种肠道寄生虫病。

【配伍功能】

枳实味苦辛性微寒，为破气除痞，消积导滞的要药；槟榔味苦辛而性温，除能治疗多种寄生虫病外，还能行气利水，用于食积气滞、泻痢后重之症。二者皆有破气、消积导滞之功，合用则效专力宏，可除脘腹痞塞，使气机调畅则痞满自除，对食积胃脘、气滞不通及气滞导致的便秘证疗效颇佳。

【主治】

急慢性胃炎、胃肠功能紊乱等病，症见脘腹胀满疼痛、食少纳差、便秘等；

痢疾、溃疡性结肠炎等病，症见泻痢后重、腹痛、大便不爽等；

老年习惯性便秘；

不完全肠梗阻等。

【体会】

枳实与槟榔相配最早见于《御药院方》，二药合用，临床用以治疗多种胃肠疾患。正所谓"六腑以通为用"，胃肠病多以气机不畅为主要病机，因此临床中凡见脘腹胀满、大便秘结等实证，皆可用此药对。但应注意患者个体差异，不能盲目地破气除胀，同时还要注意固护正气，适当配以白术、黄芪等药物。

笔者在治疗不完全性肠梗阻时，将枳实、槟榔各15克，再配以增液通便的玄参，泻下攻积的生大黄等各等分代茶饮，临床疗效颇佳。这里用代茶饮主要是考虑到肠梗阻患者多为虚实夹杂，若用汤剂则力量较强，易犯虚虚实实之戒，用代茶饮则力量较缓而持久，中病即止。

2. 补骨脂、肉豆蔻

【单味功用】

补骨脂首载于《雷公炮炙论》，其味辛、苦，性温，归脾、肾经。功效为补肾助阳、固精缩尿、暖脾止泻、纳气平喘。本品温补命门，补肾强腰，固精缩尿，可用于治疗肾阳不足、命门火衰而腰膝冷痛及滑精、遗尿、尿频等；本品有壮肾阳、补脾阳、止泻之功效，可用于治疗脾肾阳虚之泄泻；此外，本品还可治疗虚寒喘咳。

肉豆蔻首载于《药性论》，其味辛性温；归脾、胃、大肠经。功效为涩肠止泻、温中行气。本品辛温而涩，既能涩肠止泻，又能温中暖脾，用于脾肾虚寒久泻；另外本品有温中行气止痛作用，可用于治疗胃寒胀痛、食少呕吐等症。

【配伍功能】

补骨脂补肾壮阳，补脾止泻，固精缩尿；肉豆蔻温中散寒，行气消胀，收敛涩肠止泻。补骨脂以补肾为主，肉豆蔻以补脾为主。二药合用，名曰二神丸，可脾肾双补，补肾阳温脾土，既可除下焦阴寒，又可化湿止泻。

【主治】

五更泄泻，肠鸣腹痛，不思饮食等症；

脾肾阳虚，久泻不止等症。

【体会】

补骨脂与肉豆蔻相配，出自《普济本事方》，名曰二神丸。用于治疗脾肾虚寒，不思饮食，泄泻不止。笔者沿用此药对亦治疗脾肾阳虚之泄泻不止、五更泻。慢性泄泻，有脾虚不能制水；有肾虚不能行水，故以温补脾肾为治疗大法。而肉豆蔻温中补脾，补骨脂补肾助阳，二药相合，脾肾双补。但临证时不可一味施补，应在方中酌加行气之品，如陈皮、紫苏子、枳壳等。

3.狗脊、续断

【单味功用】

狗脊始载于《神农本草经》。其味苦、甘，性温，归肝、肾经。功效为祛风湿、补肝肾、强腰膝。为强筋骨之要药。本品善祛脊背之风湿而强腰膝，故可用于治疗风湿痹痛、腰痛脊强、不能俯仰、足膝软弱。同时本品还有温补固摄的作用，用于治疗肾气不固之遗尿、白带过多等证。

续断始载于《神农本草经》，其味苦、甘、辛，性微温，归肝、肾经。功效为补肝肾、强筋骨、止血安胎、疗伤续折。本品能补肝肾、强筋骨、又有行血脉、消肿止痛之效，可治疗肝肾不足、腰痛脚弱、风湿痹痛，及跌扑损伤、骨折、肿痛等。亦有调冲任、止血安胎之效，可用于肝肾虚弱、冲任不调之胎动不安、习惯性流产等。

【配伍功能】

狗脊入肝肾经，能祛风湿、补肝肾、强腰膝。续断亦归肝肾经，可补肝肾、强筋骨，为治疗肝肾疾病之要药。二者相配，补肝肾、强腰膝之效更强。

【主治】

肝肾不足、腰膝酸软疼痛；

风湿之邪导致腰膝关节疼痛。

【体会】

根据笔者多年临床经验总结，狗脊与续断相配应用范围十分广泛，不论内伤还是外伤导致的腰膝疼痛皆可应用。亦可应用于妇人经行腰痛背痛，效果显著。临证时还可以配伍怀牛膝、炒杜仲；若肾虚偏重，可酌情配伍补肾之品，疗效更佳。

4. 黄连、吴茱萸

【单味功用】

黄连始载于《神农本草经》。其味苦性寒，归心、肝、胃、大肠经，功效为清热燥湿、泻火解毒。本品大苦大寒，不仅长于清中焦湿火郁结，而且可清心经实火。临床用于胃肠湿热，泻痢呕吐，也可用于热盛火炽，高热烦躁。其味苦性燥，为泻实火、解热毒之要药。可用于火毒炽盛之发疹、发斑、痈肿疮毒、热毒下血诸症。

吴茱萸始载于《神农本草经》。其味辛、苦，性热，有小毒，归肝、脾、胃经。功效为散寒止痛、温中止呕、助阳止泻。本品味辛苦性热而燥，能散寒行气、燥湿止痛，可散厥阴肝经之寒，用于治疗寒凝肝经之疝气、痛经、寒湿脚气之疼痛等，又能疏肝下气，善治吞酸、呕吐，不论寒热皆可随机应用。吴茱萸还能温中止泻，用治寒湿泄泻。

【配伍功能】

黄连清热燥湿、泻火解毒；吴茱萸散寒止痛、温中止呕、助阳止泻。黄连苦寒泻火，直折上炎之火势，吴茱萸辛散温通、降逆止呕，性质沉降入中焦，长于温暖脾胃阳气。二药寒热相配，有辛开苦降、反佐之妙用。以黄连之苦寒，泻肝经横逆之火，以和胃降逆；佐以吴茱萸之辛热，引热下行，以防邪火格拒之反应。共奏清肝泻火、降逆止呕、和胃制酸之功效。

【主治】

肝郁化火横逆犯胃所致胁肋胀痛，呕吐吞酸，口苦咽干，嘈杂嗳气，舌红苔黄，脉弦数等症；

胃炎，胃、十二指肠溃疡，食管炎等。

【体会】

黄连、吴茱萸配伍应用出自朱丹溪的左金丸（黄连六两，吴茱萸一两，上末，水丸或蒸饼为丸），主治肝火犯胃、嘈杂吞酸、呕吐胁痛。其黄连与吴茱萸的比例是 6∶1，北宋《太平圣惠方》中黄连与吴茱萸的用量比例是 1∶1，主要治疗虚寒型下痢水泻。张景岳将黄连、吴茱萸各等分成为黄连丸，同样也是治疗便血、痔疮等症以及肝火诸证。

笔者临证处方时，习惯用黄连 15 克配吴茱萸 5 克，这一比例使苦寒药黄连不至过多而伤及脾胃，又能达到清肝泻火的作用。临床上常能得到满意效果。

5. 泽泻、猪苓

【单味功用】

泽泻首载于《神农本草经》，其味甘、淡，性寒，归肾、膀胱经。功效为利水渗湿，泄热。本品淡渗，其利水作用强，而且其性寒，能泻肾与膀胱之热，可治疗下焦湿热之水肿、小便不利、泄泻等，并且还可用于治疗水湿痰饮所致的眩晕。

猪苓始载于《神农本草经》，其味甘、淡，性平，归肾、膀胱经。功效为利水渗湿。本品甘淡渗泄，有较强的利水作用，因其性平，故凡水湿滞留者，无论寒热，均可选用。可用于治疗小便不利、水肿、泄泻、淋浊等。

【配伍功能】

泽泻性寒，能利水泄热，猪苓甘淡，专攻利水渗湿，皆入肾、膀胱经，二药合用，则利水之力甚强。

【主治】

淋证，少尿，水肿，肝硬化腹水；

脂肪肝，高脂血症。

【体会】

泽泻、猪苓的配伍见于五苓散，临床加减应用治疗水肿效果显著，是笔者常用药对，二者性味甘淡，是治疗水肿尿少的必用药对。治疗肝硬化腹水，可在此基础上加大腹皮、白术等健脾利水之品。同时，泽泻和猪苓是降血脂的常用药，其他降血脂的还有山楂、何首乌、决明子等药物。在辨证施治基础上还可治疗脂肪肝、高脂血症，效果与西药降脂药相仿，而副作用少。

在应用此药对时，要注意中病即止，以防过度利水而伤津液，也可在处方中少量加入养阴之品，如百合、石斛等。

6. 蒲黄、五灵脂

【单味功用】

蒲黄首载于《神农本草经》。其味甘性平，归肝、心经。功效为化瘀、止血、利尿。本品性平，既能止血，又能化瘀止痛，可用于各种内外出血，及血瘀滞痛。因其能化瘀止血、利尿通淋，还可用于治疗血淋。

五灵脂首载于《开宝本草》。其味苦咸甘，性温，归肝经。功效为活血止痛、化瘀止血。本品功擅活血化瘀止痛，为治疗血瘀诸痛之要药，可用于瘀血阻滞诸痛证。另外本品还可用于出血证属瘀血内阻、血不循经者，如妇女血瘀崩漏等。

【配伍功能】

蒲黄甘平，气味清香，功善行血消瘀，能导瘀结而治气血凝滞之痛。五灵脂苦咸甘温，气味厚重，长于破血行血。两者相配，为化瘀散结止痛的常用配伍。

【主治】

痛经、高脂血症、慢性胃炎等证属瘀血停滞者。

【体会】

蒲黄与五灵脂配伍，源出《局方》之失笑散。常用于治疗瘀血停滞之心痛、胃痛、腹痛之症。笔者在临床中常用其治疗瘀血胃痛、腹痛，甚则吐血、黑便之症。在临证时多用炒蒲黄，蒲黄炒后止血作用增强，又兼活血化瘀。

7. 当归、川芎

【单味功用】

当归首载于《神农本草经》，其味甘辛性温，归肝、心、脾经。功效为补血活血、调经、止痛、润肠。本品甘温质润，为补血要药，同时又可活血调经，为妇科要药。临床用于治疗心肝血虚、面色萎黄及血虚兼有瘀滞的月经不调等症。因其功效兼散寒止痛，可用于治疗血虚、血凝兼有寒凝，以及跌打损伤、风湿痹阻的疼痛证。另外本品还可用于痈疽疮疡及血虚肠燥便秘。

川芎首载于《神农本草经》，其味辛性温，归肝、胆、心包经。功效为活血行气，祛风止痛。本品辛散温通，既能活血，又能行气，为"血中气药"，能"下调经水，中开郁结"。可用于血瘀气滞的痛经、月经不调、产后腹痛等；可治疗肝郁气滞胁肋疼痛，又能活血消肿止痛以治疗跌扑损伤、瘀血肿痛。本品辛温升散，能上行头目，祛风止痛，"旁通络脉"。可用于治疗头痛、风湿痹证。

【配伍功能】

当归辛甘性温，辛温可行，甘苦可补，补血而不滞血；川芎味辛性温，其性走窜，为血中之气药，上行头目，下入血海。两药相合，辛散而不伤阴，甘补而不滞血，疏肝气之郁，补肝血之虚。

【主治】

各种原因导致的血虚；

妇女月经不调、痛经、贫血等。

【体会】

当归、川芎相配，源出《局方》之四物汤，临证时常用于治疗各种原因引起的肝血虚。患者可表现为头晕心悸、面色唇甲无华等。血虚重症时可配伍阿胶、熟地黄等生血之品。

8. 金钱草、郁金

【单味功用】

金钱草见于《纲目拾遗》，其味甘、淡，性微寒，归肝、胆、肾、膀胱经。其功效为除湿退黄、利尿通淋、解毒消肿。本品能利水通淋排出结石，为治疗泌尿系结石要药。还能入肝胆经，清肝胆湿热，退黄疸，可治疗湿热黄疸，并可用于治疗肝胆结石病。

郁金首载于《药性论》，其味辛苦性寒，归肝、胆、心经。功效为活血行气止痛、解郁清心、利胆退黄、凉血。本品能散能行，既能活血，又能行气，还能解郁开窍，可用于治疗气滞血瘀的胸、胁、腹痛，以及热病神昏、癫痫痰闭之症。本品性寒入肝胆经，能清热利胆退黄，可用于肝胆湿热证。

【配伍功能】

金钱草入肝胆经，清热、利胆退黄、排石。郁金亦归肝胆经，可清热利胆退黄。二药相配，清热利胆、破积排石之效更强。

【主治】

湿热郁积之肝胆结石。

【体会】

胆结石病位在肝胆，病机根本为肝胆经湿热蕴结，而金钱草入肝胆经清利肝胆湿热以排石。郁金可清热利胆，促进肝胆中的结石从胆道中排出。笔者认为，临证时此药对可治疗各种类型的肝胆结石而症见湿热郁积者。在治疗肝胆结石时，可配以鸡内金、大黄、柴胡、枳壳、元胡等以破积、疏肝理气，能够松弛胆道平滑肌，有利于肝胆结石的排出。

9. 旋覆花、代赭石

【单味功用】

旋覆花首载于《神农本草经》，其味苦辛咸，性微温，归肺、胃经。功效为降气化痰、降逆止呕。本品苦降辛开、化痰下气，可用于咳喘痰多及痰饮蓄结胸膈之痞满等。同时本品善降胃气而止呕噫，可用于噫气、呕吐。

代赭石首载于《神农本草经》，其味苦性寒，归肝、心经。功效平肝潜阳、重镇降逆、凉血止血。本品为矿石类物质，质重沉降，长于镇潜肝阳、重镇降逆，可用于肝阳上亢、头晕目眩以及呕吐、呃逆、噫气等症。同时本品还可用于治疗气逆、喘息、血热吐衄、崩漏等。

【配伍功能】

旋覆花味苦辛咸，性微温，其性主降，功擅下气消痰，降逆止噫。代赭石性味苦寒，其性重镇降逆，长于镇摄肺胃上逆之气。两药合用，代赭石可加强旋覆花的降逆之功效。两药共奏镇逆止呃、化痰消痞之功。

【主治】

慢性胃炎、胃神经官能症、胃扩张、神经性呃逆等证属胃虚痰阻气逆者。

【体会】

旋覆花、代赭石之配源出《伤寒论》之旋覆代赭汤，可下气消痰、降逆止呕。笔者常用此对药治疗慢性胃炎因肝胃不和，胃气上逆所致嗳气频频、呃逆不止者。临床上也可用于治疗胃食管反流病，配以抑酸和胃的浙贝母、海螵蛸等，取得良好疗效。

明辨药性，以平为期

脾与胃的生理特性不同。具体而言，脾喜燥而恶湿，同时脾为阴脏，故脾病多寒；胃则喜润而恶燥，同时胃为阳腑，故胃病多热。因此在临证中必须考虑到脾胃的不同生理特性，明辨药性，使润燥搭配合理，寒热协调适度，方能起到应有之效。笔者结合多年临床经验，用药常以辨证为准，揆度润燥之性。如脾胃阴虚津伤，常用柔润药，如石斛、竹茹、北沙参、麦门冬、白芍等；若脾胃痰湿中阻，则常用刚燥药，如枳壳、陈皮、苍术、半夏、厚朴、紫苏梗等。然而在临证组方中，尚需养胃健脾兼顾，润燥刚柔互济，脾胃两助，方能重建中洲。笔者用药，常遣药对，如取石斛与枳壳同用，党参与苍术齐施，如是润燥并行，每能互补短长，相得益彰。至于药性寒热温凉，笔者往往根据病情，据证投药。如脾阳不振，脾失运化，或寒遏中宫，中阳被困，此为寒证，临证常用炮姜、陈皮、乌药等温中助阳散寒；若阳邪入腑，湿热交阻，或胃中郁热，火毒内蕴，此为热证，笔者多用黄连、黄芩、知母、栀子、龙胆草等泻火清胃逐热。

然在临证中患者大多属寒热夹杂，因此治疗中亦应统筹兼顾，做到温而勿燥、寒而勿凝，恰到好处。笔者常用温热燥湿或温中散寒药治疗脾疾，用甘寒清热或润燥养阴之品治疗胃病，并提出"温而勿燥""寒而勿凝"的辨治法则。具体而言，临证用药宜清淡平和，不宜攻伐太过。如久服苦寒之品如黄芩、栀子、黄连等药，宜加少量肉桂、鸡内金、山药，使脾胃运纳得复；久服温燥之品，如附子、肉桂、干姜，宜佐玉竹、山药、白芍等以防刚燥伤胃；使用理气药，如青皮、枳实、香附、木香等，切忌久服，使得香燥太过，易耗气伤阴。

同时，升阳降逆亦为治疗脾胃疾患之大法，在治疗脾胃疾病过程中应恰当应用。治疗应注意"升而勿逆""降而勿陷""升中寓降""降中寓升"。如脾土气盛、中气不足下陷时，升麻、柴胡、葛根之类升散之品不可过用，否则脾气虽一度得升，然胃气不得顺降，浊气亦无从下行，而反致胃气上逆，清阳亦难得升举。同样，降逆之法也不宜过度，如过用龙骨、牡蛎、槟榔、枳实等降气药，强迫胃气下降，使降之太过，则脾气不能上升而致中虚气陷。久服益气升阳药如人参、黄芪类药，宜加少量莱菔子、陈皮，使脾胃升降有序，补而不壅；久服滋阴药如生地黄、沙参、石斛、知母等，宜加少量佛手、紫苏子、厚朴等，使其理气不伤阴。

顾护胃气，三忌三宜

笔者在临床辨治各种疾病时，常将顾护胃气贯穿于治疗的全过程。同时笔者以为，胃病忌用重剂，宜小量渐进。若过用重镇之品或剂量过大，则药过病所而反伤胃气。对脾胃虚弱者遣用补益之品，或对脾胃虚实夹杂者攻补兼施时，宁可再剂亦不用重剂，以轻舟速行，使祛邪不伤脾胃、扶正勿碍枢机。在用药时，常用桔梗、连翘等轻灵之品，很少用重镇之品。用药味数和药量的选择也很精确，每张处方少则 8 ～ 10 味，常用一般 12 ～ 16 味，最多也不超过 18 味；药物剂量常为 10 ～ 15 克，多者亦不过 20 ～ 30 克。因此，笔者认为，善于运枢机，通经络，是能以轻药愈重病。

笔者临床三十余年，真正体会到"医乃仁术，身心性命攸关"，故用药时往往费尽思量，细极微芒，斟酌尽善，惟求协同以增其效，制约以矫其偏颇。遣方用药，追求恰到好处，做到既不过位，又要到位，为此在临证中提出"三忌三宜"：即一忌峻补、二忌温燥、三忌滋腻，也就是宜补而不滞、宜温而不燥、宜滋而不腻。同时认为，在脾胃病的治疗中，调理恢复脾胃功能是其根本目的。因此应当根据患者的不同情况，重视药物配伍，提高疗效，减少副作用，对一些可用可不用的药，再三斟酌，权衡利弊，以决定取舍。结合现今人们的体质，随着人们生活水平的提高，膏粱厚味已成日常，每每伤及脾胃运化而生湿邪，湿邪内生，热化多见，气血瘀阻，伤及胃阴亦为不少，所以治疗用药既不能克伐太过有伤于脾，又当适度掌握方药配伍及剂量大小。如理气药，少则可行气化湿，悦脾醒胃，过用则破气化燥反损脏腑，对阴血不足及火郁者更当慎之，以防止耗阴助火，故用丁香、沉香等辛窜温燥之品，均不超过 10 克，并常配伍白芍以制约其性。至于濡养胃阴之石斛、竹茹、北沙参等，笔者则不吝于用，随证化裁。例如竹茹，古人"竹茹性寒，虚寒忌用"有属偏见，如脾胃虚寒，兼有他疾，用以姜炙则无碍于脾，反可起到和胃健脾、使胃受纳、药半功倍之效。今以中医药治疗疾病，往往入药途径较为单一，如用药味重，则很难受纳，更有伤于胃，所以要取之有效，首先要使胃受纳，在药中配竹茹之别意也在于此，它既能调和诸药，功过甘草，又能起到治疗作用，可谓有益无弊，一举双得。补后天以益脾胃之气，清胃热以除中焦壅滞，行气活血以散胃络血瘀，同时不忘佐甘缓之品敛阴以防其过。笔者用药，积几十年临证体会之精华，还望同行指正。

医案医话 》》》

肝纤维化用药特色

　　肝纤维化（hepatic fibrosis，HF）是一个各种慢性肝病发展变化的病理过程。是肝脏针对各种原因导致的慢性肝损伤的应答反应，是纤维增生和纤维降解不平衡的结果。主要表现为肝内结缔组织过度增生与沉积。肝纤维化是肝硬化发展的必经阶段，能够引起慢性肝损伤的各种疾病发生发展的过程中均伴有不同程度的肝纤维化。中国目前有超过 1.3 亿的乙肝患者，肝硬化患者在内科住院患者中占 4.3%。在病房和门诊中，笔者也接触了大量的肝纤维化患者，深刻体会他们的痛苦。行医 40 年里，笔者在临床上用中药治疗的肝纤维化患者也在千例以上。在不断的治疗和研究中，笔者逐渐形成了自己的一套体系，在用药方面也独具特色。下面对自己在治疗肝纤维化方面的用药特点做一概述，以飨同道。

一、以中医理论为基础认识本病

　　肝纤维化的病因病机十分复杂，众多医家各持己见。但总体来说其病机演变是一个动态进程，即是"由实入虚、由表及里、由聚至积、由气入血及络、由轻到重"的病变过程。笔者治疗本病时强调立足脾胃之根本，顺应肝脏的生理功能，结合八纲，明辨虚实寒热，并巧用活血化瘀中药，疗效确切。

1. 病机关键是肝失疏泄，日久成瘀

　　本病归于祖国医学中"积聚""胁痛""鼓胀""黄疸"等病范畴。笔者认为本病病位在肝脏，肝属木，与胆相表里。肝主疏泄，喜条达而恶抑郁，司调畅气机。若肝失疏泄，则气机的运行以及脏腑经络的正常生理活动受到影响。气机不畅，载血运行之力减，故血行受阻，血阻日久则成瘀。另外，《金匮要略》曰："见肝之病，知肝传脾，当先实脾。"在肝纤维化过程中，常累及脾，出现脾失健运的病理状态，主要因肝郁日久，乘害脾土或是素体脾胃虚弱，土虚木乘所致。

2. 辨证论治，古为今用

　　笔者运用中医理论治疗本病时立足各家学说，临床上多以舌诊为第一要诊，参以

脉诊,详细问诊。以舌脉辨清病性之寒热、虚实,病位其或在气在血。辨寒热:面色少华,口淡无味,不欲饮食,舌质淡红,舌苔白,脉弦紧者属寒;口苦,口干欲饮,大便干,舌红,苔黄腻,脉数者属热。辨虚实:初病者,则舌苔黄厚腻,脉弦或滑者属实;病程较久,伤及脾肾则面色无华,舌淡,苔薄白,脉细弱者属虚。辨气血:以舌质辨气血,舌质黯淡或淡红则病在气分;舌质暗红,边见瘀斑、瘀点,舌下脉络瘀曲,则病在血分。笔者始终认为,中西医结合才是治疗本病的最佳方法,积极主张利用西医影像及血清等检查手段服务中医,在治疗肝纤维化时,将超声下肝脏纤维化的改变程度与临床症状相结合,提高了临床疗效。本病是一个由轻到重逐渐变化的过程:肝气郁滞——传之于脾——牵及于肾。其变化与肝脏损害由轻到重的程度相一致,其血清学典型指标也在一定程度上反映了肝脏的损伤程度。故要及时做血清学化验、超声等检查,进一步明确诊断,避免延误病情。

3. 中药对抗肝纤维化

肝纤维化是各种病因导致的慢性肝损伤的一个病理过程。西医治疗此病主要是对症治疗,即保肝降酶,但疗效不甚满意,用药单一单向且易复发,其副作用对患者影响较大。笔者在治疗上重视用中药来对抗肝纤维化,首调升降之气机。在对抗肝纤维化方面,祖国医学及传统中药具有明显优势,随着现代药理研究的不断深入,也确切地证实了中药多层次、多靶点的治疗优势。笔者取中药性味、归经、主治之长功,结合其近年来的现代药理研究,基于辨证的基础之上,结合西医的病理改变及血清学检测,用于临床则收效甚佳。

临床治疗中常用的抗肝纤维化的中药有柴胡、赤芍、川芎、三棱、莪术、桃仁、半枝莲、白花蛇舌草、露蜂房、山慈菇等。并根据辨证分型用不同的抗肝纤维化的中药加减来治疗此病,取得了确切的疗效。在治疗肝郁气滞证时用疏肝解郁法,常用药物有柴胡、陈皮、香附、木香等药物加减;在治疗湿热中阻证时用化湿清热法,常用药物有黄连、半夏、藿香、佩兰等加减;治疗痰瘀互结证时用理气化痰法,用姜半夏、陈皮、赤芍、川芎、三棱、莪术、桃仁、红花等药物加减;治疗脾肾阳虚证常用黄芪、炒白术、桂枝、生姜等药物加减;治疗肝肾阴虚证时则以补肝益肾法,常用药物有熟地黄、女贞子、北沙参、麦冬、枸杞子等药物加减。

二、治疗本病以治血为首

笔者在治疗肝纤维化时将辨证作为首要，立足八纲辨证。确定此病的治疗方向，其中以治血为主线，贯穿始终。

1. 气滞日久，入里成瘀

临证患本病者多有情绪不佳，日久则成气滞，故治疗之中多用理气药物，气为血之帅，气行则血行，气旺以促血行，以增强活血化瘀之功。多用药物为柴胡、枳壳、香附、白芍。

2. 血虚不畅，新血难生

本病病性迁延，日久则血虚，血虚则血行不畅，凝聚成瘀，新血难生，则血虚加重，此为由虚转实。此时多用养血活血的药物，如：当归、白芍、鸡血藤等。此证的治疗还应注意不可逐瘀太过，以免伤津耗血，造成血虚加重，恶性循环。此以虚实论治。

3. 疗寒以温药，血得温则行

临证多有患者素体质寒，或感寒，寒则血行艰涩，而治疗寒症不用热性之药，以免热重伤血耗血。临证多以温经散寒药处之，如：吴茱萸、干姜、小茴香、桂枝等，血得温则行。

4. 由表入里，清热而散结。

久病则热入营血或瘀血日久化热，此时应以清热凉血之药物治疗。用药以黄连、栀子、大黄、生地黄等再佐以软坚散结药物，如桃仁、红花、白花蛇舌草、半枝莲、露蜂房、山慈菇等。

三、辨证分型论治及各型用药规律

1. 肝郁气滞证

本型患者平素多情绪反复无常，易怒，善太息。此为致病基础，临床都伴有两胁肋部胀痛隐隐，是为胁痛。笔者认为治疗当以舒肝解郁为枢要，主要用药有柴胡、白芍、枳壳、郁金、木蝴蝶、半夏、陈皮等。其中柴胡苦辛微寒，归肝胆经，具轻清疏散、疏肝解郁之功效，用于疏利肝胆气机；白芍功善柔肝，平肝，与柴胡配伍，共同调理肝之气机。此取枳壳因其破气之功，辅以郁金行气解郁之力共奏其效。若此型患者伴有咽部如物梗喉者，则以木蝴蝶、半夏、陈皮等化痰解郁。以上各药为本型的特色用药，而活血化瘀药贯穿始终，为基础方药。综合体现了治疗此型以疏肝解郁为基本大法，再根据不同的次证辨证用药。

2. 中焦湿热证

湿热之邪最易侵犯肝胆，若蕴于肝胆，病久不去，则可见肝胆疏泄失职，则气滞血瘀，又可因邪毒久恋而耗肝血、劫肝阴。笔者认为现代医学中的"炎症"与中医学中的"湿热"相关。"湿热"越重则"炎症"越重。所说之病毒性肝炎主要指的是乙型病毒性肝炎和丙型病毒性肝炎所导致的肝纤维化。因此清热化湿解毒为本型的治疗关键。其用药多以苦、寒为主，苦者能泄、能燥。泄者有通泄、降泄、清泄之功。燥者，即为燥湿。燥用于湿证，而湿证则又分为寒湿和湿热的不同。此型以治疗湿热为主，以苦寒之功用于治疗湿热之证；此法于治疗中使之泄中有升，燥中有降，则气机调畅，湿热尽去。于清热利湿解毒中，调整肝、胆的功能状态。该型所使用药物中主要以清热解毒药、利湿退黄药、理气药为主，用药主要集中在清热、燥湿、退黄、理气等几个方面，如茵陈蒿，味苦微寒，具有清利湿热、利胆退黄之功。板蓝根、龙胆草、连翘等为常用的清热解毒药。抓住肝胆湿热之枢机，以邪、滞为病机关键，将祛邪、清热、化湿作为防治湿热中阻证的基本治法。

3. 痰瘀互结证

痰瘀互结系指痰浊与瘀血相互搏结，可见痰浊、瘀血是本病的关键。本型论治共分为两个方面，一个是针对痰浊，另一个是针对血瘀。痰浊者，因为湿热缠绵留恋，困于脾胃，使脾胃失和，津液难布，则痰湿更盛，肝脏又失于疏泄，加重湿滞，热邪入里，炼液成痰，而使病情复发或加重。瘀血者，由于气郁日久，血流不畅，逐渐积滞而成瘀血。笔者治疗此型立足于仲景之"病痰饮者，当以温药和之"治疗大法，于此基础之上治疗瘀血之证，两者于治疗之中你中有我，我中有你，共奏疗效。本型的治疗中涉及用药包括活血化瘀药、补虚药、理气药、化痰止咳平喘药、温里药。陈皮、半夏共为化痰之要药。附子，小茴香共奏温里之功。血瘀者，视其轻重选取不同药物。例如：较轻者选用药性平和的药物，如丹参、赤芍。中重者选用桃仁、红花、三棱、莪术等活血化瘀、破血消癥之药。而重者则选用穿山甲、水蛭、土鳖虫、露蜂房、蚤休、山慈菇、牡蛎等药，以其咸寒之性用以化痰软坚、散结消癥，力求于活血化瘀之中兼以软坚散结之效。而此型常配伍理气药物，如枳壳、青皮、香附等。

4. 脾肾阳虚证

本病迁延，而久病则易损伤脾肾之阳气，肝脏的亏虚，累及脾肾两脏，此型系由此所引起的。本型的治疗应以补虚为主，祛邪为辅。在治疗肝纤维化过程中要始终注意顾护脾胃功能。"存有一分胃气，便有一分生机"，在本型的治疗方药中应以扶正补虚、温补脾肾药为主，辅以舒肝理气之品，用药多甘温、甘平，其中补气药炒白术、山药、党参等均入脾经，具有补脾益气之功效。这一用药规律也验证了"见肝之病，则知肝当传之于脾，故先实其脾气，无令得受肝之邪"这一理论。而在用温补药物的同时，也善用一些补阴药物，体现"阴中求阳，阳中求阴"的治疗法则。温补脾胃的同时，以化湿和淡渗利湿之品，使气血得和、肝气得疏、脾胃得健、湿浊得消。肝气调和，畅达中土，从而气血调畅，化湿渗湿之品则常用茯苓、猪苓等。

5. 肝肾阴虚

本型的治疗主要理论依据为中医学的"肝肾同源论"。在先天，肝肾共同起源于生殖之精；在后天，肝肾共同受肾所藏的先后天综合之精的充养。患者因肝病日久进而损及肾阴，因此，治疗上滋补肝肾最为重要。在治疗方面，笔者认为此型的治疗最为棘手，肝纤维化的病因多为迁延日久，饮食不节，情志所伤，以及黄疸、积聚所致肝郁乘脾，肝脾久病伤肾，致使肝脾肾三脏功能失调，气滞、血瘀、水饮互结腹中，所以此型患者常伴腹水。治疗重点在于养阴与利水之间如何把握平衡。由于养阴易致水邪留恋，而利水祛湿又每每导致伤阴耗液，因此选药时尤为慎重，既要做到利水而不伤阴，还要做到滋阴而不留湿，最忌强行峻下逐水，误则"消铄津液，涸尽而死"，治疗该型只宜柔养轻泄，不可重伐，可缓缓以获其效。

强攻其水，必伐正气、耗阴血，加重病情。强调临证务必审病因，查病情，抓主症，根据病机演变过程正虚邪盛的趋势，明辨邪正的盛衰，决定攻补的法度，或以补为主，或治实为主，或攻补兼施，需权衡斟酌，牢记扶正固本、标本同治为本型治疗之枢机。急则治其标，适当利水缓急，中病即止，方无伤正之忧，又无留邪之虞。腹水初起正虚尚能支持时，扶正同时不忘攻逐。肝肾阴虚者则以柔肝益肾之法扶正培本，攻补兼施，佐以渗湿利尿。笔者认为，调肝忌用破气、过于疏泄之品，因肝体阴用阳，非柔不克，故调肝治疗本型应以舒肝为主,舒肝、滋肝、软肝兼而用之,多选用柴胡、土鳖虫、鳖甲等药。"新瘀宜急散,久瘀宜缓攻",治疗时不能急于求成。峻猛破血逐水之品常导致病情暂退而易反复,且易使胃气衰败,甚则诱发出血、肝昏迷等危象。宜用地黄、黄芪、赤芍、郁金、冬瓜皮、茯苓、泽泻、猪苓等药。

四、总结

笔者治疗肝纤维化有以下三个特点:①以扶正祛邪、活血化瘀、软坚散结为主旨,治肝纤维化总以补肾健脾、疏肝活血为基本大法,用柴胡疏肝散以调少阳之枢机,或与黄芪建中汤合用,再辅以六味地黄丸而收补脾益肾之功。②善用相反相成配药对,例如:半夏与麦冬,一燥一润相配;白术与枳壳,一消一补相配;吴茱萸与黄连,一热一寒相配;黄连与干姜,辛开与苦降相配等。药性功用相反的药物相配,往往可以收到相辅相成的功效,尤其对于肝纤维化这种迁延日久,病情错杂,有多种兼夹证的疾病更为适宜。③善用抗肝纤维化药物,通过多年临床观察,笔者发现大多数化瘀软坚药物具有抗肝纤维化的作用,故运用化瘀软坚的药物同时运用多种理气药来促进其抗纤维化的力量,以减轻肝纤维化的程度,疗效显著。

运用《金匮要略》治瘀十法的临床实践

"瘀血"之名，张仲景在《金匮要略》中首次提出，并用活血化瘀法治疗各种疾病，开后世治疗血瘀的先河。《金匮要略·惊悸吐衄下血胸满瘀血病脉证治》论述了瘀血的主要脉证特征和治则，而有关瘀血证的辨证论治则散见于其他各篇。其内容非常丰富，治法方药较为完备，具有重要的理论意义和实践价值。今从治法和临床应用作探讨，以弘扬仲景治瘀学术思想，拓展其方药的运用范围。

一、清热治瘀法

其一，用于治疗黄疸病。仲景论述黄疸病的病因有湿热、寒湿、房劳、嗜酒等，但以湿热为主，其病机是"瘀热以行"，故以清热利湿、活血化瘀为阳黄证的主要治法，方如茵陈蒿汤、栀子大黄汤和大黄硝石汤。除清热利湿药以外，三方均用大黄泻热、活血化瘀，后方还用硝石以加强化瘀作用。从而不仅为后世"治黄必治血"的理论提供了科学依据，而且在此法的影响下，后世医家逐渐扩大了其临床应用。笔者在临床治疗急性黄疸型肝炎瘀热发黄证患者时亦加入赤芍、丹参等活血化瘀之品，以强调化瘀作用。如张某，男性，50岁，初发热、恶寒、恶心，继而两胁下痛，周身皮肤及巩膜黄染，口干渴，大便秘结。此为瘀热发黄，投大黄硝石汤加减：大黄10克，枳实20克，茵陈蒿30克，栀子15克，郁金15克，赤芍15克，丹参15克。7剂后，症情好转。其二，用于狐惑病，湿热毒瘀交结而脓已成之证。方用赤小豆当归散，以赤小豆渗湿清热，解毒排脓，当归活血祛瘀生新。

二、行气化瘀法

血为气母，气为血帅，气行则血行，气滞则血瘀。仲景于祛瘀方剂中非常注重调气，在《金匮要略·血痹虚劳病脉并治》中，谓治血痹"宣升阳气全脉和"，强调血瘀应先治气，气得宣通，则血可行，而不可专治其血。行气化瘀法原用于治疗肝着之症，仲景在《金匮要略·五脏风寒积聚病脉证治》中云："肝着，其人常欲蹈其胸上，先未苦时，但欲饮热，旋覆花汤主之。"肝之疏泄无权，气滞而血瘀。"疏其血气，令其调达，而致和平""气滞血瘀者，调而行之"，立行气化瘀之法。后世对此法阐述颇多，现代临床则运用更广，笔者常以此法运用于萎缩性胃炎、肝癌、胃食管反流病等。如陈某，女性，40 岁，胃镜亦示慢性萎缩性胃炎，近一周因情志不遂导致胃病加重，伴反酸烧心，呃逆。此为气滞血瘀，投旋覆花汤加减。药用旋覆花 20 克，赤芍 15 克，佛手 15 克，苏子 15 克，海螵蛸 20 克，连服 3 日胃痛止。继以健脾和胃为治，未再复发。

三、温经化瘀法

血得温则行，得寒则凝。寒凝而血瘀者，寒凝为本，血瘀为标，祛瘀固然重要，若仅祛瘀则寒凝不散，血脉不得通畅，故仲景取固本之法，以温为通，使瘀去血行，在《金匮要略·妇人杂病脉证并治》中云："妇人年五十所病……，暮即发热，少腹里急，腹痛，手掌发热，唇口干燥，……瘀血在少腹不去，……当以温经汤主之。"此冲任虚寒，瘀血阻滞而致。宗"寒者热之""逸者行之"立温经化瘀之法。笔者常以此方加减治疗妇女冲任虚寒兼有瘀血的崩漏、不孕症、月经过多或月经至期不来等病症，临床收获甚佳。如曹某，女性，29 岁，月经错后 3 个月，量时多时少，淋漓不断，色淡而清稀，伴少腹时时隐痛，腰膝冷痛，尿频，舌质紫暗，苔薄白，脉沉细。此胞宫虚寒，瘀血阻滞，拟温经化瘀之法，投以温经汤加减：吴茱萸 10 克，桂枝 10 克，阿胶 10 克，当归 15 克，川芎 15 克，赤芍 10 克，麦冬 10 克，炙甘草 5 克。上方 4 剂后，血量减少，少服转温，再服 7 剂后而愈，半年后来诊，月经已正常。

四、祛瘀生新法

瘀血停蓄，脉络闭阻而致经脉不利、闭经、痛经、产后恶露不下及肠痈、腹痛等病症，仲景照《内经》"血实者宜决之"之法，在《金匮要略·惊悸吐衄下血胸满瘀血病脉证治》中曾指出："是瘀血也，当下之。"组方常以大黄"下瘀血闭……推陈致新"，配以虫类药搜剔通络。又在《金匮要略·血痹虚劳病脉证并治》中云："五极虚劳羸瘦，腹满不能饮食……。内有干血，肌肤甲错，两目黯黑，缓中补虚，大黄䗪虫丸主之。"此因虚劳而内有瘀血阻滞，宗"瘀血不去，新血不生"，立祛瘀生新之法。后世在此法的影响下，临床运用甚广，笔者将本方用于良性肿瘤、妇女瘀血闭经、肝硬化、丹毒等。如李某，女性，48 岁，已婚未孕，诊为子宫肌瘤，体瘦而形寒肢冷，纳少，心下痞，苔薄质暗，脉沉缓。治以缓中补虚、祛瘀生新法。拟大黄䗪虫丸每日 2 次，每次 1 丸。服 70 余日，再次做CT，肌瘤已缩小大半，再继服上丸剂，以资巩固。

五、破瘀逐水法

由于津血同源，水气病可致血瘀，血瘀可导致水气为病。仲景早就认识到水液代谢与血液运行的关系，在《金匮要略·水气病脉证并治》中详细叙述了水气病的发生与血不利的关系，提出"血不利，则为水"的著名病机概念，对临床影响深远。当水与血相结而成瘀时，则应水血兼顾，只求其一则不效。对于破瘀逐水法，仲景在《金匮要略·妇人杂病脉证并治》中云："妇人少腹满如敦状，小便微难而不渴，生后者，此为水与血俱结在血室也，大黄甘遂汤主之。"此因血瘀水蓄，水血互结，宗"留者攻之""去菀陈莝"，立破瘀逐水并施之法。现代将本法广泛用于肾炎、慢性充血性心衰、肝硬化及妇女月经不调等病。笔者用此法临床治疗肝硬化腹水、糖尿病和肾病等均取得良好效果。如孙某，男性，55岁，为乙肝后肝硬化失代偿期，全腹膨隆胀痛，移动性浊音（++），巩膜黄染，苔黄，质暗有瘀斑，脉弦滑。投方大黄甘遂汤加减以破瘀逐水，攻补兼施。方用：大黄15克，甘遂5克，大腹皮15克，泽泻10克，猪苓10克，炒白术10克。上方连服20日，腹水消而出院。

六、化瘀消癥法

其一，用于疟病日久不愈，疟邪假血依痰，结成癥积，留居胁下而成疟母，方用鳖甲煎丸。寒热并用，攻补兼施，行气化瘀，消积除痞，为治疟母之主方。其二，用于"妇人皆有癥病"而下血不止，以桂枝茯苓丸活血化瘀、消癥散结以止血。后世在此法的指导下扩大了临床运用范围。笔者用本法治疗肝硬化、子宫肌瘤等均收到良好效果。如周某，男性，71岁，诊断为原发性肝癌，肝区时疼，时有低烧，手足心热，口干，舌质暗，边有瘀斑，脉弦。此为瘀血留着，积而成癥，累及肝肾。治以化瘀消癥，补益肝肾，方用鳖甲煎丸加减：鳖甲25克，女贞子20克，当归10克，山茱萸15克，枸杞子10克，丹参10克，川芎10克，枳壳8克，服15剂后诸症缓解。至今以后4年，病情平稳。

七、化瘀祛湿法

本法原用于治疗女劳疸、妇人腹痛、小便不利之证，其证治仲景在《金匮要略·黄疸病脉证并治》《金匮要略·妇人妊娠病脉证并治》中均有论述，特点为血瘀湿停，因脾不运化水湿，久而阻碍血行成瘀，湿瘀互为因果，终至湿瘀互阻。方用硝石矾石散、当归芍药散。在此法的影响下，逐渐扩大了此二方的运用范围，现代临床常以硝石矾石散治急、慢性肝炎，肝硬化腹水，胆结石等；用当归芍药散治疗妇科疾病、慢性肾炎、泌尿系统结石等。笔者常用当归芍药散加减治疗妇科疾病，均收到良好效果。如胡某，女，40岁，腹中痛，小便不利，浮肿，月经不调，舌质暗，脉沉缓，因湿邪黏腻重浊、湿瘀相合而愈加黏着难去，故单治其一或先后分治，并不易除，方用当归芍药散加减，功效行气和血，健脾利湿。方如下：当归20克，芍药20克，茯苓15克，泽泻15克，白术15克，川芎15克，服药10剂后诸症缓解。

八、化瘀止血法

本法原用于治疗金疮之证，其证治仲景在《金匮要略·疮痈肠痈侵淫病脉证并治》中云："病金疮，王不留行散主之。"此时因筋脉肌肤断伤，气血循行受阻，既有出血又有瘀血留滞，另外也有因瘀血内停、血脉受阻，复致血不循经而外溢者，亦用此法。故主以王不留行散，化瘀活血，止血止痛。若单纯止血，必有瘀蓄之弊，当立化瘀止血之法。现代临床将本法不但运用于跌打损伤及骨折疼痛等外伤疾病，还运用于多种内伤疾病。笔者临床应用本法治疗慢性胃炎伴出血、肾小球血尿等，均获得较好疗效。如秦某，男性，42岁，患慢性肾小球肾炎3年，镜下血尿时轻时重，尿蛋白30～300mg/dL，同时可有颗粒管形，目前自感周身乏力，腰膝疼痛不适，大便秘结，舌质暗红、苔微黄，脉细涩。此为瘀血内阻、血不归经，拟化瘀止血法，方用王不留行散加减：炒王不留行12克，赤芍15克，酒黄芩10克，当归10克，三七粉10克，仙鹤草10克。8剂水煎服。8日后再诊，腰膝疼痛已缓，尿常规示：红细胞5～10/Hp、蛋白30mg/dL，于上方加菟丝子15克，旱莲草30克。服药近1月，尿常规检查正常。继续巩固治疗1月余停药，一年后单位体检均正常。

九、补气化瘀法

本法原用于治疗血痹之证，其证治仲景在《金匮要略·血痹虚劳病脉证并治》中云："血痹阴阳俱微，寸口关上微，尺中小紧，外证身体不仁，如风痹状，黄芪桂枝五物汤主之。"其病因病机为气虚血瘀。因气为血帅，气虚则气血运行迟滞，进而成瘀。宗"虚则补之""逸者行之"，立补气化瘀法，方用黄芪桂枝五物汤。后世逐渐扩大了其临床应用范围，现时更以补气化瘀法治疗冠心病、风湿性关节炎、脑血管病后遗症等诸多疾病。如杨某，男，30岁，诊断为血痹，肢体麻木不仁，手足无力，舌质淡红，脉微而涩。方用黄芪桂枝五物汤加减：黄芪15克，桂枝10克，白芍10克，生姜15克，火麻仁10克，木瓜10克。6剂，水煎服，服药10日后再诊，上肢麻木已缓解，持物仍乏力，继续巩固治疗20天后复诊，前症未再复发。

十、化瘀消痈法

热毒内聚，营血瘀结，经脉不通，可以致痛。治以化瘀消痈，清热解毒。《金匮要略·肺痿肺痈咳嗽上气病脉证并治》中明确指出，热伤血脉，热之所过，血之为滞，蓄结痈脓，强调热邪致瘀，治疗可用千金苇茎汤治痈活血，清肺排脓。《金匮要略·疮痈肠痈侵淫病脉证并治》中的肠痈，若脓已成者，则属痈脓内结于肠，气血瘀滞于里，故治以薏苡附子败酱散。服后可使脓血从大便排出，则肠病可愈。若脓未成者，则用大黄牡丹汤清热消痈，活血逐瘀。现在医家不仅将此法用于治疗肺痈、肠痈，更多用于治疗急性盆腔炎、肝脓肿等多种疾病。笔者多将此法用于治疗急性阑尾炎、盆腔炎等。如王某，女，32岁，心下痞硬而痛已半日，后转痛于右少腹，压痛并反跳痛，大便2日未行，体温38.5℃。急以大黄牡丹汤加减：生大黄10克（后下），丹皮10克，冬瓜仁12克，蒲公英20克，桃仁10克，金银花20克，甘草5克。3剂后诸症消退，休息2日后正常劳动。

在学习中医道路上的几点建议

中国医药是一个伟大的宝库，中医之学术，源远流长，博大精深，数千年以来，学派林立，名家辈出。中医药文化是中华民族优秀传统文化中体现中医药本质与特色的精神文明和物质文明的总和。前人的学术思想和经验体会，除了由门人口授心传外，大部分均保留在他们的著述中，这是前人留给我们的一座伟大的宝藏。面对这座宝藏，有时候我们会不知所措，那么怎样才能学好中医理论知识并将其运用于临床实践中呢？笔者学习中医40余载，今不揣浅陋，略谈一些在学习中医的道路上的所思所感，冀师者同道赐教。

一、学中医要"三真"

中医学历史悠久，源远流长，是我国历代人民长期同疾病作斗争的经验积累，既有丰富的临床经验，又形成了一套独特的理论体系，是中国独具特色的医学科学。要学习和掌握好中医，须做到"三真"，即"真信中医，真学中医，真用中医"。"学"是在"信"的基础之上延伸的，"用"是"学"的必然结果。只有学以致用，解除患者的病痛，中医诊治疾病才有它确切的内涵。

1. 真信中医

真信中医就是真正热爱中医学这颗光辉灿烂的祖国明珠，中医是智慧之学，是文化之花，是古代中国人的经验总结，只有真正热爱中医、相信中医才能学而有成，才能有所建树。笔者出生于中医世家，从小在父亲的耳濡目染之下开始喜欢中医，中医在我的心里也渐渐占据了独特的位置，在高考时我如愿地考上了黑龙江中医学院继续自己的中医之路。毕业后我有幸留在母校工作，和本校学生有很多的接触，对于目前正在高等院校学习中医的同学们有几点建议：在校的学生绝大多数是热爱中医学专业而踊跃入学的，但也不能否认有部分同学并不一定从内心里热爱中医，只是由于各种原因而入学，没有正确的动机，思想基础不牢固，"身在曹营，心在汉"，就不会学而有成，岂不可惜！殷切希望这部分同学要端正学习态度，纯洁学习动机，矢志不渝，最后才能达到成功的彼岸。

有时我的学生也会有一些学习上的苦恼，对于中医的前途有些迷茫，我就会耐心地开导他们，首先让他们接触临床，慢慢体会中医的疗效，培养自己对中医的兴趣，兴趣是最好的老师，从根本上改变他们对中医的看法。

2. 真学中医

中医学是一门高深的科学，她拥有浩如烟海的文献典籍，浸透着历代医家与疾病斗争的结晶，是取之不尽、用之不竭的宝藏。有人说学好中医要比学好西医困难的多，是不无道理的。由此可见，要学好这门医学是多么不容易。学好中医首先要打好基础，从基础到临床，渐渐趋于系统化、条理化。然而有时单凭教材上的基础内容是不能深入下去的，我们要博览群书，广学、博学，读经典、跟名师、多临床。中医经典古籍众多，每部都有它的长处，想要一下读完是不可能的，你要朝着这个方向迈进，日积月累，就会学而有成。

3. 真用中医

"真用中医"就是必须始终坚持医人、医病、医心的原则，要做到这一点，最关键在于坚持中医思维，在临床工作中充分发挥中医的优势。

二、学中医一定要活

中医治病，最讲辨证施治，最忌按图索骥，重点是一个"活"字。否则学方三年，无病可治，或者学方三年，无方可用，要不就会贻误人命，为害不浅。

在临床中，中医经典经方临证用好了，是非常有效的。不少中医师临床不用中医辨证论治等学术思想，而是跟着西医的思维走，见炎症就用清热解毒药，见病毒感染就用所谓的中药抗病毒药。还有中医师治疗主要以西药为主，用中药也只是个点缀，名曰"中西医结合"，实则为"中西医凑合"。中医院临床遇到慢性疑难病或重症，不是首先以"能中不西"的原则从中医思维角度辨治，而是首先套用西医诊疗方法，实在不行了才考虑用中医试试。这是在死用中医，这样应用，中医学术无法提高。

在临证时要看所开方药用在什么人身上，看治什么病。同一个方子，同一样药，要因时、因地、因人而异。要学会同病异治、异病同治，反对照葫芦画瓢，死搬硬套。学问只有学"活"了，治病才会得手应心，左右逢源，百发百中，药到病除。

三、学中医要练好背功，熟读经典

中医从来就重视"背功"。历代医家每把药性、方剂、脉法、治疗心法等编成歌诀诗赋，以求借助韵律强化记忆。有句医家谚语说："熟读汤头三百首，不会开方也会开。"因中医不是以解剖实体为论述疾病的基础，它的感性认识的获得，有时需要在具备一定积累后才能对理论有所体会和觉察。因此，背诵歌诀能起到帮助增强感性认识的作用。

中医古典医籍很多，浩如烟海，有些书内容较多，必须抓住核心，领悟其内涵，临证时方可运用精当、灵活。

在我的中医之路上，最初是从较为通俗易懂的"四小经典"著作（《药性赋》《汤头歌诀》《濒湖脉学》《医学三字经》）入手。"四小经典"已经基本上被现行的教科书所代替了，大家都公认的、特别重视的是"四大经典"，还有后来的温病学著作。几乎所有的老中医都是练背书的"童子功"出身，尤其是张仲景的著作无一例外都要熟记熟背。也有的老中医坦言初背并不理解，待到后来借助历代医家的注疏和老师的讲解才慢慢懂得，再到后来的临床实践中，更是深深感到受益匪浅，往往有恍然大悟、如鱼得水之感。提到背诵，背一些好版本的方药和临床教材也是不无裨益的。

虽然现在中医院校都有配套的系列教材，内容也都是来自一些中医经典著作，但熟读、精读一些中医经典原著仍是必要的。由于原著"文繁、理奥、趣深"，所以要借助一些参考书来理解，对于一些重点章节，仍主张不仅要熟读、读透，也要下一番苦工夫，把它背诵下来，待到临证用到时，自然豁然开朗。实际上，熟读和背诵的目的就是为了临床，在临床中体会和验证，发展和创新。如此多的名老中医极力劝导学习的著作，无一例外重视经典的共识，实在值得那些将中医经典列为选修课、将课时一减再减的中医院校深思！

四、学中医要注重师承

古今许多中医大家都师从于名医。由于中医是由不同的学术流派、学术思想和临床经验异彩纷呈地共同构成的，多跟师学习，兼容并蓄，取长补短，是传承中医精髓、增长临床经验、快速成才的一条捷径。值得提出的是，有名老中医提到，这个"师"除了指正规拜的老师外，也可以是其他师长、朋友、同学、学生，甚至是乡间凡夫，正所谓"三人行，必有我师"，只要有长处就可诚恳拜师吸取，甚至"不耻下问"。

成功的师承传授如参天大树，同根同源，枝繁叶茂，百花齐放，各领千秋，这也是中医师承传授的灵魂所在。中医历史上令人瞩目的师承传授当属易水医家，从张元素到李东垣、王好古，传于罗天益，乃至张介宾、赵献可，继之以清代名医叶天士等。他们在经典道论上一脉相承，并皆以重视生命之元气和阴精为根本，却相继展现了脾胃、阴证、温补、温病等重点不同的术理纲纪，在中医道术的传承和学技的创新上功不可没。

可见，师承传授在中医的发展过程中起到了重要的作用，其灵活多变和注重个性化发展的传授特点，恰恰适应了中医的传道、解惑、灵动、机发、化变、工巧之特点，具有重要的借鉴意义。

医承之道，各取天时地利人和，以为因时因地因人制宜，一时成一时之医，一地成一地之医，一人成一人之医。上工成就上工，中工成就中工，下工成就下工。更有云游天下、遍访名医者，取各家所长，博采众方，乃可集其大成而全于民生。

在大学时期，笔者有幸跟随多位名老中医侍诊，亲眼目睹许多精彩案例，同时也悉心学习几位名老中医的治病思想，让笔者一生受用。

笔者去年有幸成为师带徒中的一员，在学生跟随我出诊的过程中，我也很乐意将自己行医路上的所感、所想，以及一些挫折讲给他们听，使他们在自己的中医路上少一些曲折，也为中医的发展贡献自己的一份力量。

五、中西并蓄，摆正主从

现在时代不同了，八十年代的中医不懂现代医学怎么能治病呢？我同意这样的看法，因为这是无论从事医疗还是搞教学、科研都不能回避的问题，但是有一个问题，作为中医专业的人，首先必须把自身专业掌握好，打下坚实的基础，同时学习一些现代医学知识，二者相辅相成，对中医学术会有提高和发展。不少前辈及当代的名中医都是这样做的，如张锡纯、恽铁樵、陆渊雷、秦伯未等都是中医功底深邃，又吸取了现代医学知识，因而在中西医结合方面做出了突出的贡献。最忌讳的是对中医基本功掌握不牢，浅尝辄止，这样的同志学习西医自然就会把中医冲击了。在这些同志们的眼里"中医不如西医好"，其结果必然沦为不中不西，自然谈不到发挥中医的特色了。正确的道路是有主有从，中医为主，西医为从，吸取现代医学来丰富、发展中医，采取"拿来主义"，这才是我们中医应该走的道路。

发展中医应注重师承

中医药学是基于中华传统文化创造的、具有深厚文化底蕴的传统科学。她历经了2000多年，依然岿然屹立在世界的东方，这是因为中医学有其独特的理论体系和显著的临床疗效，并依靠着独特的师承方式而得以流传并发展至今。由于中医学的文化属性、独特品质，决定了中医学术的传承性。中医学几千年的发展史表明，中医学术主要是按照"继承——积累——传递"的基本模式不断丰富、发展和完善。中医学要师承，既要遵循知识传承的一般规律，也要遵循中医自身的特殊规律。也就是说，今天要培养和造就中医名家，就必须充分认识中医成才的特殊规律。研究中医师承规律和模式，对探索中医人才的培养模式，科学管理、合理使用、实现中医药人才的良性循环，造就新一代名医具有重要意义。

一、中医师承是中医传承的重要形式

中医师承教育有着悠久的历史，是中医传统教育的重要形式，也是形成医学流派的重要因素。如我们熟知的易水学派，创始人张元素，其弟子有李东垣、王好古、罗天益等。张元素在《内经》《中藏经》的脏腑辨证基础上，结合自己的临床实践，以脏腑的寒热虚实来分析疾病的发生和演变，形成了一套脏腑辨证理论体系。他的弟子继承其说，逐步向一、二个脏腑进行深入研究，加以发挥。如李东垣创立脾胃学说，自成"补土"一派。王好古则强调肝、脾、肾三脏阴虚在病变中的作用，尤重脾胃，创"阴证论"；张元素的再传弟子、李东垣的门人罗天益，除了继承其师遗旨，着意阐发脾胃虚损病机外，对三焦辨治又有进一步的发挥。易水学派的理论为明代温补学派的形成奠定了基础。由此可见，师承授受，不仅培养了名医，而且形成了流派，促进了中医学术的发展。

二、中医师承的概念和范围

在中国近代以前各个领域中，师承都是一种重要的教育模式，尤其对中医药文化的传承、发展和推动作用更为显著。关于师承教育的概念范围，在中医教育领域有较一致的看法。郑炳生、何学敏在《中医师承教育的回顾与展望》一文中将中医师承教育定义为"以师承家传为主要形式，以跟师临证、口传心授、理论与实际密切配合、注重临床实践为主要特点的传统中医教育。"王琦教授在《师承论》一文中，将古代中医师承分为业师授受、家学相传、私塾遥承等多种。他认为师承之教以"诵、解、别、明、彰"为其法，受业师或家传之学熏陶，以多诊识脉、恒于临证为基础，通过揣摩、领悟而积累医学知识。

三、中医师承的意义

中医学是一门实践性很强的科学，以经验医学著称，没有广泛的临床、没有名师指点很难体会到中医理论的深奥微妙。人才学家很形象地说："每个学科都是一个大山洞，有很多分支，如果没有名师领着你，先钻大路，再钻小路，最后再钻分支，没有名师领着你，那么你摸到前沿你也老了。名师是个装甲车，很快领你到第一线去，向目标开炮，效果是显而易见的。"师承名师，学习老一辈中医学家独特的经验和诊疗技巧，通过朝夕临诊，耳濡目染，口授心传，个别指导，"耳提面命""衣钵相传"，弟子才可以逐步领会和较快掌握。这样可以少走弯路，可以缩短成才的周期。

古代师承教育模式中，老师招收的学徒不会很多，老师通过言传身教向徒弟传授医学知识和临床诊断技能，这既便于老师对徒弟基础理论知识的传授和考核，使徒弟的理论知识扎实，又让徒弟在抄方侍诊中受到熏陶和启发，并通过早临床、多临床进一步加强其临床技能。徒弟在长期的抄方侍诊之中，还能获得老师手中许多独特的经验、专长以及一些隐性的临床知识。通过临床，徒弟在实践中可夯实其基础理论知识，发现和解决问题，品尝到了学以致用的乐趣，这又提升了徒弟对医学研究的兴趣。由于师徒长期朝夕相处，互相了解比较深刻，老师能够对徒弟因材施教，这不仅有利于徒弟的学习，更加有利于医术的传承和发展。现代的师承教育，不仅在很大程度上继承了以上优点，还能够让学生继承名老中医的学术和临床经验，解决名老中医后继乏人的问题。通过名老中医的指导，学生开阔了视野，提升了对中医学的兴趣，坚定了从事中医学的信念，为充实中医人才队伍和繁荣中医学术奠定了坚实的基础。

四、中医师承教育的核心内涵

1. 读经典

在中医人才培养过程中，"经典是基础，师承是关键，实践是根本"，中医师承教育最重要的内容之一就是经典的传承。中医经典著作，是中医学术的重要载体，是中医学在几千年发展历史进程中沉淀的宝贵财富。重视中医经典著作的学习是中医药名家成才的共性规律之一，是完整把握中医学理论体系和获取间接临证经验的需要，也是培养中医专业思想的需要。国家中医药管理局在召开名师带徒工作会议时，在教学内容中重点强调了经典理论课程的设置和教学要求，规定师承人员要精读中医四大经典，要学习与所从事专业密切相关的专科经典。提高素养，重视经典，是中医师承教育的重要精髓，以此才能切实夯实中医理论基础，承接岐黄薪火，继承中医衣钵。

2. 做临床

中医学作为一门应用性很强的科学，具有高度的经验性、技巧性，许多临床经验和诊治技巧往往难以表述，常常要通过言传身教，结合长期的临床实践反复体验，方能掌握。师承教育秉承了中医学的实践性特点，将临证始终贯穿于教学过程中，使学生学在临证、习在临证。在临床跟师侍诊的过程中，学生一方面可以将所学的理论典籍与临床实践密切结合起来，从而对中医产生浓厚的兴趣；另一方面，通过侍诊、见习、临证，学生能结合医道经典和相关医理逐步形成中医思维，从而使每次临诊都是讲经、说法、正误的综合传授过程。通过反复临床，学生不仅在抄方随诊中学习到老师的思维方法、用药习惯和经验体会，而且在临证过程中逐渐有了属于自己的心得体会，继而不断创新和发展了老师的理论，从而形成各具特色的学术流派，于是造就了中医流派纷呈、大家辈出、百家争鸣的局面，推动了中医学的发展。

3. 跟名师

中医学是一门实践性很强的学科，以经验医学著称，没有广泛的临床、名师的指点，很难体会到中医理论的深奥精妙。师承名师，学习老一辈中医学家独特的经验和诊疗技巧，可以缩短成才周期。同时，中医在学术传承上有许多隐性知识，可意会不可言传，只有长期与老师亲密接触，方能神识心悟，得以真传。

五、关于师承的几点看法

1. 院校教育应该与师承教育相结合

随着国家政府对中医的大力扶持，中医院校也在扩招，一些新的问题逐渐产生。面对高等中医教育中日益凸显的问题，遵循中医学科特点和发展规律，从传统师承教育中汲取精髓融于院校教育，是中医高等教育发展的必由之路。在大多数中医院校中，多数研究生以科研或西医临床实习为重点，很少或极少跟随导师临证，导致三年学业结束后也很难形成自己的中医临床思维，工作时又没有导师指导，后悔莫及。笔者认为在中医药院校可尝试实行本科生导师制，同时加强研究生阶段的跟师临证等。同时，以"强化基础、注重实践、特色鲜明"为原则，构建毕业后教育和继续医学教育阶段的中医师承教育模式，是将师承教育融入到终生教育体系中，切实提升中医临床经验和诊断用药技能的另一传承模式。

2. 中医师承应建立不同的学术流派

首先，可以承担师带徒工作的导师应该经过严格的考核，在多年的临床工作中有自己独具特色的治疗思想，并逐步形成自己的中医学术流派，师承人员在导师指导下，研读中医经典著作以及本流派的相关文献，跟师临诊，记录导师临床医案，总结整理导师及其学术流派的学术思想。通过师徒口传心授、临诊实践、整理挖掘、录音录像、传播推广、科学研究等方式，梳理全国中医药学术流派传承脉络，整理总结学术思想，研究发扬学术经验，培养新一代传人，并逐渐形成新的中医药流派。

3. 重视民间老中医

目前，师承教育的师资力量主要来自于高等院校或各大型医疗机构的名老中医，师资数量相对偏少。然而民间存在大量学有专长的中医，他们能参与其中的却又寥寥无几。我们认为具有特殊临床技巧或偏方的民间老中医同样是高水平的纯正中医，他们基本依靠祖传的方式进行治疗，完整地保留了中医的特色和精髓。对于这样的中医，国家只需对其技巧或偏方进行一定的鉴别，不应设立其他的门槛，而应为他们配备徒弟或助手，并给予他们同等的待遇。

现代高等院校在教学方面是一个秩序化、统一化的组织体系，有集中化授课专用的教材和不变的教学计划，而在学生方面，却是一个个体化、有差异的群体，如学生的知识底子、知识结构、智力水平、兴趣爱好、学业主攻方向等方面都存在明显的差异。因此，要化解这种矛盾，师承教育必须强化以人为本和因材施教的教育理念，在坚持统一要求的前提下，从学生的个体出发，因材施教，培养教学、科研、临床等不同类型的中医人才。培养中医理论扎实、临证能力强，又有创新思维的中医人才，相信特殊的师承，特殊的教法，会把师承与中医事业发扬光大。

医案拾粹 >>>>

胃食管反流病

一、肝胃不和兼痰湿证

胡某，男，80岁。

首诊时间：2013年11月12日。

主诉：胃痛2年。

现病史：患者2年前出现胃脘部疼痛，曾间断服用奥美拉唑、谷氨酰胺颗粒等抑酸保护胃黏膜药物，停药后症状反复，效果欠佳，于哈尔滨市第一医院行胃镜检查示反流性食管炎，浅表性胃炎。门诊治疗，未见明显效果，后家人陪同其多次去外地就诊，均未见显著改善，四处寻医，慕名来此就诊。现症见：面色萎黄，形体消瘦，表情淡漠，时有胃脘部疼痛，自觉反酸，嗳气不舒，无烧心，情绪波动时加重，自觉咽喉异物感，时有呃逆、呕吐清水，自汗，脘腹胀满，大便成型，纳可，寐可。舌质暗红，苔薄黄根部厚腻，脉滑。

既往史：冠心病病史20年，否认其他相关疾病病史。

辅助检查：胃镜检查示反流性食管炎，浅表性胃炎。

【辨证分析】患者以剑突以下、脐以上的胃脘部疼痛为主症，伴有腹胀满、反酸、呕吐等症状，故中医可诊断为胃痛。肝主疏泄，调畅气机，与情志息息相关，肝气犯胃，胃气失和，脾胃素虚，脾主运化，脾胃受伤，运化无权，水湿内停，则可凝聚成痰湿，结合舌脉，临床辨证为肝胃不和兼痰湿证，故中医诊断为胃痛病（肝胃不和兼痰湿证）。

中医诊断：胃痛（肝胃不和兼痰湿证）。

西医诊断：胃食管反流病。

治法：疏肝健脾，降逆和胃，兼化湿祛瘀。

方药：柴　胡10克　　黄　芪15克　　炒白术15克　　厚　朴10克
　　　茯　苓10克　　乌　药10克　　代赭石10克　　旋覆花10克
　　　砂　仁10克　　佛　手10克　　延胡索5克

5 剂，水煎服，日 1 剂，水煎 300 毫升，早晚分服。

二诊：面色萎黄，形体消瘦，表情淡漠，两目欠神，胃脘部胀满、疼痛好转，时有反酸、呃逆，食后咽部有噎物感，嗳气，大便日一次，纳可，寐可。舌质暗红，少许黄白腻苔，脉弦滑。上方去茯苓，加紫苏子 10 克、制半夏 10 克、木蝴蝶 10 克，疏肝理气降逆。

方药：柴　胡 10 克　　黄　芪 15 克　　炒白术 15 克　　厚　朴 10 克

紫苏子 10 克　　乌　药 10 克　　代赭石 10 克　　旋覆花 10 克

砂　仁 10 克　　佛　手 10 克　　延胡索 5 克　　制半夏 10 克

木蝴蝶 10 克

5 剂，水煎服，日 1 剂，水煎 300 毫升，早晚分服。

三诊：面色萎黄，形体消瘦，食后咽部噎物感缓解，时有呃逆，嗳气，大便可，近日饮食稍差，寐可。舌质暗红，少许黄白腻苔，脉弦滑。上方去制半夏，加鸡内金 10 克，消食和胃。

方药：柴　胡 10 克　　黄　芪 15 克　　炒白术 15 克　　厚　朴 10 克

紫苏子 10 克　　乌　药 10 克　　代赭石 10 克　　旋覆花 10 克

砂　仁 10 克　　佛　手 10 克　　延胡索 5 克　　鸡内金 10 克

木蝴蝶 10 克

5 剂，水煎服，日 1 剂，水煎 300 毫升，早晚分服。

四诊：面色萎黄，形体消瘦，患者主诉症状均有缓解，时有嗳气，舌质暗红，少许黄白腻苔，脉弦滑。上方去砂仁，加川芎 10 克，活血行气，治其日久生瘀。

方药：柴　胡 10 克　　黄　芪 15 克　　炒白术 15 克　　厚　朴 10 克

紫苏子 10 克　　乌　药 10 克　　代赭石 10 克　　旋覆花 10 克

川　芎 10 克　　佛　手 10 克　　延胡索 5 克　　鸡内金 10 克

木蝴蝶 10 克

5 剂，水煎服，日 1 剂，水煎 300 毫升，早晚分服。

五诊：患者自诉不适症状基本消失，由于年龄偏大，不宜胃镜检查，临床症状缓解。于上方加三七 10 克，补益血气兼收化瘀之功。

方药：柴　胡 10 克　　黄　芪 15 克　　炒白术 15 克　　厚　朴 10 克

紫苏子 10 克	乌　药 10 克	代赭石 10 克	旋覆花 10 克
川　芎 10 克	佛　手 10 克	延胡索 5 克	鸡内金 10 克
木蝴蝶 10 克	三　七 10 克		

5 剂，水煎服，日 1 剂，水煎 300 毫升，早晚分服。

定期患者反馈，至今未再出现明显不适症状。

【按语】

本案临床诊断为：胃痛病（肝胃不和兼有痰湿证）。《血证论》曰："食气入胃，全赖肝木之气以疏之，而水谷乃化。"肝气郁结，肝胆疏泄失常，可导致脾胃运化失权、胃失和降、胃气上逆而发病，因此笔者认为，肝胃不和、胃气上逆是该型的发病枢纽，治疗当以疏肝健脾、降逆和胃为要。现代人，饮食不节，情志不畅，脾胃受损，化湿生痰，且病程长，迁延不愈，日久亦成瘀，故治疗上佐以化湿祛瘀。其中柴胡苦辛微寒，轻清升散，疏邪透发，用于疏利肝胆气机；佛手、乌药、紫苏子等理气药功善行气宽中除胀，与柴胡一升一降，共同调理中焦运化之气机。黄芪性甘微温，补脾建中，升阳举陷，利水消肿，固表益气；白术补气健脾，燥湿化痰，炒用增其健脾功效，二者合用共奏补益之效。厚朴、砂仁性味芳香，化湿、宽中行气；茯苓，淡渗利湿，健脾宁神；代赭石、旋覆花，《本草衍义》中言"旋覆花行痰水，去头目风，亦走散之药也"，诸花皆升，旋覆花独降，代赭石，苦寒归肝经，重镇降逆，止呕止噫，二者常配伍而用；延胡索，性温，味辛苦，功能活血化瘀、行气止痛，为止痛之妙品。

肝属木，主疏泄，喜条达恶抑郁，而肝的疏泄功能很重要的一方面是对情志的调节作用。笔者认为，脾胃是人之第二个大脑，即脾胃病对人的情志变化最为敏感。治疗脾胃病，每用柴胡，取其能够疏肝解郁、宣发脾胃之气。《神农本草经》载："柴胡主肠胃中结气，饮食积聚，推陈致新。"柴胡用量不宜大，防其劫阴耗气之弊。用柴胡入肝解郁，调畅情志，配佛手、香橼、香附、九香虫等和中理气，气和则志达，郁结得散，中土得安。脾喜燥恶湿，胃喜润恶燥。脾胃病易反复，病程长久，其证常见虚实夹杂、积滞失运、湿浊瘀阻者等，因此，治疗既不可过用温燥伤脾，也不可太过滋腻碍胃，宜燥湿相和，脾胃协调。其治应以调代补，通畅腑气，调肝理脾，注重脾胃功能健运，脾胃健运，气血生化有源，才能达到补益的目的，而不能一味地补。《临证指南医案》指出："腑以通为补。"治疗脾胃病注重疏理气机，调和气血，健运脾胃。少用人参、甘草、麦门冬等补气滋腻之品，每每见效。

二、肝郁脾虚兼食滞证

董某，女，60岁。

首诊时间：2013年10月11日。

主诉：反酸2年，加重5日。

现病史：患者2年前自觉反酸不适，曾到各地求医看病，2012年4月2日于哈尔滨市第一医院行胃镜检查示：未见明显异常。给予口服奥美拉唑治疗，症状好转，但停药后症状又反复，继续口服该药物，无明显好转，未见改善，后多处求医，不辞辛苦，口服中药西药无数，但病情依然无法缓解，或者不久后又复发，症状反复，患者深受病痛的折磨，有意放弃治疗，但于一次陪同事看病时无意听到周围患者们的谈话，介绍于此，抱着最后的希望前来就诊。现症见：患者面色萎黄，形体消瘦，自诉反酸，嗳气，平素脾气差，时有生闷气、抑郁不言，此时症状多明显，伴有胃脘部不适，受凉后加重，平日饮食可，大便时干，多梦，5日前因饮食过饱而出现腹胀满感，恶闻食臭，纳呆，恶心，上述症状也随之加重。舌质暗红，体胖，黄白腻苔，舌根部芒刺少津，脉滑数，偶有强弱不等。

既往史：冠心病病史10年，糖尿病病史10年，否认其他相关疾病病史。

辅助检查：胃镜检查未见明显异常。

【辨证分析】据该患者的主诉症状反酸、嗳气、胃部不适感等，西医考虑为胃食管反流病。该患者素体脾胃虚弱，嗳气，平素脾气差，时有生闷气、抑郁不言，属气机郁滞。肝主疏泄，调畅气机，气机不畅，责之于肝，肝失疏泄，气机上逆，故可出现此症状，此次因饮食不节出现一系列问题导致食滞胃脘，四诊合参，中医诊断为吐酸病（肝郁脾虚兼食滞证）。

中医诊断：吐酸（肝郁脾虚兼食滞证）。

西医诊断：胃食管反流病。

治法：疏肝健脾，抑酸和胃，降逆消导。

方药：柴　胡 10克　　黄　连 15克　　吴茱萸 5克　　海螵蛸 10克

<table>
<tr><td>浙贝母 10 克</td><td>佛 手 10 克</td><td>枳 实 10 克</td><td>紫苏子 10 克</td></tr>
<tr><td>生大黄 10 克</td><td>炒白术 15 克</td><td>神 曲 15 克</td><td>麦 芽 15 克</td></tr>
</table>

5 剂，水煎服，日 1 剂，水煎 300 毫升，早晚分服。

告知饮食节制。

二诊：患者服药后反酸、嗳气症状好转，腹胀满感消失，无恶心，纳可，大便尚可，多梦。舌质暗红，体胖，少许黄白腻苔，脉滑数。食滞症状缓解，上方去麦芽、神曲，加砂仁 10 克，厚朴 10 克，芳香化湿，湿去气机调畅。

方药：
<table>
<tr><td>柴 胡 10 克</td><td>黄 连 15 克</td><td>吴茱萸 5 克</td><td>海螵蛸 10 克</td></tr>
<tr><td>浙贝母 10 克</td><td>佛 手 10 克</td><td>枳 实 10 克</td><td>紫苏子 10 克</td></tr>
<tr><td>生大黄 10 克</td><td>炒白术 15 克</td><td>砂 仁 10 克</td><td>厚 朴 10 克</td></tr>
</table>

5 剂，水煎服，日 1 剂，水煎 300 毫升，早晚分服。

嘱患者保持情志舒畅。

三诊：反酸、嗳气基本消失，时因情绪不畅出现上症状，自汗明显，纳可，大便可、日一次，睡眠一般。舌质暗红，少许黄白腻苔，脉滑数。上方加煅龙骨 15 克，煅牡蛎 15 克，敛汗，安神，寐安则病自痊。

方药：
<table>
<tr><td>柴 胡 10 克</td><td>黄 连 15 克</td><td>吴茱萸 5 克</td><td>海螵蛸 10 克</td></tr>
<tr><td>浙贝母 10 克</td><td>佛 手 10 克</td><td>枳 实 10 克</td><td>紫苏子 10 克</td></tr>
<tr><td>生大黄 10 克</td><td>炒白术 15 克</td><td>砂 仁 10 克</td><td>厚 朴 10 克</td></tr>
<tr><td>煅龙骨 15 克</td><td>煅牡蛎 15 克</td><td></td><td></td></tr>
</table>

5 剂，水煎服，日 1 剂，水煎 300 毫升，早晚分服。

四诊：患者不适症状缓解，自汗消失，偶尔出现反酸、嗳气症状。纳可，大便可、日一次，寐安。舌质暗红，少许黄白腻苔，脉滑。上方去海螵蛸、浙贝母。

方药：
<table>
<tr><td>柴 胡 10 克</td><td>黄 连 15 克</td><td>吴茱萸 5 克</td><td>煅牡蛎 15 克</td></tr>
<tr><td>煅龙骨 15 克</td><td>佛 手 10 克</td><td>枳 实 10 克</td><td>紫苏子 10 克</td></tr>
<tr><td>生大黄 10 克</td><td>炒白术 15 克</td><td>砂 仁 10 克</td><td>厚 朴 10 克</td></tr>
</table>

5 剂，水煎服，日 1 剂，水煎 300 毫升，早晚分服。

此后未来就诊，电话定期随访至今，皆无明显反酸嗳气等症状出现。

【按语】

笔者认为本病病机在于肝郁脾虚，既与七情失和相关，又与后天之本脾胃关系密切，二者相互作用，合而致病。七情失和之中，属肝气与本病关系最为密切，肝失疏泄，气机乖戾，致胃失和降，胃气上逆，发为本病。正如《临证备要·吞酸》云"胃中泛酸，嘈杂有烧灼感，多因于肝气犯胃"。本病的发生发展与肝胆的疏泄功能和脾胃的运化、升降功能失调有关，基本病机在于气机之升降出入失常，胃气上逆而致病。医家汪机在《医学原理·心痛门》论述中则认为，情志郁结导致气机逆乱或血虚是胃脘痛的重要致病因素："有因心事郁结，致血不生而痛……有因七情内郁，以致清阳不升，浊阴不降，清浊混淆而痛者。"

笔者认为，腑气通畅，为本病治疗的关键，故重视通腑，常予以大黄、枳实、槟榔等理气通腑之品，火麻仁、郁李仁等润肠通便之品，或予以生地、沙参等增水行舟之品。而"恼怒忧郁，伤肝胆之气，木能生火，乘胃克脾，则饮食不能消化，停积于胃，遂成酸水浸淫之患矣"。此次发病前饮食不节，伤及脾胃，脾胃运化失职，食物停滞胃中，加重了脾胃负担，气机上逆，故脘腹胀满、恶闻食臭等一系列症状出现，主诉症状亦加重。本案中柴胡行气疏肝解郁，枳实行气导滞，与柴胡配伍，一升一降，疏肝和胃；黄连、吴茱萸，有左金丸之意，清肝泻火，降逆止呕；海螵蛸、浙贝母，有乌贝散之意，制酸止痛；紫苏子、佛手降肝胃之逆气，理气而不伤阴；大黄降逆理气通腑，诸药合用，共奏疏肝健脾、抑酸和胃、降逆消导之功。

三、肝胃郁热证

病案一

单某，女，49岁。

首诊时间：2013年10月11日。

主诉：反酸、烧心2年。

现病史：患者2年前自觉反酸伴有胸骨后灼热感，于2011年12月5日于黑龙江省医院行全消化道造影示食管少量点状糜烂。后于哈尔滨医科大学附属第二医院行胃镜检查示反流性食管炎，并予以相应的治疗，但病情依然无法缓解，或者不久后又复发，症状反复，今日慕名前来就诊。现症见：患者自觉胃中不适、灼痛，时有胃中空虚感，口干口苦，性情急躁，容易发火，自己无法控制，饮食可，大便干，入睡难，多梦。现月经先后不定期，时而一月两至，时而数月一至，经血量时多时少，时有血块，上次月经刚过，行经两日，量少，舌质暗红，边有齿痕，黄白腻苔，脉弦滑。

既往史：否认相关基本病史。

辅助检查：全消化道造影示食管少量点状糜烂。胃镜检查示反流性食管炎。

【辨证分析】据该患者的主诉症状反酸、烧心、胃部不适感等，西医考虑为胃食管反流病。围绝经期女性，情绪难以把握，易急躁易怒，发病与情志相关，以致肝气横逆，郁而化火，反酸、胃脘部灼痛、口干口苦等皆由肝胃郁火而致，结合舌脉，中医辨证为吐酸病（肝胃郁热证）。

中医诊断：吐酸（肝胃郁热证）。

西医诊断：胃食管反流病。

治法：疏肝理气，解郁清热，和胃降逆。

方药：柴　胡 10 克　　黄　连 15 克　　吴茱萸 5 克　　海螵蛸 10 克
　　　浙贝母 10 克　　香　橼 10 克　　佛　手 10 克　　牡丹皮 10 克
　　　白　芍 10 克　　生大黄 10 克　　枳　实 10 克

5 剂，水煎服，日 1 剂，水煎 300 毫升，早晚分服。

二诊：患者上述症状均有好转，反酸烧心减轻，胃中灼痛缓解，大便趋于正常，睡眠未见明显改善，舌质暗红，边有齿痕，黄白腻苔，脉弦滑。此次来就诊时情绪略好，对于病情见好心情亦有转机，上方去牡丹皮，黄连易为 10 克，加酸枣仁 10 克，养血安神。

方药：柴　胡 10 克　　黄　连 10 克　　吴茱萸 5 克　　海螵蛸 10 克
　　　浙贝母 10 克　　香　橼 10 克　　佛　手 10 克　　酸枣仁 10 克
　　　白　芍 10 克　　生大黄 10 克　　枳　实 10 克

5 剂，水煎服，日 1 剂，水煎 300 毫升，早晚分服。

三诊：患者自觉状态好转，反酸、胃灼痛基本消失，时有口干渴，大便正常，日一行，睡眠可，时有多梦，舌质暗红，边有齿痕，少许黄白腻苔，脉弦。此次来就诊时心情甚好，言语中略显激动，故去黄连、吴茱萸、大黄，加天花粉 10 克，沙参 10 克，养阴生津。

方药：柴　胡 10 克　　天花粉 10 克　　沙　参 10 克　　海螵蛸 10 克

浙贝母 10 克　　香　橼 10 克　　佛　手 10 克　　酸枣仁 10 克

白　芍 10 克　　枳　实 10 克

5 剂，水煎服，日 1 剂，水煎 300 毫升，早晚分服。

患者主诉症状基本消失，心情畅快，纳可，寐安，二便正常，随诊至今，症状未复。

【按语】

胃食管反流病属于中医学泛酸、胃脘痛、痞证、嘈杂、呃逆等范畴，其病位在食管，属胃所主，与肝、胆、脾关系密切，临床上分多种证型，以肝胃郁热型最为常见。《素问·至真要大论》曰："少阳之盛，热客于胃，烦心心痛，目赤欲呕，呕酸善饥。"最早提出吐酸病的病机为肝胃郁热。《灵枢·四时气》曰："邪在胆，逆在胃，胆液泄则苦，胃气逆则呕苦。"刘河间在《素问玄机原病式》中指出："胃膈热甚则为呕，火气上炎之象也。"指出胃膈有火，当以清胃膈之热为要务。至明代张景岳则对此作了较为透彻的分析，认为"河间曰酸者肝木之味也，由火盛制金，不能平木，则肝木自盛，故为酸也"。

本案中，一定要抓住患者情志上的问题及特殊的年龄，进而根据主诉症状、辅助检查等结果，中西医结合辨病因、辨病位、辨病性、辨证论治。针对该患者，笔者选用以下药物：四逆散中柴胡、白芍、枳实，柴胡为君，主散能升，长于疏肝解郁，枳实行气导滞，与柴胡配伍，一升一降，疏肝和胃，白芍养血柔肝，滋阴清热；左金丸中黄连、吴茱萸，主治肝火犯胃证，具有清肝泻火、降逆止呕之功效，在此基础上加用牡丹皮清热疏肝；乌贝散，海螵蛸、浙贝母制酸止痛；香橼、佛手降肝胃之逆气，理气而不伤阴，大黄降逆理气通腑，诸药合用，共奏疏肝理气、解郁清热、和胃降逆之功。现代药理研究表明，柴胡果胶多糖能降低攻击因子作用，消除自由基活性，具有胃黏膜保护作用，白芍总苷具有解痉止痛、抑制胃酸分泌的作用，枳实能增加大鼠平滑肌的收缩强度和延长收缩持续时间，从而增强小肠平滑肌的张力和运动功能，使其更加有力地清除小肠内容物，促进小肠消化和吸收的作用，乌贝散中的两味药具有修复溃疡面、抑制胃酸分泌的作用，为中药治疗有效提供了现代医学的证据。笔者认为，胃食管反流病的发病机制皆归结于"胃气上逆，腑气不得降"，脾气宜升，胃气宜降，故用大黄、枳实、香橼、佛手等通腑气，降胃气，理肝气，条达气机。再针对症状予以相应治疗。

病案二

李某，男，43岁。

首诊时间：2014年1月15日。

主诉：反酸半年。

现病史：患者半年前因反酸、胃脘灼痛于当地医院消化病科住院治疗，行上消化道造影示未见明显异常，诊断为胃食管反流病，静点奥美拉唑钠7日，好转后出院，回家中继续口服药物（雷贝拉唑20毫克，日一次，口服半个月）治疗，症状未出现，但停药不久后又复发，再次口服药物治疗症状缓解不明显，而后于某中医门诊开方抓药，症状无明显改善，2个月前（2013年12月19日）于哈尔滨医科大学附属第二医院行胃镜检查示反流性食管炎，此次经友人介绍，慕名前来求治。现症见：面色尚可，腹型肥胖，反酸、烧心半年余，伴有脘腹胀满，嗳气，突然站立后头晕，平日烦躁易怒，口苦，大便干，排便困难，有排便不净感，2日一行，排便时有腹痛。饮食可，睡眠可，时有入睡困难。舌质暗红，体胖，边有齿痕，黄白腻苔，脉沉。

既往史：既往健康，否认相关疾病病史。

辅助检查：胃镜示反流性食管炎。

【辨证分析】据该患者的主诉症状反酸、烧心、胃部不适感等，西医考虑为胃食管反流病。该患者工作压力大，性情急躁易怒，发病与情志相关，以致肝气横逆，郁而化火，反酸、胃脘部灼痛、口干口苦等皆由肝胃郁火而致，舌脉支持辨证，故中医诊断为吐酸病（肝胃郁热证）。

中医诊断：吐酸（肝胃郁热证）。

西医诊断：胃食管反流病。

治法：疏肝和胃，清热通腑。

方药：

柴　胡10克	黄　连15克	吴茱萸5克	海螵蛸10克
浙贝母10克	炒白术10克	大　黄10克	佛　手10克
枳　实5克	乌　药10克	厚　朴10克	白豆蔻10克

5剂，水煎服，日1剂，水煎300毫升，早晚分服。

二诊：面色尚可，腹型肥胖，服药后嗳气缓解，反酸、烧心好转，矢气频，无胃胀，时有后背疼痛，大便干，2日一行，饮食可，睡眠可。舌质暗，体胖，边有齿痕，黄白腻苔，脉沉。上方去乌药，加火麻仁10克，润燥补虚。

方药：柴　胡 10 克　　黄　连 15 克　　吴茱萸 5 克　　海螵蛸 10 克

浙贝母 10 克　　炒白术 10 克　　大　黄 10 克　　佛　手 10 克

枳　实 5 克　　火麻仁 10 克　　厚　朴 10 克　　白豆蔻 10 克

5 剂，水煎服，日 1 剂，水煎 300 毫升，早晚分服。

三诊：面色尚可，腹型肥胖，患者上述症状均有改善，时有反酸烧心，大便稍干，日一次，饮食睡眠尚可。舌质暗，体胖，边有齿痕，黄白腻苔，脉沉。上方去浙贝母。

方药：柴　胡 10 克　　黄　连 15 克　　吴茱萸 5 克　　海螵蛸 10 克

白豆蔻 10 克　　炒白术 10 克　　大　黄 10 克　　佛　手 10 克

枳　实 5 克　　火麻仁 10 克　　厚　朴 10 克

5 剂，水煎服，日 1 剂，水煎 300 毫升，早晚分服。

四诊：患者上述症状均有改善，反酸，无烧心，正值春节期间，饮食过饱，自觉胃胀不消化，睡眠差，大便可。舌质暗，体胖，边有齿痕，黄白腻苔，脉滑。上方去吴茱萸、海螵蛸、大黄，加鸡内金10克，陈皮15克，神曲10克，理气消食。

方药：柴　胡 10 克　　黄　连 15 克　　鸡内金 10 克　　陈　皮 15 克

白豆蔻 10 克　　炒白术 10 克　　神　曲 10 克　　佛　手 10 克

枳　实 5 克　　火麻仁 10 克　　厚　朴 10 克

5 剂，水煎服，日 1 剂，水煎 300 毫升，早晚分服。

五诊：面色尚可，腹型肥胖，患者上述症状缓解，饮食、睡眠、二便基本正常。未予开药，告知回家节饮食，调情志。

定期随访，今年四月份于黑龙江省医院复查胃镜：未见明显异常。至今未再复发。

【按语】

笔者认为，和胃降逆、通腑降气为治疗胃食管反流病的基本方法。具体加以辨证分型定法。本案中医辨证为肝胃郁热证，因肝气郁结，横逆犯胃，脾失健运，酿生湿浊，日久肝胃郁热，阻于中焦，胃失和降，胃气夹热上逆而形成本病。《素问·至真要大论》曰："诸逆冲上，皆属于火。""诸呕吐酸，暴注下迫，皆属于热。"朱丹溪云："吞酸者，湿热布积于肝而出于肺胃之间。"中医学认为，肝性如木，喜条达舒畅，恶抑郁。若肝疏泄正常则气机条畅，气血和调，心情开朗；若肝疏太过或"肝疏不及"，则克伐脾土，表现为腹胀、胁肋胀满、反酸、烧心等。刘完素《素问玄机原病式·六气为病·吐酸》云："酸者，肝木之味也。由火盛制金，不能平木，则肝木自盛，故为酸也。或言吐酸为寒者，误也。又如酒之味苦而性热，……烦渴呕吐，皆热证也，其必吐酸，为热明矣。"指出吐酸是由热邪犯胃所致，气郁日久化热，因而常见反酸、口干、口苦、心烦等症状。

本案中采用疏肝理气、调和肝脾法，使肝气得疏，脾胃健旺。方中柴胡为君，主散能升，长于疏肝解郁；枳实行气导滞，与柴胡配伍，一升一降，疏肝和胃；黄连、吴茱萸，二者相互配伍，主治肝火犯胃，具有清肝泻火、降逆止呕之功效；海螵蛸、浙贝母二者合用，抑酸和胃；乌药、佛手降肝胃之逆气，理气而不伤阴；白术炒用味甘补益，健脾燥湿；厚朴、白豆蔻芳香化湿，行气降逆，温中止噫；大黄降逆理气通腑，腑气通畅，气机自调。诸药合用，共奏疏肝理气、解郁清热、和胃降逆之功。现代药理研究表明：海螵蛸、浙贝母具有中和胃酸、抑制胃酸分泌的作用，且较之其他抗酸药物，其作用更长久；枳实能够增强胃肠道蠕动，起到兴奋作用，发挥行气通便之功效等等。二诊时患者排气多，大便干燥，去乌药行气之品，加火麻仁，性味甘平，润燥补虚，下不伤正。三诊时患者反酸好转，去浙贝母。四诊时患者反酸烧心症状消失，大便通调，故去吴茱萸、海螵蛸、大黄，加鸡内金、陈皮、神曲消食导滞，理气和胃。五诊患者状态良好，症状消失，体健病痊。人们对很多中药做了药理研究，进一步挖掘中医的奥秘，同时也使中药材的功效有了让人信服的理论依据。

四、肝郁脾虚兼血瘀证

张某，女，28岁。

首诊时间：2014年2月15日。

主诉：反酸1年。

现病史：患者于去年年初开始求医，于当地医院诊断为胃食管反流病，口服奥美拉唑治疗，症状有所缓解，但不久后又复发，症状反复，而后寻当地中医开方抓药，症状无明显改善，患者深受折磨，家属为之担忧，经中西医多处医治，均效果不佳，此次经友人介绍前来求治。患者就诊时视其面色萎黄，形体消瘦，自诉反酸数月，晨起为甚，时轻时重，伴有嗳气，时有呃逆、胃脘部及两胁疼痛不适感，平素性情波动较大，每于此时嗳气频发，无恶心、烧心、呕吐，纳呆食少，大便不成形，一日两行，入睡难，月经2月未至，平素月经后期，色质偏淡，量少，有血块。舌质暗红，边有齿痕，黄白腻苔，脉弦少滑。

既往史：既往健康。

辅助检查：胃镜示未见明显异常。

【辨证分析】该患者素体脾胃虚弱，面色萎黄，形体消瘦，纳呆食少，大便不成型，月经色质偏淡，量少，平素情志不畅，时有抑郁寡欢，性情波动较大，属气机郁滞，肝主疏泄，调畅气机，气机不畅，责之于肝，肝失疏泄，气机上逆，故可出现嗳气、反酸、呃逆、月经后期、胃脘部及两胁疼痛不适等症状。月经量少、有血块，属血瘀之列，结合舌脉，故中医辨证为吐酸病（肝郁脾虚兼血瘀证）。

中医诊断：吐酸（肝郁脾虚兼血瘀证）。

西医诊断：胃食管反流病。

治法：疏肝健脾，降逆化瘀。

方药：　柴　胡10克　　党　参15克　　炒白术15克　　海螵蛸10克

　　　　浙贝母10克　　旋覆花10克　　代赭石10克　　紫苏子10克

　　　　川　芎10克　　白　芍10克

5剂，水煎服，日1剂，水煎300毫升，早晚分服。

二诊：患者自述反酸、嗳气好转，但于情志不畅时症状较明显，大便仍不成型，但自述有所好转，呃逆、胃脘部及两胁疼痛不适感基本消失，月经至，量少，少许血块，饮食可，睡眠可，余无明显不适。舌质暗红，边有齿痕，苔白腻，脉弦滑。效不更方，方中活血之品少，加之月经量少且少量血块，故经期可继续服用前方。

方药：　柴　胡10克　　党　参15克　　炒白术15克　　海螵蛸10克

　　　　浙贝母10克　　旋覆花10克　　代赭石10克　　紫苏子10克

　　　　川　芎10克　　白　芍10克

5剂，水煎服，日1剂，水煎300毫升，早晚分服。

三诊：患者自述情绪控制良好，反酸、嗳气基本消失，近日因工作繁忙、压力大而觉乏力，寐欠安，大便仍不成型，但一日一行，余无明显不适。舌质暗红，边有齿痕，苔白腻，脉弦滑。上方去海螵蛸、浙贝母、旋覆花、代赭石；加当归10克，补血活血；茯苓10克，健脾渗湿；远志10克，夜交藤15克，宁心安神。

方药：柴　胡 10 克　党　参 15 克　炒白术 15 克　紫苏子 10 克

川　芎 10 克　白　芍 10 克　当　归 10 克　茯　苓 10 克

远　志 10 克　夜交藤 15 克

5 剂，水煎服，日 1 剂，水煎 300 毫升，早晚分服。

电话随访，患者自述无明显不适，言语清晰，情志状态良好。

【按语】

吐酸、呃逆，相当于西医学的胃食管反流病（包括非糜烂性胃食管反流病及反流性食管炎）。《素问·逆调论》曰："胃者，六腑之海，其气宜下行。"明·唐守元《医林绳墨》曰："吞酸者，胃口酸水攻激于上，以致咽嗌之间不及吐出而咽下，酸味刺心，自若吞酸之状也。吐酸者，吐出酸苦之水。"本案中柴胡、川芎疏肝行气化瘀，党参、炒白术健脾气，白芍养血柔肝，紫苏子、旋覆花、代赭石和降气机，海螵蛸、浙贝母抑酸和胃。笔者认为该病病位在中焦脾胃，与肝、胆相关，脾胃失和，气机升降失调，酿成泛酸，治疗上以和降气机为主，根据具体症状辨证分析，予以相应方药。肝气不疏，横逆犯胃，则胃酸过多，并随胃气上逆反流到食管而吞酸，引起烧心和胸骨后灼热疼痛。故刘完素在《素问玄机原病式》中说："酸者，肝之味，由火盛制金，不能平木，则肝木自甚为酸也。"朱丹溪云："吞酸者，湿热布积于肝而出于肺胃之间。"中医学认为，肝性如木，喜条达舒畅，恶抑郁。若肝疏泄正常则气机条畅，气血和调，心情开朗；若肝疏太过或"肝疏不及"，则克伐脾土，表现为腹胀、胁肋胀满、反酸、烧心等。故采用疏肝理气、调和肝脾使肝气得疏，脾胃健旺。临床上，此类患者大都存在抑郁、焦虑、心神不安等情志心理问题。因此，笔者在临床中除细心劝慰患者外，处方中常用轻清疏肝之品如柴胡、白芍、佛手等，常收到事半功倍之效。疏肝理气药可调畅情志、疏理气机，并能调节胃肠激素水平。此类药物中柴胡、佛手等除可调节胃肠激素水平外，还能促进胃排空，减少胃食管反流。《临证备要·吞酸》云："胃中泛酸，嘈杂有烧灼感，多因于肝气犯胃。"七情失和，属肝气与本病关系最为密切，肝失疏泄，气机乖戾，致胃失和降，浊气上逆，发为本病。脾胃虚弱的患者常使用茯苓、白术、党参等健脾药治疗，现代药理研究表明，不仅能抑制胃酸分泌，还可调节胃肠蠕动、抗溃疡。《诸病源候论》记载："脾胃有素冷，故不能消谷，谷不消则胀满而气逆，所以好噫而吞酸。"《医学传心录》咽酸及吐酸者"俱是脾虚不能运化饮食，郁积已久，湿中生热，湿热相蒸，遂作酸也"。笔者认为，理气不能忘活血，因患者病程日久，久病入络，且多肝气郁结，常出现血滞胃络，使病情缠绵难愈。临床中采用疏肝健脾、降逆和胃之法治疗该病，同时根据临床表现佐以化瘀之品，每收奇效。

五、脾胃虚寒证

张某，女，18 岁。

首诊时间：2013 年 11 月 15 日。

主诉：胃脘部胀闷不适 1 年，加重 3 个月。

现病史：患者 1 年前因饮食不节出现反酸伴胃脘部胀闷不适感，于哈尔滨医科大学附属第一医院行胃镜检查示反流性食管炎。予以口服奥美拉唑治疗，症状有所缓解，但停药后复发。曾多次就医，口服、静点药物都未使症状得到持续缓解，由于高中学习辛苦，家人对孩子的身体深表担心，倍感焦急，3 个月前患者自觉症状加重，经人介绍来笔者门诊。现症见：患者面色萎黄，形体消瘦，反酸，泛吐清水，胃脘不适，隐隐疼痛感，喜温喜按，空腹尤甚，得食则减，食后尤甚，体倦乏力，时有两胁不适，手足欠温，月经量少，色淡，时有痛经。纳少，不能食冷，食冷或饮食不洁则大便溏薄，睡眠可。舌质淡，体胖大，边有齿痕，苔白腻，脉虚弱。

既往史：否认相关疾病病史。

辅助检查：胃镜检查示反流性食管炎。

【辨证分析】患者面色萎黄，形体消瘦，体倦乏力，胃痛隐隐不适感，均为脾胃亏虚之象；畏寒，手足欠温，胃痛隐隐，喜温喜按，属虚寒之象，加之其月经量少，色淡，结合舌脉，中医诊断为吐酸（脾胃虚寒证）。

中医诊断：吐酸（脾胃虚寒证）。

西医诊断：胃食管反流病。

治法：温养脾胃，疏肝降逆。

方药：柴　胡 10 克　　黄　连 15 克　　吴茱萸 5 克　　　白　芍 10 克

海螵蛸 10 克　　砂　仁 10 克　　厚　朴 10 克　　茯　苓 10 克

党　参 10 克　　炒白术 15 克　　黄　芪 15 克

5 剂，水煎服，日 1 剂，水煎 300 毫升，早晚分服。

二诊：面消瘦，患者上述症状有所缓解，反酸减轻，胃脘部疼痛缓解，倦怠乏力好转，手足稍温，仍食欲差，纳少，睡眠可。舌质淡，体胖大，边有齿痕，苔白腻，脉弱。上方去党参，加山楂 10 克，神曲 10 克，麦芽 10 克，健脾消食和胃。

方药：柴　胡 10 克　　黄　连 15 克　　吴茱萸 5 克　　　白　芍 10 克

海螵蛸 10 克　　砂　仁 10 克　　厚　朴 10 克　　茯　苓 10 克

炒白术 15 克　　黄　芪 15 克　　山　楂 10 克　　神　曲 10 克

麦　芽 10 克

5 剂，水煎服，日 1 剂，水煎 300 毫升，早晚分服。

三诊：面色萎黄，形体消瘦，患者上述症状好转，反酸基本消失，胃脘部疼痛缓解，倦怠乏力好转，前日饮食不洁后腹泻，纳少，睡眠可。舌质淡，体胖大，边有齿痕，苔白腻，脉少滑。上方去山楂 10 克，神曲 10 克，加白扁豆 15 克，薏苡仁 15 克，健脾渗湿，补骨脂 10 克，从肾脏元阴元阳之本论治，补其阳气之不足。

方药：柴　胡 10 克　　黄　连 15 克　　吴茱萸 5 克　　　白　芍 10 克

海螵蛸 10 克　　砂　仁 10 克　　厚　朴 10 克　　茯　苓 10 克

炒白术 15 克　　黄　芪 15 克　　白扁豆 15 克　　薏苡仁 15 克

麦　芽 10 克　　补骨脂 10 克

5 剂，水煎服，日 1 剂，水煎 300 毫升，早晚分服。

四诊：面色萎黄，形体消瘦，患者上述症状明显好转，反酸消失，胃脘部疼痛缓解，倦怠乏力好转，大便可，饮食可，寐安。舌质淡，边有齿痕，苔白腻，脉少滑。上方去黄连、海螵蛸。

方药：柴　胡 10 克　　麦　芽 10 克　　吴茱萸 5 克　　　白　芍 10 克

补骨脂 10 克　　砂　仁 10 克　　厚　朴 10 克　　茯　苓 10 克

炒白术 15 克　　黄　芪 15 克　　白扁豆 15 克　　薏苡仁 15 克

5剂，水煎服，日1剂，水煎300毫升，早晚分服。

此后未来就诊，电话随访，家属告知症状基本消失，食欲好，二便正常，面色亦有改善，体重稍有增加，由于学业繁忙未来就诊，于黑龙江省医院南岗分院行胃镜检查：未见明显异常。

【按语】

本案西医诊断为反流性食管炎，中医辨证为脾胃虚寒证。叶天士《临证指南医案》中有言："脾宜升则健，胃宜降则和。"脾胃之病，其于升降二字尤为紧要，可见，脾胃气机升降有序，相互协调，共司受纳腐熟水谷，一旦脾胃升降失常则引起反流，现代医家亦认为本病病位在胃，与肝脾关系密切，发病因情志失和、饮食失调等导致脾胃亏虚、胃气上逆，从而出现一系列临床表现。清·李用粹于《证治汇补·吞酸》中言："大凡积滞中焦，久郁成热，则本从热化，因而作酸者，酸之热也，若客寒犯胃，顷刻成酸，本无郁热，因寒所化者，酸之寒也。"可见寒亦可致吞酸一症发作。

笔者认为，脾胃虚弱或脾胃虚寒，导致脾胃运化失健，气机运化不畅，胃失和降，气机上逆而发为本病。该患者因素体脾胃虚寒，日久失治，加以饮食不节，脾胃更加虚弱，此时，肝木因脾胃之土虚弱之势，则相克作用太过，同时，患者学习压力较大，劳累，故成此病。其中黄连、吴茱萸、海螵蛸抑酸和胃，由于患者一派虚寒之象，故减黄连之用量；柴胡、白芍为疏肝解郁之药，以奏疏肝解郁、缓急止痛之效；党参、炒白术、茯苓、黄芪为四君子汤加减化裁，共奏健脾益气之效；厚朴、砂仁温中行气，全面照顾本病，以达补气健脾之效。以上药物相互配伍，共达舒肝解郁、温中健脾、和胃降逆之效。每每应用于此，皆获良效。

【诊疗体会】

胃食管反流病（GERD）是指胃内容物反流入食管引起不适症状和（或）并发症的一种疾病，烧心和反流是其典型症状。临床一般分为非糜烂性反流病（NERD）、糜烂性食管炎（EE）。GERD发病的危险因素主要有吸烟、肥胖、过度饮酒，久服钙通道阻滞剂、地西泮等药物。饮食、生活习惯可影响胃食管反流病症状的发生，且个体差异较大，经常饮用酸性饮料、进食过饱、用力排便，可过降低胃内酸度，使膈肌上移、腹内压增高等，引起胃食管内酸反流，故与反流症状的发生关系密切。

【治疗特色】

对于胃食管反流病，笔者认为，本病病位在中焦脾胃，与肝、胆相关。脾胃失和，气机升降失调，脾主运化，得阳始运，以升为治；胃主受纳，得润则安，以降为顺；脾胃处于矛盾对立统一中，脾胃功能不能协调统一，平衡被破坏，病态即生。所以临床上笔者强调"治中焦如衡，非平不安"（《温病条辨》），治疗脾胃病应宗"谨察阴阳所在而调之，以平为期"。在不断的临床实践中，笔者总结出胃食管反流病的治疗经验，介绍如下：

1. 病因病机——腑气以降为顺

本病病位在胃及食管，但也涉及肝胆脾，病机总由气机升降失常。笔者强调六腑以降为顺，"脾宜升则健，胃宜降则和"，升降相因，则气化氤氲，生化气血津液，灌输脏腑经络、四肢百骸。脾不升清，无力抑制浊气上逆。脾胃气虚，清气不升，浊气不降，肺失清肃、胃失和降均可引起嗳气。《医宗必读》云："大抵气血亏损，复因悲思忧愁，则脾胃受伤，血液渐耗，郁气生痰，痰则塞而不通，气则上而不下，妨碍道路，饮食难进，噎塞所由成也。"肝胆属木，主疏泄，脾胃属土，主升降，人的消化功能离不开脾胃肝胆。木能疏土，胆汁之降泄，有助于脾胃的消化、运输。在病理情况下，肝气旺则木横逆克土，肝气虚则木不疏土而壅滞，肝血虚则脾胃失养，肝火盛则灼烁胃阴，邪侵胆则逆在胃，令胃气上逆，胆热则液泄，使人口苦呕逆。

2. 治则治法——降逆通腑，疏肝理气

（1）和胃降逆、通腑降气：《素问·逆调论》曰："胃者，六腑之海，其气宜下行。"胃气通降，则水谷随胃气传导入肠；胃失和降，胃气上逆，则水谷随之上泛于食管，发为胃食管反流病诸症。所以在治疗中，以和胃降逆、通腑降气为基本治疗方法。

（2）疏肝理气、调和肝脾：肝气不疏，横逆犯胃，则胃酸过多，并随胃气上逆反流到食管而吞酸，引起烧心和胸骨后灼热疼痛。故刘完素在《素问玄机原病式》中说："酸者，肝之味，由火盛制金，不能平木，则肝木自甚为酸也。"朱丹溪云："吞酸者，湿热布积于肝而出于肺胃之间。"中医学认为，肝性如木，喜条达舒畅，恶抑郁。若肝疏泄正常则气机条畅，气血和调，心情开朗；若肝疏太过或"肝疏不及"，则克伐脾土，表现为腹胀、胁肋胀满、反酸、烧心等。故采用疏肝理气、调和肝脾使肝气得疏，脾胃健旺。

　　笔者认为，中医临床需掌握辨证论治的精髓，法随证立，因证施药。临床治疗该病遣方用药之时，在辨病与辨证精准的情况下，经方、时方、验方合而为用，对应复杂病机，常达到很好的治疗效果。联合多年临床实践经验总结的经验方，三因制宜，师古而不泥古。如承气汤为张仲景《伤寒论》阳明经病所谓"胃家实"的用方，临床具备"痞、满、燥、实"的特点，三承气汤随证加减。左金丸是朱丹溪为治疗肝火犯胃吐酸吞酸所制，而原方用量黄连六、吴茱萸一，丹溪意在清肝火，临床常用于胃食管反流患者出现胃脘嘈杂、嗳气吞酸之时，用量为黄连三、吴茱萸一，以防胃气重伤，疗效仍佳。根据病症不同变化选择适当方剂。

　　根据不同证型选择相应的方药配伍：肝胃不和，胃脘胀气，攻撑作痛，痛连两胁，嗳气，泛酸，呃逆，嘈杂，舌边略红，脉弦，以逍遥散、左金丸加减，重用柴胡、枳壳等；脾胃湿热，病程缠绵，胃脘嘈杂隐痛，饥饱均作，口苦黏腻，恶心纳少，咽干欲饮，剑突下或胸骨后正中灼热，灼痛阵阵，夜间入睡易醒，大便干，数日一行，舌苔黄腻、质红，脉细数，加用藿香、佩兰、黄连、黄芩等；肝郁脾虚，表现为情绪抑郁，两胁胀满，不思饮食，腹胀便溏，恶心欲吐，嗳气吞酸，面色不华，脉濡细无力，加用柴胡、白术、白芍、当归、茯苓等；气滞血瘀，症见脘腹胀痛，攻窜作胀，疼痛隐隐，舌有瘀斑，或舌下静脉怒张，脉涩不畅，加用赤芍、川芎、延胡索、生蒲黄、五灵脂、制香附、郁金、乌药等；脾胃虚寒，泛吐酸水，呕吐清涎，胃脘隐痛，胀闷不舒，喜暖喜按，纳差，喜热饮，大便稀溏，舌质淡，苔白，脉沉迟，加用黄芪、白芍、甘草等。

　　本病易于反复发作，常因饮食不节、情志不舒等诱因而加重，故预防复发应重在调理保养。现代社会生活节奏加快，竞争激烈，压力大，易造成精神紧张，从而诱发本病。改变生活方式，包括限制饮酒和戒烟，减少或避免进食可能增加胃食管反流的食物，如高脂食物、巧克力、咖啡、浓茶以及患者个人经历中认为与反流症状加重有关的食物；避免过饱、餐后仰卧和睡前进食；不穿紧身衣服；肥胖者减肥等，均有助于改善胃食管反流症状。患者戒烟酒，生活规律，睡眠充足，情绪乐观，将有助于预防复发。

Barrett食管

一、湿热蕴结兼肝郁证

薛某，女，41岁。

首诊时间：2013年4月19日。

主诉：反酸、胸骨后烧灼感6年，加重7日。

现病史：患者6年前首次出现反酸、胸骨后烧灼感症状，多年来间断口服抑酸药、促胃动力药，症状时轻时重。7日前患者反酸、胸骨后烧灼感加重，为求中医中药治疗，经人介绍遂来我处就诊。患者现反酸加重，偶有腹胀，形体适中，面色潮红，口干口苦，身体困顿，舌苔黄腻，脉滑数。

既往史：否认其他消化系统相关病史。

辅助检查：2013年4月14日于解放军211医院查胃镜示Barrett食管，浅表性胃炎。

【辨证分析】该患素体阳盛，嗜食辛辣肥甘油腻之品，助热生湿，湿热郁阻，蕴结脾胃，导致脾胃气机升降失调而发病。加之患者平素情绪低落，心情抑郁，故有肝郁。舌苔黄腻，脉滑数，均为湿热蕴结之征。

中医诊断：泛酸（湿热蕴结兼肝郁证）。

西医诊断：Barrett食管；浅表性胃炎。

治法：清热化湿，疏肝和胃。

方药：
柴 胡10克	白 术10克	黄 连15克	山栀子15克
黄 芩15克	半 夏10克	陈 皮10克	茯 苓10克
草豆蔻10克	甘 草8克	浙贝母10克	海螵蛸10克
吴茱萸5克			

7剂，日1剂，水煎300mL，早晚分服。

嘱患者忌烟酒浓茶，禁食辛辣肥甘油腻腥膻之品，勿暴饮暴食，保持充足优质的睡眠，调畅情志，适当运动。建议其查C^{13}幽门螺旋杆菌呼气试验。

二诊：患者服药后反酸、胸骨后烧灼感发作次数减少。Hp 阴性。湿热证减轻，减黄芩。

方药：柴　胡 10 克　　白　术 10 克　　黄　连 15 克　　山栀子 15 克

半　夏 10 克　　陈　皮 10 克　　茯　苓 10 克　　草豆蔻 10 克

甘　草 8 克　　浙贝母 10 克　　海螵蛸 10 克　　吴茱萸 5 克

7 剂，日 1 剂，水煎 300mL，早晚分服。

三诊：患者服药的后反酸、胸骨后烧灼感明显好转，口干口苦明显缓解，身体感觉清爽。补气健脾巩固方，防病复发，提高患者正气，阻止或延缓癌前病变向癌症发展。疏肝贯穿始终，肝气调达，疏泄正常，脾胃升降有常，湿无所生。

方药：柴　胡 10 克　　白　术 10 克　　黄　连 15 克　　山栀子 15 克

半　夏 10 克　　陈　皮 10 克　　茯　苓 10 克　　草豆蔻 10 克

甘　草 8 克　　浙贝母 10 克　　海螵蛸 10 克　　吴茱萸 5 克

7 剂，日 1 剂，水煎 300mL，早晚分服。

四诊：患者述服药后无胸骨后烧灼感，口干口苦减轻，身体重着感明显减轻，无腹胀。患者诸症基本消失，继续巩固治疗。

方药：柴　胡 10 克　　白　术 10 克　　黄　连 15 克　　山栀子 15 克

半　夏 10 克　　陈　皮 10 克　　茯　苓 10 克　　草豆蔻 10 克

甘　草 8 克　　浙贝母 10 克　　海螵蛸 10 克　　吴茱萸 5 克

7 剂，日 1 剂，水煎 300mL，早晚分服。

随诊 1 年，患者状态良好，未见复发。

【按语】

湿热蕴结证以朱丹溪之左金丸与《统旨方》之清中汤（栀子、黄连、陈皮、茯苓、半夏、炙甘草、草豆蔻、生姜）二方最效。临床观察，清中汤疗效迅速，但停药后易复发；左金丸取效稍慢，却疗效巩固。故两方和用，相辅相成。汤者，荡也，迅扫而下，只能使湿热暂开；丸者，缓也，缓缓留中，有利于病灶恢复。临床当因患者个体差异加减灵活用药。发作期以清湿热为主，缓解期以补气健脾，提高患者正气，阻止或延缓癌前病变向癌症发展为主。方中柴胡疏肝理气，肝疏泄正常则助脾之运化，白术补气健脾、化湿，标本兼顾；黄连、山栀子、黄芩清热化湿；半夏、陈皮、茯苓、甘草、草豆蔻健脾祛湿，理气和胃；浙贝母、海螵蛸抑酸治其标。疾病需要医生和患者共同努力方能战胜，故需患者积极遵守服药方法和生活宜忌。

二、脾胃虚寒证

李某，男，51岁。

首诊时间：2014年1月22日。

主诉：反酸1年，加重15天。

现病史：患者1年前出现烧心、反酸症状，未经过系统治疗，1个月前在哈尔滨医科大学附属第二医院检查示 Barret 食管，萎缩性胃炎，为求中医中药治疗遂来就诊。患者现反酸，胃脘部时有烧灼感，小便清长，大便溏薄，手足欠温，体倦乏力，面色少华，形体适中，舌淡，舌边有齿痕，苔白，脉虚弱。

既往史：否认其他消化系统相关病史。

辅助检查：胃镜示 Barret 食管，萎缩性胃炎。病理示（胃角）轻度慢性非萎缩性胃炎（浅表性胃炎）伴局灶淋巴细胞聚集；（胃窦小弯）轻度慢性萎缩性胃炎；（胃窦大弯）轻度慢性萎缩性胃炎；（胃体大弯）其一为中重度慢性萎缩性胃炎，其二为轻度慢性非萎缩性胃炎（浅表性胃炎）；（食管下段）胃底腺型上皮。

【辨证分析】脾胃为气血生化之源，脾胃虚寒则化生气血功能不足，血虚上不荣面则面色无华，脾阳虚，阳气不布，四肢失于温煦故手足欠温，膀胱失于温煦，气化失常则小便清长，脾阳虚，运化失司，故大便溏薄。舌淡，边有齿痕，苔白，脉虚弱为脾胃虚寒之征。

中医诊断：泛酸（脾胃虚寒证）。

西医诊断：Barrett 食管；萎缩性胃炎。

治法：温中健脾，抑酸和胃。

方药：柴　胡5克　　　人　参15克　　　干　姜15克　　　海螵蛸15克

　　　　白　术15克　　　桂　枝10克　　　生　姜8克　　　　黄　芪10克

　　　　炙甘草6克

　　　　7剂，日1剂，水煎300mL，早晚分服。

嘱患者节饮食，保持充足的睡眠、适度地运动，调节情志，避风寒。

二诊，患者反酸减轻，手足欠温改善，体倦乏力，小便清长，大便溏薄，舌淡，边有齿痕，苔白，脉虚弱。上方加肉桂10克，温阳散寒。患者虚寒仍盛，故加入肉桂增加补阳散寒之功。

方药：柴　胡5克　　　人　参15克　　　干　姜15克　　　海螵蛸15克

　　　　白　术15克　　　桂　枝10克　　　生　姜8克　　　黄　芪10克

　　　　炙甘草6克　　　肉　桂10克

7剂，日1剂，水煎300mL，早晚分服。

三诊，患者反酸明显好转，手足欠温基本消失，体倦乏力好转，小便正常，大便可，舌淡，苔白，脉虚弱稍好转。上方去肉桂。患者寒症明显减轻，故去肉桂仍治其本。

方药：柴　胡5克　　　人　参15克　　　干　姜15克　　　海螵蛸15克

　　　　白　术15克　　　桂　枝10克　　　生　姜8克　　　黄　芪10克

　　　　炙甘草6克

7剂，日1剂，水煎300mL，早晚分服。

四诊：患者反酸症状基本消失，手足可，体倦乏力好转，小便正常，大便可，舌淡，苔白，脉可。

方药：柴　胡5克　　　人　参15克　　　干　姜10克　　　海螵蛸15克

　　　　白　术15克　　　桂　枝5克　　　生　姜8克　　　黄　芪10克

　　　　炙甘草6克

7剂，日1剂，水煎300mL，早晚分服。

嘱患者每2年接受1次内镜复查，如果2次复查后未检出异型增生和早期癌，可以酌情将复查间隔放宽为3年。

【按语】

通过调节及改善体质，达到阴阳平衡的状态，从而预防治疗疾病。现代中医体质研究表明，体质具有可调性，通过中医中药可以改善体质，避免各种致病因素的侵袭，达到正气存内、邪不可干的目的。处方中桂枝温助脾阳，祛散虚寒；干姜与人参相配，一温一补，温中有补，补中有温，温补并用，正合脾胃虚寒之病机；白术，燥湿浊，运脾气；此患者无腹痛，故未用芍药；海螵蛸抑酸，黄芪甘温益气，甘草调和诸药补虚，柴胡疏肝理气，使补而不滞。全方温中祛寒，补气健脾。

三、肝胃不和兼里实证

杨某，女，43岁。

首诊时间：2011年8月1日。

主诉：反酸1年余，加重1周。

现病史：患者1年前出现反酸症状，曾口服药物治疗，近一周加重，近几日自服调节神经药物，懒言少语，疲劳乏力，心情抑郁，咽部异物感，有恶心，饭后尤甚，大便干燥，5~7日一行，舌红，苔黄腻，脉沉弦。

既往史：胃息肉切除术。

辅助检查：2009年11月12日于三精女子专科医院查腹部彩色超声示胆囊隆起样病变，胆囊多发息肉。2010年8月9日于哈尔滨医科大学附属第四医院查钼靶示双侧乳腺增生伴右乳钙化。2011年7月28日于哈尔滨医科大学附属第二医院查胃镜示Barrett食管，慢性浅表—萎缩性胃炎伴糜烂，疣状胃炎，胃息肉（已摘除）。病理示炎性息肉（胃窦）。

【辨证分析】气是组成人体的基本物质，人的生命活动都有赖于气的运动。气机宜和顺畅达。就胃和食管而言，气机顺畅，则食管和胃中的食物得以顺利下行，气机不畅则食物停滞于胃，久必反流。该患心情抑郁，肝郁化火犯胃，烦躁易怒，反酸烧心。治以疏肝和胃，行气通腑。大便不通，形体适中，面色晦暗，舌暗，苔黄白腻，脉沉滑为里实之征。

中医诊断：泛酸（肝胃不和兼里实证）。

西医诊断：Barrett食管；慢性胃炎。

治法：疏肝和胃，降逆通腑。

方药：大　黄10克　　厚　朴15克　　莱菔子10克　　枳　实15克

佛　手10克　　香　橼10克　　半　夏12克　　紫苏叶6克

黄　连15克　　吴茱萸5克

7剂，日1剂，水煎300mL，早晚分服。

二诊：患者反酸改善，大便可，咽部仍有异物感，肠鸣音亢进。舌红、苔黄腻改善，脉沉弦。上方去大黄、厚朴、莱菔子。加柴胡10克，疏肝调肝；火麻仁10克，郁李仁 10 克，润肠通便。

方药：柴　胡 10 克　　枳　实 12 克　　黄　连 15 克　　吴茱萸 5 克

佛　手 10 克　　香　橼 10 克　　半　夏 12 克　　紫苏叶 6 克

火麻仁 10 克　　郁李仁 10 克

7 剂，日 1 剂，水煎 300mL，早晚分服。

三诊：患者述反酸减轻，咽部异物感，大便 3 日一次，两胁肋胀痛减轻，舌淡红，苔薄，脉缓。上方不变，巩固治疗。

方药：柴　胡 10 克　　枳　实 12 克　　黄　连 15 克　　吴茱萸 5 克

佛　手 10 克　　香　橼 10 克　　半　夏 12 克　　紫苏叶 6 克

火麻仁 10 克　　郁李仁 10 克

7 剂，日 1 剂，水煎 300mL，早晚分服。

四诊：患者述无反酸，咽部异物感改善，大便可，两胁肋胀痛减轻，舌淡红，苔薄，脉缓。上方加桔梗 10 克，利咽。

方药：柴　胡 10 克　　枳　实 12 克　　黄　连 15 克　　吴茱萸 5 克

佛　手 10 克　　香　橼 10 克　　半　夏 12 克　　紫苏叶 6 克

火麻仁 10 克　　郁李仁 10 克　　桔　梗 10 克

7 剂，日 1 剂，水煎 300mL，早晚分服。

五诊：患者述咽部异物感明显减轻，大便正常，舌淡红，苔薄，脉缓。上方不变，巩固治疗。

方药：柴　胡 10 克　　枳　实 12 克　　黄　连 15 克　　吴茱萸 5 克

佛　手 10 克　　香　橼 10 克　　半　夏 12 克　　紫苏叶 6 克

火麻仁 10 克　　郁李仁 10 克　　桔　梗 10 克

7 剂，日 1 剂，水煎 300mL，早晚分服。

【按语】

朱丹溪善用黄连和吴茱萸治疗肝胃不和、肝火犯胃导致的嘈杂吞酸、呕吐呃逆不适。《金匮要略》用半夏厚朴汤治咽喉部有异物感。现今患者单一病机少见，往往多个病机夹杂，故医生要灵活辨证。初诊时方中大黄泻热通便，荡涤肠胃，为君药；积滞内阻，则腑气不通，故以厚朴、枳实行气散结，消痞除满，并助大黄推荡积滞以加速热结之排泄，共为佐使；佛手、香橼疏肝解郁，用半夏、厚朴辛以散结，苦以降逆，茯苓佐半夏，以利饮行涎，紫苏芳香，以宣通郁气，脾气疏涎去，黄连、吴茱萸降逆抑酸止呕，黄连苦寒清胃热，开肝郁使肝胃调和，配少量吴茱萸可制黄连之寒，又可疏肝降逆、止呕，通过黄连和吴茱萸两药性味的升降配伍，调节气机升降平衡，适用于肝火犯胃导致的反酸、呕吐、腹胀不适等症。全方共奏疏肝和胃、降逆通腑之功。

四、寒热错杂兼食积证

冯某，男，43岁。

首诊时间：2010年2月3日。

主诉：泛酸1年余，加重5天。

现病史：患者1年前出现泛酸，症状时有加重，近5日吞酸明显，遂来就诊。患者现嗳腐吞酸，厌食泛呕，上腹痞闷，睡眠欠佳，畏寒喜温，情绪不畅，舌质淡，少许黄腻苔，脉滑实。

既往史：否认其他消化系统相关病史。

辅助检查：2010年2月1日于黑龙江中医药大学附属第一医院查胃镜示Barrett食管，胃黏膜慢性炎症伴萎缩（中度）。

【辨证分析】患者平素嗜食生冷，蕴生寒气，故畏寒喜温，5日前聚餐饮食不适，致厌食泛呕，黄腻苔为湿热兼食积之象，故患者现寒热错杂。

中医诊断：泛酸（寒热错杂兼食积证）。

西医诊断：Barrett食管；萎缩性胃炎。

治法：寒热平调，消食导滞。

方药：半　夏10克　　黄　连10克　　黄　芩10克　　干　姜10克
　　　甘　草5克　　　山　楂15克　　神　曲10克　　莱菔子10克
　　　连　翘5克

7剂，日1剂，水煎300mL，早晚分服。

二诊：患者嗳腐吞酸减轻，厌食泛呕改善，上腹痞满明显好转，睡眠改善，情绪可，舌质淡，少许黄腻苔，脉滑实。上方山楂改为10克。患者食积症状改善，故减山楂用量。

方药：半　夏 10 克　　黄　连 5 克　　黄　芩 10 克　　干　姜 10 克

甘　草 5 克　　山　楂 10 克　　神　曲 10 克　　莱菔子 10 克

连　翘 5 克

7 剂，日 1 剂，水煎 300mL，早晚分服。

三诊：患者述仍觉畏寒喜温，无其他不适症状，舌质淡，黄腻苔明显减少，脉滑。患者寒热错杂证已消，但考虑其脾胃之气已虚，遂投健脾和胃药物以善其后。

方药：白　术 15 克　　木　香 5 克　　黄　连 5 克　　甘　草 5 克

茯　苓 10 克　　党　参 15 克　　神　曲 6 克　　陈　皮 6 克

砂　仁 10 克　　麦　芽 10 克　　仙　茅 10 克　　仙灵脾 10 克

7 剂，日 1 剂，水煎 300mL，早晚分服。

四诊：患者畏寒减轻，无其他不适症状，舌质淡，苔白，脉滑。

方药：白　术 15 克　　木　香 5 克　　黄　连 5 克　　甘　草 5 克

茯　苓 10 克　　党　参 15 克　　神　曲 10 克　　陈　皮 10 克

砂　仁 10 克　　麦　芽 10 克　　仙　茅 10 克　　仙灵脾 10 克

7 剂，日 1 剂，水煎 300mL，早晚分服。

五诊：患者畏寒明显改善，二便可，舌质淡，苔白，脉滑。

方药：白　术 15 克　　木　香 5 克　　黄　连 5 克　　甘　草 5 克

茯　苓 10 克　　党　参 10 克　　神　曲 10 克　　陈　皮 10 克

砂　仁 10 克　　麦　芽 10 克　　仙　茅 10 克　　仙灵脾 10 克

7 剂，日 1 剂，水煎 300mL，早晚分服。

【按语】

脾胃位居于中州，是人体气机出入升降的中枢，脾升胃降共同维护着气机的升降出入，保证脏腑功能的协调，气血运行畅通而不失其道。脾主运化，胃主纳化。胃以通为用，以降为顺，若其气不降反而上逆，上扰心神，则"卧不安"。若脾胃枢机不利，则影响营卫之气的运行，以致卫气不能入阴，失眠多梦。《医学心悟》中指出："胃不和卧不安者，胃中胀闷疼痛，此食积也，保和汤主之。"可谓对食积引起胃失和降而卧不安机理和治法的详细阐述。方中山楂为君，消各种饮食积滞，神曲善化陈腐之积，莱菔子下气消食，连翘清热散结以助消食，半夏散结除痞，干姜温中散寒，黄芩、黄连泄热。诸药共奏寒热平调、消食导滞之效。

五、痰湿交阻兼脾虚证

宋某，女，50岁。

首诊时间：2013年4月5日。

主诉：反酸时有发作10余年，近半月加重。

现病史：患者反酸时有发作10余年，症状从未完全消失，近半月患者不适症状加重。患者现面色㿠白，形体肥胖，口黏，头晕目眩，肢体困重，无其他不适。大便日1次，舌体胖大，边有齿痕，白腻苔，脉沉滑。

既往史：否认其他消化系统相关病史。

辅助检查：2013年4月4日于黑龙江中医药大学附属第一医院查胃镜示Barrett食管，慢性浅表性胃炎。

【辨证分析】形体肥胖、口黏、头晕目眩、肢体困重为痰湿交阻之征，痰湿内停，导致脾胃失和，酿成泛酸。面色㿠白，舌边有齿痕为脾虚之征。

中医诊断：反酸（痰湿交阻兼脾虚证）。

西医诊断：Barrett食管；慢性浅表性胃炎。

治法：燥湿化痰，补气健脾。

方药：半　夏15克　　　陈　皮15克　　　茯　苓10克　　　厚　朴10克
　　　　紫苏子15克　　　藿　香10克　　　佩　兰10克　　　党　参15克
　　　　白　术10克　　　甘　草5克

7剂，日1剂，水煎300mL，早晚分服。

二诊：患者述口黏减轻，头晕目眩，肢体仍觉困重，无其他不适症状。大便日1次，舌体胖大，边有齿痕，白腻苔见好，脉沉滑。上方白术改为15克，增强健脾燥湿之力。

方药：半　夏15克　　　陈　皮15克　　　茯　苓10克　　　厚　朴10克
　　　　紫苏子15克　　　藿　香10克　　　佩　兰10克　　　党　参15克
　　　　白　术15克　　　甘　草5克

7剂，日1剂，水煎300mL，早晚分服。

三诊：患者述口黏明显缓解，头晕目眩改善，肢体困重减轻，无其他不适症状。大便日1次，舌体胖大，边有齿痕，白腻苔基本消失，脉沉滑改善。继用上方。

方药：半　夏15克　　陈　皮15克　　茯　苓10克　　厚　朴10克

紫苏子15克　　藿　香10克　　佩　兰10克　　党　参15克

白　术15克　　甘　草5克

7剂，日1剂，水煎300mL，早晚分服。

四诊：患者述口中无不适感觉，头晕目眩改善，肢体困重减轻。大便1日1次，舌体胖大，齿痕减轻，苔可，脉沉。患者无口中不适，故去藿香、佩兰。

方药：半　夏15克　　陈　皮15克　　茯　苓10克　　厚　朴10克

紫苏子15克　　党　参15克　　白　术15克　　甘　草5克

7剂，日1剂，水煎300mL，早晚分服。

五诊：患者述仍觉头晕，肢体困重明显改善。大便可，舌体胖大，齿痕减轻，苔可，脉沉。上方去半夏，加黄芪15克，补气健脾；川芎15克，行气止痛。

方药：陈　皮15克　　茯　苓10克　　厚　朴10克　　白　术15克

甘　草5克　　紫苏子15克　　党　参15克　　黄　芪15克

川　芎15克

15剂，日1剂，水煎300mL，早晚分服。

六诊：患者述头晕改善，肢体困重减轻。二便可，舌体胖大，齿痕改善，苔可，脉沉。

方药：陈　皮15克　　茯　苓10克　　厚　朴10克　　白　术15克

甘　草5克　　紫苏子15克　　党　参15克　　黄　芪15克

川　芎15克

15剂，日1剂，水煎300mL，早晚分服。

【按语】

痰的产生主要在于脾虚湿盛。"脾气散精"，如果脾气虚弱，则失去"散精"的功能，虽然能把水谷消化成"精微"，但没有能力再把它运送出去，因而"精微"停留下来成为水湿，水湿凝聚就成为痰涎。水湿痰浊一旦形成，即可阻碍脾胃的运化功能，使脾虚更甚，因此，脾虚与痰浊相互影响，使疾病越来越重。此患者既有痰湿之邪实，又有脾虚之正虚，故化痰祛湿与补气健脾并用。方中半夏、厚朴辛以散结，苦以降逆；茯苓佐半夏，以利饮行涎；紫苏芳香，以宣通郁气；半夏、陈皮燥湿化痰，藿香、佩兰芳香化湿；党参甘温，大补元气；白术苦温，燥脾补气；甘草甘平。全方共奏燥湿化痰、补气健脾之功。

六、气血两虚兼气滞证

于某，女，61 岁。

首诊时间：2013 年 8 月 11 日。

主诉：反酸 10 年，加重半月。

现病史：患者反酸 10 年，曾口服奥美拉唑，症状时轻时重，近半月加重，患者现烧心、反酸，胃脘及胁肋部胀，嗳气，咽干，大便干燥，2~4 日一行，畏寒凉，面色萎黄，形体消瘦，乏力，失眠，心悸，胸部胀闷不适，唇舌淡，边有齿痕，脉细无力。

既往史：冠心病病史 2 年。

辅助检查：（2013 年 8 月 9 日　黑龙江中医药大学附属第一医院）胃镜示 Barrett 食管，慢性浅表性胃炎；（2013 年 8 月 9 日　黑龙江中医药大学附属第一医院）检查示心肌供血不足。

【辨证分析】患者形体消瘦，面色萎黄，乏力，心慌，舌体胖，边有齿痕，辨为气血两虚。气血虚胃失所养、胃气不降则嗳气反酸，胃不和又影响气血的化生，两者互为因果，迁延难愈；胃不和则卧不安，进而失眠不寐；气虚无力运肠则便难，血虚津亏则便干；肝气郁滞，气机不畅，致胃连及胁肋部胀，故辨为气血两虚兼气滞证。

中医诊断：泛酸（气血两虚兼气滞证）。

西医诊断：Barrett 食管；慢性浅表性胃炎。

治法：补气养血，理气健脾。

方药：柴　胡 10 克　　黄　芪 20 克　　太子参 15 克　　当　归 15 克

　　　川　芎 15 克　　炒白术 15 克　　代赭石 10 克　　旋覆花 15 克

　　　浙贝母 15 克　　海螵蛸 15 克　　郁李仁 15 克　　火麻仁 10 克

　　　神　曲 10 克

7 剂，日 1 剂，水煎 300mL，早晚分服。

二诊：患者述服药后反酸胃胀好转，胸部胀闷不适减轻，仍气短嗳气，体力欠佳，大便两日一行，唇舌淡，边有齿痕，脉细无力。继用上方巩固疗效。

方药：柴　胡 10 克　　黄　芪 20 克　　太子参 15 克　　当　归 15 克

川　芎 15 克　　炒白术 15 克　　代赭石 10 克　　旋覆花 15 克

浙贝母 15 克　　海螵蛸 15 克　　郁李仁 15 克　　火麻仁 10 克

神　曲 10 克

7 剂，日 1 剂，水煎 300mL，早晚分服。

三诊：患者述睡眠好转，胸部胀闷不适减轻，体力增加，食欲可，大便可，唇舌淡，舌边齿痕改善，脉比之前有力。患者大便正常，去郁李仁、火麻仁，唇舌淡，边有齿痕，脉细无力，气血仍不足，继续理气健脾、降逆抑酸。

方药：柴　胡 10 克　　黄　芪 20 克　　太子参 15 克　　当　归 15 克

川　芎 15 克　　炒白术 15 克　　代赭石 10 克　　旋覆花 15 克

浙贝母 15 克　　海螵蛸 15 克　　神　曲 10 克

7 剂，日 1 剂，水煎 300mL，早晚分服。

四诊：患者述睡眠欠佳，反酸明显减轻，无其他明显不适症状，唇舌淡，舌边齿痕改善，脉比之前有力。上方加柏子仁 15 克，莲子心 15 克，养心安神。

方药：柴　胡 10 克　　黄　芪 20 克　　太子参 15 克　　当　归 15 克

川　芎 15 克　　炒白术 15 克　　代赭石 10 克　　旋覆花 15 克

浙贝母 15 克　　海螵蛸 15 克　　神　曲 10 克　　柏子仁 15 克

莲子心 15 克

7 剂，日 1 剂，水煎 300mL，早晚分服。

五诊：患者述睡眠改善，体力增加，食欲可，大便可，唇舌淡，舌边齿痕改善，脉比之前有力。

方药：柴　胡 10 克　　黄　芪 20 克　　太子参 15 克　　当　归 15 克

川　芎 15 克　　炒白术 15 克　　代赭石 10 克　　旋覆花 15 克

浙贝母 15 克　　海螵蛸 15 克　　神　曲 10 克　　柏子仁 15 克

莲子心 15 克

7剂，日1剂，水煎300mL，早晚分服。

【按语】

海螵蛸又名乌贼骨，味咸涩，性微温，既能收敛止血、收敛固涩，又能止酸止痛，可用于治疗胃、十二指肠溃疡之吞酸烧心、胃脘疼痛等。贝母有浙贝母与川贝母之分，其中川贝母偏于润肺，而浙贝母偏于清肺散结，并可用于胃、十二指肠溃疡病的治疗。两药合用出自《中华人民共和国药典》(2000年版)之乌贝散。两药联用时，制酸止痛之力益彰，临床多用于治疗胃痛泛酸及胃、十二指肠溃疡等。临床对于反酸较重者余常用之。本患为虚秘，应以益气养血、温通开结为法，不可妄用攻下伤正。正如《景岳全书·秘结》所云"阳结者邪有余，宜泻者也；阴结者正不足，宜补宜滋者也"。然而临床选方用药宜精不宜杂。尽量选一药多用的药，避免见一症就加几味药。只有方精炼，我们才能更好地掌握每味药的功用，更好地为患者早日解除病痛。柴胡疏肝理气，调畅一身之气；黄芪、太子参补一身内外之气，白术补气健脾，当归补血活血、润肠通便，川芎活血行气，旋覆花下气消痰，代赭石重镇降逆；浙贝母、海螵蛸抑酸止痛；郁李仁、火麻仁润肠通便。全方共奏补气养血、理气健脾之效。

七、阴虚气逆证

徐某，男，71岁。

首诊时间：2012年12月23日。

主诉：反酸烧心15年余，加重10天。

现病史：患者反酸烧心反复发作15年余，曾服用奥美拉唑、埃索美拉唑肠溶片等，症状时轻时重。为求中医中药治疗，报纸上注意到笔者，遂来笔者门诊。

既往史：否认其他消化系统相关病史。

辅助检查：（2012年11月3日　哈尔滨医科大学附属第一医院）胃镜诊断为Barrett食管（食管下段近贲门处可见2处岛状黏膜发红区，直径大约3mm），病理示胃底型。

【辨证分析】本案既非热而成酸，亦非寒郁成酸。该患以反酸烧心为主症，舌苔少，舌有裂纹，口唇干裂，舌苔的生成及变化，与胃气、胃阴、浊气的关系至为密切，综合患者舌苔舌质的变化，判断此患者为胃阴不足，故辨为胃阴虚气逆证。

中医诊断：泛酸（阴虚气逆证）。

西医诊断：Barrett 食管。

治法：养阴抑酸，和胃降逆。

方药：柴　胡 10 克　　沙　参 20 克　　麦门冬 25 克　　天花粉 20 克

　　　佛　手 20 克　　砂　仁 15 克　　紫苏子 20 克　　乌　药 20 克

　　　浙贝母 20 克　　海螵蛸 20 克

　　　7 剂，日 1 剂，水煎 300mL，早晚分服。

二诊：患者述服药后反酸烧心减轻，口干减轻，舌红津液可，少苔，有裂纹，脉细数。继用上方。患者诸症改善，病机无明显变化。

方药：柴　胡 10 克　　沙　参 20 克　　麦门冬 25 克　　天花粉 20 克

　　　佛　手 20 克　　砂　仁 15 克　　紫苏子 20 克　　乌　药 20 克

　　　浙贝母 20 克　　海螵蛸 20 克

　　　7 剂，日 1 剂，水煎 300mL，早晚分服。

三诊：患者述只有一天出现反酸症状，口干减轻，无其他不适症状，舌红润，少苔，舌裂纹变浅，脉细数好转。上方浙贝母改为 10 克，海螵蛸改为 10 克。

方药：柴　胡 10 克　　沙　参 20 克　　麦门冬 25 克　　天花粉 20 克

　　　佛　手 20 克　　砂　仁 15 克　　紫苏子 20 克　　乌　药 20 克

　　　浙贝母 10 克　　海螵蛸 10 克

　　　7 剂，日 1 剂，水煎 300mL，早晚分服。

四诊：患者仍觉口干，无其他不适症状，舌红润，少苔，舌裂纹变浅，脉细数好转。上方加石斛 15 克，益胃生津，去掉柴胡，防其伤阴。

方药：沙　参 20 克　　麦门冬 25 克　　天花粉 20 克　　石　斛 15 克

　　　佛　手 20 克　　砂　仁 15 克　　紫苏子 20 克　　乌　药 20 克

　　　浙贝母 10 克　　海螵蛸 10 克

　　　15 剂，日 1 剂，水煎 300mL，早晚分服。

五诊：患者述口干明显好转，无其他不适症状，舌红润，少苔，舌裂纹变浅，脉可。

方药：沙　参 20 克　　麦门冬 25 克　　天花粉 20 克　　佛　手 20 克

砂　仁 15 克　　　紫苏子 20 克　　　乌　药 20 克　　　浙贝母 10 克

海螵蛸 10 克　　　石　斛 15 克

7 剂，日 1 剂，水煎 300mL，早晚分服。

随访 1 年，患者述不适症状未反复。嘱其定期胃镜复查。

【按语】

反酸烧心之症，多发于寒、热两证。治法为养胃阴降逆。胃阴虚为本病的基本病机，治病以求本，宜养阴降逆与抑酸并重，益胃汤加减。沙参、麦门冬、天花粉养胃阴以治本，柴胡疏肝解郁，通过调肝来疏泄气机，紫苏子降气引气下行，佛手、砂仁、乌药通腑气，四药调畅全身气机，浙贝母、海螵蛸抑酸。建议患者终身定期内镜监测，以尽早发现食管腺癌，提高存活率。调畅气机在此患者诊治中贯穿终始，肝的疏泄功能正常，脾胃才能升降正常。临床发现，单单降胃气很难奏效，通过疏肝法往往可以取得可喜的效果。中医治病，不论急性病还是慢性病，皆是服一次药即看变化，根据症状变化而变换方药，不允许长期服一个处方，一方到底，而是"有是证，用是方"，"观其脉证，知犯何逆，随证治之"。

八、气滞血瘀证

曹某，女，61 岁。

首诊时间：2011 年 1 月 16 日。

主诉：阵发性反酸烧心、伴胃脘胀痛半年余。

现病史：患者阵发性反酸烧心、胃脘胀痛半年余，未做食管下段活检。心电图示正常，胸片无异常。半年内患者口服过西药和中药，症状未见明显改善，时轻时重，遂来我处就诊。患者现反酸烧心，胃脘胀痛，每遇情志不遂时加重，饮食可，二便调，无胸闷、呼吸困难等其他不适症状，舌质紫暗，脉弦涩。

既往史：否认其他消化系统相关病史。

辅助检查：（2010 年 12 月 15 日　哈尔滨医科大学附属第二医院）胃镜示 Barrett 食管，浅表性胃炎。

【辨证分析】细审此患者，可见其舌紫暗，脉弦涩，为瘀血的表现，久病多瘀，反酸烧心为气机不畅的表现，胸骨后疼痛为血瘀气滞、不通则痛的表现，故本病证型为气滞血瘀证。

中医诊断：泛酸（气滞血瘀证）。

西医诊断：Barrett 食管；浅表性胃炎。

治法：疏肝理气，活血化瘀。

方药：柴　胡 10 克　　炙乳香 15 克　　炙没药 15 克　　炒蒲黄 15 克

　　　五灵脂 15 克　　白豆蔻 15 克　　草豆蔻 15 克　　乌　药 15 克

　　　瓦楞子 30 克　　厚　朴 15 克　　甘　草 10 克

　　　7 剂，日 1 剂，水煎 300mL，早晚分服。

二诊：患者述服药后反酸烧心减轻，胸骨后疼痛、胃痛仍未缓解。舌质紫暗，脉弦涩。上方加炒九香虫 15 克，理气止痛。

方药：柴　胡 10 克　　炙乳香 15 克　　炙没药 15 克　　炒蒲黄 15 克

　　　五灵脂 15 克　　白豆蔻 15 克　　草豆蔻 15 克　　乌　药 15 克

　　　瓦楞子 30 克　　厚　朴 15 克　　甘　草 10 克　　炒九香虫 15 克

　　　7 剂，日 1 剂，水煎 300mL，早晚分服。

三诊：患者述服药后胸骨后疼痛、反酸烧心明显改善，胃痛减轻，舌质紫暗，脉弦涩好转。上方瓦楞子改为 10 克。

方药：柴　胡 10 克　　炙乳香 15 克　　炙没药 15 克　　炒蒲黄 15 克

　　　五灵脂 15 克　　白豆蔻 15 克　　草豆蔻 15 克　　乌　药 15 克

　　　瓦楞子 10 克　　厚　朴 15 克　　甘　草 10 克　　炒九香虫 15 克

　　　15 剂，日 1 剂，水煎 300mL，早晚分服。

四诊：患者述时有胸骨后疼痛、反酸烧心，胃痛减轻，舌质紫暗略改善，脉弦涩好转。加莪术 15 克，破血逐瘀。

方药：柴　胡 10 克　　炙乳香 15 克　　炙没药 15 克　　炒蒲黄 15 克

　　　五灵脂 15 克　　白豆蔻 15 克　　草豆蔻 15 克　　乌　药 15 克

　　　瓦楞子 10 克　　厚　朴 15 克　　甘　草 10 克　　炒九香虫 15 克

　　　莪　术 15 克

　　　15 剂，日 1 剂，水煎 300mL，早晚分服。

五诊：患者胸骨后疼痛改善，胃痛减轻，舌质紫暗明显改善，脉弦涩好转。

方药：柴　胡 10 克　　炙乳香 15 克　　炙没药 15 克　　炒蒲黄 15 克

　　　　五灵脂 15 克　　白豆蔻 15 克　　草豆蔻 15 克　　乌　药 15 克

　　　　瓦楞子 10 克　　厚　朴 15 克　　甘　草 10 克　　炒九香虫 15 克

　　　　莪　术 15 克

7 剂，日 1 剂，水煎 300mL，早晚分服。

六诊：患者胸骨后疼痛基本消失，胃痛减轻，无其他不适症状。

方药：柴　胡 10 克　　炙乳香 15 克　　炙没药 15 克　　炒蒲黄 15 克

　　　　五灵脂 15 克　　白豆蔻 15 克　　草豆蔻 15 克　　乌　药 15 克

　　　　瓦楞子 10 克　　厚　朴 15 克　　甘　草 10 克　　炒九香虫 15 克

　　　　莪　术 15 克

7 剂，日 1 剂，水煎 300mL，早晚分服。

【按语】

细审此患者，可见其舌紫暗、脉弦涩，为瘀血的表现，久病多瘀，反酸烧心为气机不畅的表现，胸骨后疼痛为血瘀气滞、不通则痛的表现，故本病证型为气滞血瘀证，治宜疏肝理气、活血化瘀。方中炙乳香、炙没药、炒蒲黄、五灵脂四药相辅相成，共奏活血祛瘀止痛之用；柴胡、白豆蔻、草豆蔻、乌药、厚朴通腑气，以畅全身气机；瓦楞子制酸止痛。叶天士着重强调久病入络病机，对络脉瘀积重症，多用虫类药通络，并说"久则邪已混处其间，草木不能见效，当以虫蚁疏泄"。他认为虫类药迅速飞走，升降搜剔，可使气机流通，血无凝着。故余二诊时患者疼痛不缓解加以九香虫。临床每遇疼痛剧烈久病不愈者，加入虫类药往往可以取得满意的效果。

【诊疗体会】

Barrett 食管（Barrett's esophagus，BE）是指食管下段复层鳞状上皮被单层柱状上皮所替代的一种病理现象，是食管腺癌的癌前病变。属中医学"泛酸""噎膈""痞满""嘈杂""胃痛""呕吐""反胃"等范畴。无特征性表现，患者多以烧心、泛酸、反胃、嗳气、呕吐、咽部不适、胸骨后疼痛等反流性食管炎症状就诊，当合并食管狭窄时可出现吞咽困难，当出现溃疡时可有进食疼痛。

【治疗特色】

1. 病因病机

疾病发展至 Barrett 食管范畴时，单纯痰凝、气滞、血瘀已经少见，往往多病机同时出现。

2. 辨证论治

（1）着手脾胃，调畅气机：升降浮沉是自然界事物的基本运动形式，在正常状态下，升降交替，浮沉变更，周而复始。《内经》云："升降出入，无器不有。"说明了升降运动存在于一切物体之中。《脾胃论·天地阴阳生杀之理在升降沉浮之间论》曰："盖胃为水谷之海，饮食入胃，而精气先输脾归肺，上行春夏之令，以滋养周身，乃清气为天者也；升已而下输膀胱，行秋冬之令，为传化糟粕，转味而出，乃浊阴为地者也。"说明脾胃位于中焦，是整体气机的枢纽，通过脾的升清、胃的降浊作用，将水谷精微上输心肺，外达四末，以滋养全身。对于此病，往往胃不降浊或脾不升清与胃不降同时出现。由于气机瘀滞，阻滞在中焦，不仅脾气不能升，胃气亦不能降，故治疗往往调畅气机。临床善用佛手、砂仁和紫苏子以交通上中下三焦，调节全身气机，推动气行，同时还可疏肝和胃，使补而不滞，且此三味药药性轻灵，有疏风之效，可达到升散之功。同时在拟定方药上，时刻秉承"脾喜燥恶湿，以升为健；胃喜润恶燥，以降为和"的特点，以调畅全身气机。

（2）辨证论治，肝脾为要：脾为后天之本，气血生化之源，主运化饮食水谷精微，只有脾健才能化生精、气、血、津液，使脏腑、组织、皮毛筋肉等器官得到充分的滋润营养而进行正常的生理活动。而现代人由于生活水平的提高，饮食很不规律，影响脾胃的运化功能。在李东垣生活的时代，脾胃虚弱的人较多，故其善用黄芪、人参、甘草等甘温之药补脾胃之元气，治法以补益居多。而现代人患脾胃疾病，除脾胃虚弱之外，痰湿、湿热、气滞血瘀往往并见，故在治疗上应标本兼治。《素问·六节藏象论》曰："肝者，罢极之本，魂之居也。"肝主升，主动，为刚脏，肝喜条达而恶抑郁，肝主疏泄，调畅气机，使气机疏通，畅达，气血和调，经络通利，脏腑器官的活动维持正常，心情舒畅，情志活动正常，所以肝具有调畅情志之功能。"木能疏土而脾滞以行""土得木而达"，肝主疏泄，分泌胆汁，脾得肝之疏泄，则升降协调，运化功能健旺。"木赖土以培之",意思是脾为气血生化之源,主运化,脾气健运,水谷精微才能不断上滋于肝,肝才得以发挥其正常的功能。相反,若肝失疏泄,肝气郁结,气滞则水停,因脾喜燥恶湿,水湿困脾,必影响脾之运化;脾失健运,脾虚消渴日久,精微不足,气血生成乏源,日久必影响肝之藏血。临床上发现单纯肝郁、单纯脾虚的患者已少见,往往肝脾同病。临床可依气滞、痰阻、血瘀、热毒、胃气不降之不同,分别予以治疗。情志失调、气机郁滞者,予疏肝解郁、和胃降逆;痰气交阻者,则开郁化痰、润燥散结;瘀血阻滞者,宜化瘀行滞、软坚散结;肝胃不和、胃失和降、食管狭隘者,应疏肝和胃、降逆化瘀。然气、痰、瘀、湿热等每多兼杂互见,有时难以截然分开。胃阴亏虚,则养阴润燥;气血两虚,则应益气养血;脾胃阳虚,应温中祛寒,补气助阳。临床当辨虚实之微甚,年力之盛衰,实者可治其标,虚者必治其本。

(3)中西医结合治疗:参考食管镜下食管黏膜色泽改变,灵活加减,往往会取得较好的疗效。胃镜下食管黏膜充血水肿,则加连翘、公英清热解毒;黏膜糜烂或溃疡,加珍珠粉、三七粉冲服敛疮生肌、祛瘀生新;黏膜苍白变薄,加百合、玉竹、太子参益气养阴;若黏膜颗粒状,粗糙不平,或病理提示上皮过度增生或有不典型增生,加贝母、薏苡仁、白花蛇舌草解毒散结,既病防变;贲门口松弛持续开放,加旋覆花、赭石增强和胃通降之力;胃内潴留液较多,混浊粘稠加牵牛子、虎杖清热逐饮。

3. 治疗 Barrett 食管常用药对

(1)海螵蛸与煅瓦楞子:泛酸吞酸为本病最常见的症状之一。海螵蛸与瓦楞子皆具止痛制酸之作用,二药合用,其效更著,研末吞服又较煎剂为优。瓦楞子以煅制为佳,海螵蛸去背壳无弊。临床可随寒热虚实之病证配伍于相应方中。若久服便秘者,可加润肠通便之品。

(2)藿香与佩兰:藿香与佩兰同属芳香化湿药,用于湿浊中阻证。如症见口臭多涎、舌苔厚腻者,首选藿香,重在辛温芳化,使湿浊暗消于无形;佩兰辛平,芳化之力较弱,但兼能醒脾开胃,增进食欲,口中甜腻之"脾瘅"证非此不除,在脾胃病临床中,属湿热中阻者颇多,在清利湿热之品中佐以藿香、佩兰之辛香芳化,湿热浊邪消散快,症状改善明显,能明显缩短疗程,符合"湿为阴邪,非温不化"之古训。但须注意,寒湿证应用属对证,湿热证用之量不宜过大。湿热证用之尚须掌握清热与芳香化湿二者比例，分辨湿热孰轻孰重而采用不同比例。

（3）当归与川芎：当归与川芎合用即佛手散，名芎归散，出自《普济本事方》，言其活血定痛效佳，二药合用，气血兼顾，行气活血、养血补血、散瘀止痛之力增强，脾胃病属气血瘀滞者可选其为通治之方。当归能补能行，川芎功专行血祛风理气。气血瘀滞者多用此对药。

（4）焦山楂、神曲、炒麦芽与鸡内金：焦山楂、神曲、炒麦芽与鸡内金合用，善治食积不化、脘腹胀满、嗳腐吞酸、腐苔、脉滑者。焦山楂、神曲、炒麦芽纯属消导，多服、久服反伐脾胃生发之气，食积方可应用，故凡脾胃虚弱无积者须慎用。鸡内金消食健脾，两擅其功，与焦山楂、神曲、炒麦芽合用，可兼制其破气消导伤正之弊。

（5）枳壳与杏仁：枳壳行气宽中消胀，以走以泻为主，功类枳实，但性较之平和，而无枳实破气耗气之弊；杏仁苦温，化痰通便，能通降肺气。二药相伍，能通调中上二焦气机郁滞。

（6）三七与白及：三七，甘苦微温，归肝胃经，能化瘀止血，活血定痛；白及苦甘涩微寒，能收敛止血、消肿生肌。三七走而不守，白及守而不走，二药相伍，一走一守，使行瘀止血、生肌止痛之功加强。因其能止血，故能广泛用于各种消化系统疾病的出血；因其能生肌，故能用于消化道各种黏膜的糜烂、溃疡。

4.生活调护

（1）饮食：多吃一些碱性的食物，如馒头、面包、面条等，以易消化的食物为主，吃七分饱，维持规律、正常的饮食习惯。饮食温度适中，饮茶、汤不宜过热。饮食以清淡为主，味重会刺激胃酸分泌，少量的生姜和胡椒可暖胃并增强胃黏膜的保护作用。以易消化食物为主，肉类炒煮要熟，蔬菜不要半生。宜少吃多餐，避免饥饿疼痛，若疼痛时，可吃一两块苏打饼干。保持充足的睡眠、适度的运动及消除过度的紧张，是基本有效的方法。

（2）服药：中药汤剂一日一剂。一般汤药多宜温服，热证用寒药，宜冷服；寒证用热药，宜热服。胃阴亏虚证、脾胃阳虚证的用药宜饭前服，有利于吸收；气机升降失调证、气滞血瘀证、肝胃不和证、痰气交阻证、食积内停证、湿热郁阻证的用药宜饭后服，以免损伤脾胃（这里所说的饭前、饭后指进食前、后1~2小时）。但病情不同，服药时间也有相应变化：泛酸较重时，药宜饭前服；个别患者饭前服药胃难受的可饭后服。无特殊情况必须按固定时间服用，使体内保持一定的药物浓度。

（3）忌口：包括药物的忌口和疾病的忌口。药物的忌口：她在服用桂附理中丸等温里药时不宜吃生冷之物，服用清胃散等清胃热药时不宜吃辛辣助热的食物，服用健脾消食药时不宜吃黏腻油煎类不易消化的食物，服用镇静安神药时对酒、浓茶、咖啡等能刺激和兴奋中枢神经的食物应忌之。疾病的忌口：寒证者和阳虚者忌生冷食物，如西瓜、梨子、柿子、菠萝、香蕉等生冷水果，萝卜、白菜、苦瓜、竹笋、蚕豆等寒凉蔬菜，冰棒、冰淇淋、冷藏饮料或果品等冷冻食品；热证者和阴虚者忌辛辣食物，如辣椒、胡椒、生姜、大蒜、韭类、花椒、青葱、芥末、酒类等；痰证者忌油腻食物，如猪油、猪肉、牛肉、羊肉、动物内脏和油炸、烧烤食品等；气滞者忌食豆类或白薯；任何证型均忌食海腥类、发物类、甜品类等，如虾、蟹、螺、贝类、带鱼、海鳗、乌贼、鱿鱼等水产品，鹅肉、牛肉、猪头肉、公鸡肉、狗肉、竹笋、芥菜、木薯、南瓜、韭菜等，白糖、红糖、各种糖果、糕饼，以及含糖多的荔枝、龙眼、甘蔗等水果。常言道，食物为养人之物，用之合于人的脏腑时有宜，不当时则有损，由此可见服药期间的忌口与治疗有密切关系。疾病除用药物治疗外，尚需在服药期间忌食与药性作用相反的食物，多食与药性有协同作用的食物，才能达到尽快、尽早康复的目的。

疣状胃炎

一、肝气犯胃证

病案一

郑某，女性，30 岁，哈尔滨市人。

首诊时间：2014 年 6 月 20 日。

主诉：反酸 1 年。

现病史：患者于 1 年前因与邻居发生口角后于第 2 日出现反酸、烧心症状，呕吐严重，自服肝胃气痛片治疗，症状无缓解，2013 年 9 月 10 于日哈尔滨医科大学第二附属医院行胃镜检查提示：疣状胃炎。服用西药后症状稍有缓解，但仍有复发。为求进一步治疗，经人介绍来到笔者门诊就医。现患者自诉烧心、反酸，食后加重，口苦咽干，胁肋胀满，心烦，郁怒。大便秘结，数日而行一次，目睛干涩。由于患者具有反酸、烧心等消化不良典型症状，结合胃镜报告，西医诊断为疣状胃炎。经过中医四诊合参，观其舌象见舌质暗，舌体略胖，边有齿痕，舌苔黄腻；候其脉象为沉弦脉，诊断为吞酸，辨证属肝胃不和兼脾虚证。

【辨证分析】反酸一症病变虽然在胃，但与脾、肝有关，其致病原因为情志失调，脾胃虚弱。情志失调、抑郁恼怒则伤肝，使肝失疏泄，横逆乘脾犯胃，胃气携胃中酸水上逆见吞酸。根据患者上腹部饱胀感等症，及舌象之舌体胖大，边有齿痕，舌淡苔薄，脉象之脉弦细，更验证其为肝气犯胃、脾胃虚弱证。

中医诊断：吞酸（肝郁脾虚证）。

西医诊断：疣状胃炎。

治法：疏肝健脾，和胃降逆。

方药：
柴　胡 12 克	白　芍 15 克	郁　金 15 克	炒枳壳 15 克
白　术 12 克	黄　芪 15 克	半　夏 9 克	黄　芩 12 克
佛　手 20 克	元　胡 9 克	蒲公英 12 克	白花蛇舌草 15 克

黄　连 15 克	吴茱萸 5 克	甘　草 6 克

7 剂，日 1 剂，水煎 300mL，早晚分服。

二诊：患者自诉烧心、反酸症状好转，呕吐症状已无，服药后腹泻，咽中有痰，口干，近 3 日胃脘胀满，舌质暗，舌体略胖，边有齿痕，舌苔黄腻，脉沉弦。此为脾胃呆滞之候，可以于上方中加藿香 15 克，以芳香醒脾，而助运化。

方药：柴　胡 12 克　　白　芍 15 克　　郁　金 15 克　　炒枳壳 15 克

白　术 12 克　　黄　芪 15 克　　半　夏 9 克　　黄　芩 12 克

佛　手 20 克　　元　胡 9 克　　蒲公英 12 克　　白花蛇舌草 15 克

黄　连 15 克　　吴茱萸 5 克　　甘　草 6 克　　藿　香 15 克

7 剂，日 1 剂，水煎 300mL，早晚分服。

三诊：患者自诉烧心、反酸症状减轻，口苦咽干症状基本消失，大便调，心情平和。舌质暗，舌体略胖，边有齿痕，舌苔黄腻，脉沉弦。患者病情趋于稳定，效不更方，原方继进。

方药：柴　胡 12 克　　白　芍 15 克　　郁　金 15 克　　炒枳壳 15 克

白　术 12 克　　黄　芪 15 克　　半　夏 9 克　　黄　芩 12 克

佛　手 20 克　　元　胡 9 克　　蒲公英 12 克　　白花蛇舌草 15 克

黄　连 15 克　　吴茱萸 5 克　　甘　草 6 克　　藿　香 15 克

7 剂，日 1 剂，水煎 300mL，早晚分服。

四诊：患者自诉近日因食生冷，反酸烧心症状反复，胃脘胀满不舒，抑郁，眼干，头部痤疮，四肢欠温，小便频，不净感。舌质暗，舌体略胖，边有齿痕，苔黄腻，脉沉弦。于上方加夏枯草 25 克，益智仁 20 克。

方药：柴　胡 12 克　　白　芍 15 克　　郁　金 15 克　　炒枳壳 15 克

白　术 12 克　　黄　芪 15 克　　半　夏 9 克　　黄　芩 12 克

佛　手 20 克　　元　胡 9 克　　蒲公英 12 克　　白花蛇舌草 15 克

黄　连 15 克　　吴茱萸 5 克　　甘　草 6 克　　藿　香 15 克

夏枯草 25 克　　益智仁 20 克

7 剂，日 1 剂，水煎 300mL，早晚分服。

五诊：患者自诉眼干缓解，胃脘不舒症状仍有，反酸、烧心症状减轻，排尿困难，尿少，大便1次/日。舌质暗，舌体略胖，边有齿痕，舌苔黄腻，脉沉弦。上方加益母草15克。

方药：柴　胡12克　　白　芍15克　　郁　金15克　　炒枳壳15克
　　　　白　术12克　　黄　芪15克　　半　夏9克　　　黄　芩12克
　　　　佛　手20克　　元　胡9克　　　蒲公英12克　　白花蛇舌草15克
　　　　黄　连15克　　吴茱萸5克　　　甘　草6克　　　藿　香15克
　　　　夏枯草25克　　益智仁20克　　益母草15克

7剂，日1剂，水煎300mL，早晚分服。

六诊：患者自诉胃脘不舒，反酸、烧心症状基本消失，排尿困难有所缓解，舌质暗，舌边有齿痕，苔黄腻，脉沉弦。复查胃镜提示正常。患者病情趋于稳定，效不更方，原方继进7剂，水煎早晚分服。

方药：柴　胡12克　　白　芍15克　　郁　金15克　　炒枳壳15克
　　　　白　术12克　　黄　芪15克　　半　夏9克　　　黄　芩12克
　　　　佛　手20克　　元　胡9克　　　蒲公英12克　　白花蛇舌草15克
　　　　黄　连15克　　吴茱萸5克　　　甘　草6克　　　藿　香15克
　　　　夏枯草25克　　益智仁20克　　益母草15克

7剂，日1剂，水煎300mL，早晚分服。

【按语】

烧心、反酸之症状属于中医学"吞酸"的范畴，《内经》认识到此病的病机与热有关，《素问·至真要大论》曰："诸呕吐酸，暴注下迫，皆属于热。"刘完素在《素问玄机原病式》中进一步认识到其与肝气怫郁密切相关："酸者，肝木之味也，肝木自甚，故为酸也。"《证治汇补·吞酸》中将泛酸分为寒热两端。高鼓峰《四明心法·吞酸》说："凡是吞酸，尽属肝木，曲直作酸也。河间主热，东垣主寒，毕竟东垣言其因，河间言其化也。盖寒则阳气不舒，气不舒则郁而化热，热则酸矣；然亦有不因寒而酸者，尽是水气郁甚，熏蒸湿土而成也，或吞酸或吐酸也。然又有饮食太过，胃脘填塞，脾气不运而酸者，是怫郁之极，湿热蒸变，如酒缸太热则酸也。然总是木气所致。"中医是在整体观念的指导下，把人体当作一个有机的整体来分析研究与治疗，所谓"谨察阴阳所在而调之，以平为期"。吞酸是人体阴阳失衡的结果，在治疗的时候需整体辨证。笔者总结多年的临床经验及中医理论，认为该疾病的发生与"郁"的关系最为密切，即所谓"无郁不成酸"。

《丹溪心法》云："气血冲和，万病不尘，一有怫郁，诸病生焉，故人身之病，多生于郁。"笔者深受朱丹溪影响，认为吞酸的发生源于"郁"的存在，故以疏肝健脾为基础治疗大法。郁的存在可导致肝失条达。《素问·阴阳应象大论》有云："风生木，木生酸，酸生肝。"说明酸与肝的关系密切，酸的产生也受到肝主疏泄功能的影响。肝属木，"木曰曲直"，喜条达而恶抑郁，郁可以引起肝失条达，而肝失条达则会引起酸分泌。故用柴胡疏利肝气，用左金丸清泄肝火，疏肝降逆，用行气之品通调三焦之气机；肝失疏泄，木郁克土，亦可导致脾虚，故以白术、生黄芪益气健脾；肝郁日久必化火生毒，故用黄芩、白花蛇舌草等以清热解毒；疣状胃炎为隆起性病变，在中医看来此属瘀血导致，故酌情加入活血化瘀之品。二诊患者出现腹泻、咽中有痰、胃脘胀满之症状均为脾胃不健运之征，脾胃湿热蕴蒸，炼液为痰，故用藿香、佩兰芳香之性化脾胃之湿浊。服药后至四诊患者因食生冷而反酸烧心症状反复，胃脘胀满不舒，头部痤疮，四肢欠温，小便频，不净感，用夏枯草清泄肝火、散结消肿，益智仁温脾、暖肾、固气、涩精。一周后再来就诊，患者自诉排尿困难，尿少，故斟酌用益母草，取其活血、祛瘀、调经、消水之效。

病案二

于某，女性，55岁，哈尔滨市人。

首诊时间：2000年5月19日。

主诉：胃脘不适3年，加重1周。

现病史：患者3年前于哈尔滨医科大学第一附属医院行痔疮手术期间，行常规胃镜检查发现疣状胃炎，Hp阳性，当时未予以处理，术后进行疣状胃炎的院外治疗。曾口服奥美拉唑、甲硝唑、香砂养胃丸等，效果不明显。为求进一步治疗，故来笔者门诊。症见：面色微黄，形体消瘦，自觉胃脘不舒，两胁肋胀满，嗳气，晨起恶心，不欲食，餐后自觉消化不良，精神不佳，心情急躁，睡眠欠佳，大便不畅，2日一行，小便正常，舌质紫暗，苔白腻，脉沉滑，腹部彩超提示肝、胆、脾未见异常。

既往史：痔疮术后 3 年。

辅助检查：胃镜示胃黏膜下疣状隆起，符合疣状胃炎表现。腹部彩超示肝、胆、脾、胰腺未见明显异常。

【辨证分析】 根据患者症状，结合胃镜，西医诊断为疣状胃炎；中医四诊合参，辨证为胃痛—（肝胃不和证）。本病可与胃痞、真心痛加以鉴别。胃痞是指心下痞塞满闷、触之无形、按之不痛的病症，而胃痛与胃痞虽然病变部位相同，但胃痛是以疼痛为主的病症；真心痛是当胸而痛，其痛多为绞痛、紧缩样痛或压榨样痛，且痛引肩臂，伴有心悸、气短，甚则汗出等症，病势危急，而胃痛多表现为胀痛、刺痛、隐痛，有反复发作史，一般无放射痛，伴有嗳气、泛酸、嘈杂等脾胃证候。经笔者仔细斟酌，以疏肝健脾、和胃降逆法取效。

中医诊断：胃痛（肝胃不和证）。

西医诊断：疣状胃炎。

治法：疏肝和胃，降逆止痛。

方药：柴　胡 15 克　　槟　榔 15 克　　郁　金 15 克　　枳　壳 15 克

　　　　白　术 12 克　　生　姜 15 克　　半　夏 10 克　　黄　芩 15 克

　　　　佛　手 20 克　　元　胡 9 克　　蒲公英 20 克　　白花蛇舌草 15 克

　　　　山　楂 20 克　　炒麦芽 20 克　　夜交藤 20 克

　　　7 剂，日 1 剂，水煎 300mL，早晚分服。

二诊：自患者服药以来，自觉症状良好，胃脘不适症状偶发，饮食增加，两肋胀满症状仅夜间晚饭后较为明显，大便仍然不畅，2 日一行，舌质紫暗，苔白腻，脉沉滑，腑气仍不通畅，宜加大通腑之力，加厚朴 20 克。

方药：柴　胡 15 克　　槟　榔 15 克　　郁　金 15 克　　枳　壳 15 克

　　　　白　术 12 克　　生　姜 15 克　　半　夏 10 克　　黄　芩 15 克

　　　　佛　手 20 克　　元　胡 9 克　　蒲公英 20 克　　白花蛇舌草 15 克

　　　　山　楂 20 克　　炒麦芽 20 克　　夜交藤 20 克　　厚　朴 20 克

　　　7 剂，日 1 剂，水煎 300mL，早晚分服。

三诊：患者自诉无明显不适，大便已正常，饮食较前已改善，睡眠尚可，舌质淡，苔薄白，脉沉弦。续进前方。

方药：柴　胡15克　　槟　榔15克　　郁　金15克　　枳　壳15克

白　术12克　　生　姜15克　　半　夏10克　　黄　芩15克

佛　手20克　　元　胡9克　　　蒲公英20克　　白花蛇舌草15克

山　楂20克　　炒麦芽20克　　夜交藤20克　　厚　朴20克

7剂，日1剂，水煎300mL，早晚分服。

四诊：患者无明显不适，胃镜提示：疣状胃，隆起面缩小，正常黏膜像，无炎症细胞浸润，Hp（－）。

【按语】

方中柴胡为君药，入肝胆经，疏肝解郁，使肝气条达，兼清胆胃之热。柴胡首载于《神农本草经》，味辛性寒，入肝、胆、脾、胃、三焦，记载："柴胡主心腹，去肠胃结气，饮食积聚，寒热邪气，推陈致新。"为解表泄热、疏肝解郁和升发阳气的要药。《本草经疏》："柴胡，为少阳经表药。主心腹肠胃中结气，饮食积聚，寒热邪气，推陈致新，除伤寒心下烦热者，足少阳胆也。"《神农本草经百种录》提出："柴胡，肠胃之药也。观经中所言治效，皆主肠胃，以其气味轻清，能于顽土中疏理滞气，故其功如此。"白芍、郁金共为臣药，白芍味甘、酸，入肝经能补血柔肝，肝体阴，为阴脏、藏阴血，以柔和为贵，肝得白芍之酸则缓，能恢复其正常生理功能。《脾胃论》曰："中焦用白芍药，则脾中阳升，使肝胆之邪不敢犯也。"白芍与柴胡同用，疏柔并用，散收同施，奏养血柔肝、解郁止痛之效。郁金辛、苦、凉，入心、肺、肝经，有行气解郁、活血止痛、清心凉血、利胆退黄的功用，《本草汇言》："郁金，清气化痰，散瘀血之药也。其性清扬，能散郁滞，顺逆气，上达高峰，善行下焦，心肺肝胃气血火痰郁结不行者，故治胸胃膈痛、两胁胀满、肚腹攻疼、饮食不思等症。"郁金不仅加强柴胡理气解郁之功，且胃为多气多血之腑，以气血条畅为贵，加入郁金更有助于活血行气。法半夏味辛，性温，有毒，功用燥湿化痰、降逆止呕、消痞散结。成无己："辛者散也，半夏之辛以散逆气，以除烦呕，辛入肺而散气，辛以散结气，辛以发声音。"黄芩味苦，性寒，能清热燥湿、泻火解毒、凉血止血、除热安胎。《本草思辨录》曰："黄芩气寒能清胆热。"与半夏相配，辛开苦降，消痞散结。枳壳味苦、酸，性微寒，有行气开胸、宽中消胀之功。元胡辛、苦，温，有行气、活血、止痛之功。《本草纲目》："延胡索能行血中气滞，气中血滞，故专治一身上下诸痛，用之中的，妙不可言。盖延胡索活血化气，第一品药也。"炒白术苦、甘、温，健脾益气，燥湿利水，上述三药合用，加强君、臣疏肝理气活血止痛之功。蒲公英味苦、寒，归肝、胃经，能清热解毒、利湿通淋，且具散结舒展之功。《本草新编》载："蒲公英亦泻胃火之药，但其气甚平，既能泻火，又不损土，可以长久服用而无碍。凡系阳明之火起者，具可大剂服之，火退而胃气自生。"白花蛇舌草微苦、甘、寒，归胃、大肠、小肠经，能清热解毒、利湿退黄。上述两药皆为苦寒之品，可降上逆之胃气，且有健胃之效，胃以通为补，苦以降逆，顺应了胃的特性。上述诸药均为佐药。甘草味甘平，归脾、胃、心、肺经，益气补中、缓急止痛、清热解毒、调和诸药，为使药。《本草汇言》："和中益气、补虚解毒之药也，健脾胃，固中气之虚赢，协阴阳，和不调之营卫。治虚损内伤、脾胃虚弱、元阳不足。"

纵观全方，寒热并用，气血同调，辛苦并进，补泻兼施，达到疏肝理气、和胃解郁之功效。

二、气滞血瘀证

马某，女性，40 岁，黑龙江省双城市人。

首诊时间：1999 年 12 月 20 日。

主诉：胃胀 1 个月。

现病史：患者于 1998 年 11 月食后出现胃脘部胀满疼痛症状，12 月于双城市人民医院行胃镜检查提示胃食管反流病，疣状胃炎，Hp（+）。给予促胃动力药物与抗酸剂，服用 3 周以后，症状不缓解反而加重。为求进一步治疗，来到我门诊就医。现患者自诉胃脘刺痛，部位固定，约在剑突下 2cm 处，并自觉胃脘似有物顶住，胀闷不舒，不欲饮食，大便干燥，3 日 / 次，频发嗳气症状，时有反酸。每因情绪不遂诸症加重。观其舌象，见舌质紫暗，苔白腻，候其脉弦硬有力。

既往史：平素健康。

辅助检查：胃镜示疣状胃炎。

【辨证分析】中医认为，不通则痛，痛则不通。患者胃脘部刺痛难忍，舌质紫暗，脉弦紧，结合胃镜，西医诊断为胃食管反流，疣状胃炎，Hp（+）；中医四诊合参，诊断为胃痛病，辨证属气滞血瘀证。

中医诊断：胃痛（气滞血瘀证）。

西医诊断：疣状胃炎。

治法：活血行气，缓急止痛。

方药：柴　胡 15 克　　厚　朴 20 克　　枳　实 20 克　　白　术 20 克

　　　茯　苓 15 克　　木　香 10 克　　香　附 10 克　　元　胡 10 克

　　　当　归 15 克　　白　芍 10 克　　蒲　黄 15 克　　五灵脂 15 克

　　　陈　皮 10 克　　甘　草 15 克　　麻　仁 20 克　　郁李仁 20 克

　　　7 剂，日 1 剂，水煎 300mL，早晚分服。

二诊：患者自诉胃痛症状减轻，但胃脘部仍似有物顶住，大便已润。自觉乏力，不欲饮食，大便较前通畅许多，2 日 / 行。舌质红，苔薄黄，脉沉弦。再守原意，于前方加神曲，以活血化瘀、消食导滞。

方药：柴　胡 15 克　　厚　朴 20 克　　枳　实 20 克　　白　术 20 克

　　　茯　苓 15 克　　木　香 10 克　　香　附 10 克　　元　胡 10 克

　　　当　归 15 克　　白　芍 10 克　　蒲　黄 15 克　　五灵脂 15 克

　　　陈　皮 10 克　　甘　草 15 克　　麻　仁 20 克　　郁李仁 20 克

　　　神　曲 15 克

　　　7 剂，日 1 剂，水煎 300mL，早晚分服。

三诊：患者自诉胃痛基本消失，有物顶住感有所减轻，排气增多，自觉舒适，体力、饮食均有所恢复，大便正常。寐佳。舌质红，苔薄白，脉细而弦。守原方再进 5 剂。

方药：柴　胡 15 克　　厚　朴 20 克　　枳　实 20 克　　白　术 20 克

　　　茯　苓 15 克　　木　香 10 克　　香　附 10 克　　元　胡 10 克

　　　当　归 15 克　　白　芍 10 克　　蒲　黄 15 克　　五灵脂 15 克

　　　陈　皮 10 克　　甘　草 15 克　　麻　仁 20 克　　郁李仁 20 克

　　　神　曲 15 克

　　　5 剂，日 1 剂，水煎 300mL，早晚分服。

四诊：患者自诉胃痛基本消失，有物顶住感有所减轻，大便正常。近日因工作压力睡眠不佳，舌质红，舌尖尤显著，苔薄黄，脉细而弦。于上方减姜厚朴、枳实、神曲，加炒枣仁20克。

方药：

柴　胡 15 克	白　术 20 克	炒枣仁 20 克	茯　苓 15 克
木　香 10 克	香　附 10 克	元　胡 10 克	当　归 15 克
白　芍 10 克	蒲　黄 15 克	五灵脂 15 克	陈　皮 10 克
甘　草 15 克	麻　仁 20 克	郁李仁 20 克	

7剂，日1剂，水煎300mL，早晚分服。

五诊：患者自诉胃痛消失，有物顶住感继续减轻，舌质红，苔薄白，脉细带弦。又行胃镜检查显示正常。短期治疗，病情好转较快，患者大喜。嘱以再守原法，巩固疗效。

方药：

柴　胡 15 克	白　术 20 克	炒枣仁 20 克	茯　苓 15 克
木　香 10 克	香　附 10 克	元　胡 10 克	当　归 15 克
白　芍 10 克	蒲　黄 15 克	五灵脂 15 克	陈　皮 10 克
甘　草 15 克	麻　仁 20 克	郁李仁 20 克	

7剂，日1剂，水煎300mL，早晚分服。

【按语】

本例患者经胃镜已确诊为"疣状胃炎"，属于中医学"胃脘痛"之范畴。笔者认为，治疗疣状胃炎当着眼于"脏腑""寒热""气血"三大方面。辨其病位在肝脾，其病机为胃痛日久，痛有定处，气滞作痛，进一步发展到郁阻胃络。故以《医学统旨》柴胡疏肝散疏肝解郁，以失笑散祛瘀止痛，其中柴胡苦辛，善达少阳生发之气，李东垣在补中益气汤中以小量柴胡、升麻佐入补脾益气之品中，意借其生发之力以提升脾气，对于脾虚清气不升者用之恰如其分。茯苓甘淡、性平，可健脾渗湿、宁心安神，《本草正义》谓之："能利窍去湿，利窍则开心益智，导浊生津；去湿则逐水燥脾，补中健胃。"白术甘、苦，微温，可健脾燥湿、益气和中，《景岳全书》谓："其性温燥，故能益气和中，补阳生血，暖胃消谷。"三药相配，柴胡升清阳之气，白术、茯苓健脾气、利脾湿，如此升降相因，守行相依，则脾自然恢复其生理功能。用木香、香附、陈皮等辛香理气，当归、白芍调血和血，使气机流畅，瘀血蠲除。蒲黄、五灵脂相配，源出《局方》之失笑散，常用于治疗瘀血停滞之心痛、胃痛、腹痛之症，笔者常用其治疗瘀血胃痛，甚则吐血、黑便之重症。其中蒲黄辛甘，性平，气香，功善行气活血，能导瘀结而治气血凝滞之痛。五灵脂甘苦，性温，气味厚重，长于破血行血，凡瘀血停滞心胃之间作痛，在所必用。二药相配，蒲黄辛香行散，善入气分，具灵动之性；灵脂气味均厚，专走血分，赋破瘀之功，以气行血，以血载气，活血散瘀止痛之力更强。二诊患者自觉乏力而不欲食，乃是药专行气太过，行气必破气，加神曲以活血化瘀、消食导滞。至四诊患者因工作压力而出现寐差，舌红苔黄，为心阴不足、心火上炎之象，故用酸枣仁敛心阴。五诊患者诸症减轻，嘱以再守原法，巩固疗效。

三、湿热蕴结，寒热错杂证

郑某，女性，33岁，黑龙江省哈尔滨市人。

首诊时间：2002年10月20日。

主诉：间断性胃痛2年，加重20天。

现病史：患者近2年来时有胃脘疼痛，近20天来疼痛加重，疼痛呈阵发性，疼痛严重时甚至头冒冷汗，平素胃脘怕凉，晨起呕吐，吐酸苦水，空腹时疼痛严重，口干苦，大便稀，2次/日，尤在食瓜果后加重，小便色黄，经西医治疗2周后未见好转，疼痛未见缓解，经哈尔滨医科大学第二附属医院诊断为疣状胃炎伴糜烂，幽门螺旋杆菌阳性，DOT：203。为求中医药系统治疗，故来笔者门诊。舌质红，苔黄腻，脉弦滑。经笔者斟酌再三，诊断为中焦湿热蕴结、寒热错杂证。以清热利湿、温阳健脾法取效。

既往史：无其他疾病病史。

辅助检查：电子胃镜示疣状胃炎伴糜烂，幽门螺旋杆菌阳性，DOT：203。腹部彩超示肝、胆、胰、脾未见明显异常。

【辨证分析】胃痛，从脏腑而论，以胃脘为主，与肝、脾密切相关；从气、血而论，有气滞血瘀者，有气虚血瘀者，有气虚血亏者；从六淫而论，则有湿、寒、热的区别。结合本例患者症状，当属脾阳不足、湿热内蕴之证。

中医诊断：胃痛（脾阳不足、湿热内蕴证）。

西医诊断：疣状胃炎。

治法：清热利湿，温阳健脾。

方药：半　夏10克　　黄　连15克　　　黄　芩15克　　　炮　姜20克

| 太子参 10 克 | 藿 香 20 克 | 佩 兰 20 克 | 蒲公英 20 克 |
| 甘 草 15 克 | 补骨脂 15 克 | 大 枣 5 枚 | |

7 剂，日 1 剂，水煎 300mL，早晚分服。

二诊：自服上方 10 剂后，晨起呕吐症状明显减轻，呕吐酸水症状减轻，仅夜晚进食较多后晨起发生，但程度亦不重。口苦减轻，仍大便稀。舌质红，苔黄腻，脉弦滑。湿热之邪较重，不能短期取效，宜缓慢治之。加五倍子 20 克，蛇莓 15 克。

方药：半 夏 10 克 黄 连 15 克 黄 芩 15 克 炮 姜 20 克
太子参 10 克 藿 香 20 克 佩 兰 20 克 蒲公英 20 克
甘 草 15 克 补骨脂 15 克 大 枣 5 枚 五倍子 20 克
蛇 莓 15 克

7 剂，日 1 剂，水煎 300mL，早晚分服。

三诊：上方服用 20 剂后，胃痛明显减轻，呕吐、吞酸现象已无。空腹时疼痛亦不明显，大便尚可，1 次 / 日，小便正常。舌质淡，苔白腻，脉弦滑。湿热之邪已去大半，热象也不明显，宜减轻清热药用量。上方黄芩减至 10 克。

方药：半 夏 10 克 黄 连 15 克 黄 芩 10 克 炮 姜 20 克
太子参 10 克 藿 香 20 克 佩 兰 20 克 蒲公英 20 克
甘 草 15 克 补骨脂 15 克 大 枣 5 枚 五倍子 20 克
蛇 莓 15 克

7 剂，日 1 剂，水煎 300mL，早晚分服。

四诊：上方加减 1 月，患者自觉无明显不适，胃镜提示：疣状胃，糜烂面已愈合，幽门螺旋杆菌阴性。舌质淡，苔薄白，脉弦。湿热之邪已去，以疏肝健脾、活血化瘀之法巩固，以防复发。

方药：柴 胡 15 克 黄 芪 20 克 茯 苓 20 克 黄 连 15 克
蒲公英 10 克 蛇 莓 15 克 太子参 10 克 炮 姜 20 克
补骨脂 15 克 大 枣 5 枚 五倍子 20 克

7 剂，日 1 剂，水煎 300mL，早晚分服。

随访半年，症状未再出现。

【按语】

上方由半夏泻心汤加味而成，由法半夏、黄连、黄芩、炮姜、太子参、藿香、佩兰、蒲公英、甘草、大枣等组成。本方是用于治疗 Hp 相关性胃病以及多种消化系统疾病证属湿热中阻、寒热错杂的基本方。本方功能清热利湿，散结消痞。脾胃升降失常、中焦气机不利应是本病的重要病机，所以疏理中焦脾胃气机，使其升降复运，则是治疗本病的重要原则。加味半夏泻心汤在辛开苦降、调理气机的基础上，辨证加用现代科学研究证明对 Hp 有杀灭及抑制作用的中药，加强疗效。半夏辛温，归脾、胃、肺经，功能燥湿化痰、降逆止呕。《名医别录》谓本品可"消心腹胸膈痰热满结、心下痛、坚病"，《主治秘要》认为半夏可"燥胃湿，化痰，益脾胃气"。炮姜苦温，功能温中止痛。《医学入门》："炮姜温脾胃，治里寒水海。"《得配本草》谓其"守而不走，燥脾胃之寒湿，除腹之寒病"。二药与苦辛通降之黄连、黄芩等配伍，可开痞散结。黄连苦寒，长于清中焦湿热。《本草正义》："黄连苦燥湿，寒胜热，能泄降一切有余之湿火，上以清风火之目病，中以平肝为之呕吐，下以通腑痛之泄下，皆燥湿清热之效也。"《珍珠囊》谓其"去中焦湿热，去风湿"。太子参性平，甘微苦，"补肺阴，健脾胃"，属补气药中的清补之品，作用平和。藿香辛微温，为芳香化湿要药，"治脾胃呕逆"，《本草正义》谓其"芳香而不猛烈，温而不燥烈，能祛阴霾湿邪，为湿困脾阳、倦怠无力最捷之药"。佩兰辛平，能化湿，气味芳香，善治湿阻中焦之证，常配伍藿香、厚朴同用。蒲公英苦甘寒，既能清热，又能泄降，《外科证治全生集》云其"火酒送服，疗胃脘痛"。其效甚佳，亦能"散滞气"。

【诊疗体会】

现将笔者治疗疣状胃炎的经验介绍如下，供大家参考：

1. 脾胃气虚为发病之本

笔者通过长期的临床观察和研究总结，认为脾胃虚弱是疣状胃炎形成的重要病理基础，二者关系密切。中医的脾与机体的非特异性免疫功能和特异性免疫的多个环节都有关系，脾虚患者大多免疫功能低下，胃黏膜的屏障防御功能及免疫功能受损，以致 Hp（湿热之邪）乘虚而入，从而引起一系列病理改变，正所谓"邪之所凑，其气必虚"。疣状胃炎病变之脾胃虚弱，当以气虚为主。脾胃功能的正常发挥，有赖于脾胃之气的旺盛充足，而脾胃受损，首先表现为脾胃气虚的症候。疾病进一步发展，可在脾胃气虚的基础上，或因气虚及阳，中阳不足，而致脾胃虚寒；或因气虚运化不力，生化乏源，胃阴受损，胃体失养，而表现为气阴两虚。由此可见，疣状胃炎发生发展的根本病机当首推脾胃气虚，它是导致疣状胃炎转化、传变的关键环节。

2. 瘀血阻络乃致病之标

《医林改错》云："元气既虚，必不能达于血管，血管无气，必停留而瘀。"《脾胃论》更是明确指出："脾胃不足，皆为血病。"根据中医传统理论，笔者认为胃络瘀血是疣状胃炎的致病之标。瘀血不仅是病理产物，还是致病因素。血瘀与气滞常互为因果，血瘀不行，则加重气滞，脾胃运化障碍，后天失养。瘀血内留，郁而生热，瘀热相合，则耗津伤阴，血液黏稠，又会加重血瘀。值得注意的是，无论是脾虚失统，还是瘀热灼络，均可致血不循经而溢于脉外，使血瘀进一步加重，瘀血不去，新血不生。如此恶性循环，势必导致气血日虚，胃腑萎弱日重。

3. 气虚血瘀是病机关键

证之临床，本病既有胃脘痞胀，隐痛，舌质黯或紫，舌下脉络青紫、增粗、迂曲、延长等瘀血阻络之征，又有面色无华、形瘦神疲、短气乏力、头晕等脾胃气虚之候。就其胃黏膜的微观辨证而言，胃镜下可见隆起性病变，周围色白。当为脾胃气虚，胃络失养夹杂血瘀之象。因此，无论是辨证、辨病亦或是宏观、微观，都提示疣状胃炎中气虚血瘀的存在。胃司受纳，也能磨化。《医经》中指出："胃无消磨健运则不化。"然瘀血阻于胃脘，焉能磨化？脾运源何？"饮入于胃，游溢精气""脾主为胃行其津液""中焦受气取汁变化而赤"等功能必为之减弱。而瘀血不去，新血不生，胃络瘀阻，脏腑失养，脾胃益亏，瘀血益甚。如此恶性循环，是导致疣状胃炎—肠上皮化生—异型增生—胃癌多步骤转化的主要环节。

4. 小结

如前所述，本病的病因有外感和内伤之分，但临证尤多重于内伤致病之说。现代医学认为疣状胃炎是一种与外源性致病因素、免疫遗传有关的疾病，与中医的外感致病、体质差异即禀赋不足有共同之处。疣状胃炎的形成是一个渐进的过程，久病必虚，久病入络，久病致瘀，瘀血不去则新血不生，如此恶性循环，势必气血日虚，胃腑虚弱日重，阴阳失衡交错，造成本虚标实的复杂病机，使病情反复，沉疴难痊。虽然疣状胃炎病程漫长、病势复杂缠绵，然而只要临证紧紧抓住脾胃虚弱是疣状胃炎形成的重要病理基础，瘀血阻络贯穿于病程的始终这一特有规律，把握其气虚血瘀这一基本病机，就会对临证有积极的指导作用。

浅表性胃炎

一、肝胃郁热兼脾虚证

李某，女，50 岁。

首诊时间：2014 年 2 月 23 日。

主诉：吞酸、烧心半年余。

现病史：患者于半年前因饮食不节而出现反酸、烧心症状。2013 年 9 月 10 日于哈尔滨医科大学第二附属医院就诊，服用西药后症状稍有缓解，但仍有复发，为求进一步治疗，经人介绍来到笔者门诊就医。现症见：烧心、反酸，食后加重，口苦咽干，胁肋胀满。心烦，郁怒。大便秘结，数日而行一次，目睛干涩。舌质暗，舌体略胖，边有齿痕，舌苔黄腻，脉沉弦。

既往史：无。

辅助检查：肝功指标均正常；胃镜提示浅表性胃炎。

【辨证分析】无郁不成酸，心烦郁怒致肝失疏泄，木不行则土滞，郁而化热，逆伤脾胃，导致脾胃失和而吐酸。患者舌暗苔黄腻，边有齿痕，其脉沉弦，更验证其为肝胃郁热兼有脾虚之证。

中医诊断：吞酸（肝胃郁热兼脾虚证）。

西医诊断：浅表性胃炎。

治法：疏肝清热，益气健脾。

方药：

柴　胡 15 克	白　术 20 克	佛　手 15 克	厚　朴 15 克
紫苏子 15 克	苍　术 15 克	生大黄 15 克	神　曲 15 克
陈　皮 15 克	海螵蛸 30 克	黄　连 15 克	吴茱萸 5 克

7 剂，日 1 剂，水煎 300mL，早晚分服。

二诊：患者自诉烧心反酸症状好转，服药后腹泻，咽中有痰，口干，近 3 日胃脘胀满，舌质暗，舌体略胖，边有齿痕，舌苔黄腻，脉沉弦，均为脾虚之征。脾虚而不能运化水湿，湿盛则濡泻；脾胃湿热蕴蒸，炼液为痰，故加藿香 15 克，佩兰 15 克，覆盆子 20 克，芳化湿浊，温肾补脾。

方药：柴　胡 15 克　　白　术 20 克　　佛　手 15 克　　厚　朴 15 克
　　　　紫苏子 15 克　　苍　术 15 克　　生大黄 15 克　　神　曲 15 克
　　　　陈　皮 15 克　　海螵蛸 30 克　　黄　连 15 克　　吴茱萸 5 克
　　　　藿　香 15 克　　佩　兰 15 克　　覆盆子 20 克

7 剂，日 1 剂，水煎 300mL，早晚分服。

三诊：患者自诉烧心、反酸症状减轻，口苦、咽干症状基本消失，大便调，心情平和。舌质暗，舌体略胖，边有齿痕，舌苔黄腻，脉沉弦。患者病情趋于稳定，效不更方。

方药：柴　胡 15 克　　白　术 20 克　　佛　手 15 克　　厚　朴 15 克
　　　　紫苏子 15 克　　苍　术 15 克　　生大黄 15 克　　神　曲 15 克
　　　　陈　皮 15 克　　海螵蛸 30 克　　黄　连 15 克　　吴茱萸 5 克
　　　　藿　香 15 克　　佩　兰 15 克　　覆盆子 20 克

7 剂，日 1 剂，水煎 300mL，早晚分服。

四诊：患者自诉近日因食生冷，反酸、烧心症状反复，胃脘胀满不舒，抑郁，眼干，头部痤疮，四肢欠温，小便频，不净感。舌质暗，舌体略胖，边有齿痕，苔黄腻，脉沉弦。加夏枯草 25 克，益智仁 20 克，清泄肝火、散结消肿，同时温脾暖肾、固气涩精。

方药：柴　胡 15 克　　白　术 20 克　　佛　手 15 克　　厚　朴 15 克
　　　　紫苏子 15 克　　苍　术 15 克　　生大黄 15 克　　神　曲 15 克
　　　　陈　皮 15 克　　海螵蛸 30 克　　黄　连 15 克　　吴茱萸 5 克
　　　　藿　香 15 克　　佩　兰 15 克　　覆盆子 20 克　　夏枯草 25 克
　　　　益智仁 20 克

7 剂，日 1 剂，水煎 300mL，早晚分服。

五诊：患者自诉眼干缓解，胃脘不舒症状仍有，反酸、烧心症状减轻，排尿困难，尿少，大便 1 次 / 日。舌质暗，舌体略胖，边有齿痕，舌苔黄腻，脉沉弦。加益母草 15 克，活血祛瘀，调经消水。

方药：柴　胡 15 克　　白　术 20 克　　佛　手 15 克　　厚　朴 15 克

紫苏子 15 克　　苍　术 15 克　　生大黄 15 克　　神　曲 15 克

陈　皮 15 克　　海螵蛸 30 克　　黄　连 15 克　　吴茱萸 5 克

藿　香 15 克　　佩　兰 15 克　　覆盆子 20 克　　夏枯草 25 克

益智仁 20 克　　益母草 15 克

7 剂，日 1 剂，水煎 300mL，早晚分服。

六诊：患者自诉胃脘不舒，反酸、烧心症状基本消失，排尿困难有所缓解，舌质暗，舌边有齿痕，苔黄腻，脉沉弦。患者病情趋于稳定，效不更方，原方继进 7 剂，嘱患者节饮食，避风寒，调情志。

方药：柴　胡 15 克　　白　术 20 克　　佛　手 15 克　　厚　朴 15 克

紫苏子 15 克　　苍　术 15 克　　生大黄 15 克　　神　曲 15 克

陈　皮 15 克　　海螵蛸 30 克　　黄　连 15 克　　吴茱萸 5 克

藿　香 15 克　　佩　兰 15 克　　覆盆子 20 克　　夏枯草 25 克

益智仁 20 克　　益母草 15 克

7 剂，日 1 剂，水煎 300mL，早晚分服。

随诊患者反映至今未曾反复。

【按语】

《丹溪心法》云："气血冲和，万病不生，一有怫郁，诸病生焉，故人身诸病，多生于郁。"笔者深受朱丹溪影响，认为吞酸的发生源于"郁"的存在，故用陈皮、苍术行气解郁。郁的存在可导致肝失条达。《素问·阴阳应象大论》有云："风生木，木生酸，酸生肝。"说明酸与肝的关系密切，酸的产生也受到肝主疏泄功能的影响。肝属木，"木曰曲直"，喜条达而恶抑郁，郁可以引起肝失条达，而肝失条达则会引起酸分泌。故用柴胡疏利肝气，用黄连、吴茱萸二药清泄肝火，疏肝降逆，用苏子、佛手、厚朴通调三焦之气机；肝失疏泄，木郁克土，亦可导致脾虚，故以白术益气健脾；大黄泄热通腑，共奏清肝泻热、和胃通腑之效。

二、肝郁脾虚证

于某，女，55岁。

首诊时间：2014年5月19日。

主诉：胃脘部胀痛3年余，近一周加重。

现病史：患者3年前于哈尔滨医科大学第四附属医院行痔疮术后出现胃脘不舒、胁肋胀满的症状，伴大便不畅。2012年11月6日于哈尔滨医科大学第四附属医院消化科就诊；2013年4月2日又至哈尔滨医科大学第二附属医院就诊，给予莫沙必利。服药后症状有所缓解，但反复发作。为求中医全面治疗，来到笔者门诊就医。现症见：胃脘胀痛，食后加重，脐周胀，两胁肋部不舒，大便2日一行，排便稍困难。乏力，不欲食。近3~4年渐进性消瘦，1年消瘦6~7斤。面色萎黄，精神不佳，心情急躁。舌质紫暗，舌体胖大，边有齿痕，苔白腻，脉弦滑。

既往史：痔疮切除术。

辅助检查：腹部彩超提示肝、胆、脾、胰未见异常；胃镜提示慢性浅表性胃炎。

【辨证分析】术后正气受伤，累及脾胃，脾虚失运则生湿，湿邪阻滞气机，影响肝之疏泄，造成肝郁气滞；而肝主疏泄，可助脾胃运化，一旦肝失疏泄，亦可导致脾胃升降失常。患者胃脘胀痛，食后加重，乏力而不欲食，面色萎黄，精神不佳，均为中气不足、脾胃虚弱之征，加之心情急躁，两胁不舒，舌质紫暗，苔白腻，脉沉滑，均是木郁土滞之象。

中医诊断：胃脘痛（肝郁脾虚证）。

西医诊断：浅表性胃炎。

治法：疏肝健脾，导滞通腑。

方药：柴　胡15克　　黄　芪20克　　白　术15克　　佛　手20克
　　　紫苏子20克　　茯　苓20克　　厚　朴20克　　白豆蔻20克
　　　生大黄15克　　神　曲15克　　陈　皮15克　　火麻仁20克
　　　肉苁蓉20克

7剂，日1剂，水煎300mL，早晚分服。

二诊：患者自诉食后不易消化，无反酸，肠鸣，腹胀，寐差，排便困难无明显改善，乏力症状有所好转，心情改善。舌质暗红，见少许白腻苔，脉弦滑。所谓"胃不和则卧不安"，故在原方调理肝脾的基础上加枣仁。明代李时珍《本草纲目》中记载，酸枣仁"熟用疗胆虚不得眠，烦渴虚汗之证；生用疗胆热好眠，皆足厥阴少阳药也"。加炒酸枣仁15克，莲子心15克。养肝、宁心、安神，兼以清心经之火。

方药：柴　胡 15 克　　黄　芪 20 克　　白　术 15 克　　佛　手 20 克

紫苏子 20 克　　茯　苓 20 克　　厚　朴 20 克　　白豆蔻 20 克

生大黄 15 克　　神　曲 15 克　　陈　皮 15 克　　火麻仁 20 克

肉苁蓉 20 克　　酸枣仁 15 克　　莲子心 15 克

7 剂，日 1 剂，水煎 300mL，早晚分服。

三诊：患者面色萎黄，形体适中，食欲好，睡眠有所好转，大便 2 日一行，气短，脐周胀闷不舒。舌质紫暗，舌体胖大，边有齿痕，黄白腻苔，脉沉滑。患者诸症好转，效不更方，原方继进 7 剂。

方药：柴　胡 15 克　　黄　芪 20 克　　白　术 15 克　　佛　手 20 克

紫苏子 20 克　　茯　苓 20 克　　厚　朴 20 克　　白豆蔻 20 克

生大黄 15 克　　神　曲 15 克　　陈　皮 15 克　　火麻仁 20 克

肉苁蓉 20 克　　酸枣仁 15 克　　莲子心 15 克

7 剂，日 1 剂，水煎 300mL，早晚分服。

四诊：患者因饮食不当后胃胀，寐差，大便 1 日一行。舌质紫暗，舌体胖大，齿痕减轻，舌苔白腻，脉沉滑。加煅龙骨 30 克，酸涩收敛，重镇安神。

方药：柴　胡 15 克　　黄　芪 20 克　　白　术 15 克　　佛　手 20 克

紫苏子 20 克　　茯　苓 20 克　　厚　朴 20 克　　白豆蔻 20 克

生大黄 15 克　　神　曲 15 克　　陈　皮 15 克　　火麻仁 20 克

肉苁蓉 20 克　　酸枣仁 15 克　　莲子心 15 克　　煅龙骨 30 克

7 剂，日 1 剂，水煎 300mL，早晚分服。

五诊：患者诸症好转，原方续服 7 剂，复查胃镜提示正常。嘱患者节饮食，避风寒，调情志。

方药：柴　胡 15 克　　黄　芪 20 克　　白　术 15 克　　佛　手 20 克

紫苏子 20 克	茯 苓 20 克	厚 朴 20 克	白豆蔻 20 克
生大黄 15 克	神 曲 15 克	陈 皮 15 克	火麻仁 20 克
肉苁蓉 20 克	酸枣仁 15 克	莲子心 15 克	煅龙骨 30 克

7 剂，日 1 剂，水煎 300mL，早晚分服。

随诊患者叙述病未再发。

【按语】

对此患者，以柴胡、黄芪、白术、陈皮等药共用，取补中益气汤之意，益气健脾，疏理肝气，且在此基础上加白豆蔻以醒脾化湿，茯苓以健脾渗湿，佛手、苏子、厚朴通调三焦气机，大黄、火麻仁一通一润以通腑，肉苁蓉温肾健脾。笔者认为，治疗胃病，既要上承古训，又应与现代社会人体的生理状态相结合，现在社会中人们普遍生活压力较大，情志不遂而伤肝，肝病最易侵犯脾胃，称为"木乘土"证，故治疗上应注意和胃（脾）必调肝，理肝必和胃（脾），使其升降出入之气机复其常而愈。

三、气滞血瘀证

张某，男，37 岁。

首诊时间：2012 年 3 月 20 日。

主诉：胃脘部胀满疼痛 5 月余，近 3 周加重。

现病史：患者于 2011 年 11 月食后出现胃脘部胀满疼痛症状，12 月于双城市人民医院就诊，给予促胃动力药物与抗酸剂，服用药物后症状缓解不明显。近 3 周胃脘部胀满疼痛症状加重，经人介绍，来到笔者门诊就医，欲求中医治疗。现症见：胃脘胀痛，偏于右侧，自觉胃脘似有物顶住，胀闷不舒，不欲饮食，大便干燥，1 次 / 日，无嗳气症状，时有反酸，每因情绪不遂诸症加重。舌质红，苔黄腻，脉弦细。

既往史：无。

辅助检查：肝功指标均正常；胃镜提示浅表性胃炎。

【辨证分析】情志不遂，可伤及肝脏；食伤脾胃，脾虚失运则生湿，湿邪阻滞气机，可影响肝的疏泄功能，造成肝郁气滞；肝藏血，气病日久必累及血分，疏泄不利必成瘀血。患者胃脘疼痛，且痛有定处，或胀或酸，其舌质红，苔黄腻，脉弦细，此均为气滞血瘀之象。

中医诊断：胃脘痛（气滞血瘀证）。

西医诊断：浅表性胃炎。

治法：疏肝健脾，行气化瘀止痛。

方药：柴　胡 15 克　　黄　芪 15 克　　白　术 20 克　　香　附 10 克

　　　元　胡 10 克　　当　归 15 克　　炒白芍 10 克　　炒蒲黄 15 克

　　　五灵脂 15 克　　陈　皮 10 克　　炙甘草 5 克

　　　7 剂，日 1 剂，水煎 300mL，早晚分服。

二诊：患者自诉胃痛症状减轻，但胃脘部仍似有物顶住，大便已润。自觉乏力，不欲饮食。舌质红苔薄黄，脉沉弦。患者自觉乏力而不欲食，乃是药专行气太过，行气必破气，故加黄芪 15 克，补气升阳；红花 10 克，辛柔和血，二者一气一血，使气血调畅，淤血蠲除。另加神曲 20 克。

方药：柴　胡 15 克　　黄　芪 15 克　　白　术 20 克　　香　附 10 克

　　　元　胡 10 克　　当　归 15 克　　炒白芍 10 克　　炒蒲黄 15 克

　　　五灵脂 15 克　　陈　皮 10 克　　黄　芪 15 克　　红　花 10 克

　　　神　曲 20 克　　炙甘草 5 克

　　　7 剂，日 1 剂，水煎 300mL，早晚分服。

三诊：患者自诉胃痛基本消失，有物顶住感有所减轻，排气增多，自觉舒适，体力、饮食均有所恢复，大便正常。寐佳。舌质红，苔薄白，脉细而弦。加丹参 5 克。

方药：柴　胡 15 克　　黄　芪 15 克　　白　术 20 克　　香　附 10 克

　　　元　胡 10 克　　当　归 15 克　　炒白芍 10 克　　炒蒲黄 15 克

　　　五灵脂 15 克　　陈　皮 10 克　　黄　芪 15 克　　红　花 10 克

　　　神　曲 20 克　　丹　参 5 克　　炙甘草 5 克

　　　7 剂，日 1 剂，水煎 300mL，早晚分服。

四诊：患者自诉胃痛基本消失，有物顶住感有所减轻，大便正常。近日因工作压力睡眠不佳，舌质红，舌尖尤显著，苔薄黄，脉细而弦。详询患者因工作压力大而出现寐差，舌红苔黄，此为心阴不足、心火上炎之象，故用酸枣仁 15 克以敛心阴；莲子心 15 克以祛心火。

方药：柴　胡 15 克　　黄　芪 15 克　　白　术 20 克　　香　附 10 克

　　　元　胡 10 克　　当　归 15 克　　炒白芍 10 克　　炒蒲黄 15 克

　　　五灵脂 15 克　　陈　皮 10 克　　黄　芪 15 克　　红　花 10 克

　　　神　曲 20 克　　丹　参 5 克　　酸枣仁 15 克　　莲子心 15 克

　　　炙甘草 5 克

　　　7 剂，日 1 剂，水煎 300mL，早晚分服。

五诊：患者自诉胃痛消失，有物顶住感有所继续减轻，舌质红苔薄白，脉细带弦。又行胃镜显示正常。短期治疗，病情好转较快，患者大喜。嘱以再守原法，巩固疗效。

方药：柴　胡 15 克　　黄　芪 15 克　　白　术 20 克　　香　附 10 克

　　　元　胡 10 克　　当　归 15 克　　炒白芍 10 克　　炒蒲黄 15 克

　　　五灵脂 15 克　　陈　皮 10 克　　黄　芪 15 克　　红　花 10 克

　　　神　曲 20 克　　丹　参 5 克　　酸枣仁 15 克　　莲子心 15 克

　　　炙甘草 5 克

　　　7 剂，日 1 剂，水煎 300mL，早晚分服。

随诊患者叙述状态良好，病未再发。

【按语】

笔者斟酌，胃脘痛病，或痛或胀，均与肝脾相关。脾胃病，多因饮食伤脾胃，或情志伤肝，脾虚失运则生湿，湿邪阻滞气机，可影响肝的疏泄功能，造成肝郁气滞；肝藏血，气病日久必血分，疏泄不利必成瘀血。患者胃脘疼痛，且痛有定出，或胀或酸，均为气滞血瘀之象。故取柴胡、白芍、陈皮、香附、蒲黄、五灵脂等药，行气化瘀止痛，加当归和血调血，黄芪、白术益气健脾渗湿，共奏疏肝健脾，和胃调气化瘀之效。

四、湿热中阻兼脾虚证

唐某，女，46 岁。

首诊时间：2013 年 7 月 9 日。

主诉：胃脘胀痛 1 年余，加重 5 天。

现病史：患者于 1 年前因饮食失节而致胃脘胀痛，于铁力县人民医院就诊，给予西药治疗，症状未有缓解；后于当地中医医院就诊，施予一贯煎加减治疗，服后患者自觉症状稍有减轻，但仍反复发作，5 天前症状突然加重，经人介绍，来到笔者门诊就医。现症见：自觉胃疼较剧，拒按，闷胀不舒，嗳气，或有反酸，肢体倦怠，口干而苦，食欲不振，大便干结，时有矢气，带下多且色黄，尿黄灼热，舌质红，苔腻，中心稍黑，边有齿痕，脉细滑而数。

既往史：无。

辅助检查：胃镜报告提示慢性浅表性胃炎。

【辨证分析】脾虚失运则生湿，湿邪黏滞，阻滞气机，易从热化；脾虚可影响肝的疏泄功能，从而造成肝郁脾虚之证，肝主疏泄，可助脾胃运化，一旦肝失疏泄，可导致脾胃升降失常，湿热积滞阻于中焦而引起胃脘胀痛之症。

中医诊断：胃脘痛（湿热中阻兼脾虚证）。

西医诊断：浅表性胃炎。

治法：疏肝健脾，清热化湿导滞。

方药：柴　胡 15 克　　白　术 15 克　　苏　梗 10 克　　木　香 10 克
　　　　陈　皮 10 克　　黄　连 10 克　　黄　芩 10 克　　生大黄 10 克
　　　　砂　仁 10 克　　枳　实 10 克　　厚　朴 10 克　　茯　苓 15 克
　　　　旋覆花 5 克　　　神　曲 5 克

7 剂，日 1 剂，水煎 300mL，早晚分服。

二诊：患者自诉服药后泄利数次后腑气通畅，大便转溏，胃脘胀痛已有所减轻，嗳气已不频作，略思饮食，观其舌部黑苔已去大半，黄带减少。泄利数次后腑气通畅，湿热从大便而去，胃脘胀痛已有所减轻，故于方中去大黄，防泄利过度而伤中气、伤阴液。

方药：柴　胡 15 克　　白　术 15 克　　苏　梗 10 克　　木　香 10 克
　　　　陈　皮 10 克　　黄　连 10 克　　黄　芩 10 克　　砂　仁 10 克
　　　　枳　实 10 克　　厚　朴 10 克　　茯　苓 15 克　　旋覆花 5 克
　　　　神　曲 5 克

7 剂，日 1 剂，水煎 300mL，早晚分服。

三诊：患者叙述胃痛去半，胀闷感明显减轻，但近日自觉神疲乏力，肢体倦怠感，舌质红，苔腻，边有齿痕，脉细滑。此为中气不足，其原因有二：一为胃病日久，其脾必虚，脾主四肢肌肉筋骨，脾气不足则四肢倦怠适卧；二为方中行气药物居多，理气则破气，故加黄芪20克益气升阳，太子参10克补气健脾而不助热。

方药：柴　胡15克　　白　术15克　　苏　梗10克　　木　香10克

　　　陈　皮10克　　黄　连10克　　黄　芩10克　　砂　仁10克

　　　枳　实10克　　厚　朴10克　　茯　苓15克　　旋覆花5克

　　　黄　芪20克　　太子参10克　　神　曲5克

7剂，日1剂，水煎300mL，早晚分服。

四诊：患者就医时观其精神状态大好，其自诉胃痛已除，胀闷感已消，嗳气不频发，易饥饿、思饮食，纳谷较佳。舌质红，苔薄白，舌边齿痕减轻，脉细滑。复查胃镜提示正常。嘱予上方再服7剂，以善其后。

方药：柴　胡15克　　白　术15克　　苏　梗10克　　木　香10克

　　　陈　皮10克　　黄　连10克　　黄　芩10克　　砂　仁10克

　　　枳　实10克　　厚　朴10克　　茯　苓15克　　旋覆花5克

　　　黄　芪20克　　太子参10克　　神　曲5克

7剂，日1剂，水煎300mL，早晚分服。

随诊半年，患者状态良好，未见复发。

【按语】

《金匮要略》有云："夫治未病者，见肝之病，知肝传脾，当先实脾。"肝与脾胃同居中焦，肝属木，脾胃属土，在五行中木土相克，生理上肝脾胃相辅相成。笔者认为，脾虚失运则生湿，湿邪黏滞，阻滞气机，易从热化；脾虚可影响肝的疏泄功能，从而造成肝郁脾虚之证，肝主疏泄，可助脾胃运化，一旦肝失疏泄，可导致脾胃升降失常，湿热积滞阻于中焦而引起胃脘胀痛之症。故取香苏饮之意，予苏梗、厚朴、陈皮、枳实、茯苓、木香，行气化湿以畅中，黄芩、黄连清利湿热，并用生大黄、枳实泄热导滞，木香、砂仁、厚朴三药配伍，燥湿理气，旋覆花降气消痰止呕，柴胡以条达肝气，白术益气健脾，诸药合用，共领疏肝健脾、清热化湿、理气导滞之功。

五、胃阴亏虚兼肝郁证

梁某，男，54岁。

首诊时间：2013 年 6 月 8 日。

主诉：胃脘胀痛 5 年余，加重 1 月。

现病史：患者于 5 年前因饮食不节出现胃脘胀痛，近 1 月加重。于哈尔滨医科大学第二附属医院就医，给予西药潘多立酮片治疗，未有缓解，后辗转多地，遍访名医，未能得到明显缓解。后经病友介绍，来到笔者门诊就医。现症见：胃脘部隐痛，缠绵不休，胃酸少，不欲食，食则胃胀，胃中自诉灼热感，口渴引饮，大便干结，2 日 / 次，观其面色萎黄，形体消瘦，情绪低落。舌质红苔黄腻，脉弦。

既往史：平素身体康健，无其他疾病。

辅助检查：胃镜提示浅表性胃炎，十二指肠炎。

【辨证分析】胃为阳土，一有所阻，则气机郁闭，气机不行，则影响肝之疏泄功能，肝主疏泄，可助脾胃运化，一旦肝失疏泄，更会导致脾胃升降失常，脾与胃功能互为表里，胃主受纳，脾主运化，脾虚则无法为胃行其津液，造成胃阴亏虚之证。患者情绪低落，必造成肝郁之象。

中医诊断：胃脘痛（胃阴亏虚兼肝郁证）。

西医诊断：浅表性胃炎；十二指肠炎。

治法：疏肝健脾，养阴泄热通腑。

方药：柴　胡 15 克　　白　术 15 克　　黄　芩 10 克　　黄　连 5 克

生大黄 10 克　　枳　实 10 克　　沙　参 10 克　　麦　冬 10 克

佛　手 10 克　　香　橼 10 克　　白　芍 15 克　　甘　草 5 克

7 剂，日 1 剂，水煎 300mL，早晚分服。

二诊：患者服药后自诉大便次数增多，胃痛渐缓，口渴症状减轻，食欲有所恢复，但频作嗳气，近日自诉溲赤，舌质红、苔黄腻，脉弦。胃火已挫，但频作嗳气而溲赤，故于原方基础上加薏苡仁 20 克，旋覆花 5 克。旋覆花性微温，味苦、辛、咸，可降气行水化痰，降逆止呕，有散风寒、化痰止咳、消肿的功能。古有"诸花皆升，唯旋覆独降"之说。《本草述》曰："薏苡仁，除湿而不如二术助燥，清热而不如芩、连辈损阴，益气而不如参、术辈犹滋湿热，诚为益中气要药。"且与沙参、麦冬配伍，补中有清，静中有动，利湿而不伤阴，养阴而不腻膈。

方药：柴　胡 15 克　　白　术 15 克　　黄　芩 10 克　　黄　连 5 克

生大黄 10 克　　枳　实 10 克　　沙　参 10 克　　麦　冬 10 克

佛　手 10 克　　香　橼 10 克　　白　芍 15 克　　薏苡仁 20 克

旋覆花 5 克　　甘　草 5 克

7 剂，日 1 剂，水煎 300mL，早晚分服。

三诊：患者腑气已通，痛缓，胃中亦舒，纳食渐振，自诉嗳气次数减少，舌质红、苔少，脉弦。胃部已舒，津液未充，故去白芍，加石斛 15 克，天花粉 20 克，继以养阴通降之法。

方药：柴　胡 15 克　　白　术 15 克　　黄　芩 10 克　　黄　连 5 克

生大黄 10 克　　枳　实 10 克　　沙　参 10 克　　麦　冬 10 克

佛　手 10 克　　香　橼 10 克　　薏苡仁 20 克　　旋覆花 5 克

石　斛 15 克　　天花粉 20 克　　甘　草 5 克

7 剂，日 1 剂，水煎 300mL，早晚分服。

四诊：患者就诊大喜，自诉胃中已无灼热感，痛胀亦除，仍有口干口苦，大便偶有干结，多食则觉胃中不适。守原方加减调治半月。

方药：柴　胡 15 克　　白　术 15 克　　黄　芩 10 克　　黄　连 5 克

生大黄 10 克　　枳　实 10 克　　沙　参 10 克　　麦　冬 10 克

佛　手 10 克　　香　橼 10 克　　薏苡仁 20 克　　旋覆花 5 克

石　斛 15 克　　天花粉 20 克　　甘　草 5 克

7 剂，日 1 剂，水煎 300mL，早晚分服。

随诊患者叙述至今胃痛未作，口和，纳食增加，面色转润，复查胃镜提示正常。

【按语】

此患者初诊主诉胃脘部隐痛，缠绵不休，食则胃胀，胃中灼热，口渴引饮，大便干结，面色萎黄，形体消瘦，情绪低落，舌质红、苔黄腻，脉弦，均为肝郁脾虚、气机不行、郁于中焦化热伤阴之象。胃为阳土，无论外邪内积，一有所阻，则气机郁闭，热自内生，此为有余之火，而燥热相结，传导失司，大便干结。故应以和解少阳、内泻阳明之热结之法为要。在慢性胃炎发病过程中，情志、寒温、饮食等因素可直接或间接影响肝之疏泄功能。肝胆互为表里，肝气不疏则胆气郁滞，郁久化热，继而克伐中焦脾胃，故用柴胡配伍黄芩，即可疏调肝胆之气机，又可清泻内蕴之湿热，肝胆得清，枢机得畅，自无克伐中土之忧。枳实、大黄内泻热结，芍药助柴胡、黄芩清肝胆之热，诸药合用，是喻以通腑泄热之法，给邪以出路，取效最捷。又以沙参、麦冬等药清养肺胃，养阴生津。又加佛手、香橼行中焦气机，白术益气健脾。

另笔者经验，在治疗慢性浅表性胃炎过程中，凡遇大便干结，可用大黄代茶饮用，图其缓下健胃之功，而无攻伐败胃之弊。

六、脾胃虚寒兼肾阳不足之证

陈某，女，56岁。

首诊时间：2011年8月12日。

主诉：胃脘痛2年余，加重1周。

现病史：患者叙述胃脘痛2年余，曾于齐齐哈尔市第一医院就诊，西医治疗效果不佳，一周前症状加重，于某医学网站上看到笔者介绍，遂来门诊就医。现症见：胃脘部隐隐作痛，绵绵不休，喜温喜按，空腹疼痛，得食或得温痛减，嗳气，泛吐清涎。腰膝酸软，小便清长，大便不实，神疲乏力，心情低落，舌质淡，苔薄白，脉沉细。

既往史：无。

辅助检查：胃镜提示慢性浅表性胃炎。

【辨证分析】禀赋不足，或久病脾胃受损，或劳倦过度，均可导致脾胃虚弱，患者自诉胃脘部隐隐作痛，喜温喜按，得食或得温痛减，均为中焦虚寒、胃失温养而致。

中医诊断：胃脘痛（脾胃虚寒兼肾阳不足证）。

西医诊断：浅表性胃炎。

治法：疏肝健脾，和胃行气，兼以温肾。

方药：

柴　胡 15 克	白　术 15 克	桂　枝 10 克	炒白芍 20 克
黄　芪 20 克	炮　姜 5 克	厚　朴 15 克	陈　皮 15 克
旋覆花 15 克	肉　桂 10 克	佛　手 15 克	香　橼 15 克
甘　草 10 克	大　枣 5 枚		

7剂，日1剂，水煎300mL，早晚分服。

二诊：患者自诉胃痛症状有所减轻，但近日食后反酸，脘腹胀满，腰膝酸软，小便清长有所减轻，舌质淡，苔薄白，脉沉细。食后反酸、脘腹胀满之症，究其原因，为炮姜、肉桂温热，阻碍中焦气机，郁而化热成酸所致，故于上方减少炮姜用量。

方药：柴　胡 15 克　　白　术 15 克　　桂　枝 10 克　　炒白芍 20 克

黄　芪 20 克　　炮　姜 3 克　　厚　朴 15 克　　陈　皮 15 克

旋覆花 15 克　　肉　桂 10 克　　佛　手 15 克　　香　橼 15 克

甘　草 10 克　　大　枣 5 枚

7 剂，日 1 剂，水煎 300mL，早晚分服。

三诊：患者自诉腑气已通，胃痛之症明显改善，纳食渐振，自诉嗳气次数减少，大便较为正常，但仍有腰膝酸软之症，舌质淡，苔薄白，脉沉细。诸症好转，效不更方，续以上方进 7 剂。

方药：柴　胡 15 克　　白　术 15 克　　桂　枝 10 克　　炒白芍 20 克

黄　芪 20 克　　炮　姜 3 克　　厚　朴 15 克　　陈　皮 15 克

旋覆花 15 克　　肉　桂 10 克　　佛　手 15 克　　香　橼 15 克

甘　草 10 克　　大　枣 5 枚

7 剂，日 1 剂，水煎 300mL，早晚分服。

四诊：患者大喜，自诉诸症消除，复查胃镜提示正常。续服 7 剂。

方药：柴　胡 15 克　　白　术 15 克　　桂　枝 10 克　　炒白芍 20 克

黄　芪 20 克　　炮　姜 3 克　　厚　朴 15 克　　陈　皮 15 克

旋覆花 15 克　　肉　桂 10 克　　佛　手 15 克　　香　橼 15 克

甘　草 10 克　　大　枣 5 枚

7 剂，日 1 剂，水煎 300mL，早晚分服。

后投以健脾调理方药，随访一直无复发。

【按语】

《素问·太阴阳明论》曰："脾与胃以膜连。"二者通过经脉的相互络属，构成表里相合关系。在生理功能上，二者共同作用，完成对水谷的消化、精微的吸收与输布，以营养全身，同为后天之本。在病理方面，脾病与胃病在临床表现上虽有区别，但二者往往相互影响，禀赋不足，或久病脾胃受损，或劳倦过度，均可导致脾胃虚弱，胃失濡养而致胃痛隐隐。笔者认为，胃痛之病与脾胃关系最为密切，因此健脾和胃是治疗胃痛的关键，患者初诊主诉胃脘部隐隐作痛，喜温喜按，得食或得温痛减，均为胃痛日久不愈而致脾失健运，胃失温煦，从而中寒内生。故以桂枝、白芍为基础，加柴胡疏理肝气以助脾胃气机升降有常，黄芪、白术等健脾益气，厚朴、陈皮通行腑气，旋覆花降气以止呃逆，肉桂温肾助阳，诸药合用，共奏疏肝健脾、和胃行气温肾之效。

【诊疗体会】

浅表性胃炎属于慢性胃炎的一个分支，是一种由多种病因引起的胃黏膜慢性炎症，病理上以淋巴细胞浸润为主要特点。

中医学中对此病并无具体病名的阐述，但据其临床症状来看，应属"胃脘痛""痞满""泛酸"等范畴，临床上以"痞、胀、痛、酸"为四大主症。

胃脘痛是指以心窝部以下、脐以上的胃脘部疼痛为主症，或伴有脘胀、纳呆、泛酸、嘈杂、恶心呕吐等症的一种病症；痞满又称胃痞，是指胃脘部胀满痞闷不舒，但外无胀急之形，触之濡软、按之不痛的一种临床表现；而泛酸是指酸水上涌于口而复入于胃中或直接从口中吐出酸水之症。

【治疗特色】

1. 疏理气机，注重升降

《素问·举痛论》曰："百病生于气也。"升降浮沉是自然界事物的基本运动形式，在正常状态下，升降交替，浮沉变更，周而复始。《内经》云："升降出入，无器不有"。说明了升降运动存在于一切物体之中。金代李东垣发挥《内经》中"天以阳生阴长，地以阳杀阴藏"之说，提出了人体精气的升降运动依赖于脾胃。东垣所说的升降，更侧重于生长和升发这一方面。他认为胃气的升发在整体上是居于主导地位的，若没有胃气的升发，就没有水谷精气的化生，更无精气的正常升降，故胃气升发是元气充盛的必要因素。笔者在临床上继承了以上思想，特别重视气机的条畅。《脾胃论·天地阴阳生杀之理在升降沉浮之间论》曰："盖胃为水谷之海，饮食入胃，而精气先输脾归肺，上行春夏之令，以滋养周身，乃清气为天者也；升已而下输膀胱，行秋冬之令，为传化糟粕，转味而出，乃浊阴为地者也。"说明脾胃位于中焦，是整体气机的枢纽，通过脾的升清、胃的降浊作用，将水谷精微上输心肺，外达四末，以滋养全身。但笔者认为并不应仅侧重于升发这一方面，而是应对于升、降都要重视起来。谷气上升，脾气升发，元气才可以充沛，阴火才可以潜藏，这固然重要，可是根据现代人的体质以及患病的因素而言，气机的不畅并不只体现在升，由于气机瘀滞，阻滞在中焦，不仅脾气不能升，胃气亦不能降，故遣方用药之时，特别强调通调气机。在临床中，笔者喜用三棱、莪术活血化瘀、消痞散结，可祛除中焦瘀阻；再用佛手、砂仁和苏子以交通上中下三焦，调节全身气机，推动气行，同时还可疏肝和胃，使补而不滞，且此三味药药性轻灵，有疏风之效，可达到升散之功；在拟定方药上，时刻秉承"脾喜燥恶湿，以升为健；胃喜湿恶燥，以降为和"的特点，同时兼顾忌温燥劫胃阴，忌苦寒伤胃阳，忌滋腻碍胃气，以调畅全身气机。

2. 辨证论治注重肝脾

李东垣在《脾胃论》一书中阐发《内经》"土者生万物"的理论，提出了"人以胃气为本"的学说，强调脾胃为元气之本、升降之枢纽，认为疾病的形成是由于气的不足，而气的不足正是由于脾胃的虚弱，提出了脾胃为元气之本，强调了脾胃为后天之本，且后天脾胃之气对先天真元之气有滋养的作用，从而提出了"内伤脾胃，百病由生"的论点，笔者秉承了李氏这种思想，在临床诊疗疾病当中，注重调理脾胃之气，但现代文明给人们的生活带来了巨大的变化，价值观、世界观的改变和冲击，快节奏的工作和生活，复杂的人际关系，使焦虑、压抑等不良情绪成为常见的致病因素。《血证论》说："木之性主于疏泄，食气入胃，全赖肝木之气以疏泄之，而水谷乃化……"情志精神因素致肝失疏泄，而肝木不疏，脾土受病。肝为阳脏，其性刚烈，《内经》云："肝者，将军之官，谋虑出焉。"笔者认为，慢性胃病病之初始，皆因寒温不适、饮食不调、情志不遂等因素，伤及脾胃升降纳运的生理特点，日久损及脾脏、胃腑之气血阴阳，渐至本病。然无论病初或病久，均可直接或间接受到肝木的克伐，即所谓《金匮要略》之云"见肝之病，知肝传脾，当先实脾"。脾居中焦，当以和为主。肝为脾之母，肝木克脾土，若已传，则应疏肝理气，健脾止痛，脾胃是人的第二个大脑，即脾胃病对人的情志变化最为敏感。故治疗脾胃病，应从肝脾论治，笔者每用柴胡，取其能够疏肝解郁、宣发脾胃之气。

3. 以通调代补益，注重脾胃功能健运

脾喜燥恶湿，胃喜润恶燥。脾胃病易反复，病程长久，其症常见虚实夹杂、积滞失运、湿浊瘀阻等，因此，治疗既不可过用温燥伤脾，也不可太过滋腻碍胃，宜燥湿相和，脾胃协调。其治应以调代补，通畅腑气，调肝理脾，注重脾胃功能健运，脾胃健运，气血生化有源，才能达到补益的目的，而不能一味呆补。《临证指南医案》指出："腑以通为补。"笔者遵《素问·至真要大论》"疏其血气，令其调达，而致和平"之旨，治疗脾胃病注重疏理气机，调和气血，通畅腑气，健运脾胃。

笔者治疗慢性浅表性胃炎当着眼于"脏腑""寒热""气血"三大方面，临证中采用一些对药，能够收到良好的效果。

（1）柴胡配茯苓、焦白术：柴胡苦辛，善达少阳生发之气，李东垣在补中益气汤中以小量柴胡、升麻佐入补脾益气之品中，意借其生发之气以提升脾气，对于脾虚清气不升者用之恰如其分。茯苓甘淡、性平，可健脾渗湿，宁心安神，《本草正义》谓之："能利窍去湿，利窍则开心益智，导浊生津；去湿则逐水燥脾，补中健胃。"白术甘、苦、微温，可健脾燥湿、益气和中，《景岳全书》谓："其性温燥，故能益气和中，补阳生血，暖胃消谷。"三药相配，柴胡升清阳之气，白术、茯苓健脾气、利脾湿，如此升降相因，守行相依，则脾自然恢复其生理功能。

（2）佛手配香橼：佛手辛、苦、酸，温，可疏肝理气、和胃止痛，临床常用于肝胃不和、气滞胃脘所致之胸闷胁胀、食欲不振之症；香橼性温，味辛、酸、苦，可疏肝解郁、调气宽胸，主治肝郁气滞之胁痛、胃痛腹胀、嗳气等。佛手以醒脾疏肝和胃之性为主，香橼以理气和胃化痰之功见长，二药相配，理气宽胸、疏肝和胃之功相得益彰。此外，二药均为理气疏肝之缓药，温而不燥，药性平和，不致升肝阳、耗胃阴，性柔无伤中之弊。正合治肝调胃，补土疏木之大法。

（3）薏苡仁配沙参、石斛：薏苡仁甘淡，其性凉，可健脾除湿、清利湿热。《本草述》曰："薏苡仁，除湿而不如二术助燥，清热而不如芩、连辈损阴，益气而不如参、术辈犹滋湿热，诚为益中气要药。"沙参甘苦，性微寒，前人有"补五脏之阴"的说法，尤善补肺胃之阴，常用于高热病后、阴亏液耗、肺胃津伤之证。《本草正义》论其："清肺胃之热，养肺胃之阴。"石斛味甘，性微寒，可滋阴养胃、生津润燥。《本草纲目》："主

治伤中，除痹下气，补五脏虚劳羸瘦，强阴益精，久服，厚肠胃。"三药配伍，薏苡仁利湿清热亦可补中，沙参、石斛益胃生津而性灵动，补中有清，静中有动，利湿而不伤阴，养阴而不腻膈。

糜烂性胃炎

一、脾胃湿热兼肝郁证

韩某，女，50岁。

首诊时间：2013年8月23日。

主诉：胃脘部疼痛不适3年，加重3个月。

现病史：患者于3年前自觉胃脘部疼痛不适，时有发作，于哈尔滨医科大学附属第四医院门诊治疗，给予口服抑酸及保护胃黏膜等药物治疗（奥美拉唑、复方谷氨酰胺），症状有所缓解，后每于发作之时，自行口服上述药物，症状皆有改善。3个月前自觉胃脘不适明显，于黑龙江省医院南岗分院消化内科行胃镜检查示：糜烂性胃炎，经对症治疗后，症状无明显改善，故来此就诊。现患者自诉胃脘灼痛、胀满感，反酸明显，饮食后尤甚，嗳气频繁，每因情志不畅时发作，自觉口干口苦，渴而不欲饮，时有恶心、泛泛欲吐，身体困重，乏力倦怠，月经不规律，近日纳呆食少，大便干，2日一行，多梦。舌质暗红，体略胖，边有齿痕，苔黄腻，脉弦滑。

既往史：否认相关疾病病史。

辅助检查：胃镜检查示糜烂性胃炎。

【辨证分析】老年女性，面色尚可，形体略盛，平素情绪不稳定，易激易怒，喜食肥甘厚腻。根据患者主诉症状及内镜检查结果，西医诊断为糜烂性胃炎。该患者素体脾胃虚弱，又喜食肥甘厚腻之品，加重肠胃负担，易致湿热形成，四诊合参，中医辨证为胃痛（脾胃湿热兼肝郁证），饮食不节，伤及脾胃，脾失健运，久生湿热，气机阻滞，不通则痛，脾胃为后天之本，气血生化之源，脾胃虚弱，生化乏源，不荣则痛。情志失畅，致肝失疏泄，横逆犯胃，气机阻滞，亦成本病。

中医诊断：胃痛（脾胃湿热兼肝郁证）。

西医诊断：糜烂性胃炎。

治法：疏肝健脾，清热化湿通腑。

方药：柴　胡 10 克　　茯　苓 10 克　　焦白术 15 克　　佛　手 10 克

　　　紫苏子 10 克　　草豆蔻 10 克　　白豆蔻 12 克　　厚　朴 10 克

　　　黄　连 15 克　　吴茱萸 5 克　　　乌　药 10 克　　大　黄 5 克

　　　7 剂，日 1 剂，水煎 300mL，早晚分服。

并嘱其饮食清淡、舒畅情志。

二诊：患者不适症状有所好转，胃脘灼痛好转，满胀感减轻，仍时有反酸，饮食可，大便情况好转，仍 2 日一行。舌质暗红，体略胖，边有齿痕，苔黄腻，脉弦滑。上方加海螵蛸 10 克，抑酸和胃。

方药：柴　胡 10 克　　茯　苓 10 克　　焦白术 15 克　　佛　手 10 克

　　　紫苏子 10 克　　草豆蔻 10 克　　白豆蔻 12 克　　厚　朴 10 克

　　　黄　连 15 克　　吴茱萸 5 克　　　乌　药 10 克　　大　黄 5 克

　　　海螵蛸 10 克

　　　7 剂，日 1 剂，水煎 300mL，早晚分服。

三诊：患者症状改善，胀满感基本消失，反酸缓解，大便通畅，日一行，饮食尚可，体力恢复，但自述口干口苦，舌质暗红，体略胖，边有齿痕，少许苔黄腻，脉弦滑。上方去大黄、乌药，加天花粉 10 克，清热生津。

方药：柴　胡 10 克　　茯　苓 10 克　　焦白术 15 克　　佛　手 10 克

　　　紫苏子 10 克　　草豆蔻 10 克　　白豆蔻 12 克　　厚　朴 10 克

　　　黄　连 15 克　　吴茱萸 5 克　　　海螵蛸 10 克　　天花粉 10 克

　　　7 剂，日 1 剂，水煎 300mL，早晚分服。

四诊：患者症状改善明显，饮食清淡，情志舒畅，胃脘灼痛、胀满缓解，反酸消失，自诉时有烘热汗出，大便正常，寐安。舌质暗红，体略胖，边有齿痕，少许黄腻苔，脉弦滑。上方去海螵蛸、草豆蔻，加炙鳖甲 15 克，地骨皮 10 克，清虚热，除骨蒸。

方药：柴　胡 10 克　　茯　苓 10 克　　焦白术 15 克　　佛　手 10 克

　　　紫苏子 10 克　　地骨皮 10 克　　白豆蔻 12 克　　厚　朴 10 克

　　　黄　连 15 克　　吴茱萸 5 克　　　炙鳖甲 15 克　　天花粉 10 克

　　　7 剂，日 1 剂，水煎 300mL，早晚分服。

此后患者未来就诊，随访至今，胃镜下糜烂面恢复，症状未复。

【按语】

本案治疗以"疏肝健脾，清热化湿通腑"为法，方中焦白术健脾燥湿，茯苓健脾气、渗脾湿，草豆蔻、白豆蔻、厚朴性味芳香，化湿和胃，柴胡疏解肝郁，佛手、苏子行气散郁，通畅气机。脾体阴而用阳，以升为健；胃体阳而用阴，宜降则和。正如叶天士《临证指南医案·脾胃》曰："太阴湿土，得阳始运，阳明阳土，得阴始安。"脾胃同居中焦，是升降运动的枢纽，脾主升清，胃主降浊，彼此协调平衡，才能发挥正常运化功能，胃之通降赖脾之运化，脾之运化升清又赖胃之受纳和降，升降有序，气机调畅，则水谷精微得以输布，水谷之糟粕得以下行，从而维持"清阳出上窍，浊阴出下窍"之正常生理功能。左金丸中黄连、吴茱萸，笔者常3∶1为伍，主治肝火犯胃证，具有清肝热、泻胃火、降逆之功效，方中黄连主清热燥湿，如《内经》中云"脾苦湿，急食苦以燥之"，吴茱萸反佐，开肝郁，降逆气；大黄，攻下通便，亦使湿热由大便出；乌药，温中行气，亦可防苦寒伤胃。

二诊中患者症状好转，反酸未有明显改善，效不更方，加海螵蛸抑酸和胃止痛，现代药理研究表明：其具有中和胃酸、抑制胃酸分泌的作用，且较之其他抗酸药物，作用更长久。三诊中患者胀满不适缓解，大便通畅，唯口干苦明显，去乌药、大黄，加天花粉以清热生津止渴。《别录》："除肠胃中痼热，八疸身面黄，唇干，口燥，短气。"四诊中，患者自诉有烘热汗出，月经不规律，属围绝经期，骨蒸潮热而汗出，加以炙鳖甲、地骨皮，前者咸，平，归肝、肾经，功能滋阴退蒸、软坚散结，质重下沉，入肝肾经而滋阴；后者性寒，味甘，主要功能凉血除蒸、清肺降火，阴虚潮热、骨蒸盗汗为用。

二、肝郁脾虚证

张某，女，30岁。

首诊时间：2014年3月23日。

主诉：胃脘部疼痛1年，加重1个月。

现病史：患者于1年前自觉胃脘部疼痛，痛连及两胁，每因情志不畅时明显，未予以重视，自行口服药物（具体不详）治疗，半年来胃脘疼痛频繁，于哈尔滨医科大学附属第二医院行胃镜检查示糜烂性胃炎，给予口服抑酸及保护胃黏膜等药物治疗（埃索美拉唑、复方谷氨酰胺），症状有所缓解，1 个月前因工作事情烦恼，时有沉默抑郁或急躁易怒，疼痛再发，口服药物未见明显改善，此后多次求医，口服中药、西药无数，皆无效果，故来此就诊。现患者自诉胃脘部疼痛，窜及两胁，嗳气频发，每因情志不畅后发作，饮食过饱后反酸，进食时有异物感，月经后期，常常两月一行，纳呆不欲饮，排便稍困难，时有排便不净感，2 日一行，入睡难。舌质暗红，边有齿痕，白腻苔，脉弦细。

既往史：既往健康，否认相关疾病病史。

辅助检查：胃镜检查示糜烂性胃炎；^{13}C 呼气试验阳性（+）。

【辨证分析】青年女性，面色萎黄，形体消瘦，情志时有不畅，时有沉默抑郁或急躁易怒。四诊合参，中医辨证为胃痛（肝郁脾虚证），该患者素体脾胃虚弱，情志波动，脾胃为气机升降之枢纽，脾胃气虚，中焦气机不能斡旋升降，情志失调、抑郁恼怒则伤肝，使肝失疏泄，横逆乘脾犯胃，脾胃气滞而发胃痛。

中医诊断：胃痛（肝郁脾虚证）。

西医诊断：糜烂性胃炎。

治法：疏肝健脾，行气和胃通腑。

方药：柴　胡 10 克　　茯　苓 10 克　　焦白术 15 克　　佛　手 10 克
　　　　紫苏子 10 克　　薏苡仁 15 克　　党　参 10 克　　厚　朴 10 克
　　　　陈　皮 10 克　　白　芍 10 克　　枳　实 5 克　　 大　黄 5 克

　　　　7 剂，日 1 剂，水煎 300mL，早晚分服。

嘱其舒畅情志。

二诊：患者诸症好转，自觉心情舒畅，胃脘及两胁不适好转，食后异物感消失，纳呆不欲食，大便好转，仍入睡难。舌质暗红，边有齿痕，白腻苔，脉弦细。上方加炒麦芽 10 克，消食导滞。

方药：柴　胡 10 克　　茯　苓 10 克　　焦白术 15 克　　佛　手 10 克
　　　　紫苏子 10 克　　薏苡仁 15 克　　党　参 10 克　　厚　朴 10 克
　　　　陈　皮 10 克　　白　芍 10 克　　枳　实 5 克　　 大　黄 5 克
　　　　炒麦芽 10 克

7 剂，日 1 剂，水煎 300mL，早晚分服。

三诊：患者自述症状改善明显，服药后胃脘疼痛感未再发生，大便正常，饮食较之前多，仍入睡难。舌质暗红，边有齿痕，白腻苔，脉弦。上方去枳实、大黄，加夜交藤 10 克、合欢花 10 克，解郁安神，畅达情志。

方药：柴　胡 10 克　　茯　苓 10 克　　焦白术 15 克　　佛　手 10 克

紫苏子 10 克　　薏苡仁 15 克　　党　参 10 克　　厚　朴 10 克

陈　皮 10 克　　白　芍 10 克　　夜交藤 10 克　　合欢花 10 克

炒麦芽 10 克

7 剂，日 1 剂，水煎 300mL，早晚分服。

四诊：患者自述诸症好转，胃脘痛未作，月经后期，50 日未至，舌质暗红，边有齿痕，少许白腻苔，脉弦。方药重新调整，以活血调经为原则，疏理肝气，调节肝郁，调肝活血以通经。

方药：柴　胡 10 克　　当　归 10 克　　川　芎 10 克　　生　地 10 克

白　芍 10 克　　桃　仁 7 克　　紫苏子 10 克　　枳　壳 10 克

益母草 10 克

7 剂，日 1 剂，水煎 300mL，早晚分服。

患者此后未再就诊，电话告知，服药后月经至，随访至今，诸症未复，复查胃镜示糜烂面恢复，月经规律，情志舒畅。

【按语】

本案治疗以"疏肝健脾，行气和胃通腑"为法，方中柴胡主散能升，长于疏肝解郁；枳实行气导滞，与柴胡配伍，一升一降，疏肝和胃；肝为刚脏，宜和不宜伐，故用白芍以养血柔肝，缓急止痛；佛手、厚朴、苏子行气散郁滞、化中焦之脾湿；加焦白术健运脾气，脾胃乃后天之本，气血生化之源，脾虚宜健；脾虚易生湿邪，加茯苓、薏苡仁健脾渗湿，脾健则湿去；党参、陈皮健脾消食，行气和胃；佐以少量大黄，攻下通便，大便通调，气机通畅，邪有出路。调畅的情志有益健康，但情志过极会导致脏腑气血功能的紊乱，故笔者每遇及此类患者，都嘱其定要畅调情志，保持情志舒畅，肝主疏泄，脾主健运，调畅气机。胃之受纳、脾之运化、中焦之气机升降，均有赖于肝的生理功能。

二诊中症状好转，食欲不佳，纳呆，故加炒麦芽，其性甘平，归脾、胃经，功能行气消食、健脾开胃。《医学启源》："补脾胃虚，宽肠胃，捣细炒黄色，取面用之。"《药性论》："消化宿食，破冷气，去心腹胀满。"三诊中主要调整睡眠，加夜交藤、合欢花，解郁安神，畅达情志。夜交藤，《本草正义》中云："治夜少安寐。"《饮片新参》亦云："养肝肾，止虚汗，安神催眠。"《本草便读》："能养血。"合欢花，《中草药学》中记录："解郁安神，和络止痛。治肝郁胸闷，忧而不乐，健忘失眠。有时还用于跌打损伤、痈肿疼痛。"四诊中患者欲调月经，故笔者改原有治疗原则，以活血调经为原则，加疏理肝气、调节肝郁之药，调肝活血以通经，地黄、白芍、当归、川芎，《太平惠民和剂局方》："调益荣卫，滋养气血，治疗冲任虚损，月水不调，崩中漏下。"

三、肝胃郁热兼脾虚证

李某，男，45 岁。

首诊时间：2014 年 4 月 28 日。

主诉：胃脘部疼痛 1 年。

现病史：患者于 1 年前自觉胃脘部疼痛，灼热感，情志不畅，急躁易怒，未予以重视，自行口服药物奥美拉唑治疗，半年前胃脘疼痛灼热明显，口服药物不予缓解，于哈尔滨医科大学附属第四医院行胃镜检查示糜烂性胃炎，给予口服抑酸及保护胃黏膜等药物治疗，症状缓解不明显，此后多处求医，口服中药、西药，皆无明显效果，倍感焦急，后经邻居介绍，来此就诊。患者面色尚可，形体适中，自觉胃脘部灼痛，情志不畅，好急躁易怒，反酸明显，时有胃中嘈杂感，难以言表，口干口苦，饮食尚可，时而消谷善饥，时而纳差食少，大便正常，寐安。舌质暗红，边有齿痕，苔黄腻，脉弦滑。根据患者主诉症状及内镜检查结果，西医诊断为糜烂性胃炎。

既往史：否认相关疾病病史。

辅助检查：胃镜检查示糜烂性胃炎。

【辨证分析】四诊合参，中医辨证为胃痛（肝胃郁热兼脾虚证），该患者素体脾胃虚弱，情志波动，脾胃为气机升降之枢纽，脾胃气虚，中焦气机不能斡旋升降，情志失调、抑郁恼怒则伤肝，使肝失疏泄，横逆乘脾犯胃，脾胃气滞而发胃痛，日久化火，郁火乘胃，肝胃郁热。

中医诊断：胃痛（肝胃郁热兼脾虚证）。

西医诊断：糜烂性胃炎。

治法：疏肝泄热，理气和胃。

方药：柴　胡 10 克　　黄　连 10 克　　吴茱萸 5 克　　　牡丹皮 10 克

栀　子 10 克　　白　芍 10 克　　焦白术 15 克　　香　橼 10 克

佛　手 10 克　　陈　皮 10 克　　泽　泻 7 克

7 剂，日 1 剂，水煎 300mL，早晚分服。

二诊：诸症改善，胃痛灼热感减轻，反酸好转，患者自述痔疮史，前日因进食辛辣刺激之品出现便血，饮食可，舌质暗红，边有齿痕，苔黄腻，脉弦稍数。加地榆炭 10 克，三七 5 克，前者味苦酸涩，微寒，功能凉血止血，解毒敛疮为用；后者味苦微甘，性平，善化瘀血，又善止血妄行，防止血留瘀。嘱其忌口。

方药：柴　胡 10 克　　黄　连 10 克　　吴茱萸 5 克　　　牡丹皮 10 克

栀　子 10 克　　白　芍 10 克　　焦白术 15 克　　香　橼 10 克

佛　手 10 克　　陈　皮 10 克　　泽　泻 7 克　　　地榆炭 10 克

三　七 5 克

7 剂，日 1 剂，水煎 300mL，早晚分服。

三诊：便血症状消失，胃中灼热感及反酸症状基本消失，仍有口干口苦，舌质暗红，边有齿痕，苔黄腻，脉弦稍数。上方去地榆炭、三七、牡丹皮、栀子，加花粉 10 克，石斛 10 克，生津止渴，滋养胃阴。

方药：柴　胡 10 克　　黄　连 10 克　　吴茱萸 5 克　　　天花粉 10 克

石　斛 10 克　　白　芍 10 克　　焦白术 15 克　　香　橼 10 克

佛　手 10 克　　陈　皮 10 克　　泽　泻 7 克

7 剂，日 1 剂，水煎 300mL，早晚分服。

四诊：患者欣喜，家人告知其情志舒畅，服药后未再原因发火急躁，胃脘灼痛不适等症状消失，舌质暗红，少许黄腻苔，脉弦稍数。加党参 10 克，山药 10 克，健脾养胃，益气扶正。

方药：柴　胡 10 克　　黄　连 10 克　　吴茱萸 5 克　　天花粉 10 克

　　　　石　斛 10 克　　白　芍 10 克　　焦白术 15 克　　香　橼 10 克

　　　　佛　手 10 克　　陈　皮 10 克　　泽　泻 7 克　　　党　参 10 克

　　　　山　药 10 克

　　　7 剂，日 1 剂，水煎 300mL，早晚分服。

患者此后未来就诊，电话告知，诸症未复，复查胃镜示糜烂面恢复，情志舒畅。

【按语】

对于此患者，笔者治疗以"疏肝泄热，理气和胃"为法，以化肝煎及左金丸加减化裁。前方出自《景岳全书》中"治怒气伤肝，气逆动火，胁痛胀满，烦热动血用也"，方中以柴胡疏肝解郁，散结和胃，《本草新编》中云："柴胡，味苦，气平，微寒。气味俱轻，升而不降，阳中阴也……泻肝胆之邪，去心下痞闷，解痰结，除烦热，尤治疮疡，散诸经血凝气聚，止偏头风，胸胁刺痛，通达表里邪气。"焦白术健运脾气，燥中焦之湿浊；牡丹皮、栀子凉血清肝泄热，陈皮疏肝理气，健脾和胃；白芍和营敛肝，缓急止痛；泽泻导热下行。左金丸中黄连为主，善清胃热，吴茱萸反佐，开肝郁，降逆气，肝体阴而用阳，阳明胃土喜润恶燥，且内热容易伤阴，故加佛手、香橼解郁止痛，理气而不伤阴。二诊中患者饮食不节后出现便血，加地榆炭、三七，前者味苦酸涩，微寒，功能凉血止血、解毒敛疮为用；后者味苦微甘，性平，善化瘀血，又善止血妄行，防止血留瘀。三诊中，诸症好转，但口干口苦未见改善，故减苦寒之品，防其日久伤胃，加天花粉、石斛，生津止渴，养胃阴。《本草经解》云："天花粉中气寒，味苦，主消渴，身热，烦满大热，补虚安中，续绝伤，苦寒可以清火也，心为君火，火盛则烦满大热，其主之者，寒以清之，苦以泄之也，火盛则阴虚，补虚者，清润能补阴虚也，阴者中之守，安中者苦寒益阴，阴充，中有守也，其主续绝伤者，血为阴，阴虚则伤，阴枯则绝，花粉清润，则虚者滋。"

四、肝胃不和兼脾虚证

唐某，男，42 岁。

首诊时间：2014 年 1 月 18 日。

主诉：胃脘部痞满不舒 2 年，加重 3 个月。

现病史：患者于 2 年前自觉胃脘部痞满不舒，心烦易怒，每因饮食不节及情志不畅后发作，未予以重视，自行口服药物治疗，症状改善不明显，3 个月前于大庆市油田总医院行胃镜检查示糜烂性胃炎，给予口服抑酸及保护胃黏膜等药物治疗，症状反复，各地求医，皆无明显效果，倍感焦急，后经友人介绍，来笔者门诊就医。现症见：面色晦暗，形体适中，自诉胃脘部疼痛、痞闷感，两胁不舒，自觉心烦易激，嗳气频频，症状随情志不畅而加重，饮食可，食后易反酸，大便尚可，日一行，饮食不净时易腹泻，睡眠尚可。舌质暗红，边有齿痕，黄白腻苔，脉弦滑。

既往史：既往体健。

辅助检查：胃镜检查示糜烂性胃炎。

【辨证分析】根据患者主诉症状及内镜检查结果，西医诊断为糜烂性胃炎。四诊合参，中医辨证为胃痛（肝胃不和兼脾虚证），该患者脾胃虚弱，情志易激，脾胃为气机升降之枢纽，脾胃气虚，中焦气机不能斡旋升降，情志失调、抑郁恼怒则伤肝，使肝失疏泄，横逆乘脾犯胃，肝胃不和而发胃痛。

中医诊断：胃痛（肝胃不和兼脾虚证）。

西医诊断：糜烂性胃炎。

治法：疏肝健脾，理气和胃止痛。

方药：柴　胡 10 克　　焦白术 15 克　　白　及 5 克　　海螵蛸 5 克

　　　　枳　壳 10 克　　郁　金 10 克　　砂　仁 10 克　　佛　手 10 克

　　　　香　橼 10 克　　白　芍 10 克　　黄　连 15 克　　吴茱萸 5 克

7 剂，日 1 剂，水煎 300mL，早晚分服。

二诊：患者自诉诸症改善，胃脘疼痛不适减轻，两胁不适亦有好转，反酸基本消失，近日食欲稍差，大便正常，日一行，睡眠尚可。舌质暗红，边有齿痕，少许黄白腻苔，脉弦滑。上方去黄连、吴茱萸，加炒麦芽 10 克，健脾消食。

方药：柴　胡 10 克　　焦白术 15 克　　白　及 5 克　　海螵蛸 5 克

　　　　枳　壳 10 克　　郁　金 10 克　　砂　仁 10 克　　佛　手 10 克

　　　　香　橼 10 克　　白　芍 10 克　　炒麦芽 10 克

7 剂，日 1 剂，水煎 300mL，早晚分服。

三诊：患者自诉诸症好转，胃脘及两胁不适基本消失，大便正常，睡眠尚可，自诉近日稍有排尿困难,尿痛。舌质暗红，边有齿痕，少许黄白腻苔，脉弦滑。上方去白芍、郁金、海螵蛸，加黄芪 15 克，党参 10 克，健运脾气、补益正气，车前子 10 克，利尿通淋。

方药：
柴　胡 10 克	焦白术 15 克	白　及 5 克	黄　芪 15 克
枳　壳 10 克	砂　仁 10 克	佛　手 10 克	党　参 10 克
香　橼 10 克	炒麦芽 10 克	车前子 10 克	

7 剂，日 1 剂，水煎 300mL，早晚分服。

四诊：患者欣喜，家人告知其情志舒畅，服药后诸症消失，排尿通畅，未予开药，建议复查胃镜。电话随访，诸症未复，复查胃镜未见明显异常。

【按语】

本案中医诊断为胃痛(肝胃不和兼脾虚证)。笔者治疗以"疏肝健脾,理气和胃止痛"为法，方中柴胡其性味苦、辛，微寒，归肝、胆经，具有疏肝解郁、疏散退热、升阳举陷之功效,《神农本草经》谓其"主心腹肠胃中结气，饮食积聚，寒热邪气，推陈致新，久服轻身明目益精"；郁金性寒，味辛、苦,《景岳全书》曰："单用治结聚气滞，心腹疼痛。"具有活血行气止痛、清心解郁之功。两药相须为伍，共奏疏肝理气、和胃止痛之功。病于血分日久，则热从毒化，瘀从毒结，致胃黏膜糜烂腐败，故方中加入清热解毒、活血化瘀之药，以标本兼治。白及性味苦、涩，归肺、胃经，能收敛止血、消肿生肌，为治疗肺胃出血的要药，并能促进创面愈合；海螵蛸制酸止痛，与白及同用加强功效。

方中柴胡与枳壳为伍，一升一降，调畅气机，并奏升清降浊之功；与白芍相配，敛阴养血柔肝，理气和血，使气血调和，又可使柴胡升散而无耗阴血之弊。焦白术，健运脾气，脾胃乃后天之本，气血生化之源，脾虚宜健；佛手、香橼性味辛、苦、温，归肝、脾、胃经，均具有疏肝解郁、理气和中的功效,《本草便读》称佛手为"理气快膈，惟肝脾气滞者宜之"，称香橼为"下气消痰，宽中快膈"。两者性味功效相近，相须为用，行气消积，并制其他药物寒凉之性。本病多因肝失条达，郁滞为病，故方用多味理气药以疏利气机。砂仁性味辛、温，归脾、胃经，有化湿醒脾、行气温中之功；吴茱萸性味辛、苦、热，归肝、脾、胃、肾经，具有散寒止痛、温中止呕之功，"以辛燥开其肝郁"，为治疗肝寒气滞诸痛要药；黄连长于清中焦湿热郁结，与诸辛味药相伍，又有辛开苦降之功，胃痛胀闷用之得当。

笔者认为，脾胃病的治疗必须与调理肝脾相关，是中医学整体观的体现。肝属木，脾属土，在生理病理上都有着密切的关系。脾的运化有赖于肝的疏泄，肝主气机，其疏泄条达之功，可升清阳之气，助脾运化，降浊阴之气，助胃受纳腐熟。肝的疏泄功能正常，则脾的运化、胃的受纳功能健旺；若肝失疏泄，就会影响脾胃功能，从而引起"肝胃不和"的病理表现，可见精神抑郁、胸胁胀满、腹胀腹痛等症。《金匮要略》中所说的"见肝之病，知肝传脾，当先实脾，四季脾旺不受邪"是对肝脾生理、病理关系的高度概括。笔者认为，胃病的治疗，既应上承古训，又应该与临床实践相结合，肝病最易侵犯脾胃，即"木乘土"之证，治疗上应注意理肝必和胃（脾），和胃（脾）必调肝，使其升降出入之气机复其常而愈。在疾病演变过程中，依其证候不同，遣方用药时也应辨别孰轻孰重，但疏肝理气之法应贯穿始终。

五、胃阴亏虚证

高某，女，60岁。

首诊时间：2014年5月2日。

主诉：胃脘部不适2年，加重2个月。

现病史：患者2年前无明显诱因出现胃脘部不适症状，于当地医院门诊就诊，患者未同意行胃镜检查，予以抑制胃酸分泌（奥美拉唑）、保护胃黏膜（复方谷氨酰胺）等药物治疗，症状缓解后停药。2个月前患者胃脘灼痛症状明显，于药店购买上述药物，服用2周后症状未见明显改善，家人深感焦急，后于哈尔滨市第一医院就诊，建议行胃镜及 ^{13}C- 尿素呼气试验检查，结果示：糜烂性胃炎，幽门螺旋杆菌（＋）。后经多次中医、西医治疗，效果不显，得知此处，前来就诊。现症见：面色萎黄，形体消瘦，平素易发火。患者自述胃脘隐隐灼痛，胃中嘈杂不适感，时有反酸，饥不思食，口干渴，喜冷饮，大便干燥，3日一次，多梦。舌红暗红，少津，少许黄腻苔，脉细。

既往史：高血压病病史10年，糖尿病病史10年。

辅助检查：胃镜检查示糜烂性胃炎；^{13}C- 尿素呼气试验幽门螺旋杆菌（＋）。

【辨证分析】四诊合参，中医诊断为胃痛，辨证为胃阴亏虚证。脾以升为健，胃以降为顺，胃气阻滞，日久化热，导致胃脘灼热疼痛；胃失和降，逆而上冲，故嘈杂吐酸；

胃热日久，灼伤津液，则口干、喜冷饮；肠胃积热，津液枯燥，肠道失润，无水行舟，故见大便秘结。故"独有一种阳明之火，入于胃而热，……殷殷而痛者……""又有一种胃中作酸，……此痛是胃中一种酸热也，……"舌质暗红、少津亦乃为胃中蕴热之象。

中医诊断：胃痛（胃阴亏虚证）。

西医诊断：糜烂性胃炎。

治法：滋阴健脾，理气和中通腑。

方药：柴　胡 10 克　　焦白术 15 克　　天花粉 10 克　　石　斛 10 克

　　　　砂　仁 5 克　　　陈　皮 10 克　　鸡内金 10 克　　佛　手 10 克

　　　　生大黄 5 克　　　黄　连 15 克　　吴茱萸 5 克

7 剂，日 1 剂，水煎 300mL，早晚分服。

二诊：患者症状有所好转，自述胃脘部灼热感好转，口燥咽干缓解不明显，纳可，大便好转，2 日一行，舌质暗红，边有齿痕，少津，脉细数，寐尚可，多梦明显。上方去柴胡，防其劫气伤阴。

方药：吴茱萸 5 克　　焦白术 15 克　　天花粉 10 克　　石　斛 10 克

　　　　砂　仁 5 克　　　陈　皮 10 克　　鸡内金 10 克　　佛　手 10 克

　　　　生大黄 5 克　　　黄　连 15 克

7 剂，日 1 剂，水煎 300mL，早晚分服。

三诊：患者不适症状缓解，胃脘部烦闷、灼热感缓解，口燥咽干好转，纳可，近日反酸，大便趋于正常，2 日一行。舌质暗红，边有齿痕，少津，脉细数。上方加海螵蛸 10 克，抑酸和胃。

方药：吴茱萸 5 克　　焦白术 15 克　　天花粉 10 克　　石　斛 10 克

　　　　砂　仁 5 克　　　陈　皮 10 克　　鸡内金 10 克　　佛　手 10 克

　　　　生大黄 5 克　　　黄　连 15 克　　海螵蛸 10 克

7 剂，日 1 剂，水煎 300mL，早晚分服。

四诊：患者现无明显不适症状，反酸消失，纳可，大便正常，寐欠佳。舌质暗红，边有齿痕，脉细。上方去大黄，加炒枣仁 10 克，宁心安神。

方药：吴茱萸 5 克　　　焦白术 15 克　　天花粉 10 克　　石　斛 10 克

砂　仁 5 克	陈　皮 10 克	鸡内金 10 克	佛　手 10 克
炒枣仁 10 克	黄　连 15 克	海螵蛸 10 克	

7 剂，日 1 剂，水煎 300mL，早晚分服。

五诊：患者现无明显不适症状，纳可，寐安，大便通畅，未予开药，嘱其饮食节制，情志调畅。此后患者未来就诊，复查胃镜示未见明显异常，按月随访至今，症状未复。

【按语】

胃病日久，郁热伤阴，胃失濡养，失其和降，发为胃痛。胃脘久痛或素体阴虚者发病时可表现为胃阴不足。笔者认为，本型多由肝郁化火、犯胃伤阴，或脾虚不能为胃输布津液，致使胃燥阴涸，或过用香燥辛热之品、过食辛辣之物，耗伤胃阴，此外和体质、年龄亦有关系。素体阴虚或年龄大者，多见阴津不足，胃液亏损，正如《内经》所云"年四十而阴气自半也"。胃为阳土，喜润恶燥，上述诸因，均可形成胃阴不足，致使胃失濡润。本案中治疗以"滋阴健脾，理气和中通腑"，以柴胡疏理肝气、调节情志，《萃金裘本草述录》言："温中散结气，除胀满……"故予以陈皮可理气健脾。《本草纲目》提出："治百病总取其理气燥湿之功。"白术有健脾益气、燥湿利水之效，《医学启源》记载："除湿益燥，和中益气，温中，去脾胃中湿。"砂仁燥湿和胃、健脾止泻。《本草求真》曰："为醒脾调胃要药。"鸡内金可消积滞、健脾胃。《本草再新》言："健脾开胃，消食化痰，理气利湿。"天花粉、石斛养胃阴，生津润燥，亦有增水行舟、使大便通调之用，佐以少许大黄，联合通便；左金丸中黄连苦寒，善清胃中湿热，吴茱萸反佐，防其苦寒太过伤及胃腑，疏肝降逆；配伍佛手行气，使诸药补而不滞，全方合而治之，症状乃除。符合胃之"以通为用，以降为顺"特性。胃阴亏虚也是胃痛的重要发病因素，临床中应予以重视。

六、血瘀气滞证

林某，男，43 岁。

首诊时间：2014 年 1 月 5 日。

主诉：胃脘部疼痛不适 1 年，加重 1 个月。

现病史：患者于 1 年前无明显诱因出现胃脘部疼痛不适，针刺感，于哈尔滨医科大学附属第二医院住院治疗，行上消化道造影检查示糜烂性胃炎，给予静点奥美拉唑，并口服保护胃黏膜药物（复方谷氨酰胺）治疗，症状缓解后出院。1个月前上述症状再发，多于饮食不慎或者情志抑郁后出现，口服中药、西药，均未治愈，1周前于黑龙江中医药大学附属第一医院行胃镜检查示糜烂性胃炎，经友人介绍，来此就诊。现症见：面色晦暗，形体消瘦，平素情志时有不畅，现自诉胃脘部疼痛，痛如针刺，饮食后明显，不能饱食，纳呆食少，情志不遂后多嗳气及胁肋不适感，大便稍干，2日一次，多梦易醒。舌质紫暗，边有齿痕，苔白腻，脉弦。

既往史：否认其他疾病病史。

辅助检查：上消化道造影检查示糜烂性胃炎；胃镜检查示糜烂性胃炎。

【辨证分析】根据患者主诉症状及胃镜检查结果，西医诊断为糜烂性胃炎。该患者病程日久，疼痛位置固定，多为血瘀，四诊合参，中医辨证为胃痛（气滞血瘀证），患者抑郁恼怒，情志失畅，肝疏泄不能，气机阻滞，疾病日久，血行不畅，凝滞经脉，瘀血内结，而成胃痛，故有"肝胃气痛，痛久则气血瘀凝"之说。

中医诊断：胃痛（气滞血瘀证）。

西医诊断：糜烂性胃炎。

治法：活血化瘀，行气和胃止痛。

方药：柴　胡10克　　焦白术15克　　炒蒲黄10克　　佛　手10克
　　　　三　七10克　　五灵脂10克　　丹　参10克　　川　芎10克
　　　　砂　仁10克　　厚　朴10克　　生大黄5克

7剂，日1剂，水煎300mL，早晚分服。

嘱其情志舒畅，饮食节制。

二诊：患者症状有所好转，胃脘部疼痛缓解，嗳气、胁肋不适感基本消失，大便畅通，睡眠欠佳。舌质紫暗，体略胖，边有齿痕，苔白腻，脉弦细。上方加合欢花10克，安神定志。

方药：柴　胡10克　　焦白术15克　　炒蒲黄10克　　佛　手10克
　　　　三　七10克　　五灵脂10克　　丹　参10克　　川　芎10克
　　　　砂　仁10克　　厚　朴10克　　生大黄5克　　合欢花10克

7剂，日1剂，水煎300mL，早晚分服。

三诊：患者自诉上述症状缓解明显，时有胃脘刺痛，多于饮食不节、情志抑郁后发作，大便畅通，入睡难。舌质紫暗，边有齿痕，苔白腻，脉弦。上方去生大黄。

方药：柴　胡 10 克　　焦白术 15 克　　炒蒲黄 10 克　　佛　手 10 克

　　　　三　七 10 克　　五灵脂 10 克　　丹　参 10 克　　川　芎 10 克

　　　　砂　仁 10 克　　厚　朴 10 克　　合欢花 10 克

7 剂，日 1 剂，水煎 300mL，早晚分服。

四诊：患者无明显不适，疼痛消失，偶于饱食后胃脘疼痛不舒，饮食得当，情志舒畅，自诉时有汗出，寐可，舌质暗，边有齿痕，苔白腻，脉弦。上方加黄芪 20 克，固表益气敛汗。

方药：柴　胡 10 克　　焦白术 15 克　　炒蒲黄 10 克　　佛　手 10 克

　　　　三　七 10 克　　五灵脂 10 克　　丹　参 10 克　　川　芎 10 克

　　　　砂　仁 10 克　　厚　朴 10 克　　合欢花 10 克　　黄　芪 20 克

7 剂，日 1 剂，水煎 300mL，早晚分服。

此后患者复查胃镜显示糜烂恢复，随诊至今，症状未复。

【按语】

治疗脾胃病，应健运脾胃，使得气血生化有源，胃气通和，气机升降有序，阴阳平衡。气滞日久，血行不畅，瘀滞胃腑，发为血瘀胃痛。本案中医辨证为胃痛（气滞血瘀证），多由病程日久，失于治疗，由气及血而致，疼痛明显，位置固定。治疗以理气和胃止痛为主，具体应根据不同病机而采取相应治法，使用"通"法。该案笔者治以"疏肝行气散瘀，健脾和胃止痛"之法，以柴胡疏肝行气，解肝郁，行滞气；焦白术健脾气、运脾湿，脾为阴土，主升清而恶湿，配以砂仁，芳香化湿行中焦之滞气；丹参一味，功同四物，其性微寒，功能活血凉血、清心安神；失笑散出自《太平惠民和剂局方》，方中蒲黄功能化瘀止血，甘缓不峻，性味平和无寒热偏性，炒用偏于收敛止血，五灵脂活血化瘀止痛，为治疗血瘀诸痛之要药；川芎为血中之气药，活血之中兼有行气之效，故加之，佛手行气开郁而止痛，气为血之帅，血为气之母，气行则血畅；厚朴性味芳香，宽中行气，健运脾气，化脾胃之湿浊；三七味苦微甘，性平和，善化瘀血，又善止血妄行，有助于糜烂面的愈合，现代药理研究表明其可扩张血管，溶解血栓，改善微循环，提高机体免疫功能等；佐以少量大黄以促进肠道蠕动，使腑气得通，气机得以通畅，全方共奏活血化瘀、行气止痛之功效。

【诊疗体会】

糜烂性胃炎，是以胃黏膜多发性糜烂为特征的，以上腹不适、钝痛、烧灼痛、反酸、餐后饱胀、食欲减退等为主要临床表现的炎症性疾病，其胃黏膜上皮完整性受损，糜烂深度在 1mm 以内，病理损伤不超过黏膜肌层。一般认为与周围环境的有害因素及易感体质相关。

中医学对于糜烂性胃炎并无准确病名对应，但根据其临床表现，多将其归于"胃脘痛""痞满""呃逆""嘈杂"等范畴。

【治疗特色】

1. 注重脾胃的调护

脾与胃，功能互为表里。胃主受纳，脾主运化，胃主降浊，脾主升清，二者相互配合，脾为胃行其津液，共同完成水谷的消化吸收及其输布，从而滋养全身，故脾胃为"后天之本"。一旦为病，胃失和降，势必影响脾的升清和运化；脾运化不及，也可导致胃通降失职。故脾虚易出现胃实，胃实易出现脾虚，二者常并列出现。因此在治法上，治胃必健脾，健脾也必和胃。脾与胃中任一方病证偏重或有兼证，可随证治之。

2. 注重肝脾的调和

脾胃与肝关系极为密切。脾胃得肝之疏泄，则运化健旺，升清降浊。脾胃病，多因饮食伤脾胃，或情志伤肝，脾虚失运则生湿，湿邪阻滞气机，可影响肝的疏泄功能，造成肝郁气滞。肝主疏泄，可助脾胃运化，一旦肝失疏泄，可导致脾胃升降失常，即所谓肝脾失调或肝胃不和等证。根据肝、脾、胃之间的辨证关系，治胃病必须紧密联系肝脏。这一治疗特色是笔者在治疗胃炎方面的学术经验结晶。综上所述，脾胃中焦是人体气血津液升降之枢纽。吴鞠通《温病条辨》中提出"治中焦如衡，非平不安"的法则，笔者认为治胃当责于肝、脾，疏肝健脾是治疗慢性胃炎的关键所在。

3. 注重腑气的通畅

脾喜燥恶湿，胃喜润恶燥。脾胃病易反复，病程长久，其证常见虚实夹杂、积滞失运、湿浊瘀阻等，因此，治疗既不可过用温燥伤脾，也不可太过滋腻碍胃，宜燥湿相和，脾胃协调。其治应以调代补，通畅腑气，调肝理脾，注重脾胃功能健运，脾胃健运，气血生化有源，才能达到补益的目的，而不能一味呆补。《临证指南医案》指出："腑以通为补。"《素问·至真要大论》："疏其血气，令其调达，而致和平。"治疗脾胃病应注重疏理气机，调和气血，通畅腑气，健运脾胃。同时需嘱患者慎饮食、调情志、安睡眠，做到"饮食有节，起居有常，方可神与形俱，尽其天命"。

4. 临床中应用药对，相互配伍，加强疗效

九香虫配伍延胡索治疗气滞之胃痛，效佳。九香虫性味咸温，气香走窜、温通利膈而有行气止痛之功。而延胡索辛苦而温，治气凝血结，上下内外诸痛，为中药中最常用的止痛药物之一，古今皆视之为治胃痛之主药。应用乌贝散，海螵蛸、浙贝母，治疗胃脘不适、反酸烧心症状效佳。海螵蛸味咸而涩，能制酸止痛，为治疗胃脘疼痛、反酸烧心之症的佳品；浙贝母味苦，性寒，开郁散结。二者配伍，相得益彰，制酸止痛之力发挥得更有优势。三七、白及相配，治疗糜烂出血。三七味甘、微苦，性温，功善活血散瘀止血、消肿止痛，有止血不留瘀、化瘀不伤正的特点；白及质黏味涩，为收敛止血之要药。二药相伍用，一散一收，相互促进，消瘀止血能力增强。化瘀止血，敛疮生肌。

5. 临床中辨证施治

该病诱因不尽相同，有饮食不节、情绪异常、环境改变、气候变化等，临床症状不一，且病机变化多端，因此治疗当辨证论治，随机应变，灵活巧用方药。在治疗过程中，病情容易受到各种诱因的影响而有相应的变化，因此出现患者症状反复变化的情况，只有坚持最根本的治疗原则和治法，在守法守方的基础上适当加减，积极寻找导致患者病情反复的诱因，守法继进，才能使病情得以改善，从而取得令人满意的疗效。

对胃脘痛患者，笔者认为必须注重生活调摄，尤其是饮食与精神方面的调护。饮食以少食多餐、营养丰富、清淡易消化为原则，不宜饮酒及过食生冷、辛辣食物，切忌粗硬饮食、暴饮暴食，或饥饱无常；应保持精神愉快，避免忧思恼怒及情绪紧张；注意劳逸结合，避免劳累，病情较重时，需适当休息，这样可减轻胃痛和减少胃痛发作，进而达到预防胃病的目的。

残胃炎

一、痰凝血瘀证

徐某，女，52 岁。

首诊时间：2013 年 10 月 27 日。

主诉：胃脘疼痛半年余。

现病史：患者 2011 年于黑龙江省医院行胃息肉切除术，2013 年 9 月 6 日黑龙江省医院胃镜示：胃多发息肉，残胃炎。半年来患者胃脘部每因饮食生活起居不适，偶有疼痛，近半月发作次数明显增多，为求中医中药治疗，遂来笔者门诊。患者现面色少华，形体适中，胃脘痛，拒按，口淡乏味，偶有头晕，舌体胖大，紫暗，苔白腻，脉沉滑。

既往史：否认其他消化系统相关疾病病史。

辅助检查：（2013 年 9 月 6 日　黑龙江省医院）胃镜示：胃多发息肉，残胃炎。

【辨证分析】肝疏泄正常，则气机顺畅，脾胃的升降功能正常。脾失健运，水湿停聚为痰，气血运行不利，久则成瘀。痰凝血瘀阻滞胃脘，不通则痛。舌紫暗，脉沉滑，为痰凝血瘀之征。

中医诊断：胃痛（痰凝血瘀证）。

西医诊断：残胃炎；胃息肉。

治法：疏肝健脾，化痰祛瘀。

方药：

柴　胡 15 克	炒白术 10 克	三　棱 15 克	莪　术 15 克
黄　芪 15 克	茯　苓 15 克	夏枯草 15 克	蒲　黄 10 克
五灵脂 10 克	佛　手 10 克	半　夏 10 克	陈　皮 10 克

7 剂，日 1 剂，水煎 300mL，早晚分服。

二诊：患者述胃脘痛减轻，口淡乏味，偶有头晕，舌体胖大，紫暗，苔白腻，脉沉滑。患者胃脘疼痛减轻，诸症好转。

方药：

| 柴　胡 15 克 | 炒白术 10 克 | 三　棱 15 克 | 莪　术 15 克 |

| 黄　芪15克 | 茯　苓15克 | 夏枯草15克 | 蒲　黄10克 |
| 五灵脂10克 | 佛　手10克 | 半　夏10克 | 陈　皮10克 |

7剂，日1剂，水煎300mL，早晚分服。

三诊：患者述胃脘痛明显缓解，但仍时有发作，头晕减轻，查其舌脉，舌体胖大，紫暗减轻，苔白腻，脉沉滑。患者病情稳定，知非药力不够，实乃时候未到，故大法不变。

方药：

柴　胡15克	炒白术10克	三　棱15克	莪　术15克
黄　芪15克	茯　苓15克	夏枯草15克	蒲　黄10克
五灵脂10克	佛　手10克	半　夏10克	陈　皮10克

7剂，日1剂，水煎300mL，早晚分服。

四诊：患者述胃脘痛基本消失，头晕减轻，查其舌脉，舌体胖大，舌体颜色基本正常，苔白腻，脉沉滑。患者临床症状基本消失，故去蒲黄、五灵脂活血止痛之药，疏肝健脾，调理气血善其后。

方药：

柴　胡15克	炒白术10克	三　棱15克	莪　术15克
黄　芪15克	茯　苓15克	夏枯草15克	佛　手10克
半　夏10克	陈　皮10克		

7剂，日1剂，水煎300mL，早晚分服。

【按语】

肝、脾、胃在生理上相互滋助，在病理过程中又相互影响（肝胆属木，脾胃属土），这一规律早为古人所重视。如《难经·七十七难》云："见肝之病，则知肝传之于脾，故先实其脾气，勿令得受肝之邪，故曰治未病焉。"张仲景《金匮要略》，开宗明义第一篇第一条示人以规范："问曰：上工治未病者，何也？师曰：夫治未病者，见肝之病，知肝传脾，当先实脾。"说明了土木之间的密切关系及指导临床治疗的重要意义。方中柴胡疏理肝气，半夏、陈皮化痰，三棱、莪术活血化瘀，蒲黄、五灵脂活血止痛，佛手理气和中，黄芪、炒白术、茯苓补气健脾除湿，亦防活血化瘀药伤脾胃，全方共奏疏肝健脾、化痰祛瘀之功。夏枯草在本患者方药中一直使用，取其破癥之功。《本经》："主寒热，瘰疬，鼠瘘，头疮，破癥，散瘿结气，脚肿湿痹。"临床余遇胃息肉患者，身体实，病机实，往往酌加之。

二、肝胃不和证

代某，男，52 岁。

首诊时间：2010 年 5 月 2 日。

主诉：胃脘胀满 2 个月。

现病史：患者 8 个月前于哈尔滨医科大学附属第一医院行胃癌早期切除术，2 月前出现胃胀痛，伴有反酸打嗝，给予口服西药治疗，后症状时轻时重，未见明显好转，经朋友介绍，故来笔者门诊求治。患者现胃脘胀满，伴有反酸打嗝，心烦易怒，善太息，大便不成形，食欲尚可，舌质暗红，苔白腻，脉弦滑。

既往史：否认其他消化系统相关疾病病史。

辅助检查：（2013 年 2 月 3 日　哈尔滨医科大学附属第一医院）胃镜示残胃炎。

【辨证分析】本案患者长期情志不遂，肝气郁结，肝气犯胃，胃气郁滞，故胃脘胀满；肝气郁结，故心烦易怒善太息；肝气犯胃，胃失和降则反酸打嗝；舌质暗红，苔白腻，脉弦滑为肝胃不和之征。

中医诊断：痞满（肝胃不和证）。

西医诊断：残胃炎。

治法：疏肝解郁，和胃消痞。

方药：柴　胡 15 克　　六神曲 10 克　　麦　芽 10 克　　陈　皮 10 克
　　　枳　实 10 克　　白花蛇舌草 15 克　佛　手 10 克　　砂　仁 10 克
　　　苏　子 10 克

7 剂，日 1 剂，水煎 300mL，早晚分服。

二诊：患者述胃脘胀满减轻，反酸打嗝改善，心烦易怒，善太息，大便不成形，食欲尚可，舌质暗红，白腻苔，脉弦滑。患者诸症改善，故效不更方。

方药：柴　胡 15 克　　六神曲 10 克　　麦　芽 10 克　　陈　皮 10 克
　　　枳　实 10 克　　白花蛇舌草 15 克　佛　手 10 克　　砂　仁 10 克
　　　苏　子 10 克

7 剂，日 1 剂，水煎 300mL，早晚分服。

三诊：患者述胃脘胀满基本消失，无反酸打嗝，心烦易怒，善太息，大便不成形，食欲尚可,舌质暗红,苔白腻,脉弦滑。上方加百合 10 克、合欢花 10 克。百合甘、微寒,清心安神,合欢花安神解郁。

方药:柴　胡 15 克　　六神曲 10 克　　麦　芽 10 克　　陈　皮 10 克

　　　　枳　实 10 克　　白花蛇舌草 15 克　佛　手 10 克　　砂　仁 10 克

　　　　苏　子 10 克　　百　合 10 克　　合欢花 10 克

7 剂,日 1 剂,水煎 300mL,早晚分服。

四诊:患者述心烦好转,无明显其他不适症状,舌质淡红,苔薄白,脉弦滑明显改善。患者诸症改善,故减轻理脾胃气机之药,去掉佛手、砂仁、苏子。

方药:柴　胡 15 克　　六神曲 10 克　　麦　芽 10 克　　陈　皮 10 克

　　　　枳　实 10 克　　白花蛇舌草 15 克　百　合 10 克　　合欢花 10 克

7 剂,日 1 剂,水煎 300mL,早晚分服。

【按语】

本案病位虽在胃,病机却与肝关系密切。《素问·六元正纪大论》说:"木郁之发……民病胃脘当心而痛。"指出胃痛与肝关系密切。肝气有余则木旺乘土,其不及则木不疏土;胃气实则土壅木郁,胃气虚则土衰木乘,这种木土乘侮的关系可贯穿胃脘痛病机矛盾的始终。而肝时常居于矛盾的主要方面,正如《临证指南医案》所说:"肝为起病之源,胃为传病之所。"由此可见,从肝论治胃脘痛是重要治法之一。临床上余遇痞满患者,从肝着手进行辨证论治,往往得到很好的疗效。方中柴胡疏肝解郁为主药,麦芽、六神曲消食和胃,且麦芽可疏肝解郁,陈皮、枳实、佛手、砂仁、苏子通调脾胃之气,除胀满。此案患者方中有白花蛇舌草,取其治癌肿之效,《广西中药志》:"治小儿疳积,毒蛇咬伤,癌肿,外治白疱疮、蛇癞疮。"而现代药理研究其有调节免疫力的作用。余临床中遇癌症、癌前病变患者每每加入该药,疗效确实可观。

三、痰湿兼脾虚中阻证

李某,男,48 岁。

首诊时间:2013 年 9 月 15 日。

主诉:脘腹痞闷 1 年。

现病史:患者述 1 年前于解放军总医院行胃溃疡手术,术后脘腹痞闷不舒,自服西沙必利，症状时轻时重，为求中医治疗，遂来笔者门诊。患者现脘腹痞闷不舒，食后尤甚，头晕目眩，身重困倦，易乏力，面色少华，大便稀，日一次，小便正常，舌苔白腻，脉略沉滑。

既往史：否认其他消化系统相关疾病病史。

辅助检查：（2013 年 8 月 19 日　解放军总医院）体检报告提示：1. 残胃炎；2. 高血脂（高胆固醇）；3. 糖耐量减低，血糖偏高；4. 高血压 2 级，极高危；5. Hp 阴性。

【辨证分析】脾虚不能化湿，湿聚为痰，痰湿停滞脘腹导致脘腹痞闷不舒，湿气泛溢躯体，则身体困重，湿邪上蒙清窍则头晕目眩。舌苔白腻、脉沉滑为痰湿之征。易乏力，面色少华，大便稀为脾虚的表现。

中医诊断：痞满（痰湿兼脾虚证）。

西医诊断：残胃炎；高血脂；高血糖；高血压。

治法：补气健脾，除湿化痰，理气宽中。

方药：柴　胡 15 克　　黄　芪 20 克　　焦白术 20 克　　薏苡仁 15 克

　　　苍　术 15 克　　半　夏 15 克　　陈　皮 15 克　　厚　朴 10 克

　　　砂　仁 15 克　　苏　子 10 克　　决明子 10 克　　姜　黄 10 克

　　　7 剂，日 1 剂，水煎 300mL，早晚分服。

二诊：患者述脘腹痞闷不舒改善，头晕目眩明显好转，身体仍觉困倦，乏力，面色少华，大便稀，日一次，小便正常，舌苔白腻，脉沉滑。上方加白扁豆 10 克，健脾化湿。

方药：柴　胡 15 克　　黄　芪 20 克　　焦白术 20 克　　薏苡仁 15 克

　　　苍　术 15 克　　半　夏 15 克　　陈　皮 15 克　　厚　朴 10 克

　　　砂　仁 15 克　　苏　子 10 克　　决明子 10 克　　姜　黄 10 克

　　　白扁豆 10 克

　　　7 剂，日 1 剂，水煎 300mL，早晚分服。

三诊：患者喜述脘腹痞闷基本消失，头晕目眩明显好转，身体困倦改善，乏力好转，面色少华，大便稀，日一次，小便正常，舌苔白腻，脉沉滑。患者肢体困重好转，无脘腹痞闷，故去苍术、薏苡仁。

方药：柴　胡 15 克　　黄　芪 20 克　　焦白术 20 克　　白扁豆 10 克

　　　　半　夏 15 克　　陈　皮 15 克　　厚　朴 10 克　　姜　黄 10 克

　　　　砂　仁 15 克　　苏　子 10 克　　决明子 10 克

　　　　7 剂，日 1 剂，水煎 300mL，早晚分服。

四诊：患者述无脘腹痞闷，头晕目眩改善，身体困倦明显减轻，乏力好转，面色少华好转，大便成形，日一次，小便正常，舌苔可，脉较前好转。

方药：柴　胡 15 克　　黄　芪 20 克　　焦白术 20 克　　白扁豆 10 克

　　　　半　夏 15 克　　陈　皮 15 克　　厚　朴 10 克　　姜　黄 10 克

　　　　砂　仁 15 克　　苏　子 10 克　　决明子 10 克

　　　　7 剂，日 1 剂，水煎 300mL，早晚分服。

【按语】

过食和少动都使谷气难消，日久形成食郁，脾胃首当其冲，即"饮食自倍，脾胃乃伤"。痰凝湿阻，易导致气机郁滞，过逸少动，气血运行不畅，变生他病。调理脾胃是其治本之道，即"调中央以通达四旁"。方中柴胡疏肝，助疏泄通调全身气机，黄芪、炒白术补气健脾，薏苡仁、苍术化中焦之湿，半夏、陈皮燥湿化痰，厚朴、砂仁、苏子降气、理气除胀，胃以降为顺，故重用降气药。全方共奏补气健脾、除湿化痰、理气宽中之效。余遇痰湿证伴血压高、血脂高的患者，在常规用药基础上，加入微寒的决明子，可防痰湿日久生热，再加入活血行气的姜黄以改善血行，每每收到喜人的效果。

四、胃阴虚兼血瘀证

何某，男，60 岁。

首诊时间：2013 年 4 月 20 日。

主诉：阵发性胃脘部疼痛 3 个月，加重 1 周。

现病史：患者 2 年前于哈尔滨医科大学附属第一医院行胃癌手术，术后出现胃脘部刺痛不舒，3 个月前于就诊，给予法莫替丁、奥美拉唑口服。3 个月来患者胃脘部疼痛时轻时重，近 1 周加重，经人介绍来笔者门诊就诊。患者现胃脘部疼痛，痛如针刺，痛有定处，无食欲，食后即胀，口干咽燥，舌红少津，舌有裂纹，脉细数。由于患者有胃痛典型症状，结合胃镜报告，西医诊断为胃术后、残胃炎。经过中医四诊合参，诊断为胃痛（胃阴虚兼血瘀证）。

既往史：否认其他消化系统相关疾病病史。

辅助检查：胃镜示胃术后，残胃炎；$^{13}C-$ 尿素呼气试验阴性。

【辨证分析】久病多瘀，加上手术过程中可能留有瘀血，气滞不畅导致血行不畅，日久必瘀，故出现胃脘部疼痛，犹如针刺，痛有定处。该患者胃癌术后，胃的阴液已伤，久病，情志不畅，导致肝气郁滞，木郁克土（脾胃），胃阴伤更重，胃阴亏虚，津不上承，故出现口干咽燥；舌红少津，舌有裂纹，脉细数，为津亏之征。

中医诊断：胃痛（胃阴虚兼血瘀证）。

西医诊断：残胃炎。

治法：养阴和胃，活血化瘀。

方药：太子参 15 克　　炙乳香 20 克　　炙没药 20 克　　百　合 15 克

　　　天花粉 15 克　　炒蒲黄 15 克　　五灵脂 15 克　　甘　草 10 克

　　　7 剂，日 1 剂，水煎 300mL，早晚分服。

二诊：患者述胃脘部刺痛减轻，食欲改善，食后胀满不适好转，口干咽燥减轻，舌红少津，舌有裂纹，脉细数。患者诸症改善，效不更方。

方药：太子参 15 克　　炙乳香 20 克　　炙没药 20 克　　百　合 15 克

　　　天花粉 15 克　　炒蒲黄 15 克　　五灵脂 15 克　　甘　草 10 克

　　　7 剂，日 1 剂，水煎 300mL，早晚分服。

三诊：患者述胃脘部刺痛基本消失，食欲可，偶有食后胀满，口干咽燥明显减轻，舌红少津，舌有裂纹，脉细数。上方炒蒲黄改为 10 克，五灵脂改为 10 克。患者无疼痛，故减蒲黄、五灵脂的药量。

方药：太子参 15 克　　炙乳香 20 克　　炙没药 20 克　　百　合 15 克

　　　天花粉 15 克　　炒蒲黄 10 克　　五灵脂 10 克　　甘　草 10 克

　　　7 剂，日 1 剂，水煎 300mL，早晚分服。

四诊：患者述无明显不适症状，舌红少津，舌有裂纹，脉细数。上方去掉炒蒲黄、五灵脂，加白术 10 克、黄芪 10 克。患者已无临床症状，去蒲黄、五灵脂防久用伤正，加白术、黄芪补气健脾以调本。

方药：太子参 15 克　　炙乳香 20 克　　炙没药 20 克　　百　合 15 克

天花粉 15 克　　甘　草 10 克　　白　术 10 克　　黄　芪 10 克

7 剂，日 1 剂，水煎 300mL，早晚分服。

五诊：患者述前天饮食不适后腹胀，食后加重，舌苔腻，脉滑实。上方加山楂 15 克、神曲 15 克、麦芽 15 克。患者食积症状较明显，故加入消食导滞的山楂、神曲、麦芽。

方药：太子参 15 克　　炙乳香 20 克　　炙没药 20 克　　百　合 15 克

天花粉 15 克　　甘　草 10 克　　白　术 10 克　　黄　芪 10 克

山　楂 15 克　　神　曲 15 克　　麦　芽 15 克

7 剂，日 1 剂，水煎 300mL，早晚分服。

六诊：患者述腹胀偶有发作，无其他明显不适症状，舌淡红，津可，舌有裂纹，脉缓。上方山楂改为 5 克、神曲改为 5 克、麦芽改为 5 克。患者食积症状明显减轻，故减山楂、神曲、麦芽药量，继续巩固治疗。

方药：太子参 15 克　　炙乳香 20 克　　炙没药 20 克　　百　合 15 克

天花粉 15 克　　甘　草 10 克　　白　术 10 克　　黄　芪 10 克

山　楂 5 克　　神　曲 5 克　　麦　芽 5 克

7 剂，日 1 剂，水煎 300mL，早晚分服。

【按语】

所谓胃阴，乃指胃中之津液，能濡润食物、腐熟水谷，以降润为和，胃阴匮乏，不能濡润食物，则胃腐熟与消磨功能就无从发挥。吴鞠通认为"复胃阴者，莫若甘寒"，胃阴虚临床用药当选甘寒、甘凉之品，以清养为原则，而达热清阴复之目的。方中乳香、没药活血行气止痛；蒲黄、五灵脂推陈致新，以改善局部血液循环，促进局部伤口组织修复，化瘀止痛；太子参、百合、天花粉养阴益气。全方共奏养阴和胃、活血化瘀之效。久病后病机往往错综复杂，故要细审之，知犯何逆，随证治之。

五、肝郁脾虚兼气滞血瘀证

郭某，女，56 岁。

首诊时间：2013 年 5 月 9 日。

主诉：胃胀不舒 8 年，加重 2 个月。

现病史：患者 2005 年胃穿孔，于哈尔滨医科大学附属第二医院行毕氏Ⅱ式胃切除术，术后胃胀时有发作，期间曾住院静点、口服药物治疗。患者现胃胀不舒加重，食欲差，烦躁，形体瘦弱，近 2 年体重下降 10kg，每日排便 2~3 次，大便不成形，面色晦暗，口唇发绀，舌紫暗，体胖，边有齿痕，苔白腻，脉弦滑。

既往史：否认其他消化系统相关疾病病史。

辅助检查：（2013 年 4 月　黑龙江省祖国医药研究所）胃镜示残胃炎，吻合口炎。

【辨证分析】脾胃虚弱、健运失职、升降失常，则胃脘胀满；脾虚不运则便溏；脾虚不能化生气血，四肢不得充养则消瘦；气血运行不畅，则面色晦暗、口唇发绀；患者大便不成形却无五更泻、腰膝酸软、头晕耳鸣等肾虚表现，故仍辨为肝郁脾虚、脾失健运。

中医诊断：痞满（肝郁脾虚兼气滞血瘀证）。

西医诊断：残胃炎。

治法：疏肝健脾，理气活血化瘀。

方药：柴　胡 15 克　　　黄　芪 20 克　　　炒白术 20 克　　　山　楂 15 克
　　　神　曲 15 克　　　麦　芽 15 克　　　陈　皮 15 克　　　鸡内金 15 克
　　　厚　朴 10 克　　　白扁豆 10 克　　　赤　芍 10 克　　　丹　参 10 克

7 剂，日 1 剂，水煎 300mL，早晚分服。

二诊：患者述胃胀不舒减轻，食欲改善，面色晦暗，口唇发绀，烦躁，形体瘦弱，每日排便 2~3 次，大便不成形。舌紫暗，体胖，边有齿痕，苔白腻，脉弦滑。上方加茯苓 10 克。患者诸症改善，大便仍不成形，故加入茯苓健脾渗湿。

方药：柴　胡 15 克　　　黄　芪 20 克　　　炒白术 20 克　　　山　楂 15 克
　　　神　曲 15 克　　　麦　芽 15 克　　　陈　皮 15 克　　　鸡内金 15 克
　　　厚　朴 10 克　　　白扁豆 10 克　　　赤　芍 10 克　　　丹　参 10 克
　　　茯　苓 10 克

7 剂，日 1 剂，水煎 300mL，早晚分服。

三诊：患者述胃胀不舒明显缓解，面色晦暗，口唇发绀，烦躁改善，形体瘦弱，每日排便 1~2 次，大便成形，小便可，舌紫暗，体胖，边有齿痕，苔白腻，脉弦滑。

患者明显见好，效不更方。

方药：柴　胡 15 克　　黄　芪 20 克　　炒白术 20 克　　山　楂 15 克

　　　　神　曲 15 克　　麦　芽 15 克　　陈　皮 15 克　　鸡内金 15 克

　　　　厚　朴 10 克　　白扁豆 10 克　　赤　芍 10 克　　丹　参 10 克

　　　　茯　苓 10 克

7 剂，日 1 剂，水煎 300mL，早晚分服。

四诊：患者述胃胀不舒明显好转，面色晦暗改善，口唇发绀减轻，烦躁改善，形体瘦弱，二便可，舌紫暗减轻，体胖，边有齿痕，苔白腻，脉弦滑较前好转。

方药：柴　胡 15 克　　黄　芪 20 克　　炒白术 20 克　　山　楂 15 克

　　　　神　曲 15 克　　麦　芽 15 克　　陈　皮 15 克　　鸡内金 15 克

　　　　厚　朴 10 克　　白扁豆 10 克　　赤　芍 10 克　　丹　参 10 克

　　　　茯　苓 10 克

7 剂，日 1 剂，水煎 300mL，早晚分服。

【按语】

王安道说："凡病之起，多由于郁，郁者滞而不通之义。"可见郁证的特点是气机郁滞而不通，而郁之为病亦比较多见。肝为风木之脏，主藏阴血，内寓相火，性善条达而气宜疏泄流通，故曰"体阴而用阳"。若大怒则伤肝，肝伤则气机闭塞不通而为肝郁。肝郁不疏，相火不能敷布则动火，动火则伤其脏血，故景岳称之为"气逆动火"，这是肝郁所导致的主要病机特点。所以，临床辨证往往要抓住或因郁怒而病发，或因郁怒而病证加重的特点。此外，由于肝郁而气不行，进一步还可以导致血滞、水阻、湿停、痰凝等变化，由无形之气病产生有形之邪结，这是肝郁病机的多样性与复杂性，亦应引起重视。而现代人的生活节奏快、生活压力大，肝郁的症状更加常见，故选方用药总不忘疏肝调肝。方中厚朴、陈皮行气除满，内金、山楂、神曲、麦芽消食导滞通腑，柴胡疏肝以调畅气血，黄芪、炒白术补气健脾，赤芍、丹参活血祛瘀，全方共奏疏肝健脾、行气宽中之功。

六、脾胃湿热证

陈某，女，51 岁。

首诊时间：2013 年 5 月 19 日。

主诉：阵发性上腹部疼痛半年，加重半月。

现病史：患者 2012 年 12 月 13 日于哈尔滨医科大学附属第三医院行胃溃疡手术，半年来上腹部疼痛时轻时重，口服抑酸药，症状一直未明显缓解。近半月加重，为求中医中药系统治疗，遂来笔者门诊。患者现面色萎黄，形体消瘦，上腹部疼痛，烧心反酸，嗳气，口干口苦，口渴而不欲饮，纳呆恶心，大便时干时稀，小便色黄，舌质暗红，黄腻苔，脉滑数。

既往史：胃溃疡手术史半年。

辅助检查：（2013 年 5 月 2 日　哈尔滨医科大学附属第三医院）胃镜示胆汁反流性胃炎，残胃炎。

【辨证分析】该患者由于平日饮酒无节制，饮食不节，内生湿热，湿热蕴蒸脾胃，胃气阻滞则上腹痛；湿阻热郁，困遏气机，则口干口苦，口渴不欲饮，小便黄；湿热伤脾，脾失健运，纳运失常则纳呆恶心，大便不畅；苔黄腻、脉滑数为脾胃湿热之征。

中医诊断：胃痛（脾胃湿热证）。

西医诊断：残胃炎。

治法：清中化湿，理气和胃。

方药：柴　胡 15 克　　炒白术 20 克　　薏苡仁 15 克　　苍　术 15 克
　　　黄　连 15 克　　吴茱萸 5 克　　　栀　子 15 克　　草豆蔻 10 克
　　　陈　皮 10 克　　甘　草 10 克　　　浙贝母 10 克　　海螵蛸 10 克

　　　7 剂，日 1 剂，水煎 300mL，早晚分服。

二诊：患者述上腹部疼痛减轻，烧心反酸次数减少，嗳气、口干口苦改善，口渴而不欲饮，纳呆，恶心，大便时干时稀，小便色黄，舌质暗红，苔黄腻，脉滑数。患者诸症好转，效不更方。

方药：柴　胡 15 克　　炒白术 20 克　　薏苡仁 15 克　　苍　术 15 克
　　　黄　连 15 克　　吴茱萸 5 克　　　栀　子 15 克　　草豆蔻 10 克
　　　陈　皮 10 克　　甘　草 10 克　　　浙贝母 10 克　　海螵蛸 10 克

　　　7 剂，日 1 剂，水煎 300mL，早晚分服。

三诊：患者述上腹部疼痛基本消失，无烧心反酸，口干口苦改善，口渴减轻，饮食明显好转，无恶心，大便基本规律，小便可，舌质淡红，苔黄腻减轻，脉缓。患者临床症状基本消失，然笔者对疾病规律了然于胸，知如此时停药，很快复发，故去掉清热燥湿抑酸的黄连、栀子、浙贝母、海螵蛸、吴茱萸，加入调理脾胃的茯苓、黄芪、太子参，修复脾胃功能。

方药：柴　胡 15 克　　炒白术 20 克　　薏苡仁 15 克　　苍　术 15 克
　　　草豆蔻 10 克　　茯　苓 10 克　　黄　芪 10 克　　陈　皮 10 克
　　　甘　草 10 克　　太子参 10 克

7 剂，日 1 剂，水煎 300mL，早晚分服。

四诊：患者述无腹痛，无烧心反酸，口干口苦改善，口渴明显好转，饮食可，二便可，舌质淡红，苔可，脉缓。患者诸症基本消失，效不更方，巩固治疗。

方药：柴　胡 15 克　　炒白术 20 克　　薏苡仁 15 克　　苍　术 15 克
　　　草豆蔻 10 克　　茯　苓 10 克　　黄　芪 10 克　　陈　皮 10 克
　　　甘　草 10 克　　太子参 10 克

7 剂，日 1 剂，水煎 300mL，早晚分服。

【按语】

湿热型胃脘痛的发病率有升高趋势，可能与人们的生活习惯改变（如恣食生冷、肥甘、辛辣、油炸煎灼食物及酒、咖啡、浓茶等）有关。湿热为患，胶结难解，化湿药多辛温，清热药多苦寒，辛温与苦寒配合使用，开散之中寓有通泄，从而使清阳上升、浊阴下降，达到祛除湿热并调畅气机的作用。方中黄连、栀子清热燥湿，薏苡仁、苍术醒脾燥湿，草豆蔻、白术健脾燥湿，陈皮、甘草理气和中，海螵蛸、浙贝母清热抑酸，吴茱萸既防他药苦寒伤胃，又可止呕，柴胡疏理肝气，因肝主疏泄，可助脾胃气机的正常升降。全方共奏清中化湿，理气和胃之功。

七、肝胃郁热兼脾虚证

许某，女，51 岁。

首诊时间：2011 年 5 月 4 日。

主诉：阵发性胃脘灼痛 5 年，加重半年。

现病史：患者述 1992 年行胃溃疡切除术，5 年前出现胃脘部不适症状，期间口服过法莫替丁、奥美拉唑、埃索美拉唑、中药等，症状始终未完全消失，患者现形体消瘦，乏力，胃脘部灼痛，夜半加重，口干口苦，饥不欲食，反酸，嘈杂，纳可，寐可，大便干结。舌淡，苔白，脉弦滑。

既往史：胃溃疡手术史 19 年。

辅助检查：（2011 年 3 月 29 日　于黑龙江中医药大学附属第一医院）胃镜示残胃炎。

【辨证分析】该患者有内虚之征象，乏力、消瘦、舌淡、苔白，可患者最难受、最想解决的是胃部灼痛。其病机为肝郁化火、横逆犯胃，故胃部灼痛，口干口苦、反酸、嘈杂为胃热胃气不和之征。

中医诊断：胃痛（肝胃郁热兼脾虚证）。

西医诊断：残胃炎。

治法：清肝泻火，健脾和胃。

方药：柴　胡 15 克　　　白　术 10 克　　　茯　苓 10 克　　　牡丹皮 10 克
　　　黄　连 10 克　　　吴茱萸 5 克　　　栀　子 10 克　　　甘　草 8 克

7 剂，日 1 剂，水煎 300mL，早晚分服。

二诊：患者述胃脘部灼痛减轻，口干口苦、反酸烧心好转，仍乏力，舌淡，苔白，脉弦滑。上方加黄芪 10 克，太子参 5 克。患者肝胃郁热减轻，故加黄芪、太子参以增强扶脾治本之力。

方药：柴　胡 15 克　　　白　术 10 克　　　茯　苓 10 克　　　牡丹皮 10 克
　　　黄　连 15 克　　　吴茱萸 5 克　　　栀　子 10 克　　　甘　草 8 克
　　　黄　芪 10 克　　　太子参 5 克

7 剂，日 1 剂，水煎 300mL，早晚分服。

三诊：患者述胃脘部灼痛明显减轻，口干口苦改善，反酸烧心发作次数减少，仍觉乏力，舌淡，苔白，脉弦滑。效不更方。

方药：柴　胡 15 克　　　白　术 10 克　　　茯　苓 10 克　　　牡丹皮 10 克
　　　黄　连 15 克　　　吴茱萸 5 克　　　栀　子 10 克　　　甘　草 8 克
　　　黄　芪 10 克　　　太子参 5 克

7 剂，日 1 剂，水煎 300mL，早晚分服。

四诊：患者述胃脘部灼痛基本消失，口干口苦，无反酸烧心，乏力改善，舌淡，苔白，脉弦滑。上方去黄连、吴茱萸、栀子，加石斛 10 克、沙参 10 克。患者口干口苦未减轻，为胃阴虚之本显露明显，加入养胃阴的石斛，沙参，去黄连、吴茱萸、栀子等清泻肝胃之品。

方药：柴　胡 15 克　　白　术 10 克　　茯　苓 10 克　　牡丹皮 10 克
　　　甘　草 8 克　　　石　斛 10 克　　沙　参 10 克　　黄　芪 10 克
　　　太子参 5 克

7 剂，日 1 剂，水煎 300mL，早晚分服。

五诊：患者述胃脘部无灼痛，口干口苦基本消失，无反酸烧心，乏力明显改善，舌淡，苔白，脉缓。患者不适症状基本消失，继续巩固治疗。

方药：柴　胡 15 克　　白　术 10 克　　茯　苓 10 克　　牡丹皮 10 克
　　　甘　草 8 克　　　石　斛 10 克　　沙　参 10 克　　黄　芪 10 克
　　　太子参 5 克

7 剂，日 1 剂，水煎 300mL，早晚分服。

【按语】

脾胃为气血生化之源。脾主运化，是指脾有对饮食物进行消化，吸收其中的精微物质，并将其转输至心肺、布达于全身的功能。《素问·经脉别论》："饮入于胃，游溢精气，上输于脾，脾气散精，上归于肺，通调水道，下输膀胱，水精四布，五经并行。合于四时，五脏阴阳，揆度以为常也。"脾胃之间的升降相因、协调平衡，主要是在肝主升发的功能常态下发挥脾升胃降功能。方中柴胡、黄连、吴茱萸、栀子清泻肝胃之火，白术、茯苓、甘草健脾益气，共奏清肝泻火、健脾和胃之功。

【诊疗体会】

残胃炎是指严重的萎缩性胃炎、早期胃癌、胃十二指肠溃疡合并上消化道出血或穿孔等疾病，采用胃大部切除术后，由各种原因引起的残胃部分及吻合口的炎症。残胃炎是公认的胃癌癌前病变之一，而 Hp 感染与胃癌的发生有相关性，目前已初步认定，Hp 是胃癌发生的启动因子之一。虽然在残胃炎和吻合口炎的起病阶段 Hp 不起主要作用，但感染的持续存在可加重炎症程度，促进溃疡形成。同时感染的持续存在也可使黏膜萎缩，肠化生提前出现，从而导致残胃癌的发生。因此，胃部分切除术后发生残胃病变与 Hp 感染有关。故术后应定期行胃镜检查和（或）病理组织学检查，对及早发现病变与感染并进行根除治疗有重要意义。

【治疗特色】

1. 病因病机

残胃炎之病机较为复杂，气血不足、脾胃亏虚为致病之本，气滞、血瘀、食积、郁热等为发病之标。因此临床要详细辨明寒热虚实气血，分清标本缓急，而后治之有方。辨证论治首虑肝脾，遣方用药以通为要，灵活对症治疗。

2. 辨证论治

（1）辨证论治首虑肝脾：肝主疏泄、调畅气机的功能主要体现为助脾运化。脾胃的运化具体表现为脾的升清和胃的降浊功能，脾胃的升降与肝的疏泄功能密切相关。肝的疏泄功能正常，全身气机疏通畅达，有助于脾升胃降和二者之间的协调以及脾胃对饮食物的消化、吸收。此外，肝能生成胆汁，胆汁的分泌与排泄实质上有赖于肝疏泄功能的正常，胆汁能正常地分泌与排泄才有助于脾胃的运化功能。若肝的疏泄功能异常，影响脾的升清功能，在上则为眩晕，在下则为飧泄；影响胃的降浊功能，在上则为呕逆、嗳气，在中则为脘腹胀痛，在下则为便秘；若肝气郁结，影响胆汁的分泌与排泄，则出现胁下胀满疼痛、口苦、纳食不化，甚则黄疸等症。所以《素问·宝命全形论》说："土得木而达。"故脾胃病与肝关系密切。

（2）遣方用药以通为要：胃为水谷之海，以通为用，以降为顺，降则和，不降则滞，反升则逆。《伤寒论》指出："津液得下，胃气因和。"叶天士亦云："脾宜升则健，胃宜降则和。"一旦气机壅滞，则水反为湿，谷反为滞，就会形成气滞、血瘀、湿阻、痰火、食积，引起各种胃痛。若素体脾胃虚弱，运化传导失司，郁滞自从中生，属于虚而夹滞。胃脘痛病不论寒热虚实，内有瘀滞是其共同特征。故治疗时总要开其郁滞，调其升降。具体通降法要根据患者临床具体情况灵活选用，如理气通降、滋阴通降、消食通降、化瘀通降、清热通腑等。

（3）对症治疗：胃大部切除术后早期，由于患者局部损伤严重，可先用丹参饮合失笑散推陈致新，以改善局部血液循环，促进局部伤口组织修复；若患者术后仍有出血，可以用三七粉、云南白药粉及藕粉加水调成糊状服之，能保护食管及残胃黏膜，减少局部渗血，具有保护与治疗作用。对于术后胃酸减少者，可在辨证用药的基础上，加山楂、沙参、乌梅等养阴酸敛药，以中和碱性，减少其对吻合口及残胃黏膜的刺激。

萎缩性胃炎

一、肝胃郁热夹血瘀证

白某，男性，49岁。

首诊时间：2012年6月30日。

主诉：胃脘痛1年余，近1周加重。

现病史：胃脘痛1年余，近1周无明显诱因而病情加重。现胃脘痛伴胃部灼热，时有反酸，口干口苦，喜凉饮，食欲差，胃脘部及剑突压痛阳性。面色萎黄，舌质紫暗，体胖大，苔黄腻，脉弦滑。

既往史：否认消化系统疾病病史。

辅助检查：胃镜提示慢性萎缩性胃炎，病理为（胃窦）黏膜慢性萎缩性炎伴中度不典型增生。

【辨证分析】肝气疏泄失常，土失木疏，气壅而滞，瘀久化热，故出现口干口苦，喜欢凉饮；脾胃受损，出现面色萎黄，食欲差；气滞日久则血瘀。结合舌象及脉象，均符合肝胃郁热夹血瘀型。

中医诊断：胃脘痛（肝胃郁热夹血瘀证）。

西医诊断：慢性萎缩性炎伴中度不典型增生。

治法：疏肝泻热，化瘀止痛。

方药：
柴　胡10克	黄　连15克	吴茱萸5克	半　夏10克
佛　手10克	砂　仁15克	紫苏子15克	陈　皮15克
浙贝母10克	海螵蛸10克	三　棱10克	莪　术10克
大　黄10克			

7剂，水煎服，日1剂，水煎300mL，早晚分服。

服药期间禁食生冷、油腻、辛辣。

二诊：患者自诉胃脘痛及胃脘部灼热稍有减轻，排气多，神疲乏力，面色萎黄，口苦口干仍有，纳差，偶有反酸，睡眠尚可，大便干，小便正常。舌质紫暗，体胖大，苔黄白腻，脉弦滑。上方加焦山楂、神曲、炒麦芽各 10 克，鸡内金 10 克。

方药：柴　胡 10 克　　黄　连 15 克　　吴茱萸 5 克　　半　夏 10 克

　　　　佛　手 10 克　　砂　仁 15 克　　紫苏子 15 克　　陈　皮 15 克

　　　　浙贝母 10 克　　海螵蛸 10 克　　三　棱 10 克　　莪　术 10 克

　　　　大　黄 10 克　　焦山楂 10 克　　神　曲 10 克　　炒麦芽 10 克

　　　　鸡内金 10 克

10 剂，水煎服，日 1 剂，水煎 300mL，早晚分服。

三诊：患者自诉胃脘痛好转，口苦口干有所缓解，心情舒畅，反酸好转。继续服原方 7 剂，每日 1 剂，早晚分服。

四诊：患者近日因着凉而胃脘痛、反酸症状反复，腹泻，日 3 次，小便频。食欲差，睡眠尚可。舌质暗，体胖大，边有齿痕，苔黄白腻，脉弦滑。上方加藿香 10 克，佩兰 10 克。

方药：柴　胡 10 克　　黄　连 15 克　　吴茱萸 5 克　　半　夏 10 克

　　　　佛　手 10 克　　砂　仁 15 克　　紫苏子 15 克　　陈　皮 15 克

　　　　浙贝母 10 克　　海螵蛸 10 克　　三　棱 10 克　　莪　术 10 克

　　　　大　黄 10 克　　鸡内金 10 克　　藿　香 10 克　　佩　兰 10 克

　　　　焦山楂 10 克　　神　曲 10 克　　炒麦芽 10 克

10 剂，水煎服，日 1 剂，水煎 300mL，早晚分服。

五诊：患者自诉胃脘痛减轻，无反酸，食欲好转。面色红润，睡眠尚可，大小便正常，食欲佳。舌质暗，体略大，薄白苔，脉弦。复查胃镜：浅表性胃炎。原方继服 5 剂，加以巩固，嘱其日常尤应重视调节情志及饮食。随诊 1 年未复发。

【按语】

本例患者辨病属于中医"胃脘痛（肝胃郁热夹血瘀证）"范畴，此证其标在胃，其本在肝。治疗此类郁热证，不能单纯以香燥理气或苦寒清热为法。应当清肝之热又不失灵活疏达之性，疏肝之郁而不致助火热之势。故以苦辛法治之，以左金丸配伍方最为适宜。助吴萸之品有半夏、苏子、陈皮。且可在运用苦辛法的同时，加入清肝、疏肝和胃之品，灵活加减。另此证以肝胃郁热为患，故当以黄连类苦寒清热为主，而稍佐辛温之吴茱萸、苏子等等。

方中佛手、砂仁、苏子齐用以调节全身气机。佛手辛、苦，温，归肝、脾、胃、肺经，具有疏肝解郁、理气和中、燥湿化痰的功效。砂仁辛，温，归脾、胃经，具有化湿行气、温中止呕止泻、安胎的作用。苏子辛，温，归肺、大肠经，具有降气化痰、止咳平喘、润肠通便的功效。三药合用，行气下膈，气机通畅，脾胃升降功能恢复正常。

二、痰湿中阻证

田某，女，38岁。

首诊时间：2013年1月10日。

主诉：胃痛半年伴胸膈满闷加重1周。

现病史：患者胃痛半年，伴呕恶纳呆、口淡不渴，胃镜检查示慢性萎缩性胃炎。近1周症状加重，来笔者门诊就诊。现患者面色少华，形体略胖，胃脘痞满，胸膈满闷，偶有呕恶，口淡不渴，纳呆，身重困倦，睡眠欠佳，小便不利。舌质淡红，苔白厚腻，脉濡。

辅助检查：胃镜检查示慢性萎缩性胃炎，病理为（胃窦）黏膜慢性萎缩性炎（中度）伴不典型增生。

【辨证分析】脾失健运，水谷精微凝聚为湿，痰湿碍脾运、滞胃气，中焦气机壅阻则胃脘痞满，胸膈满闷；胃气失于和降，故呕吐恶心；胃纳脾运失健，则纳呆食少；湿困阳气则身重困倦，湿滞下焦碍气化则小便不利；湿为阴邪不伤津，故口淡不渴。舌淡苔白腻，脉沉滑，为痰湿之象。

中医诊断：胃痞（痰湿中阻证）。

西医诊断：慢性萎缩性胃炎伴不典型增生。

治法：疏肝健脾，燥湿化痰。

方药：

柴　胡10克	炒白术10克	薏苡仁10克	黄　芪10克
苍　术15克	半　夏10克	陈　皮15克	茯　苓15克
白豆蔻15克	草豆蔻15克	鸡内金10克	炒麦芽15克
焦山楂15克	神　曲15克		

10剂，水煎服，日1剂，水煎300mL，早晚分服。

服药期间禁食生冷、油腻、辛辣。

二诊：患者自诉胃脘痞满稍缓解，胸膈满闷好转，仍恶心、呕吐，食欲稍有所好转，睡眠尚可。舌质淡红，苔白腻，脉沉滑。于上方加紫苏梗 10 克，旋覆花 5 克，柿蒂 5 克。紫苏梗和胃降逆，旋覆花、柿蒂降逆哕气。

方药：柴　胡 10 克　　炒白术 10 克　　薏苡仁 10 克　　黄　芪 10 克
　　　　苍　术 15 克　　半　夏 10 克　　陈　皮 15 克　　茯　苓 15 克
　　　　白豆蔻 15 克　　草豆蔻 15 克　　鸡内金 10 克　　炒麦芽 15 克
　　　　焦山楂 15 克　　神　曲 15 克　　紫苏梗 10 克　　旋覆花 5 克
　　　　柿　蒂 5 克

7 剂，水煎服，日 1 剂，水煎 300mL，早晚分服。

三诊：患者自诉胃脘痞满好转，胸膈满闷好转，恶心减轻，身倦乏力明显好转，睡眠尚可，饮食一般。面色少华，形体略胖，精神尚可。舌质淡红，苔白腻，脉沉滑。上方继续服 5 剂，每日 1 剂，早晚分服。

四诊：患者自诉胃脘痞满明显好转，胸膈满闷明显好转，恶心、呕吐消失，但近日因与家人生气，睡眠稍差，故上方酌加夜交藤 10 克，合欢花 10 克。

方药：柴　胡 10 克　　炒白术 10 克　　薏苡仁 10 克　　黄　芪 10 克
　　　　苍　术 15 克　　半　夏 10 克　　陈　皮 15 克　　茯　苓 15 克
　　　　白豆蔻 15 克　　草豆蔻 15 克　　鸡内金 10 克　　炒麦芽 15 克
　　　　夜交藤 10 克　　合欢花 10 克　　焦山楂 15 克　　神　曲 15 克
　　　　紫苏梗 10 克　　旋覆花 5 克　　柿　蒂 5 克

7 剂，水煎服，日 1 剂，水煎 300mL，早晚分服。

服药后做胃镜示浅表性胃炎。原方继服 10 剂，加以巩固，嘱其日常尤应重视调节情志及饮食，嘱其进清淡、易消化食物。随诊 1 年未复发。

【按语】

脾为湿土之脏，生痰之源，脾虚失于健运，水谷不能化精微，凝聚成湿，痰湿困脾滞胃，可发生痞满，如《证治汇补·痞满》说："脾胃受亏，浊气挟痰，不能运化为患。"此为因虚致实。另外，《张氏医通》说："肥人心下痞闷，内有痰湿也。"痞满也与体质因素有关。湿邪阻滞是慢性萎缩性胃炎常见的病理因素之一，且氤氲难化，缠绵难解。究其病理性质，有寒湿、湿浊与湿热之分，与体质因素有密切关系。温化、芳化、泄浊、清化为对症治法，常用处方有平胃散、不换金正气散、达原饮、芩连平胃散等。然湿邪的产生，多责之脾运失司，湿邪久治不化者，当求病机之根本，或通阳以化湿，或运脾以燥湿，或养阴以除湿。半夏燥湿化痰，消痞散结；白术补气健脾，燥湿化痰；苍术苦温燥湿，醒脾悦胃；陈皮理气行滞；茯苓健脾利湿。此外，用药要处处注意宣畅气机，盖气化则湿易化。

三、湿热蕴结证

病案一

秦某，女，67岁。

首诊时间：2013年11月9日。

主诉：胃脘闷5年，加重1周。

现病史：患者于5年前反复出现胃脘痞闷，偶有胃胀隐痛，反酸烧心，伴恶心、呃逆、咽部异物感，咳嗽，无痰，口苦口干，后背酸沉，时有头昏头沉，大便可，睡眠差。舌质紫暗，体胖大，苔黄腻，有裂纹，脉沉。

既往史：否认消化系统相关疾病病史。

辅助检查：胃镜检查示慢性萎缩性胃炎，病理为（胃窦）黏膜慢性萎缩性炎（重度）伴不典型增生。

【辨证分析】患者平素脾胃虚弱，湿邪中阻，湿郁化热，结合舌象脉象均符合湿热蕴结证。

中医诊断：胃脘痛（湿热蕴结证）。

西医诊断：慢性萎缩性胃炎（重度）伴不典型增生。

治法：化湿和胃，行气止痛。

方药：柴　胡10克　　海螵蛸15克　　代赭石10克　　旋覆花5克

　　　白扁豆10克　　薏苡仁15克　　沙　参10克　　佩　兰10克

　　　佛　手10克　　枳　壳10克　　苍　术15克　　藿　香10克

　　　7剂，水煎服，日1剂，水煎300mL，早晚分服。

二诊：患者自诉胃部胀满疼痛、泛酸明显减轻，仍头沉，口苦，咳嗽，后背酸沉，大便可，睡眠差。舌质紫暗，体胖大，苔黄腻，有裂纹，脉沉。原方加黄连15克，吴茱萸5克，枳壳改为枳实。

方药：柴　胡10克　　海螵蛸15克　　代赭石10克　　旋覆花5克
　　　　白扁豆10克　　薏苡仁15克　　沙　参10克　　佩　兰10克
　　　　佛　手10克　　枳　实10克　　苍　术15克　　藿　香10克
　　　　黄　连15克　　吴茱萸5克

7剂，水煎服，日1剂，水煎300mL，早晚分服。

嘱患者清淡饮食，避免刺激性食物。

三诊：患者自诉近日因未避风寒，咳嗽加重，仍有胃痛，泛酸，头沉，睡眠仍差。原方加百部10克。

方药：柴　胡10克　　海螵蛸15克　　代赭石10克　　旋覆花5克
　　　　白扁豆10克　　薏苡仁15克　　沙　参10克　　佩　兰10克
　　　　佛　手10克　　枳　实10克　　苍　术15克　　藿　香10克
　　　　黄　连15克　　吴茱萸5克　　百　部10克

7剂，水煎服，日1剂，水煎300mL，早晚分服。

四诊：患者自诉咳嗽明显好转，胃痛稍好转，口苦消失，大便可，睡眠不佳。原方去黄连、吴茱萸、百部，加木蝴蝶10克，夜交藤10克，合欢花10克。

方药：柴　胡10克　　海螵蛸15克　　代赭石10克　　旋覆花5克
　　　　白扁豆10克　　薏苡仁15克　　沙　参10克　　佩　兰10克
　　　　佛　手10克　　枳　实10克　　苍　术15克　　藿　香10克
　　　　木蝴蝶10克　　夜交藤10克　　合欢花10克

10剂，水煎服，日1剂，水煎300mL，早晚分服。

五诊：患者自诉睡眠明显改善，胃痛明显缓解，泛酸消失，睡眠尚可，大小便正常。舌质暗红，苔黄，脉沉。上方继续服10剂，日1剂，水煎服，早晚分服。

六诊：患者自诉诸症基本消失，3个月后复查胃镜示黏膜炎症较前明显减轻。嘱患者继续服药，以巩固疗效，随访1年，未见复发。

【按语】

湿邪是本例慢性萎缩性胃炎发病的重要因素。湿热互结中焦，气机升降受阻，则胃脘痞塞满闷；热郁则嘈杂、口苦、灼热；湿滞则口黏，热伤津则口干；湿阻则纳呆、食少；舌红苔黄、脉濡数，皆为湿热内蕴之征。应用祛湿药且重用海螵蛸以达制酸止痛之功；白扁豆、茯苓健脾化湿；薏苡仁、苍术清热化湿；藿香、佩兰芳香化湿；旋覆花、代赭石降气，佛手理气；兼阴虚，加沙参；黄连苦寒降泄、清化湿热；枳实行气破结、除痞满，胃脘胀满甚，枳壳易枳实。

病案二

田某，女，69 岁。

首诊时间：2013 年 3 月 12 日。

主诉：胃脘胀痛 1 年，加重 2 周。

现病史：患者自诉 1 年前因饮食不节出现胃脘胀痛，反酸、烧心，伴恶心、呃逆，近 2 周上述症状加重，且咽部异物感，咳嗽，无痰，口苦口干，后背酸沉，时有头昏头沉，大便可，睡眠差。舌质紫暗，体胖大，苔黄腻，有裂纹，脉沉。

辅助检查：胃镜提示慢性糜烂性胃炎伴萎缩、肠化，十二指肠陈旧性溃疡。

【辨证分析】患者平素嗜食肥甘厚腻，酿成湿热，内蕴脾胃，结合舌象脉象均符合湿热蕴胃证。

中医诊断：胃脘痛（湿热蕴胃证）。

西医诊断：慢性萎缩性胃炎伴肠化。

治法：化湿和胃，行气止痛。

方药：

柴 胡 10 克	煅瓦楞子 15 克	代赭石 10 克	旋覆花 5 克
灵磁石 10 克	沙 参 10 克	佛 手 10 克	厚 朴 10 克
白豆蔻 10 克	乌 药 10 克	陈 皮 10 克	

14 剂，水煎服，日 1 剂，水煎 300mL，早晚分服。

二诊：胃脘胀痛好转，反酸、呃逆明显减轻，仍头沉、口苦、咳嗽，大小便尚可，睡眠仍较差。舌质紫暗，体略胖，苔黄腻，有裂纹，脉沉。以上方加合欢花 15 克，夜交藤 10 克。

方药：柴　胡 10 克　　煅瓦楞子 15 克　　代赭石 10 克　　旋覆花 5 克

灵磁石 10 克　　沙　参 10 克　　佛　手 10 克　　厚　朴 10 克

白豆蔻 10 克　　乌　药 10 克　　陈　皮 10 克　　合欢花 15 克

夜交藤 10 克

7 剂，水煎服，日 1 剂，水煎 300mL，早晚分服。

三诊：胃脘胀痛明显改善，口苦消失，口干，偶有咳嗽，反酸好转，大小便尚可，睡眠有所改善。舌质暗，体胖，苔黄腻，脉沉弦。上方沙参改为 15 克，加黄芪 10 克。

方药：柴　胡 10 克　　煅瓦楞子 15 克　　代赭石 10 克　　旋覆花 5 克

灵磁石 10 克　　沙　参 15 克　　佛　手 10 克　　厚　朴 10 克

白豆蔻 10 克　　乌　药 10 克　　陈　皮 10 克　　合欢花 15 克

夜交藤 10 克　　黄　芪 10 克

7 剂，水煎服，日 1 剂，水煎 300mL，早晚分服。

四诊：患者自诉因近日与家人吵架，情绪激动，反酸症状反复，胃脘胀痛不舒，抑郁。大便稍干，小便频数，睡眠稍差。上方柴胡加量为 15 克。

方药：柴　胡 15 克　　煅瓦楞子 15 克　　代赭石 10 克　　旋覆花 5 克

灵磁石 10 克　　沙　参 15 克　　佛　手 10 克　　厚　朴 10 克

白豆蔻 10 克　　乌　药 10 克　　陈　皮 10 克　　合欢花 15 克

夜交藤 10 克　　黄　芪 10 克

7 剂，水煎服，日 1 剂，水煎 300mL，早晚分服。

五诊：患者自诉胃脘胀痛不舒、抑郁、反酸症状均有所好转，口干稍有缓解，睡眠尚可，大小便正常。舌质暗，舌苔黄腻，脉沉。患者病情趋于稳定，效不更方，原方继续服 14 剂，水煎，早晚分服，以巩固疗效。嘱患者调情志，避风寒。后随诊半年未曾反复。

【按语】

在治疗胃病时，应注意保护胃中津液，不可妄施，以免伤津化燥。笔者认为胃为清灵之腑，体阴而用阳，喜润而恶燥，故应以滋阴养胃、生津润燥为治法，且用药不宜过于滋腻，有碍胃之灵动。故用药当选滋而不腻、清新灵动之品，如沙参等，从而达到利湿而不伤阴、养阴而不滋腻的效果。患者并发脘腹胀闷、恶心欲呕、口中黏腻、渴不多饮等湿热症状，治疗重在行气燥湿降浊，常以黄连配厚朴、枳壳等以行中焦之滞气，使湿除则气自行，气降则湿自清。

四、脾胃虚弱兼血瘀证

张某，男，47岁。

首诊时间：2012年9月5日。

主诉：胃脘部痞闷胀痛5年，加重1月。

现病史：患者胃脘痞闷5年，稍食则胀痛，情志抑郁及紧张时胀甚，伴纳少、乏力、嗳气、大便稀溏，形体消瘦。近1月症状加重，胃镜示慢性萎缩性胃炎，为求进一步诊治来笔者门诊就诊。见舌质紫暗，苔薄根部微黄，脉弦滑。

辅助检查：（2012年8月20日　黑龙江省医院）胃镜及病理活检检查提示慢性萎缩性胃炎。

【辨证分析】患者因忧思日久，伤及脾胃，致脾胃虚弱，运化失职，输精、散精无力。水湿不运，故见食欲不振、进食量少、脘腹胀满，日久渐成血瘀。结合舌像脉象均与本证符合。

中医诊断：胃脘痛（脾胃虚弱兼血瘀证）。

西医诊断：慢性萎缩性胃炎。

治法：健脾益气，活血化瘀。

方药：柴　胡15克　　炒白术15克　　黄　芪15克　　陈　皮10克

三　棱15克　　莪　术15克　　代赭石10克　　炒麦芽15克

炒莱菔子10克　丹　参10克　　赤　芍10克　　焦山楂15克

神　曲15克

7剂，水煎服，日1剂，水煎300mL，早晚分服。

二诊：患者自诉胃脘痞闷稍有缓解，仍有乏力，嗳气，大便稀溏，小便正常，食欲有所好转，睡眠尚可。舌暗紫，苔薄黄，脉细。上方加党参15克，砂仁10克。

方药：柴　胡15克　　炒白术15克　　黄　芪15克　　陈　皮10克

三　棱15克　　莪　术15克　　代赭石10克　　炒麦芽15克

炒莱菔子 10 克　　丹　参 10 克　　赤　芍 10 克　　党　参 15 克

砂　仁 10 克　　焦山楂 15 克　　神　曲 15 克

10 剂，水煎服，日 1 剂，水煎 300mL，早晚分服。

嘱患者节饮食，慎起居，畅情志。

三诊：患者自诉胃脘痞闷明显好转，乏力缓解，嗳气消失，大便成形，日 1 次，食欲大有改善。睡眠尚可。舌质暗，苔薄黄，脉弦细。上方继续服用 10 剂，水煎早晚分服。

【按语】

本病病程较长，致病因素较多，常可出现虚实夹杂的证候，而且在病机上常可出现转化。但慢性萎缩性胃炎总属本虚标实的证候，本虚主要是指脾胃气虚、脾胃阴虚，标实主要是指气滞、痰湿、食积、寒、热、瘀血等。基本病机为脾虚气滞，胃络瘀阻。在临床上，本病常有上腹部痞满或疼痛，消瘦乏力，面色少华，纳差，便溏，舌边齿痕及舌体胖大，脉细弱等脾胃虚弱的症状和体征，故脾胃虚弱是本病发生的基础。应遵吴鞠通"中焦如衡，非平不安"之训，不可戕伐胃气，标新立异。正如孟河名医费伯雄所言："天下无神奇之法，只有平淡之法。平淡之极，方为神奇。"方用党参、炒白术健脾益气，固脾胃之根本。"清气在下则生飧泄。"黄芪、白术健脾胃，益元气；焦山楂、神曲、炒麦芽消食助运。丹参养血活血止痛，此处用之原因有二：一是久病多瘀，初病在气，久必入血，以经脉主气，络脉主血；二是因为患者出现舌下络脉迂曲、舌暗的瘀血表现。三棱、莪术、丹参共奏活血之功。

【诊疗体会】

慢性萎缩性胃炎是以胃黏膜固有腺体破坏、萎缩为特征的一种消化系统常见病。在我国发病率很高，占胃镜检查者的 3.8%~7.5%，且随年龄增长而增高。目前，现代医学对本病的研究多集中在实验研究阶段，以动物实验模型为基础，主要从多途径阐述了发病机理、病理演变及电子胃镜下黏膜的改变，但治疗上尚缺乏有效的治疗手段及理想的治疗药物。中医学将萎缩性胃炎归于"胃痞""胃脘痛"等范畴，由于本病病机复杂，病程较长，多认为属本虚标实之证，病初在经属气，病久入络属血。近年来中医药在慢性萎缩性胃炎的治疗领域展现了惊人的进步，不仅能明显改善症状，而且经胃镜及组织病理学检查表明病变能够得到改善甚至逆转。

【治疗特色】

1. 理气通降，以助脾胃

脾胃同居中焦，互为表里，同为后天之本，胃主受纳，脾主运化，脾宜升则健，胃宜降则和。二者只有升降相互为用、升清降浊、相反相成，才能维持机体内部的相对平衡。正如《临证指南医案》云："纳食主胃，运化主脾，脾宜升则健，胃宜降则和，脾太阴之土，得阳始运；阳明胃土，得阴自安，以脾喜刚燥，胃喜柔润。"故气虚者以黄芪、党参、白术、茯苓、甘草等为主，以恢复脾胃的正常生理功能，使脾升胃降，枢机运转正常，气血生化有源，则病邪可祛。另外，理气药多为辛香温燥之品，本病因其病程较长，往往气阴两伤，应用不当反而加重阴虚助热。理气药宜谨慎选用，视是否有阴虚而定。如伴有阴虚则应避免或少用香燥之品，而宜选用如枳壳、紫苏、佛手、香橼等理气不伤阴之品。

2. 清热利湿，以助祛邪

脾胃居于中焦，为全身气机升降之枢纽，主升清降浊、运化水湿，脾属太阴湿土，性喜燥而恶湿，胃属阳明燥土，性喜润而恶燥。《温病条辨》："脾主湿土之质为受湿之区，故中焦湿症最多。"因此，湿邪是慢性萎缩性胃炎发生发展的重要因素。因湿邪在疾病的发生发展过程中也与脏腑的功能状态及失治误治等密切相关，素体脾胃虚弱而阳虚者，湿邪易于寒化为病；平素胃中积火热盛者，湿邪反而易从热化。过用寒凉之品，易从寒化；过用温燥之品，则易于热化。"湿胜则阳微"，湿邪偏胜，反又损伤中焦脾胃之阳，形成虚实夹杂之候。因此，笔者强调现代医学中的幽门螺旋杆菌感染大多数都与中医湿热之邪有关，当人体脾胃气虚、气滞血瘀、饮食劳伤、内伤七情等因素使胃黏膜受损伤时，幽门螺旋杆菌侵入更易加重病情，亦可形成萎缩性胃炎，故清热化湿治疗幽门螺旋杆菌感染对慢性萎缩性胃炎具有一定的作用。如幽门螺旋杆菌阳性者，可适当选加对幽门螺旋杆菌具有一定抑杀作用的黄芩、蒲公英、半枝莲、白花蛇舌草等药物。中药对幽门螺旋杆菌的作用，除对其有直接抑杀作用外，更重要的是扶正祛邪，提高胃黏膜的抗病能力。临证时对于肠上皮化生或不典型增生者，在辨证基础上适当选加具有一定防癌、抗癌作用的清热理气活血之品，如薏苡仁、半枝莲、蚤休、白花蛇舌草、山慈菇、露蜂房等，从临床疗效看，其对慢性萎缩性胃炎伴癌前病变患者的临床症状改善颇好。

3. 活血祛瘀

慢性萎缩性胃炎的发生发展离不开瘀血为患。因饮食不节，劳倦过度，伤及中焦，致脾胃虚弱，气血生化之源不足，气虚血少，血运无力而为瘀。患者常表现为胃痛固定、持续，或有包快，舌质暗红或有瘀斑等。对此，在临证中常酌加三棱、莪术、丹参、当归、川芎、郁金、延胡索等活血通络之品以疏通血脉、祛瘀消滞，其中郁金、延胡索两味药既活血，又行气，气行血活，血脉流畅，通则不痛，为治胃病的良药。从现代医学角度分析，活血祛瘀药不但有止痛止血的作用，还能改善胃黏膜的血液循环，促进病灶恢复，对于顽固性难治溃疡、萎缩性胃炎伴癌前病变者尤为适宜。活血化瘀法贯穿始终是慢性萎缩性胃炎从组织学层面得以恢复的关键。

4. 饮食调护

胃的功能是暂时容纳储存食物，对食物进行机械和化学的消化。因此慢性胃炎的治疗包括饮食治疗，而且重视饮食治疗是使病情缓解的关键。饮食治疗的目的是利用饮食来减少或增加胃酸的分泌，调整胃的各项功能，有利于慢性胃炎的康复和痊愈。注意饮食调理，要培养良好的饮食习惯，改变不良的生活习惯。胃的活动是有规律的，当进食不规律时，将破坏胃分泌的节律从而削弱了胃黏膜的正常屏障作用，还使胃肠蠕动紊乱，消化功能受到抑制。因此，要有规律、定时定量的饮食，以维持正常消化活动的节律。调整就餐时间，按时就餐，切忌过饥过饱、饥饱不均或不吃早餐。食物的消化过程对胃黏膜造成反复刺激，食物量越多，胃的工作量和负担越重。保持有节制的饮食，建议少食多餐，三次正餐食量宜少，可于餐间定时加餐，但不宜过多，保证增进营养，同时减轻胃部负担。饮食不宜过多过饱，以免胃过分扩张以及增加胃酸的分泌而加重病情。该病病程较长，更宜注重饮食调养，"胃病宜三分治、七分养，养则胃气渐复，病气自退矣"。所谓以食养胃，其意有二：一者，食饮有节，勿伤脾胃；二者，通过饮食调理脾胃。治疗慢性胃病，药物固然重要，然胃者，水谷之海，气血生化之源，药有寒热温凉之性，酸苦辛甘之味，升降浮沉之势，久用药物，胃气亦必有伤损，不免有矫枉过正之弊；而合理地饮食调补，因其寒热之性较为温和，不致有损胃气。饮食调理应遵从食物性味、患者体质及疾病的性质等因素，对于阳虚体质或脾胃虚寒者，可选牛羊肉、鸡肉、生姜、刀豆、桂圆、核桃等；对于阴虚体质或胃有积热者，宜选山药、百合、鲜藕、竹笋，薏苡仁、苦瓜等。在平时的饮食习惯上，要求患者饮食宜清淡、柔软、易消化，少食多餐，尽可能少吃或不吃容易引起胀气的食物，若患者有明显腹胀时，少吃红薯、洋葱、蒜苗、蔗糖等。要避免摄入含纤维较多的食物，如豆制品、芹菜、韭菜等，这些食物容易使患者有饱胀感，应减少摄食。尽量少用或不用对胃黏膜有损害的药物，如皮质激素类、非甾体抗炎药、利血平、洋地黄等，如必须服用，一定要在饭后服用，或同时服用抗酸药及胃黏膜保护药，以防止对胃黏膜的损害。忌烟酒及辛辣肥甘，少饮浓茶、咖啡、可乐等。此外，慢性萎缩性胃炎还与情志关系十分密切，所以精神调节对本病的预后有相当重要的作用，故要求患者应畅情悦性、忌焦躁等。

胃溃疡

一、肝郁脾虚证

张某，男，50岁。

首诊时间：2014年3月15日。

主诉：胃脘部疼痛不适2年。

现病史：患者2年前于饮食不节后出现胃脘部疼痛不适，于黑龙江省医院南岗分院消化内科门诊治疗，因患者拒绝故未行胃镜检查，给予口服抑酸、保护胃黏膜等药物治疗（奥美拉唑、复方谷氨酰胺），症状有所缓解，停药后未复发。半年前再次出现上述症状，疼痛较前明显，自行口服药物未缓解，家人陪同寻求中医中药治疗，亦无明显改善，遂来就诊。现症见：胃脘疼痛不适，痛势隐隐，满胀感，饮食后尤甚，不能饱食，喜温喜按，平素时有嗳气，时有胁肋不适感，常与情志不遂有关，神疲乏力，少气懒言，纳呆，食少，二便尚可，寐差，入睡难。舌质暗红，体略胖，边有齿痕，苔白腻，脉弦滑稍弱。

既往史：否认相关疾病病史。

辅助检查：胃镜检查示胃溃疡。^{13}C–尿素呼气试验阳性（＋）。

【辨证分析】中年男性患者，面色萎黄，形体适中，根据患者主诉症状及胃镜结果，西医诊断为胃溃疡。该患者素体脾胃虚弱，情志波动较大，四诊合参，中医辨证为胃痛（肝郁脾虚证）。患者抑郁寡欢，情志失畅，致肝失疏泄、横逆犯胃、气机阻滞、不通则痛，脾胃为后天之本、气血生化之源，脾胃素虚，生化乏源，失于濡养，不荣则痛。

中医诊断：胃痛（肝郁脾虚证）。

西医诊断：胃溃疡。

治法：疏肝健脾，和胃止痛。

方药：柴　胡10克　　黄　芪15克　　焦白术15克　　乌　药10克

佛　手10克　　砂　仁10克　　神　曲10克　　麦　芽10克

| 厚　朴15克 | 薏苡仁15克 | 代赭石10克 | 旋覆花5克 |

5剂，水煎服，日1剂，水煎300mL，早晚分服。

二诊：患者自诉疼痛不适、胀满感大有减轻，体力渐增，但排气少，自觉如有排气增多则舒，舌质暗红，体略胖，边有齿痕，苔白腻，脉弦滑。原方加炒莱菔子10克，行滞气。

方药：

柴　胡10克	黄　芪15克	焦白术15克	乌　药10克
佛　手10克	砂　仁10克	神　曲10克	麦　芽10克
厚　朴15克	薏苡仁15克	代赭石10克	旋覆花5克

炒莱菔子10克

5剂，水煎服，日1剂，水煎300mL，早晚分服。

三诊：患者自述胃痛、胀满缓解，偶于进食过饱后胃区不适。现情志舒畅，嗳气消失，睡眠仍欠佳，舌质暗红，体略胖，边有齿痕，少许白腻苔，脉沉滑。原方去旋覆花、代赭石，加炒酸枣仁10克，养血安神。

方药：

柴　胡10克	黄　芪15克	焦白术15克	乌　药10克
佛　手10克	砂　仁10克	神　曲10克	麦　芽10克
厚　朴15克	薏苡仁15克	炒莱菔子10克	炒枣仁10克

5剂，水煎服，日1剂，水煎300mL，早晚分服。

四诊：患者自述不适症状基本消失，睡眠好转，舌质暗红，体略胖，边有齿痕，少许白腻苔，脉沉滑。效不更方，继服原方5剂。

电话随访，患者上述症状未复发，于哈尔滨医科大学附属第二医院行胃镜检查示溃疡面积缩小，溃疡愈合期。

【按语】

笔者在长期的临床实践中，结合时代、地域、气候等特征总结出现代脾胃病的病机关键为脾虚、肝郁、内湿，治疗多予以健脾益气、疏肝解郁、温中化湿、清热化湿之法，而化湿又贯穿于诸法之始终。脾胃处于矛盾对立统一中，脾胃功能不能协调统一，平衡被破坏，病态即生。临床上笔者强调"治中焦如衡，非平不安"（《温病条辨》），治疗脾胃病应宗"谨察阴阳所在而调之，以平为期"。

本案中柴胡行气解郁，疏肝和胃；乌药、佛手温通行气，理气而不伤阴，舒畅气机；旋覆花、代赭石疏肝降逆，止嗳气，调肝胃之气机；《素问·痹论》曰："饮食自倍，肠胃乃伤。"方中以神曲、麦芽消食和胃，《药性论》言："化水谷宿食，癥瘕积滞，健脾暖胃。"因脾虚易生湿邪，故加厚朴、砂仁芳香化湿，湿去气机自畅；焦白术、黄芪、薏苡仁健脾益气燥湿，补益后天之本，使气血生化有源。《本草汇言》谓："白术，乃扶植脾胃、散湿除痹、消食除痞之要药。脾虚不健，术能补之；胃虚不纳，术能助之。"现代社会，人们生活压力大，精神生活质量差，饮食无节制，脾胃易伤，故治疗脾胃应着重注意调肝，疏肝和胃，气机调畅，则病自愈。

二、肝胃郁热兼脾虚证

季某，男，63岁。

首诊时间： 2013年12月15日。

主诉： 胃脘部疼痛反复发作3年，加重1个月。

现病史： 患者胃脘部疼痛反复发作3年，于哈尔滨医科大学附属第二医院消化内科诊断为胃溃疡，给予口服抑酸、保护胃黏膜等药物治疗（奥美拉唑、雷尼替丁、复方谷氨酰胺），症状有所缓解，停药后未复发。1月前因家中琐事恼怒后再次出现上述症状，疼痛较前明显，后口服中药、西药均未缓解，遂来就诊。现症见：胃脘部疼痛、灼热感，于饮食过饱及情志不遂后症状明显，平素情绪波动明显，烦躁易怒，自觉稍有乏力，伴有口气重、口干口苦，泛酸嘈杂。饮食尚可，大便干，2日一行，睡眠尚可，时有多梦及入睡难。舌质暗红，体略胖，边有齿痕，苔黄腻，脉弦滑。

既往史： 胃溃疡病史3年。

辅助检查： 上消化道造影示胃溃疡。$^{13}C-$尿素呼气试验（＋）。

【辨证分析】 根据患者主诉症状及胃镜结果，西医诊断为胃溃疡。患者平素抑郁恼怒，情志不畅，致肝失疏泄，横逆犯胃，气机阻滞，而成胃痛；肝郁日久化火，郁火乘胃，肝胃郁热，可见胃脘灼热而痛、烦躁易怒、泛酸嘈杂、口干口苦等症状。患者舌质暗红，体略胖，边有齿痕，苔黄腻，脉弦滑，加之素体脾胃虚弱、情志波动较大，结合舌脉，四诊合参，中医辨证为胃痛（肝胃郁热兼脾虚证）。

中医诊断： 胃痛（肝胃郁热兼脾虚证）。

西医诊断：胃溃疡。

治法：疏肝健脾，清热和胃，通腑止痛。

方药：柴　胡 10 克　　　黄　芪 15 克　　　焦白术 15 克　　　白　芍 10 克

佛　手 10 克　　　砂　仁 10 克　　　枳　实 10 克　　　大　黄 5 克

厚　朴 10 克　　　海螵蛸 10 克　　　黄　连 15 克　　　吴茱萸 5 克

5 剂，水煎服，日 1 剂，水煎 300mL，早晚分服。

嘱其调节情志。

二诊：患者自诉胃脘灼痛感减轻，反酸、乏力症状消失，大便通畅，服药 5 日内寐安，无入睡难、多梦症状，患者甚喜，但口干口苦症状好转不明显。舌质暗红，体略胖，边有齿痕，苔黄腻，脉弦滑。上方去海螵蛸，加天花粉 10 克，栀子 5 克，清热生津止渴。

方药：柴　胡 10 克　　　黄　芪 15 克　　　焦白术 15 克　　　白　芍 10 克

佛　手 10 克　　　砂　仁 10 克　　　枳　实 10 克　　　大　黄 5 克

厚　朴 10 克　　　天花粉 10 克　　　黄　连 15 克　　　吴茱萸 5 克

栀　子 5 克

5 剂，水煎服，日 1 剂，水煎 300mL，早晚分服。

三诊：患者自诉胃脘灼痛感明显减轻，大便通畅，口干口苦症状缓解。舌质暗红，体略胖，边有齿痕，少许苔黄腻，脉弦滑。效不更方，嘱患者继服上方 5 剂。

方药：柴　胡 10 克　　　黄　芪 15 克　　　焦白术 15 克　　　白　芍 10 克

佛　手 10 克　　　砂　仁 10 克　　　枳　实 10 克　　　大　黄 5 克

厚　朴 10 克　　　天花粉 10 克　　　黄　连 15 克　　　吴茱萸 5 克

栀　子 5 克

5 剂，水煎服，日 1 剂，水煎 300mL，早晚分服。

四诊：患者自诉前日因家中喜事饮酒饱食后胃脘部疼痛再作，此后纳少，不敢食，怕纳后疼痛不适。舌质暗红，边有齿痕，苔黄腻，脉弦滑。上方去天花粉、栀子，加神曲 10 克消酒食积滞，焦山楂 10 克消肉食积滞，共奏消食导滞之功。

方药：柴　胡 10 克　　　黄　芪 15 克　　　焦白术 15 克　　　白　芍 10 克

佛　手 10 克	砂　仁 10 克	枳　实 10 克	大　黄 5 克
厚　朴 10 克	焦山楂 10 克	黄　连 15 克	吴茱萸 5 克
神　曲 10 克			

5 剂，水煎服，日 1 剂，水煎 300mL，早晚分服。

随访 1 年，不适症状未再发作，复查胃镜示溃疡愈合。

【按语】

胃为多气多血之腑，因郁、因虚、因实，均可导致气机运行不畅而致痛。此患者平素易怒，情志不舒，脾胃虚弱，《医学正传·胃痛》有"胃脘当心而痛……未有不由积痰食积郁于中，七情九气触于内所致焉"。本案采用疏肝健脾、清热和胃、通腑止痛法，方中柴胡主散能升，长于疏肝解郁；枳实行气导滞，与柴胡配伍，一升一降，疏肝和胃；左金丸中黄连、吴茱萸，笔者常以二药配伍，主治肝火犯胃证，具有清肝泻火、降逆止呕之功效，方中黄连主清泻胃火，吴茱萸反佐，开肝郁、降逆气。肝体阴而用阳，阳明胃土喜润恶燥，且内热易伤阴，故本案方药中慎用香燥之品。佛手降肝胃之逆气，理气而不伤阴，"通之法，各有不同，调气以和血，调血以和气，通也；上逆者使之下行，中结者使之旁达，亦通也；虚者助之使通，寒者温之使通……"黄芪、焦白术，味甘补益，健脾燥湿；厚朴、白豆蔻芳香化湿，行气降逆；大黄降逆理气通腑，腑气通畅，气机自调。海螵蛸抑酸和胃，《四明心法·吞酸》说："凡为吞酸尽属肝木，曲直作酸也。"刘河间在《素问玄机原病式》中指出："胃膈热甚则为呕，火气上炎之象也。"指出胃膈有火，当以清胃膈之热为要务。至明代张景岳则对此作了较为透彻的分析，认为"河间曰酸者肝木之味也，由火盛制金，不能平木，则肝木自盛，故为酸也"。诸药合用，共奏疏肝理气、解郁清热、和胃降逆之功。现代药理研究表明，海螵蛸具有中和胃酸、抑制胃酸分泌的作用，且较之其他抗酸药物，其作用更长久；枳实能够增强胃肠道蠕动，起到兴奋作用，发挥行气通便之功效等等。

三、肝胃不和证

林某，男，40 岁。

首诊时间：2013 年 12 月 15 日。

主诉：胃脘部胀闷、疼痛反复发作 3 年，加重 1 个月。

现病史：患者胃脘部胀闷、疼痛反复发作 3 年，情志不舒时两胁亦有疼痛不适感，口服抑酸、保护胃黏膜等药物治疗（奥美拉唑、雷尼替丁、复方谷氨酰胺），症状有所缓解。1 个月前因琐事纠结，再次出现上症状，疼痛胀满感较前明显，间断口服中药、西药，未见明显缓解，遂来就诊。现症见：面色晦暗，形体消瘦，胃脘部胀闷，攻撑作痛，胃脘部疼痛时连及两胁，嗳气频发，每因情志因素而发作，大便不畅，干燥，无规律，食欲差，寐差，入睡难。舌质暗红，体略胖，边有齿痕，黄白腻苔，脉弦滑。

既往史：否认相关疾病病史。

辅助检查：胃镜示胃溃疡。($^{13}C-$尿素呼气试验示幽门螺旋杆菌（＋）。消化系统彩超示胆囊壁毛糙。

【辨证分析】中年男性，自诉平日工作压力大，常琐事缠身，根据患者主诉症状及胃镜结果，西医诊断为"胃溃疡"。情志不畅，肝失疏泄，横逆犯胃，气机阻滞，而成胃痛满闷，肝经布两胁，故伴有两胁不适，结合舌脉，四诊合参，中医辨证为胃痛（肝胃不和证）。《沈氏尊生书·胃痛》中云："胃痛，邪干胃脘病也，唯肝气相乘为尤甚，以木性暴，且正克也。"可见以上诸症。

中医诊断：胃痛（肝胃不和证）。

西医诊断：胃溃疡。

治法：疏肝健脾，行气和胃，通腑止痛。

方药：

柴 胡 10 克	焦白术 15 克	白 芍 10 克	佛 手 10 克
砂 仁 10 克	旋覆花 5 克	代赭石 10 克	枳 实 10 克
大 黄 5 克	厚 朴 10 克	香 附 10 克	川 芎 10 克

5 剂，水煎服，日 1 剂，水煎 300mL，早晚分服。

二诊：面色晦暗，形体消瘦，患者自诉症状有所好转，大便通畅，仍不规律，一日两行或二日一行，自觉口干口苦。舌质暗红，体略胖，边有齿痕，黄白腻苔，脉弦滑。上方去大黄，加天花粉 10 克，养阴生津止渴。

方药：

柴 胡 10 克	焦白术 15 克	白 芍 10 克	佛 手 10 克
砂 仁 10 克	旋覆花 5 克	代赭石 10 克	枳 实 10 克
天花粉 10 克	厚 朴 10 克	香 附 10 克	川 芎 10 克

5 剂，水煎服，日 1 剂，水煎 300mL，早晚分服。

三诊：面色尚可，形体消瘦，患者自诉症状好转，情志舒畅，大便通畅，自述较以前规律，但仍一日两行或二日一行，口干口苦缓解。饮食可，寐欠安。舌质暗红，体略胖，边有齿痕，少许黄白腻苔，脉弦滑。上方加夜交藤 10 克，合欢花 5 克，解郁安神，畅达情志。

方药：柴　胡 10 克　　焦白术 15 克　　白　芍 10 克　　佛　手 10 克
　　　　砂　仁 10 克　　旋覆花 5 克　　　代赭石 10 克　　枳　实 10 克
　　　　天花粉 10 克　　厚　朴 10 克　　　香　附 10 克　　川　芎 10 克
　　　　合欢花 5 克　　 夜交藤 10 克

5 剂，水煎服，日 1 剂，水煎 300mL，早晚分服。

四诊：面色尚可，形体消瘦，患者不适症状基本消失，情志舒畅，大便通畅，日一行。饮食可，寐安。舌质暗红，体略胖，边有齿痕，少许黄白腻苔，脉弦滑。效不更方，上方继服 5 剂，巩固治疗。

建议复查胃镜，嘱其节饮食、调情志、慎起居。患者此后未来就诊，电话告知胃镜检查示溃疡愈合，不适症状未再发作。

【按语】

脾胃居于中焦，中焦受阻，土虚木克，气机郁滞则克脾犯胃，脾为后天之本，脾胃之气为一身之气的枢机，中气虚弱则枢转气机不利，导致中焦脾胃之气升降失调，气血运行受阻，出现肝胃不和的一系列症候。因此治疗必须求本，本标结合，故应疏肝理气、畅通气机、调理脾胃使脾胃功能恢复。方中柴胡主散能升，长于疏肝解郁；枳实行气导滞，与柴胡配伍，一升一降，疏肝和胃；香附为气中之血药，行气中兼有活血作用，川芎为血中之气药，二者相伍，共奏疏肝行气止痛之功；肝为刚脏，宜和不宜伐，故用白芍以养血柔肝，缓急止痛；佛手、厚朴、砂仁行气散郁滞、化中焦脾湿；焦白术健运脾气，脾胃乃后天之本、气血生化之源，脾虚宜健；旋覆花、代赭石顺气降气止嗳，佐以少量大黄，攻下通便，大便通调，气机通畅，邪有出路。《医学真传·心腹痛》所云："所痛之部，有气血阴阳不同，若概以行气消导为治，漫云通者不痛，理也，但通之之法，各有不同。调气以和血，调血以和气，通也；下逆者使之上行，中结者使之旁达，亦通也；虚者助之使通，寒者温之使通，无非通之之法也，若以下泄为通，则妄矣。"针对胃痛之"不通则痛"的病机，治疗以理气和胃止痛为主，具体应根据不同病机而采取相应治法，善用"通"法。

四、胃阴不足证

刘某，女，66岁。

首诊时间：2014年3月18日。

主诉：恶心、呕吐2年。

现病史：患者于2年前无明显诱因出现恶心、呕吐、胃脘部不适症状，于当地医院门诊就诊，患者拒绝行胃镜检查，予以抑制胃酸分泌（奥美拉唑）、保护胃黏膜（复方谷氨酰胺）等药物治疗，症状缓解后停药，半年前患者上述症状有所反复，时作干呕，于药店购买上述药物，服用2周后症状未见明显改善，家人深感焦急，于哈尔滨医科大学附属第二医院就诊，行胃镜及 ^{13}C- 尿素呼气试验，结果示胃溃疡，幽门螺旋杆菌(+)。因年岁已高，故欲求中医治疗，前来就诊。现症见：恶心、呕吐，但呕吐量少，或干呕，反复发作，口干咽燥欲饮水，自觉胸中及胃脘部烦闷、灼热感，饥不欲食，大便干燥，四五日一次，多梦易醒。舌质暗红，边有齿痕，少津，脉弦细。

既往史：冠心病病史10年，否认其他疾病病史。

辅助检查：胃镜示胃溃疡。^{13}C- 尿素呼气试验示幽门螺旋杆菌（+）。

【辨证分析】老年女性，面色晦暗，形体消瘦，平素时有心烦急躁。根据患者主诉症状及胃镜结果，西医诊断为胃溃疡。该患者恶心、呕吐，病程日久，四诊合参，中医辨证为呕吐（胃阴不足证），脾胃素虚，耗伤脾胃之阴阳，以致脾虚失运，胃虚失于和降，发生呕吐。胃阴不足，胃失润降，呕吐反复，时作干呕，似饥不欲食；津液不能上承，口燥咽干。

中医诊断：呕吐（胃阴不足证）。

西医诊断：胃溃疡。

治法：滋阴养胃，健脾行气止呕。

方药：柴　胡10克　　焦白术15克　　天花粉10克　　石　斛10克

　　　沙　参10克　　黄　连15克　　吴茱萸5克　　紫苏子10克

制半夏 5 克　　　砂　仁 10 克　　　生大黄 5 克

5 剂，水煎服，日 1 剂，水煎 300mL，早晚分服。

二诊：患者症状有所好转，自述呕吐次数减少，排气畅通，胸中及胃脘部烦闷、灼热感减轻，睡眠好转，仍口燥咽干，纳差，大便干燥，3 日一行。舌质暗红，边有齿痕，少津，脉细数。上方去柴胡，加鸡内金 10 克、陈皮 10 克，健脾消食，理气和胃。

方药：鸡内金 10 克　　　焦白术 15 克　　　天花粉 10 克　　　石　斛 10 克

沙　参 10 克　　　黄　连 15 克　　　吴茱萸 5 克　　　紫苏子 10 克

制半夏 5 克　　　砂　仁 10 克　　　生大黄 5 克　　　陈　皮 10 克

7 剂，水煎服，日 1 剂，水煎 300mL，早晚分服。

三诊：患者不适症状缓解，自述呕吐基本消失，时有干呕，胸中及胃脘部烦闷、灼热感缓解，睡眠好转，口燥咽干好转，纳可，大便趋于正常，但仍 3 日一行。舌质暗红，边有齿痕，少津，脉细数。上方去黄连、吴茱萸，加枳实 10 克，行气导滞通腑。

方药：鸡内金 10 克　　　焦白术 15 克　　　天花粉 10 克　　　石　斛 10 克

沙　参 10 克　　　枳　实 10 克　　　紫苏子 10 克　　　陈　皮 10 克

制半夏 5 克　　　砂　仁 10 克　　　生大黄 5 克

7 剂，水煎服，日 1 剂，水煎 300mL，早晚分服。

四诊：现患者无明显不适症状，胸中及胃脘部烦闷、灼热感缓解，睡眠好转，口燥咽干好转，纳可，大便可，2 日一行。舌质暗红，边有齿痕，脉细。上方去制半夏，半夏有毒，不宜久用，症除即止。

方药：鸡内金 10 克　　　焦白术 15 克　　　天花粉 10 克　　　石　斛 10 克

沙　参 10 克　　　枳　实 10 克　　　紫苏子 10 克　　　陈　皮 10 克

砂　仁 10 克　　　生大黄 5 克

7 剂，水煎服，日 1 剂，水煎 300mL，早晚分服。

五诊：现患者无明显不适症状，纳可，寐安，大便通畅，1~2 日一行。舌质暗红，边有齿痕，脉细。症状好转，未予开药，嘱其饮食节制，情志调畅。

此后患者未来就诊，未复查胃镜，按月随访至今，症状未复。

【按语】

本案中医辨证为呕吐（胃阴不足证）。《景岳全书·呕吐》中："呕吐无常而时作时止者，胃虚也。"方中予柴胡疏理肝气，焦白术健脾气、运脾湿；天花粉、石斛、沙参养胃阴，生津润燥，亦有增水行舟、使大便通调之用，佐以少许大黄，联合通便；半夏降逆止呕，取之于"诸呕吐谷不得下者，小半夏汤主之"；砂仁化中焦脾湿，亦有止呕之功效；左金丸原方出自朱丹溪所著《丹溪心法》，以清泻肝火为主，兼开郁降逆。二诊中患者仍有口燥咽干、纳差，未予以柴胡，防其劫阴耗气，加鸡内金10克、陈皮10克，健脾消食，理气和胃。三诊中患者诸症好转，胸中及胃脘部烦闷、灼热感缓解，但大便仍3日一行，上方去黄连、吴茱萸，加枳实，行气导滞通腑。

五、气滞血瘀证

许某，男，63岁。

首诊时间：2014年4月5日。

主诉：胃脘部疼痛不适2年，加重3个月。

现病史：患者2年前于情志不畅后出现胃脘部疼痛不适，于黑龙江省医院南岗分院消化内科住院治疗，行上消化道造影检查示胃溃疡，给予静点抑制胃酸分泌药物（奥美拉唑）及保护胃黏膜（复方谷氨酰胺）等药物治疗，症状缓解，出院后继续口服上述药物2周，半年前上述症状再发，多于饮食不慎、情志抑郁后出现，口服药物无明显缓解，断断续续门诊治疗，均未治愈。3月前于黑龙江中医药大学附属第一医院行胃镜检查示胃溃疡，患者倍感焦急，后经友人介绍，来此就诊。现症见：胃脘部疼痛不适，痛如针刺，位置固定，饮食后尤甚，不能饱食，反酸，纳呆食少，时有嗳气、胁肋不适感，常因情志不遂后发作，大便稍干，日一次，多梦易醒，醒后难以入睡。舌质紫暗，体略胖，边有齿痕，苔白腻，脉弦细。

既往史：冠心病病史10年，否认其他疾病病史。

辅助检查：上消化道造影检查示胃溃疡。胃镜示胃溃疡。

【辨证分析】老年男性，面色晦暗，形体消瘦，平素时有抑郁寡欢，急躁易怒，情绪波动明显。根据患者主诉症状、消化道造影与胃镜结果，西医诊断为胃溃疡。该患者胃脘部疼痛，病程日久，位置固定，多为血瘀，四诊合参，中医辨证为胃痛（气滞血瘀证）。抑郁恼怒，情志失畅，肝疏泄不能，气机阻滞，气滞日久，血行不畅，血脉凝滞，瘀血内结，而成胃痛，痛有定处，性质刺痛，故有"肝胃气痛，痛久则气血瘀凝"之说。

中医诊断：胃痛（气滞血瘀证）。

西医诊断：胃溃疡。

治法：疏肝行气散瘀，健脾和胃止痛。

方药：柴　胡 10 克　　焦白术 15 克　　炒蒲黄 10 克　　佛　手 10 克

　　　紫苏子 10 克　　五灵脂 10 克　　丹　参 10 克　　川　芎 10 克

　　　海螵蛸 10 克　　砂　仁 10 克　　当　归 10 克　　生大黄 5 克

　　　7 剂，水煎服，日 1 剂，水煎 300mL，早晚分服。

嘱其情志舒畅。

二诊：患者症状有所好转，胃脘部疼痛缓解，反酸亦减，嗳气、胁肋不适感基本消失，大便畅通，睡眠尚可，时有入睡难。舌质紫暗，体略胖，边有齿痕，苔白腻，脉弦细。效不更方。

方药：柴　胡 10 克　　焦白术 15 克　　炒蒲黄 10 克　　佛　手 10 克

　　　紫苏子 10 克　　五灵脂 10 克　　丹　参 10 克　　川　芎 10 克

　　　海螵蛸 10 克　　砂　仁 10 克　　当　归 10 克　　生大黄 5 克

　　　5 剂，水煎服，日 1 剂，水煎 300mL，早晚分服。

三诊：患者自诉上述症状缓解明显，反酸消失，时有胃脘刺痛，多于饮食不节、情志抑郁后发作，大便畅通，入睡难。舌质紫暗，边有齿痕，苔白腻，脉弦。上方去海螵蛸、生大黄，加合欢花、夜交藤各 10 克，解郁安神，调节情志。

方药：柴　胡 10 克　　焦白术 15 克　　炒蒲黄 10 克　　佛　手 10 克

　　　紫苏子 10 克　　五灵脂 10 克　　丹　参 10 克　　川　芎 10 克

　　　合欢花 10 克　　砂　仁 10 克　　当　归 10 克　　夜交藤 10 克

　　　5 剂，水煎服，日 1 剂，水煎 300mL，早晚分服。

嘱其节制饮食，畅调情志。

四诊：患者无明显不适，疼痛消失，偶于饱食后有胃脘不适感，饮食节制，情志舒畅，偶有胃脘不适，寐安。舌质暗，边有齿痕，苔白腻，脉弦。告知其平日注意调护，一个月后复查胃镜。

随访1年，患者复查胃镜显示溃疡愈合，症状未复。

【按语】

本病治疗以理气和胃止痛为主，具体应根据不同病机而采取相应治法，使用"通"法。该案笔者治以"疏肝行气散瘀，健脾和胃止痛"之法：以柴胡疏肝行气，解肝郁，行滞气；焦白术健脾气，运脾湿，脾为阴土，主升清而恶湿，配以砂仁，芳香化湿行中焦之滞气；丹参一味，功同四物，其性微寒，功能活血凉血、清心安神；蒲黄甘平，功能化瘀止血、甘缓不峻，性味平和无寒热偏性，炒用偏于收敛止血，五灵脂活血化瘀止痛，为治疗血瘀诸痛之要药，加之川芎、当归，活血化瘀止痛之力尤佳；佛手、紫苏子行气开郁而止痛，气为血之帅，血为气之母，气行则血畅；海螵蛸化瘀抑酸而止痛，现代药理研究表明，海螵蛸中所含碳酸钙可中和胃酸，减少胃酸对胃溃疡面的刺激，缓解呕酸及烧心症状，又可促进溃疡面炎症吸收，阻止出血，减轻局部疼痛，故可作制酸剂，同时有明显吸附胃蛋白酶及中和胃酸的作用，可减少胃酸对胃溃疡面的刺激，亦减少蛋白酶对溃疡面的消化作用，加速胃溃疡愈合，生大黄攻下通便，佐以少量以促进肠道蠕动。全方共奏活血化瘀，行气止痛之功效。

六、脾胃湿热兼肝郁证

韩某，女，62岁。

首诊时间：2014年3月5日。

主诉：胃脘部胀满不适2年。

现病史：患者2年前于饮食不节后出现胃脘部胀满不适，于哈尔滨市第一医院门诊治疗，给予口服增强胃动力、保护胃黏膜等药物治疗（多潘立酮、奥美拉唑、复方谷氨酰胺），症状稍有缓解，但未彻底改善；1个月前于黑龙江省医院行上消化道造影示胃窦部龛影，胃溃疡，遂来此就诊。现症见：胃脘部胀满不适，饮食后尤甚，不能饱食，时有疼痛，痛势隐隐不明显，反酸，时有恶心，纳呆食少，偶有食后呕吐，呕吐物为胃内容物，时有嗳气、胁肋不适感，常因情志不遂后发作，大便稍干，多梦易醒，醒后难以入睡。排气少，自觉排气后则舒。舌质暗红，体略胖，边有齿痕，苔黄腻，脉弦滑。

既往史：否认相关疾病病史。

辅助检查：上消化道造影示胃窦部龛影，胃溃疡。

【辨证分析】老年女性，面色尚可，形体肥胖，平素喜食肥甘厚味之品，根据患者主诉症状及消化道造影结果，西医诊断为胃溃疡。该患者素体脾胃虚弱，情志波动较大，四诊合参，中医辨证为痞满（脾胃湿热兼肝郁证）。饮食不节，好食肥甘厚味，易伤脾胃，脾胃失于健运，水液输布失司，日久酿成湿热；水液输布失司，气机升降不利而成痞满；情志失畅，致肝失疏泄，横逆犯胃，气机阻滞，亦成本病。

中医诊断：痞满（脾胃湿热兼肝郁证）

西医诊断：胃溃疡。

治法：疏肝理气，化湿通腑。

方药：柴　胡 10 克　　山　药 15 克　　苍　术 10 克　　佛　手 10 克
　　　紫苏子 10 克　　神　曲 10 克　　藿　香 10 克　　厚　朴 10 克
　　　黄　连 15 克　　吴茱萸 5 克　　火麻仁 10 克　　郁李仁 10 克

　　　7 剂，水煎服，日 1 剂，水煎 300mL，早晚分服。

嘱其饮食清淡。

二诊：患者症状有所好转，自述近日未再进油腻饮食，再无呕吐症状，排气畅通，胃胀满缓解，仍有反酸，饮食可，睡眠好转，大便可，2 日一行。舌质暗红，体略胖，边有齿痕，苔黄腻，脉弦滑。呕止，故上方去藿香。

方药：柴　胡 10 克　　山　药 15 克　　苍　术 10 克　　佛　手 10 克
　　　紫苏子 10 克　　神　曲 10 克　　厚　朴 10 克　　黄　连 15 克
　　　吴茱萸 5 克　　火麻仁 10 克　　郁李仁 10 克

　　　7 剂，水煎服，日 1 剂，水煎 300mL，早晚分服。

三诊：患者症状有所好转，继续控制饮食，胃胀满缓解，反酸缓解，大便可，一日一行，自述近日情志欠畅，睡眠不安。舌质暗红，体略胖，边有齿痕，少许黄腻苔，脉弦滑。上方加合欢花、夜交藤各 10 克，解郁安神，调节情志。

方药：柴　胡 10 克　　山　药 15 克　　苍　术 10 克　　佛　手 10 克

紫苏子 10 克	神 曲 10 克	厚 朴 10 克	黄 连 15 克
吴茱萸 5 克	火麻仁 10 克	郁李仁 10 克	合欢花 10 克
夜交藤 10 克			

7 剂，水煎服，日 1 剂，水煎 300mL，早晚分服。

四诊：患者症状有所好转，继续控制饮食，情志舒畅，胃胀满缓解，反酸消失，大便可，一日一行，寐安。舌质暗红，体略胖，边有齿痕，少许苔黄腻，脉弦滑。患者病情趋于稳定，上方继服 7 剂。若无不适症状，可不再就诊，复查消化道造影或胃镜。

随访至今，溃疡愈合，症状未复。

【按语】

笔者认为，饮食不节，烟酒过度，过食肥甘厚味辛辣刺激性食物，情志不畅等，致使胃热炽盛，脾虚失健，日久湿热阻滞，气滞血瘀，损伤胃络。脾胃虚弱是该病的发病基础，湿热壅滞胃腑，阻滞气机，胃气郁遏，致胃脘痞满，胀闷不舒而形成本病。

现代医学研究表明，幽门螺旋杆菌为消化性溃疡的常见致病因素，其中脾胃湿热证中其感染率最高，提示脾胃湿热有利于该菌的侵入、繁殖，同时使脾胃功能下降，饮食停滞，脾胃湿热证进一步加剧；肝气郁结，失于疏泄，久则即可化火形成肝胃郁热，加之烟酒浓茶等刺激因素使黏膜损伤，易于病菌的侵袭同时为患。脾胃运化失职，饮食停滞，日久生热或脾胃虚弱，气机"中枢"功能不足，气机郁滞，郁久化热。故本案中笔者予以柴平汤加减，苍术、柴胡疏肝行气化郁，其味苦性燥，善除湿运脾；厚朴行气化湿，消除胀满；左金丸中黄连苦寒，善清胃中湿热，吴茱萸反佐，防其苦寒太过伤及胃腑，疏肝降逆；藿香性味芳香，化脾胃湿浊而止呕，共成清热化湿之功；火麻仁、郁李仁润肠通下，使气机通调，邪得以出路；佛手、苏子通调气机而不伤阴，神曲健脾行气、消积和胃。全方共奏疏肝行气消胀，健脾化湿通腑之功。胃不和则卧不安，湿热除之，脾胃自安。

【诊疗体会】

胃溃疡主要指发生于胃部的慢性溃疡，是一种多发病、常见病。溃疡的形成有各种因素，其中酸性胃液对黏膜的消化作用是溃疡形成的基本因素，因此得名。胃溃疡属消化性溃疡之一，发病年龄较十二指肠溃疡相对偏大，癌变几率也相对较高。现代医学对其病因及发病机制做出了详尽的论述，主要为对胃黏膜有损害作用的侵袭因素与黏膜自身的防御、修复因素之间的平衡关系的破坏。

中医学对此病无具体病名的阐述，但关于该病的认识论述较多，根据其临床表现，可从胃脘痛、嘈杂、吞酸、痞满几方面进行论述。

【治疗特色】

1. 调脾以和胃

《素问·太阴阳明论》曰："脾与胃以膜连。"二者通过经脉的相互络属，构成了表里相合关系。在生理功能上，二者共同作用，完成对水谷的消化、精微的吸收与输布，以营养全身，同为后天之本；在病理方面，脾病与胃病在临床表现上虽有区别，但二者往往相互影响。胃痛之病与脾胃关系最为密切，因此笔者认为，调脾和胃是治疗胃痛的关键，调脾包括健脾与悦脾，健脾即脾脏不足而给予补益脾气之药，如党参、白术、山药、炒薏苡仁之类；悦脾即在治疗主病之时，给予芳香行气、醒脾快膈之药，如佛手、砂仁、陈皮、木香、升麻之类。

故在治疗胃痛一病时，无论何种证型，稍佐以健脾与悦脾之药，更有利于疾病的恢复。和胃是指使胃和、使胃通。胃脘痛发病的基本原理是脾胃的纳运升降失常，气血瘀阻不畅，即所谓"不通则痛"。治疗上多用通法，使气血条畅，纳运复常，则其痛自已。但当辨虚实寒热，分别施治。如寒凝者当散寒行气，食积者当消积导滞，气滞者当疏肝理气等。正如高士宗所说："通之法，各有不同，调气以和血，调血以和气，通也；上逆者使之下行，中结者使之旁达，亦通也；虚者助之使通，寒者温之使通……"

2. 调肝以助脾

《素问·灵兰秘典论》曰："肝者，将军之官，谋虑出焉。"故又称肝为"刚脏"。其生理特性为主升主动，喜条达而恶抑郁。主要生理功能为：主疏泄，主藏血。肝主疏泄的生理作用包括促进脾胃消化，脾胃消化功能正常与否主要取决于脾的升清和胃的降浊之间是否协调平衡。肝主疏泄能够促进脾气上升，脾气升则健运，水谷精微得以上归心肺；又能协助胃气下降，使水谷之浊气依次下达小肠、大肠。《内经》有云"见肝之病，知肝传脾"，在生理状况下，肝脏即对脾胃有克伐之用，在病理情况下，不言而喻。若肝失疏泄，影响到脾之升清，可表现为胁肋胀痛、脘腹胀满、肠鸣、腹泻等，称为"肝脾不和";若影响到胃之和降,症见嗳气、食欲不振、脘痞腹胀,或攻窜作痛,吞酸嘈杂或呕吐等,称为"肝胃不和"。因此,在治疗脾胃病时,其肝脏的疏泄之功尤为重要。此处论"调肝",包括针对肝气郁滞的疏肝解郁,肝气逆乱的镇乱降逆,同时还包括调节对脾胃不足的相克太过。肝木乘及脾胃之土时,重在疏肝养肝,佐以健脾和胃,以防肝木太过,伤及脾胃之土,如在疏肝养肝的方中稍加党参、茯苓、白术、山药、炒薏苡仁之类;脾胃有病,在健脾和胃的同时佐以舒肝理气之法,以防肝木的克伐太过,而不利于脾胃功能的恢复,如在健脾和胃的方药中加入柴胡、香附、香橼、佛手之类。

对于溃疡活动期患者,在无明显并发症的情况下,常佐以祛瘀生肌之品,如白及,收敛止血、消肿生肌,血竭,散瘀定痛、止血、生肌敛疮。对于溃疡久治不愈者,酌情予以活血化瘀之品,如失笑散等,正所谓瘀血不去、新血不生是也。

胃溃疡患者,平时定要注意饮食、情志上的调护,排除危险因素,减少致病因素,饮食上忌辛辣刺激性食物,防止其对胃黏膜的损害,增加黏膜负担,戒烟戒酒,忌浓茶、咖啡及巧克力等高脂食物的摄入,可减缓反酸症状,从症状上减轻患者的痛苦;保持情志舒畅,避免紧张不安、焦虑等情绪波动,从而减少应激及心理因素对胃分泌、运动和黏膜血流的影响。

十二指肠溃疡

一、肝气犯胃兼脾胃虚弱证

王某，女，52岁。

首诊时间：2014年3月10日

主诉：反酸6月余。

现病史：该患者半年前因父亲过世，悲伤过度，即感反酸、烧心，上腹部隐痛，烧灼痛，饭后疼痛加重，半小时左右可以缓解，下一餐前疼痛加剧，情绪紧张、悲伤，则疼痛加剧，曾就诊于哈尔滨医科大学附属第一医院，胃镜示"十二指肠球部溃疡"，给予雷贝拉唑等西药治疗未果，辗转就诊于多家西医院，分别给予多种抑酸、促胃肠动力药治疗，效果均不佳，后经邻居介绍，为求中医治疗，遂就诊于笔者门诊。现症见：反酸、烧心、中上腹疼痛，口干口苦，上腹部饱胀感，胃纳欠佳，大便溏薄，夜寐欠安。舌体胖大，边有齿痕，舌淡苔薄，脉弦细。

既往史：否认胃部相关疾病病史。

辅助检查：胃镜示"十二指肠球部溃疡"。

【辨证分析】吞酸的主要病变部位在胃，与脾、肝有关，其致病原因为情志失调、脾胃虚弱。情志失调、抑郁恼怒则伤肝，使肝失疏泄，横逆乘脾犯胃，胃气携胃中酸水上逆见吞酸。根据患者上腹部饱胀感等症，及舌像之舌体胖大，边有齿痕，舌淡苔薄，脉象之脉弦细，更验证其为肝气犯胃、脾胃虚弱证。

中医诊断：吞酸（肝气犯胃兼脾胃虚弱证）。

西医诊断：十二指肠球部溃疡。

治法：疏肝健脾，和胃降逆，行气止痛。

方药：

柴　胡15克	白　芍15克	川　芎10克	香　附10克
陈　皮10克	川楝子10克	砂　仁5克	茯　苓10克
白　术10克	海螵蛸10克	浙贝母10克	

7剂，水煎服，日1剂，水煎300mL，早晚分服。

二诊：患者自述服上药后反酸、烧心、中上腹疼痛等症明显减轻，腹胀，自觉排气后腹胀减轻，胃脘部仍喜温喜按，加紫苏子10克，白豆蔻10克，乌药10克，通调腹中之气机，共奏疏肝健脾、行气止痛之效。

方药：

柴 胡 15 克	白 芍 15 克	川 芎 10 克	香 附 10 克
陈 皮 10 克	川楝子 10 克	砂 仁 5 克	茯 苓 10 克
白 术 10 克	海螵蛸 10 克	浙贝母 10 克	紫苏子 10 克
白豆蔻 10 克	乌 药 10 克		

7剂，水煎服，日1剂，水煎300mL，早晚分服。

三诊：患者自述反酸、烧心症状基本消失，胃脘疼痛明显减轻，但近日自觉神疲乏力，肢体困倦，大便调畅，1次/日，舌质淡，苔薄白，脉弦细。以上方加太子参10克。

方药：

柴 胡 15 克	白 芍 15 克	川 芎 10 克	香 附 10 克
陈 皮 10 克	川楝子 10 克	砂 仁 5 克	茯 苓 10 克
白 术 10 克	海螵蛸 10 克	浙贝母 10 克	紫苏子 10 克
白豆蔻 10 克	乌 药 10 克	太子参 10 克	

7剂，水煎服，日1剂，水煎300mL，早晚分服。

四诊：患者自诉无明显不适症状，效不更方，予上方复进3剂，日1剂，水煎300mL，早晚分服。

上方连服3剂后诸症皆除，随诊3个月后未再发作。

【按语】

对于吞酸之病，《素问·至真要大论》曰："诸呕吐酸，暴注下迫，皆属于热。"认为本病证多属于热证。《证治汇补·吞酸》曰："大凡积滞中焦，久郁成热，则木从火化，因而作酸者，酸之热也；若客寒犯胃，顷刻成酸，本无郁热，因寒所化者，酸之寒也。"说明吞酸不仅有热而亦有寒，并与胃有关。《寿世保元·吞酸》曰："夫酸者肝木之味也，由火盛制金，不能平木，则肝木自甚，故为酸也。"又说明吞酸与肝气有关。本证有寒热之分，以热证多见，属热者，多由肝郁化热犯胃所致；因寒者，多由脾胃虚弱，肝气以强凌弱犯胃而成。但总以肝气犯胃、胃失和降为基本病机，此案即阐述肝气犯胃所致之吞酸病。笔者选海螵蛸、浙贝母制酸止痛，专适用于肝胃郁热所致之吞酸；方中以柴胡、白芍和肝解郁为主，香附、陈皮、砂仁以理气滞，川芎以活其血，川楝子、白芍柔肝止痛，茯苓、白术健脾益气，诸药合用，共奏疏肝健脾、和胃降逆、行气止痛之效。

本病为十二指肠球部溃疡，归属于中医学"吞酸"范畴，本案虽病在胃，而实与肝有关，盖肝主疏泄，脾主运化，胃主受纳，若患者有所烦恼，情志有所不畅，凡此不达，皆可影响肝之疏泄，横逆犯胃，致胃失和降，升降失调。正如《临证指南医案》云："肝为起病之源，胃为传病之所。"以柴胡疏肝散调畅枢机，所谓"治肝可以安胃"，则肝气调达，胃不受侮，则胃自安和，疼痛而自止矣。患者素有脾胃虚弱，故肝气调达后，宜补益脾胃。

二、肝郁气滞兼血瘀证

蔡某，女，39 岁。

首诊时间：2013 年 12 月 24 日。

主诉：胃脘部胀满疼痛 2 年。

现病史：患者曾因情志不畅后出现胃脘部胀满疼痛，痛甚连胁，时发时止，平素时有嗳气，两胁阵发性胀痛，常与情志不遂有关，自行服用肝胃去痛片等药之后症状可以暂时缓解，停药 1 周后，病情复发。2 天前，自觉胃脘部痞塞胀满，时有胃痛，疼痛与胀满交替出现，为求中医治疗，经人介绍遂至笔者门诊就诊。患者现症见：胃痛，痛甚连胁，情志抑郁，胸闷，口干，口苦，食少纳呆，大便溏薄，日 1~2 次，舌质紫暗，苔厚腻，边有瘀点，脉弦细。

既往史：否认既往病史。

辅助检查：胃镜示十二指肠溃疡。上消化道造影示龛影。腹部彩超示肝实质回声正常，胆囊回声欠均匀，胆囊壁毛糙，脾、胰腺未见明显异常。

【辨证分析】该患由于肝的疏泄功能异常，疏泄不及而致郁滞，肝气郁结，影响胃的和降，可见胃脘疼痛，痛甚连胁。气为血帅，肝气乘脾，故可见食少纳呆、大便溏薄；肝郁气滞，日久不解，必致瘀血内停；舌质紫暗，苔厚腻，边有瘀点，脉弦细均为肝郁气滞兼血瘀证。

中医诊断：胃痛（肝郁气滞兼血瘀证）。

西医诊断：十二指肠溃疡；慢性胆囊炎

治法：疏肝健脾，行气止痛，活血化瘀。

方药：柴　胡 10 克　　郁　金 10 克　　佛　手 10 克　　枳　壳 10 克

白　芍 10 克　　延胡索 10 克　　瓜　蒌 10 克　　清半夏 5 克

炒九香虫 5 克　　当　归 10 克　　川　芎 10 克　　天花粉 10 克

炙甘草 6 克

7 剂，水煎服，日 1 剂，水煎 300mL，早晚分服。

二诊：患者自诉胃脘疼痛，时轻时重，痛有定处，夜间痛甚，无嗳腐吞酸、呕吐，失眠多梦，夜寐不安，舌质紫暗，脉弦细。原方酌加五灵脂 10 克，炒蒲黄 10 克，夜交藤 15 克，炒酸枣仁 10 克。

方药：柴　胡 10 克　　郁　金 10 克　　佛　手 10 克　　枳　壳 10 克

白　芍 10 克　　延胡索 10 克　　瓜　蒌 10 克　　清半夏 5 克

炒九香虫 5 克　　当　归 10 克　　川　芎 10 克　　天花粉 10 克

五灵脂 10 克　　炒蒲黄 10 克　　夜交藤 15 克　　炒酸枣仁 10 克

炙甘草 6 克

7 剂，水煎服，日 1 剂，水煎 300mL，早晚分服。

三诊：患者自诉胃脘疼痛明显减轻，无反酸、烧心等症，睡眠好转，近来饮食肥甘厚味，故觉口中有异味，气味臭秽，舌质红，苔薄黄腻，脉弦滑。原方基础上减清半夏、天花粉，酌加藿香 15 克，佩兰 10 克。

方药：柴　胡 10 克　　郁　金 10 克　　佛　手 10 克　　枳　壳 10 克

白　芍 10 克　　延胡索 10 克　　瓜　蒌 10 克　　炒九香虫 5 克

当　归 10 克　　川　芎 10 克　　五灵脂 10 克　　炒蒲黄 10 克

夜交藤 15 克　　炒酸枣仁 10 克　　藿　香 15 克　　佩　兰 10 克

炙甘草 6 克

7 剂，水煎服，日 1 剂，水煎 300mL，早晚分服。

四诊：家属代诉胃脘痛基本消失，偶见胀满，时有嗳气，余无明显不适症状，原方基础上减瓜蒌，加香附 5 克，5 剂，巩固治疗。

随诊半年后，未再发作。

【按语】

中医有"气行则血行，气滞则血瘀"之说，本病案乃肝郁日久致血瘀，由于肝气郁结，气机郁阻涩滞，血液运行不畅而致气滞、血瘀相兼为病，多数由于情志不舒引起，由于肝主疏泄又藏血，能够条达气机、调节情志，如果情志不遂或者外邪侵袭肝脉，就会导致肝气郁滞、疏泄失职，故出现胃痛、痛甚连胁、心情抑郁等症状，舌质紫暗、苔厚腻、舌边有瘀点、脉弦细均为肝郁气滞兼血瘀证。气机失调，导致脾失健运，运化失常，仅表现为食欲不振、胃部不舒，但日久不愈则气血运行不畅，久则成郁，终致血瘀，正如"久病则血瘀"。故笔者在治疗病程较久的患者时都会酌加一些活血化瘀药，如当归配川芎，当归甘、辛，性温，补血活血止痛，川芎辛、温，可活血行气、祛风止痛，二药配伍，补血而不滞血，行气而不伤阴血，还可以起到止痛的效果。

笔者在本案中选用柴胡疏肝解郁，枳壳配柴胡以行气消胀；郁金、佛手二药助行气之力，配合柴胡以柔肝、疏肝、止痛；白芍、甘草，酸甘入肝，养血柔肝，缓急安中，即《内经》云"肝苦急，急食甘以缓之"，二药配合调理肝脾，缓急止痛。且笔者认为，胸脘胁痛之由于肝气横逆者，常以疏肝理气药为主，而理气药大多性味温燥，因此用白芍、甘草可防香燥太过伤阴。同时，柴胡、白芍常配伍使用，可加强疏肝镇痛之效，根据患者舌质紫暗、苔厚腻、舌边有瘀点，兼之脉弦细的特点，笔者认为，初痛在经，久痛入络，久痛则气滞血瘀，因此，初痛注意行气、柔肝、疏肝，久痛养脾胃和营，同时，二诊酌加炒蒲黄、五灵脂与延胡索相配伍，以活血祛瘀，配川芎、当归加强活血，且予以和营，夜交藤、炒酸枣仁养血安神。三诊时，藿香、佩兰芳香化湿、化浊气、醒脾和胃。四诊酌加香附行气活血。全方共奏疏肝健脾，行气止痛，活血化瘀之效。

三、肝郁脾虚证

张某，男，24 岁。

首诊时间：2007 年 10 月 15 日。

主诉：胃脘部疼痛 6 个月，加重 2 天。

现病史：患者于半年前饮食生冷后出现胃脘部冷痛，痛势隐隐，时发时止，食生冷痛甚，平素时有嗳气，两胁阵发性胀痛，常与情志不遂有关，自行服用附子理中丸，效果不佳。2个月前，时有胃痛，胃脘部痞塞胀满，疼痛与胀满交替出现，但无吞咽困难，遂就诊于大连市人民医院，胃镜示"十二指肠球部偏基底部溃疡"，西医诊断为"十二指肠球部溃疡"，给予抑酸、止痛等对症治疗。患者发病之初口服上述药物之后症状可以缓解，但是停药后两周之内往往复发，病情反复，两天前疼痛加重，为求中医治疗，经人介绍，来到笔者门诊就医。患者现症见：胃脘胀满疼痛，喜温喜按，神疲乏力，少气懒言，喜热饮食，怀抱热水宝至诊室，舌淡，苔白腻，边有齿痕，脉弦而弱。

既往史：否认既往病史。

辅助检查：胃镜示"十二指肠球部偏基底部溃疡"。

【辨证分析】此病为肝郁脾虚型胃痛，该患因脾胃虚寒、日久失治，脾胃更加虚弱，此时，肝木因脾胃之土虚弱之势，则相克作用太过，同时，由于患病日久，患者精神压力较大，积聚日久，而情志抑郁，故成此病。

中医诊断：胃痛（肝郁脾虚证）。

西医诊断：十二指肠球部溃疡。

治法：疏肝健脾，降逆和胃。

方药：柴　胡15克　　生晒参5克　　　黄　芪15克　　　肉　桂10克
　　　焦白术15克　　炒山药15克　　　补骨脂15克　　　乌　药15克
　　　香　附15克　　佛　手15克　　　砂　仁15克　　　陈　皮15克
　　　炙甘草10克

　　　7剂，水煎服，日1剂，水煎300mL，早晚分服。

二诊：患者自述：疼痛、胀满大有减轻，体力渐增，但无排气，自觉如有排气会舒服。原方加炒莱菔子5克，九香虫10克，小茴香5克。

方药：柴　胡15克　　生晒参5克　　　黄　芪15克　　　肉　桂10克
　　　焦白术15克　　炒山药15克　　　补骨脂15克　　　乌　药15克
　　　香　附15克　　佛　手15克　　　砂　仁15克　　　陈　皮15克
　　　炙甘草10克　　炒莱菔子5克　　九香虫10克　　　小茴香5克

　　　7剂，水煎服，日1剂，水煎300mL，早晚分服。

三诊：患者自述胃痛、胀满消失，偶于进食过饱后，胃区不适，略觉口干。原方去掉补骨脂、肉桂、香附，酌加香橼 15 克，以防过补滞气、温补芳香行气之品伤阴。

方药：柴　胡 15 克　　生晒参 5 克　　黄　芪 15 克　　焦白术 15 克

炒山药 15 克　　乌　药 15 克　　佛　手 15 克　　砂　仁 15 克

陈　皮 15 克　　炙甘草 10 克　　炒莱菔子 5 克　　九香虫 10 克

小茴香 5 克　　香　橼 15 克

7 剂，水煎服，日 1 剂，水煎 300mL，早晚分服。

随访 1 年，患者状态良好，未见复发。

【按语】

本案乃肝郁脾虚证多因情志不遂、郁怒伤肝，肝失调达，横乘脾土，或饮食不节、劳倦太过，损伤脾气，脾失健运，湿壅木郁，肝失疏泄而成。肝失疏泄，气机郁滞，则胸胁胀满窜痛；太息可引气舒展，气郁得散，故胀闷疼痛可减；肝气郁滞，情志不畅，则抑郁；气郁化火，肝失柔顺之性，则急躁易怒；肝气横逆犯脾，脾气不能运化水谷，则食少腹胀；气滞湿阻，则肠鸣矢气，便溏不爽，或溏结不调；肝气犯脾，气机郁结，运化失常，故泻；便后气机得以调畅，则泻后腹痛暂得缓解；舌淡，苔白腻，边有齿痕，脉弦而弱，更验证其为肝郁脾虚证。

方中柴胡、香附为疏肝解郁之药，以柴胡为君药，臣以香附以奏疏肝解郁之效；生晒参、焦白术、炙甘草、炒山药、陈皮、黄芪为四君子汤加减化裁；佛手、砂仁二药疏肝、温中、行气，全面顾及本病，以达补气健脾之效；肉桂、补骨脂、乌药合用，温中焦以祛寒，同时注重从肾脏元阴元阳之本论治，补其阳气之不足。二诊酌加炒莱菔子、九香虫、小茴香，以增加温中疏肝行气之力。以上诸药君臣相助，佐使相扶，层次明了，以达舒肝解郁、温中健脾、和胃止痛之效。

四、肝阴不足兼气滞证

宋某，男，46 岁。

首诊时间：2014 年 4 月 13 日。

主诉：胃脘部疼痛 3 个月，加重 1 周。

现病史：患者于 3 个月前因饮食不节后，出现胃脘疼痛，腹部胀满不舒，曾在当地阿城区中医院诊治，投以逍遥散、香砂养胃丸之类中成药，口干愈甚，疼痛未见明显好转，病情反复发作，曾两次做上消化道造影检查，确诊为"十二指肠球部溃疡"。近日因工作辛苦，情绪紧张，压力大，胃脘隐隐灼痛，为求中医治疗，遂就诊于笔者门诊。患者现症见：胃脘隐隐灼痛，空腹胃部疼痛尤甚，夜间嘈杂疼痛，似饥而不欲饮食，口燥咽干不欲饮，大便干结，2~3日/次，舌质红绛，苔干燥有裂纹，脉弦细而数。

【辨证分析】肝阴不足，络脉失养，不荣则痛，兼气滞日久，不通则痛，故胃脘隐隐灼痛，空腹胃部疼痛尤甚；肝阴不足，津液不能上呈口腔，则口燥咽干不欲饮；津液不能下行濡养肠道，则大便干结；舌质红绛，苔干燥有裂纹，脉弦细而数均为肝阴不足兼气滞之征。

中医诊断：胃痛（肝阴不足证）。

西医诊断：十二指肠球部溃疡。

治法：疏肝健脾，行气止痛。

方药：北沙参 15 克　　天　冬 10 克　　麦　冬 10 克　　当　归 10 克

　　　白　芍 10 克　　生地黄 10 克　　石　斛 10 克　　川楝子 10 克

　　　全瓜蒌 10 克　　生麦芽 15 克　　炙甘草 10 克

　　　7 剂，水煎服，日 1 剂，水煎 300mL，早晚分服。

二诊：患者自诉胃脘隐痛明显减轻，有饥饿感，但仍食少纳呆，大便通畅，1次/日，仍感口干，舌质暗红，苔干燥轻微裂纹，脉弦细而数，原方基础上去川楝子，加天花粉 10 克，陈皮 10 克。

方药：北沙参 15 克　　天　冬 10 克　　麦　冬 10 克　　当　归 10 克

　　　白　芍 10 克　　生地黄 10 克　　石　斛 10 克　　全瓜蒌 10 克

　　　生麦芽 15 克　　炙甘草 10 克　　天花粉 10 克　　陈　皮 10 克

　　　7 剂，水煎服，日 1 剂，水煎 300mL，早晚分服。

三诊：患者自诉胃脘隐痛基本消失，有饥饿感，且食欲增加，大便通畅，1次/日，仍觉腹胀，自诉排气后腹胀减轻，舌质暗红，苔少津，脉弦细。原方基础上减全瓜蒌，加厚朴 10 克，佛手 10 克，砂仁 5 克，予 7 剂。

方药：北沙参 15 克　　　天　冬 10 克　　　麦　冬 10 克　　　当　归 10 克

白　芍 10 克　　生地黄 10 克　　石　斛 10 克　　生麦芽 15 克

炙甘草 10 克　　天花粉 10 克　　陈　皮 10 克　　砂　仁 5 克

厚　朴 10 克　　佛　手 10 克

7 剂，水煎服，日 1 剂，水煎 300mL，早晚分服。

四诊：患者自诉无明显不适症状，笔者观其面色少华，易倦怠，故上方酌加太子参 10 克。

方药：北沙参 15 克　　天　冬 10 克　　麦　冬 10 克　　当　归 10 克

白　芍 10 克　　生地黄 10 克　　石　斛 10 克　　生麦芽 15 克

炙甘草 10 克　　天花粉 10 克　　陈　皮 10 克　　太子参 10 克

厚　朴 10 克　　佛　手 10 克　　砂　仁 5 克

7 剂，水煎服，日 1 剂，水煎 300mL，早晚分服。

上方 7 剂后，诸症皆除，随诊至今未再发作。

【按语】

脾胃为后天之本，气血生化之源。脾胃健运，则人体气血生化有源，营气充、卫外固，则邪不可干，因此在治疗肝阴不足之胃痛时要时刻注意到脾胃的健运，而脾胃的健运重在调和脾胃。笔者强调，调和脾胃首先应注意脾胃气机的调和，不忘脾气宜升，胃气宜降的原则；其次应根据脾胃的不同生理病理特点来灵活用药。由于脾属阴土，喜燥而恶湿，胃属阳土，喜润而恶燥，又因为当感受外邪时常同气相求，最终易导致脾被湿困，胃阴被灼，所以笔者用药善用薏苡仁、苍术配石斛、沙参来健脾燥湿，养阴益胃。薏苡仁、苍术健脾利湿，沙参、石斛养阴清热，益胃生津，四药相配，健脾利湿而不伤阴，滋补胃阴而不腻膈。如此脾胃调和，疾病自除。

笔者认为，治疗本案，肝胃气痛，疏肝和胃，本为常法，但若肝阴不足兼气滞证，疏肝药物宜加选择，因辛燥之品不利肝体，用之不当，则愈疏气而愈加剧。此患者肝气久郁，伤及阴血，即非香燥理气之所宜，故予一贯煎加减，柔养之中佐以疏肝，用地黄、当归、白芍柔肝养阴；北沙参、天冬、麦冬、石斛养胃生津；瓜蒌润燥通腑，甘草缓中补虚；川楝子、生麦芽疏肝理气，其中川楝子性寒不燥，能理气止痛，生麦芽虽入脾胃之药，实为疏肝之用，正如张锡纯所说"麦芽为谷之萌芽，与肝同气相求，故能入肝经，以条达肝气。然必生煮汁饮之，则气善升发，而后能遂其调达之用也"，笔者认为本品性味和平，配以党参、白术，能助运化而增补益之用；伍以柴胡、木香，更具疏肝理气之功；如用于阴虚气滞之胃痛，与川楝子同用，加入疏肝理气之中，更能发挥行气止痛之用。

五、脾胃虚弱，瘀血内停证

张某，女，51 岁。

首诊时间：2013 年 11 月 20 日。

主诉：胃脘疼痛反复发作 3 年，加重 1 天。

现病史：患者 3 年前无明显诱因出现胃脘痞胀疼痛，夜间、空腹尤甚，就诊于当地中医院，行胃镜及上消化道造影检查，确诊为"十二指肠球部溃疡"。给予中成药口服（具体药物不详），症状好转，之后病情反复发作，时轻时重。1 天前，患者复出现胃脘部痞胀疼痛，经人介绍后，就诊于笔者门诊。现症见：胃脘部痞胀疼痛，夜间、空腹尤甚，胃脘痞闷，稍食则胀痛，情志抑郁及紧张时胀甚，纳少，乏力，口干不欲饮，便干，面色萎黄，体瘦乏力，舌质红，苔薄根部微黄，脉弦微细。

【辨证分析】患者病程较长，面色萎黄，形体消瘦，乏力，存在"久病必虚"的症状，食少，食后甚，当属脾胃虚弱之征；稍食则作胀痛，情志抑郁及紧张时胀甚，是为脾胃升降失宜、中焦气机阻滞之征；又存在"久病必瘀"的症状，如时有腹痛；"不通则痛"、口干不欲饮亦是气滞瘀阻之征。

中医诊断：胃痛（脾胃虚弱兼血瘀证）。

西医诊断：十二指肠球部溃疡。

治法：疏肝健脾，活血止痛。

方药：

柴　胡 15 克	乳　香 15 克	没　药 15 克	黄　芪 20 克
茯　苓 20 克	炒白术 15 克	丹　参 15 克	川　芎 15 克
佛　手 15 克	砂　仁 10 克	枳　壳 10 克	鳖　甲 10 克
厚　朴 10 克	九香虫 10 克		

7 剂，水煎服，日 1 剂，水煎 300mL，早晚分服。

二诊：患者自觉胃痛明显缓解，饮食增加，精神好转，上方减九香虫。

方药：柴　胡 15 克　　乳　香 15 克　　没　药 15 克　　黄　芪 20 克

　　　　茯　苓 20 克　　炒白术 15 克　　丹　参 15 克　　川　芎 15 克

　　　　佛　手 15 克　　砂　仁 10 克　　枳　壳 10 克　　鳖　甲 10 克

　　　　厚　朴 10 克

7 剂，水煎服，日 1 剂，水煎 300mL，早晚分服。

三诊：患者无明显不适，嘱原方续服 7 剂。5 剂后，诸症皆除，2 个月后复查胃镜示十二指肠球部未见明显异常。

随诊至今未再发作。

【按语】

脾胃受损乃发病的前提和本质，继而出现气滞、瘀阻，因此补脾气为基本治法，同时兼顾理气疏肝、活血通络。方中黄芪补益脾气；茯苓、炒白术补益脾胃助其健运；九香虫、柴胡、佛手理气疏肝止痛，对于肝木克土之胃脘疼痛有良效；厚朴、砂仁行气消除胀满，枳壳行气宽中消胀；丹参、川芎活血、开郁、止痛，配以乳香、没药活血止痛生肌。诸药相合，则中焦气机升降相宜，痞满自消。临床用药时笔者常用黄芪、茯苓、炒白术、炒薏苡仁、苍术等健脾益气，茯苓、炒薏苡仁、苍术健脾的同时兼顾利湿；砂仁、白豆蔻、草豆蔻等温中化湿醒脾，同时"五脏以调为补，六腑以通为用"，《素问》提出"传化物而不藏"，即六腑出纳、消化、转输等功能应正常进行。笔者多年来不断地对经典进行整理、发掘、升华，创立了独特的配伍和用药特点，即在益气健脾的同时必通肠腑之气，效果尤佳。内湿既为脾失健运而生之病理产物，湿邪亦因久羁而加重脾病成为致病因素；木不疏土、肝木乘克、土虚木贼，肝木与脾土的病理息息相关，脾虚为其果。现代人不正常的生活习惯、饮食无规律、药食偏嗜而致脾胃受伤者多见，加之大多数人对胃肠道的疾病重视不够，脾胃病得不到及时的治疗和调理，终致脾胃虚弱。

六、湿热蕴胃证

田某，女，81 岁。

首诊时间：2014 年 3 月 18 日。

主诉：胃脘胀痛 1 年，加重伴泛酸 1 周。

现病史：患者于 1 年前因饮食不节出现胃脘疼痛，腹部胀满不舒，未予治疗，自行口服健胃消食片、气滞胃痛颗粒等药物，症状缓解。之后病情反复，平素多有腹部胀满而时常发生胃脘部疼痛，时轻时重，于唐山市中医院行消化道造影提示"十二指肠球部溃疡"，诊断为"消化道溃疡"。近 1 周症状加重，伴泛酸，欲求中医治疗，经人介绍，来到笔者门诊就医。患者现症见：胃胀隐痛，反酸烧心，伴恶心、呃逆、咽部异物感，咳嗽，无痰，口苦口干，后背酸沉，时有头昏头沉，大便可，睡眠差，观其舌象乃舌质紫暗，体胖大，苔黄腻，有裂纹，候其脉象为脉沉。

既往史：否认既往胃部疾病病史。

辅助检查：消化道造影提示"十二指肠球部溃疡"。

【辨证分析】本病多因内生湿热、浊毒内蕴、日久伤津耗液损伤脾胃所致。湿邪易阻滞气机，损脾运，导致脾失运化，内湿积聚，故见泛酸、恶心、呕吐、胃脘疼痛等症；舌质紫暗，体胖大，苔黄腻，有裂纹，脉沉，均为湿热蕴胃之征。

中医诊断：胃痛（湿热蕴胃证）。

西医诊断：十二指肠球部溃疡。

治法：化湿和胃，行气止痛。

方药：柴　胡 10 克　　海螵蛸 15 克　　煅瓦楞子 15 克　　代赭石 15 克
　　　旋覆花 5 克　　佛　手 15 克　　砂　仁 15 克　　枳　壳 15 克
　　　厚　朴 15 克　　白豆蔻 15 克　　乌　药 10 克　　陈　皮 10 克
　　　7 剂，水煎服，日 1 剂，水煎 300mL，早晚分服。

二诊：胃痛，泛酸明显减轻，仍头沉，口苦，咳嗽，原方加黄连 15 克，吴茱萸 5 克。

方药：柴　胡 10 克　　海螵蛸 15 克　　煅瓦楞子 15 克　　代赭石 15 克
　　　旋覆花 5 克　　佛　手 15 克　　砂　仁 15 克　　枳　壳 15 克
　　　厚　朴 15 克　　白豆蔻 15 克　　乌　药 10 克　　陈　皮 10 克
　　　黄　连 15 克　　吴茱萸 5 克
　　　7 剂，水煎服，日 1 剂，水煎 300mL，早晚分服。

三诊：胃痛、口苦消失，偶有咳嗽，原方去黄连、吴茱萸，加木蝴蝶 15 克。

方药：柴　胡 10 克　　海螵蛸 15 克　　煅瓦楞子 15 克　　代赭石 15 克

旋覆花 5 克	佛　手 15 克	砂　仁 15 克	枳　壳 15 克
厚　朴 15 克	白豆蔻 15 克	乌　药 10 克	陈　皮 10 克
木蝴蝶 15 克			

7 剂，水煎服，日 1 剂，水煎 300mL，早晚分服。

四诊：诸症基本消失，效不更方，予上方 7 剂，嘱患者继续服药，以巩固疗效。随访 1 年，未见复发。

【按语】

笔者认为湿邪是胃痛发病的重要因素，湿邪为阴邪，其性重坠、黏滞、污秽。脾为太阴湿土，其喜燥恶湿，《素问·六元正纪大论》曰："太阴所至为湿生"，"太阴所至为沉阴，为白埃，为晦暝。"故脾病多湿证，从其症候特点而言，一是湿邪易阻滞气机，损脾运，导致脾失运化、内湿积聚、临床表现为泛酸、恶心、呕吐、胃脘疼痛等症，《素问·至真要大论》云："诸湿肿满，皆属于脾。"二是脾主四肢，湿邪浸淫常致肢体出现沉重、强痛的症候，《素问·生气通天论》谓："太阴之复，湿变乃举，体重中满，食饮不化，……舌苔垢腻。"三是湿邪致病起病缓慢，病程缠绵，吴瑭《温病条辨·上焦》曰："湿为阴邪，自长夏而来，其来有渐，且其性氤氲黏腻，非若寒邪之一汗而解，温热之一凉则退，故难速已。"

【诊疗体会】

在本病的治疗方面，西医常采用相应的抑酸、促进胃肠动力、保护胃黏膜、消除致病微生物等疗法，但疗效不是甚为满意，常常反复发作，且副作用无法避免。然而，中医药治疗本病有着独到的优势，从多脏器、多靶点着眼，全面地整体性调节，可使本病临床治愈或彻底治愈。

笔者总结多年临床心得认为，在治疗胃痛时应注重调畅气机。只有人体各脏腑之气运动调畅，才能保证机体摄取精微、排泄糟粕、维持物质代谢的动态平衡、促进生命活动的功能正常进行。《素问·举痛论》曰："百病生于气也。"故临床上笔者特别强调调畅气机的重要性。临床上笔者善于从肝和脾胃两方面来调畅气机，原因有二：其一，肝主疏泄、调畅气机，肝的主要生理功能之一是主疏泄，即疏通、宣散等生理功能，若肝的疏泄功能正常，则气机调畅、气血调和、经脉通利，各脏腑功能活动正常；其二，脾胃为人体气机升降之枢纽，脾气主升、胃气主降，脾气升方能为胃行其津液，运化水谷精微以达四旁，胃气降方能受纳腐熟水谷，排泄糟粕于体外。临床用药上，笔者善于佛手、砂仁、苏子齐用以调节全身气机。佛手辛、苦，温，归肝、脾、胃、肺经，具有疏肝解郁、理气和中、燥湿化痰的功效；砂仁辛、温，归脾、胃经，具有化湿行气、温中止呕止泻、安胎的作用；苏子辛、温，归肺、大肠经，具有降气化痰、止咳平喘、润肠通便的功效。三药合用，行气下膈，气机通畅，脾胃升降功能恢复正常，则痞满自消。笔者也用白豆蔻配草豆蔻来进一步加强行气健脾之功。同时，笔者常用柴胡配茯苓、炒白术来调理脾胃气机，一则取柴胡升举阳气之性来升发脾胃清阳以达到健运脾胃的目的，二则柴胡具有疏肝解郁之功效，肝气条达、疏泄有时，则枢机得畅，自无克伐中土之忧。对于胃气不降者，笔者善于用旋覆花配代赭石，旋覆花不仅降肺气，还善于降胃气而止呕噫，配伍代赭石可治疗胃气上逆之噫气呕吐。如此肝脾气机同调，则全身气机调畅，气血津液输布正常而百病不生也。

同时笔者认为，对于现代多数脾胃疾病而言，病情往往是复杂的，不是单一治法能符合治疗需要的，常需数种治法配合运用，才能治无遗邪、照顾全面，治法虽多，配合运用之后则变化多端。治疗脾胃病，笔者在诸法之中尤重通法，但此处之通法不限于通腑。通者，理也，气滞者，理气为通；血瘀者，化瘀为通；调气以和血，调血以和气，通也；虚者补之，寒者温之，亦通也；下逆者使之上行，中结者使之旁达，也是通，故治疗脾胃病，无论寒热虚实，一"通"字尽矣。正如程钟龄《医学心悟》中说："一法之中，八法备焉，八法之中，百法备焉。"肝郁、脾虚、水湿内生是笔者强调的胃痛病的病机关键，脾虚不能升，胃病不能降，阴阳失衡，病症杂出，通以健脾、疏肝、化湿、通腑等，久病病位由气及血，有瘀象者，笔者又佐以丹参、川芎、当归等行气活血药以通之，每获佳效。笔者认为，脾主运化，得阳始运，以升为治；胃主受纳，得润则安，以降为顺。脾胃处于矛盾对立统一中，脾胃功能不能协调统一，平衡被破坏，病态即生。所以临床上笔者强调"治中焦如衡，非平不安"（《温病条辨》），治疗脾胃病应宗"谨察阴阳所在而调之，以平为期"。现代脾胃病多非单一病机，阴阳失衡、寒热错杂多见，病机复杂者，不宜轻取，用药不避繁。遣方用药虑不及此，常功力不及，甚至互相为碍，功亏一篑。故笔者治疗脾胃病，皆从调整阴阳寒热入手，常益气养阴合用，温中清润并施，或将温燥清润、补气养阴、理气活血合而并用，而致和平，切不可顾此失彼。如笔者临床辨证为胃阴虚为主者，在大量应用沙参、石斛、天花粉等润胃之品的同时必用黄芪、太子参等健脾益气之品，使滋胃而不碍胃，脾胃相宜，气属阳，养阴的同时酌加益气之品，又寓"善补阴者，必于阳中求阴，则阴得阳升而泉源不竭"（《景岳全书·新方八阵》）之意。又如阴虚证用熟地黄时必加陈皮以防滋腻碍脾，清热燥湿药用苦寒之品时必用百合顾护胃阴。凡此例，不胜枚举，系笔者治疗脾胃病以平为期之宗旨。

幽门螺旋杆菌相关性胃炎

一、肝郁脾虚证

杨某，男，59岁。

首诊时间：2012年8月20日。

主诉：胃脘部胀满疼痛2年，加重2月。

现病史：患者胃脘部胀满疼痛近2年，反复发作，食后胃脘闷胀尤甚，曾于2011年11月1日于黑龙江省红十字医院求诊，胃镜示"慢性浅表性胃炎伴糜烂"，但一直未予重视，常自行服用抑酸药、止痛药，临时缓解之。2012年1月14日于哈尔滨市第一医院复查胃镜示"慢性浅表—萎缩性胃炎"，近2月胃脘部持续胀满不舒，因阅读家庭健康保健类报纸看到报道，故前来笔者门诊就诊。现症见：神志清楚，精神尚可，面色少华，形体消瘦。胃脘部及前胸部胀闷不舒，食后加重，伴乏力，无恶心、呕吐、心悸等不适症状，饮食、睡眠欠佳，大便先干后稀，1~2次/日，小便尚可。舌质紫暗，体胖，边齿痕，有裂纹，苔黄白腻，脉沉弦滑。

既往史：否认胃部相关疾病病史。

辅助检查：胃镜示慢性浅表—萎缩性胃炎。

【辨证分析】患者平素常忧虑烦恼，情志不畅，肝失疏泄，横逆犯胃，脾胃受损，功能障碍，致中焦气机阻滞，升降失常，从而发生痞满。日久脾胃功能进一步受损，正气不足，生化乏源，气阴两虚，又脾虚不运，水湿内生，辨证总属本虚标实，久病入络，由气及血，最终导致气滞血瘀而发为疼痛。舌脉，均为肝郁脾虚之征。

中医诊断：胃痞（肝郁脾虚证）。

西医诊断：慢性浅表—萎缩性胃炎。

治法：行气宽中，养阴和胃，消食除痞。

方药：柴　胡 15克　　佛　手 10克　　沙　参 10克　　陈　皮 10克
　　　槟　榔 10克　　砂　仁 10克　　草豆蔻 10克　　厚　朴 10克

乌　药 10 克　　百　合 10 克　　鸡内金 5 克

7 剂，水煎服，日 1 剂，水煎 300mL，早晚分服

嘱患者忌食生冷、油腻、腥膻、辛辣食物，避风寒，调情志。

二诊：患者自诉服药后胃脘部胀闷不适好转，伴烧灼感，原方加火麻仁 15 克，郁李仁 15 克，润肠通便。

方药：柴　胡 15 克　　佛　手 10 克　　沙　参 10 克　　陈　皮 10 克

　　　　槟　榔 10 克　　砂　仁 10 克　　草豆蔻 10 克　　厚　朴 10 克

　　　　乌　药 10 克　　百　合 10 克　　鸡内金 5 克　　火麻仁 15 克

郁李仁 15 克

7 剂，水煎服，日 1 剂，水煎 300mL，早晚分服。

三诊：患者自诉胃胀减轻，伴乏力，纳差，大便不成形，舌质紫暗，体胖，边齿痕，有裂纹，苔黄白腻，脉沉弦滑，原方加黄芪 15 克、炒白术 10 克，益气健脾。

方药：柴　胡 15 克　　佛　手 10 克　　沙　参 10 克　　陈　皮 10 克

　　　　槟　榔 10 克　　砂　仁 10 克　　草豆蔻 10 克　　厚　朴 10 克

　　　　乌　药 10 克　　百　合 10 克　　鸡内金 5 克　　火麻仁 15 克

　　　　郁李仁 15 克　　黄　芪 15 克　　炒白术 10 克

7 剂，水煎服，日 1 剂，水煎 300mL，早晚分服。

四诊：患者诉症状同前，大便偏稀，原方减火麻仁、郁李仁、槟榔，加党参 15 克、诃子 10 克，健脾固涩止泻。

方药：柴　胡 15 克　　佛　手 10 克　　沙　参 10 克　　陈　皮 10 克

　　　　砂　仁 10 克　　草豆蔻 10 克　　厚　朴 10 克　　黄　芪 15 克

　　　　乌　药 10 克　　百　合 10 克　　鸡内金 5 克　　炒白术 10 克

　　　　党　参 15 克　　诃　子 10 克

7 剂，水煎服，日 1 剂，水煎 300mL，早晚分服。

五诊：患者诉胃脘部胀满缓解，胃脘部隐隐作痛，乏力明显，肠鸣，舌质紫暗、体胖、边齿痕，苔黄腻，脉沉滑，加牛膝 15 克，当归 5 克。继服 5 剂，以巩固疗效。

方药：柴　胡 15 克　　佛　手 10 克　　沙　参 10 克　　陈　皮 10 克

砂　仁 10 克	草豆蔻 10 克	厚　朴 10 克	黄　芪 15 克
乌　药 10 克	百　合 10 克	鸡内金 5 克	炒白术 10 克
党　参 15 克	诃　子 10 克	当　归 5 克	牛　膝 15 克

5 剂，水煎服，日 1 剂，水煎 300mL，早晚分服。

其后多次复诊，方药随症加减，复查胃镜示萎缩性胃炎转阴，疗效颇佳。

【按语】

慢性胃炎属于中医的"胃脘痛""胃痞"等范畴。该病病程日久，辨证总属本虚标实、虚实夹杂，病位主要在胃脘，但与肝、脾密切相关，其致病原因有多种，常见饮食不化、情志失调、脾胃虚弱等，病久病位可由气及血。患者气滞明显，理气药多为辛香温燥之品，本病因其病程较长，气阴两伤，故常选柴胡、佛手、砂仁等理气不伤阴之品，厚朴、草豆蔻、乌药等加强理气宽中之力的同时合用养阴益胃之品如沙参、百合补中有清，静中有动，理气不伤阴，养阴而不腻膈。叶天士所谓："脾以升为健，胃以降为和。"笔者强调胃病日久，升降失常，脾虚不运，疏理气机的同时勿忘扶正，治本常用黄芪、茯苓、炒白术等健脾化湿，正气复，脾胃功能复常，痞满得消。脾胃功能障碍，中焦不运，饮食入而不化，致患者食欲欠佳，陈皮、鸡内金健脾消食和胃而除痞。患者患病日久，病机复杂，在长期治疗中，方药随症加减，以期最佳疗效。

二、湿热蕴结兼有气滞血瘀证

李某，男，73 岁。

首诊时间：2011 年 6 月 4 日

主诉：胃脘痞闷不舒 20 年。

现病史：患者患慢性胃炎近 20 余年，胃脘痞闷不舒、食欲不振等症状反复发作，来诊前曾就诊于当地西医院住院及门诊治疗近 10 年，效果不明显，且症状日渐加重。为求中医治疗遂来我院诊治。现患者自诉胃脘痞闷不舒连及胁背，食欲不振，稍食则胃脘胀痛，口干口苦，恶心，胃中灼热感，消瘦，睡眠差，神疲乏力，大便干。舌质紫暗，体略胖，苔黄腻，脉沉弦。

既往史：否认胃部相关疾病病史。

辅助检查：1. 胃镜示慢性萎缩性胃炎。

2.病理示胃黏膜慢性炎伴萎缩（中度）伴肠上皮化生（中度）。

3.Hp 阳性。

【**辨证分析**】痞满病因多样，病机复杂，各致病因素常相兼为病，而总体是以脾胃虚弱为本，痰饮、湿热、气郁、血瘀、食积为标，病位在胃，主要病变脏腑是脾胃，但亦与肝、肾、肺、胆、肠等脏腑有关。基本病机是脾胃气机阻滞，升降失常。其发病与脾胃关系密切，因脾胃同居中焦，脾主升清，胃主降浊，清升浊降则气机调畅，或因肝气郁结，克脾犯胃，或因病邪所阻，或因脾胃之虚，均可导致中焦气机升降失常，发生痞满。本病多以慢性过程出现，久则中焦受损，脾胃虚弱，健运失职，升降失司，痰湿、瘀热内生。所以，痞满以虚证或虚实夹杂证为主，表现为时轻时重，反复发作，缠绵难愈。

中医诊断：胃痞（湿热蕴结兼有气滞血瘀证）

西医诊断：慢性萎缩性胃炎。

治法：清热祛湿，理气活血。

方药：柴　胡 10 克　　紫苏子 5 克　　黄　连 15 克　　吴茱萸 5 克

　　　麦　冬 15 克　　石　斛 10 克　　半枝莲 10 克　　夜交藤 15 克

　　　合欢花 10 克　　大　黄 10 克　　火麻仁 10 克　　焦槟郎 10 克

　　　炒白术 10 克　　三　棱 5 克　　莪　术 5 克

　　　7 剂，日 1 剂，水煎 300mL，早晚分服。

嘱患者忌食生冷、油腻、腥膻、辛辣之品，避风寒，调情志。

二诊：患者自诉服药后胃脘症状虽有减轻但仍痞闷不适，口干口苦减轻，食后胃脘胀痛减轻，便秘明显减轻，食欲差，加神曲 10 克，增进食欲；睡眠差，加炙远志 10 克，宁心安神。

方药：柴　胡 10 克　　紫苏子 5 克　　黄　连 15 克　　吴茱萸 5 克

　　　麦　冬 15 克　　石　斛 10 克　　半枝莲 10 克　　夜交藤 15 克

　　　合欢花 10 克　　大　黄 10 克　　火麻仁 10 克　　焦槟郎 10 克

　　　炒白术 10 克　　三　棱 5 克　　莪　术 5 克　　六　曲 10 克

　　　炙远志 10 克

7 剂，日 1 剂，水煎 300mL，早晚分服。

三诊：患者诉服药后痞闷不适感大为减轻，饮食增加，睡眠尚可，但梦多，遵前方去焦槟郎，加郁金 10 克，行气解郁。

方药：

柴　胡 10 克	紫苏子 5 克	黄　连 15 克	吴茱萸 5 克
麦　冬 15 克	石　斛 10 克	半枝莲 10 克	夜交藤 15 克
合欢花 10 克	大　黄 10 克	火麻仁 10 克	郁　金 10 克
炒白术 10 克	三　棱 5 克	莪　术 5 克	六　曲 10 克
炙远志 10 克			

7 剂，日 1 剂，水煎 300mL，早晚分服。

四诊：患者自诉诸症较前减轻，除偶有胃脘痞闷不舒外，诸症消失。遂守方用药，随证加减。

3 个月后复查胃镜：慢性浅表—萎缩性胃炎。病理示：胃黏膜慢性炎伴萎缩伴肠上皮化生 (轻度)。继续服用中药汤剂随证治疗。半年后复查胃镜示：慢性浅表性胃炎。病理示：胃黏膜慢性炎伴萎缩 (轻度)。10 个月后复查胃镜示：慢性浅表性胃炎。病理示：胃黏膜慢性炎。嘱患者续服药，以固疗效，随访近一年，未见复发。

【按语】

中医的"胃痞"，胃是说它的病位。痞，《伤寒论》曰："满而不痛者，此为痞。"本病的发生多与饮食失宜、七情过极、感受邪气、脾胃虚弱等有关，其主要症状为胃脘痛、嘈杂、痞满等。也有一些患者因纳少、消瘦、疲倦等虚弱症状来就诊的。但究其发病缘由，脾胃气机停滞、升降失常正是该病的病机所在。笔者在临证中重视四诊，认为"望闻问切，医之不可缺一"。患者来就诊需望其面色表情，查神色，审胃气强弱。然后综合舌脉，进行辨证施治。因"舌为脾胃之外候"，望舌可察知脾胃的病变与盛衰，所以舌脉尤重。《黄帝内经》中述"能合色脉，可以万全"。在望舌质和舌苔的同时也注重舌下脉络的观察，注重宏观结合微观来判断机体气血运行和病情的盛衰，尤其患者舌质紫暗、舌下脉络对于判断血分瘀滞病情有很强的预示作用。所以望闻问切缺一不可，不可偏颇。然萎缩性胃炎发展到一定阶段常表现为虚实相兼，寒热错杂较多见，出现脾不健运、胃失和降、中焦气滞、痰湿内阻、虚实夹杂的病理变化，需额外注意。用药方面，在治疗时先弄清患者有无幽门螺杆菌感染，多数幽门螺杆菌感染者舌苔黄腻多见，则酌情佐以抗幽门螺杆菌中药如黄连、黄芩、大黄、蒲公英、白花蛇舌草等祛邪杀菌；治疗当以理气解郁、调理气机为主，佐以祛湿、泄热、养阴、健胃、化瘀等法进行辨证论治。外邪侵袭胃脘，脾胃虚弱，正气不足，日久而致胃癌。当补以扶正气常用之白参、焦白术、黄芪为基础进行加减。"胃不和则卧不安"，所以在用夜交藤、合欢花等安神药的同时应用大黄、焦槟榔等通腑之药，共奏安神之效。

三、肝胃不和兼脾虚证

孙某，女，27岁。

首诊时间：2013年3月2日

主诉：胃脘部胀满不适半年。

现病史：患者胃脘部胀满不适半年。每因情志不遂加重。自诉服用逍遥丸、奥美拉唑等药，时有缓解，但停药后依然反复发作。遂四处寻医到此。现症见：胃脘部胀满不舒，伴反酸烧心，二便尚可。面色少华，月经血色淡，易疲劳，乏力，嗜睡，急躁易怒，纳可，颜面痤疮。舌质淡暗，体胖，边齿痕，苔白腻，脉沉。

既往史：否认胃部相关疾病病史。

【辨证分析】患者先前自行服用疏肝及抑酸药进行对症治疗，只治其标，难治其本，故效果不显。此应为肝胃不和兼脾虚之故。反酸烧心，乃肝失条达、气机郁滞，横犯脾胃、胃失和降所致。脾胃为气血生化之源，脾胃虚弱则气血生化乏源，无以上承，故见面色少华、口唇色淡、月经量少、色淡等症状，舌淡暗、体胖、边齿痕，苔白腻，脉沉，可为肝胃不和兼脾虚之象。四诊合参，病位在肝脾，病性虚实夹杂。

辅助检查：Hp（+）。

中医诊断：痞满（肝胃不和兼脾虚证）。

西医诊断：慢性胃炎。

治法：疏肝和胃，健脾益气。

方药：柴　胡10克　　黄　芪20克　　焦白术20克　　当　归15克

　　　川　芎15克　　海螵蛸20克　　佛　手10克　　砂　仁10克

紫苏子10克　　　白豆蔻10克　　　草豆蔻10克　　　郁　金10克

7剂，日1剂，水煎300mL，早晚分服。

嘱患者忌食生冷、油腻、腥膻、辛辣之品，避风寒，调情志。

二诊：上方服用7剂，患者自诉现反酸胃胀缓解，矢气频，面色少华，口唇色淡，夜惊，月经量少，心慌易惊。舌紫暗、体胖，边齿痕，苔黄白腻，脉沉。原方加丹参10克，活血调经，兼以除烦安神。

方药：柴　胡10克　　　黄　芪20克　　　焦白术20克　　　当　归15克

　　　川　芎15克　　　海螵蛸20克　　　佛　手10克　　　砂　仁10克

　　　紫苏子10克　　　白豆蔻10克　　　草豆蔻10克　　　郁　金10克

　　　丹　参10克

7剂，日1剂，水煎300mL，早晚分服。

三诊：面色晦暗少华，口唇色淡，唇干，月经量少、色淡，纳可，夜惊。舌淡、体胖，边齿痕，苔白腻，脉沉滑。原方加薏苡仁20克，健脾除湿；再加煅龙骨20克，煅牡蛎20克，以宁心安神。

方药：柴　胡10克　　　黄　芪20克　　　焦白术20克　　　当　归15克

　　　川　芎15克　　　海螵蛸20克　　　佛　手10克　　　砂　仁10克

　　　紫苏子10克　　　白豆蔻10克　　　草豆蔻10克　　　郁　金10克

　　　丹　参10克　　　薏苡仁20克　　　煅龙骨20克　　　煅牡蛎20克

7剂，日1剂，水煎300mL，早晚分服。

上方服用7剂，患者自觉各症状均明显好转。复查 ^{13}C–尿素呼气试验，示 Hp(－)。嘱患者续服药，以固疗效，此病与情志因素关联极大，嘱患者尤其注意精神调摄，做到遇事冷静，喜怒有节，尽量减少忧思焦虑，保持精神舒畅。随访近一年，未见复发。

【按语】

"郁怒伤肝""谋虑不决""忧思伤脾"之情志内伤，皆损伤脾胃的正常功能，导致中焦气机失常，进而发病。肝气不条达者，可泄泻，可血瘀，可血虚，可呃逆嗳气，可恶心呕吐，此病例即肝气不疏致脾胃虚弱、气血生化无源也。且肝藏血，体阴而用阳，肝郁常伴脾虚与血瘀或血虚之象。余治疗此类病患，常理气与活血并用，柴胡、佛手、砂仁、苏子、炒白术等药以疏肝健脾，黄芪、丹参、当归、川芎等以活血益气，此处以活血为主，同时加一味黄芪补气，体现当归补血汤的思想，气为血之帅，气顺则血行。另外，余常强调燥湿，盖气滞血瘀日久，则易致水液不行，湿邪内生，固常用薏苡仁、苍术、白豆蔻、草豆蔻等燥湿之品。痞满属中焦脾胃之病，其发病病机中常存在着升降的失衡，故以胃脘痞满为主要症状，临证应注意"治中焦如衡，非平不安"的特点。余强调在治疗本病时一方面须根据患者寒热虚实的偏胜偏衰，以药物之偏性治其病理之偏性，使脾胃升降功能达到正常的平衡状态；另一方面还须针对中焦脾胃的生理和功能上矛盾对立统一的特点，用药时予以兼顾而不失偏颇。临床避免或一味温补，或只求清泻，导致顾此失彼，阴阳失调，脾胃失和。治疗时应注意调整枢机，强调"灵动"。在药物选用时，常用灵动调和之品，依据药性的轻灵、平和、运动，才能达到调整脾运、调整气机的作用。治脾胃病贵在和，如补用党参、茯苓、白术等平淡调和脾胃，使补而不腻，理气用香橼、佛手，使脾胃运化功能恢复，枢机运动，以逆转病情，逐步向愈。痞满病在中焦脾胃，与肝密切相关。在五脏的关系，中肝与脾的关系最为密切，正如《临证指南医案》云："肝为起病之源，胃为传病之所。"肝气疏达， 精气泄于肠胃，以助胃腑腐熟水谷，此为"木气动，生气达，故土体疏泄而通也"。疏肝常用的药物有柴胡、枳壳、佛手、香橼等辛散轻清之品。本病的发病与情志因素有关，且病程较长，患者往往有一定的思想负担，因此治疗时注意患者的情绪状态，保持良好的交流，在正确治疗的基础上，可获事半功倍之效。

四、痰湿中阻证

杨某，女，73岁。

首诊时间：2012年6月20日。

主诉：胃脘部胀满2个月。

现病史：患者胃脘部胀满2月，伴食欲不振，口中黏腻不爽，便溏，每日3~4次。曾于其他医院进行诊治，未见明显好转。并行胃镜检查示：慢性浅表性胃炎，Hp（＋）。经家中亲属建议，来笔者门诊就诊。患者现胃脘部胀满不适，伴有食欲不振，口中黏腻不爽，便溏，每日3~4次。舌质淡，苔白腻，脉滑。

既往史：否认胃部相关疾病病史。

【辨证分析】脾胃互为表里，脾喜燥恶湿，胃喜润恶燥，二者燥湿相济。脾易湿，得胃阳以制之；胃易燥，得脾阴以制之。脾胃阴阳燥湿相济，则脾胃纳运正常。若湿邪困脾，湿浊之邪内侵，或脾虚不能运化水液致湿邪内生亦可困脾，则脾胃二者平衡打破，可导致胃纳不振，则可见纳呆、脘痞、便溏、苔腻、脉滑等症状。

辅助检查：胃镜检查示慢性浅表性胃炎，Hp（＋）。

中医诊断：胃痞（痰湿中阻证）。

西医诊断：慢性浅表性胃炎。

治法：芳化湿浊，醒胃健脾。

方药：
黄　芪 35 克	炒白芍 30 克	焦白术 20 克	茯　苓 20 克
焦山楂 20 克	神　曲 20 克	炒麦芽 20 克	陈　皮 15 克
枳　实 15 克	藿　香 20 克	佩　兰 20 克	党　参 15 克
砂　仁 10 克	木　香 10 克		

7 剂，日 1 剂，水煎 300mL，早晚分服。

嘱患者调情志，节饮食。

二诊：患者再诊，自诉无脘痞，食欲可，舌质淡，苔薄白，笔者分析湿浊已去，胃气尚未全复，故仍以此方 7 剂。

后随诊，愈。

【按语】

慢性萎缩性胃炎病因多为长期饮食不节，进食生冷油腻之品，或情志不畅，劳倦太过，日久伤及脾胃，出现少食、纳呆、呕恶、胃痛等。本案主要通过化湿以达到醒胃健脾之目的。藿香、佩兰伍用，出自《时病论》的芳香化浊法。藿香，味辛，性微温，化湿、解暑、止呕，为芳香化湿浊之要药，既能散表邪，又能化里湿。《本草正义》言："藿香芳香而不嫌其猛烈，温煦而不偏于燥烈，能祛除阴霾湿邪，而助脾胃正气，为湿困脾阳、倦怠无力、饮食不好、舌苔浊垢者最捷之药。"佩兰，味辛，性平，化湿、解暑、气味芳香，其化湿和中之功与藿香相似，常常相须为用，醒脾开胃，芳香化浊，和胃止呕，效果显著。焦山楂、神曲、炒麦芽三者合谓"焦三仙"，健脾消食。而其中神曲与陈皮二者伍用，理气降逆，健脾消食，对于气滞兼食滞之胃痞患者疗效显著。茯苓、白术伍用，出自《景岳全书》茯苓汤。茯苓，味甘，性淡而平，利水渗湿、健脾安神，甘则补，淡则渗，扶正祛邪均可，补而不峻、利而不猛，为健脾渗湿之要药。《本草衍义》曰："此物行水之功多，益心脾不可阙也。"白术，味甘、苦，性温，补气健脾，燥湿利水，止汗，安胎。白术有生、炒之别，生白术长于健脾，炒白术长于燥湿。炒至黑褐色，称为焦白术，笔者临床多用焦白术，取其燥湿之力大于健脾。《本草汇言》谓："白术，乃扶植脾胃、散湿除痹、消食除痞之要药。脾虚不健，术能补之；胃虚不纳，术能助之。"茯苓以利水渗湿为主，白术以健脾燥湿为要。二者伍用，使水有出路，脾可健运。黄芪、党参、砂仁健脾和中。木香辛行苦泄温通，芳香气烈而味厚，既为行气止痛之要药，又为健脾消食之佳品，配伍砂仁、藿香等，可治疗脾胃气滞、脘腹胀痛。

五、脾胃虚寒兼血瘀证

高某，女，49 岁。

首诊时间：2012 年 6 月 26 日。

主诉：胃脘部疼痛反复发作 3 年

现病史：患者胃脘部疼痛反复发作 3 年，曾于他处求医无果，故上网翻查善治此病之医师，特来门诊求医。患者自诉胃脘部自觉冷感，拘急掣痛，得温则痛减。常欲以掌抚按之，避寒就温。并伴有呃逆、后背疼痛、右肩酸沉感。肢端多清冷，形体消瘦，大便量少，3 日一行，黏滞不畅，小便清长，饮食尚可。舌质紫暗、体胖，边齿痕，苔白腻，脉沉滑。

既往史：否认胃部相关疾病病史。

辅助检查：1. Hp（＋）。2. 腹部彩超示轻度脂肪肝，肝内胆管结石，胆囊壁毛糙。3. 胃镜示慢性萎缩性胃炎。4. 胃镜病理示（胃窦）黏膜慢性炎伴萎缩（中度）及肠化（轻度）。

【辨证分析】此应为脾胃虚寒之故，中焦虚寒，寒凝则气滞，故胃痛、喜按、后背痛；脾胃为气血生化之源，脾胃虚寒则气血生化乏源，日久见形体消瘦；气机不畅，故可见大便少、黏滞不畅、呃逆嗳气等症；舌紫暗、体胖，边齿痕，苔白腻，脉沉滑，皆为脾胃虚寒兼血瘀之象。

中医诊断：胃痛（脾胃虚寒证）。

西医诊断：慢性萎缩性胃炎。

治法：温阳健脾止痛。

　　方药：柴　胡10克　　　佛　手10克　　　炙乳香10克　　　炙没药10克

　　　　　草豆蔻10克　　　乌　药10克　　　枳　实10克　　　火麻仁10克

　　　　　郁李仁10克

　　　　　7剂，日1剂，水煎300mL，早晚分服。

　　嘱患者调情志，节饮食。

　　二诊：上方服一周后，患者自诉大便改善，纳可，面色少华，嗳气，呃逆，胃及后背疼痛。察其舌，质紫暗、体胖，边齿痕，苔白腻，脉沉滑。原方加茯苓10克，焦白术10克，健脾利湿。

　　方药：柴　胡10克　　　佛　手10克　　　炙乳香10克　　　炙没药10克

　　　　　草豆蔻10克　　　乌　药10克　　　枳　实10克　　　火麻仁10克

　　　　　郁李仁10克　　　茯　苓10克　　　焦白术10克

　　　　　7剂，日1剂，水煎300mL，早晚分服。

　　三诊：患者自诉上方服一周后，大便通畅，每日2次。呃逆减轻，纳可，胃脘部劳累后疼痛，后背痛，喜按，胃脘嘈杂，服鸡蛋后胆区疼痛。舌脉同前。鉴于患者胆区症状明显，方中加重利胆之药，加金钱草10克，续服4剂。并向患者陈述情志配合的重要性。

　　方药：柴　胡10克　　　佛　手10克　　　炙乳香10克　　　炙没药10克

　　　　　草豆蔻10克　　　乌　药10克　　　枳　实10克　　　火麻仁10克

　　　　　郁李仁10克　　　茯　苓10克　　　焦白术10克　　　金钱草10克

　　　　　4剂，日1剂，水煎300mL，早晚分服。

　　四诊：患者诉药后好转，偶胃脘不适，大便可，口气重，后背痛则胃痛减轻，纳可。舌脉同前。后期以扶正为要务，原方加太子参20克，再服7剂。

　　方药：柴　胡10克　　　佛　手10克　　　炙乳香10克　　　炙没药10克

　　　　　草豆蔻10克　　　乌　药10克　　　枳　实10克　　　火麻仁10克

　　　　　郁李仁10克　　　茯　苓10克　　　焦白术10克　　　金钱草10克

　　　　　太子参20克

　　　　　7剂，日1剂，水煎300mL，早晚分服。

一周后患者复诊，诸症状明显减轻。余嘱患者上方再服三四剂以善后。一个月后复查 Hp 转阴，随访近一年，未见复发。

【按语】

此患病程日久，兼证较多，其一，给予芳香行气、醒脾快膈之药，如佛手、砂仁之类，在治疗胃痛一病时，无论何种证型，稍佐以健脾与悦脾之药，更有利于疾病的康复；其二，脾胃有病，在健脾和胃的同时佐以舒肝理气之法，以防肝木的克伐太过，不利于脾胃功能的恢复，如在健脾和胃的方药中加入柴胡、佛手之类；其三，兼顾患者胆区症状，加以利胆之药，并根据胆石从大便去，酌情加以通便之药，利胆排石；最后，加以活血药，从"不通则痛"和"不荣则痛"两方面兼顾。

六、胃阴亏虚兼血瘀证

王某，男，43 岁。

首诊时间：2011 年 3 月 16 日。

主诉：胃脘胀满不适半年。

现病史：患者半年前无明显诱因出现胃脘胀痛不适，曾在家自行服西药（具体用法用量不详），症状未得到缓解，为求进一步诊治，故辗转来门诊就诊。现症见：胃脘部烧灼感，口燥咽干，食后腹胀，乏力倦怠，睡眠不佳，大便尚可。舌质暗红，少津，有裂纹，脉沉弦。

既往史：否认胃部相关疾病病史。

辅助检查：1. 胃镜示食管炎；慢性浅表—萎缩性胃炎。

　　　　　2. 胃镜病理示（胃体）黏膜慢性炎伴萎缩及肠化（中度）

　　　　　3. Hp（＋）。

【辨证分析】本患者由于胃阴不足、胃失濡养，、阴虚津少、无以上承而出现胃脘部烧灼感、口燥咽干、舌红少津等症状。又存在"久病必瘀"的症状。此处应与胃痞相鉴别，两者发病部位均在胃脘部，且常相兼出现。但胃痞以自觉胃脘部痞塞胀满为主，可满及胸胁；胃痛以胃脘部疼痛为主，很少累及胸胁。胃痞压之不痛，起病缓慢；胃痛压之多痛，病势多急。本病若予及时有效治疗，预后可。

中医诊断：胃痛（胃阴亏虚兼血瘀证）。

西医诊断：慢性浅表—萎缩性胃炎。

治法：益气养阴，活血化瘀。

方药：百　合10克　　石　斛10克　　北沙参10克　　茯　苓10克

　　　焦白术10克　　党　参10克　　半枝莲20克　　甘　草5克

　　　白花蛇舌草20克　三　棱20克　　莪　术20克　　陈　皮5克

　　　枳　壳5克

7剂，日1剂，水煎300mL，早晚分服。

嘱患者调情志，节饮食。

二诊：患者自诉服药后胃脘部烧灼感明显好转，但偶有反酸、烧心的症状，继上方加煅瓦楞25克，黄连15克，吴茱萸5克，黄连、吴茱萸伍用，出自《丹溪心法》左金丸，治肝经火郁、吞吐酸水、左胁作痛、少腹筋急为妙。服用7剂以巩固疗效。

方药：百　合10克　　石　斛10克　　北沙参10克　　茯　苓10克

　　　焦白术10克　　党　参10克　　半枝莲20克　　甘　草5克

　　　白花蛇舌草20克　三　棱20克　　莪　术20克　　陈　皮5克

　　　枳　壳5克　　　煅瓦楞25克　　黄　连15克　　吴茱萸5克

7剂，日1剂，水煎300mL，早晚分服。

三诊：此后随症加减服用此方，患者胃脘胀痛症状基本消失，反酸、烧心的症状好转。3个月后复查胃镜示：慢性浅表—萎缩性胃炎，Hp（－）。

【按语】

在临床上，患者往往病情复杂，各个证型互相夹杂，需仔细辨证。本患者由于胃阴不足、胃失濡养、阴虚津少、无以上承而出现胃脘部烧灼感、口燥咽干、舌红少津等症状。方中用百合、石斛、北沙参，甘凉润养以益胃升津；茯苓、焦白术、党参、陈皮以益气健脾；陈皮，枳壳以行气宽中止痛；久病入络，故配三棱、莪术以活血祛瘀、通络消滞；白花蛇舌草、半枝莲寒凉苦降以泄郁热。诸药相伍，甘润平和，补而不滞，润而不腻，理气而不伤燥，活血而不破散，可使脾运健而胃气和，郁热清而气阴复，气血畅而胃痛止。

七、肝胃湿热兼血瘀证

宋某，男，46 岁。

首诊时间：2013 年 2 月 20 日。

主诉：胃脘部疼痛 1 年。

现病史：患者胃脘部疼痛 1 年，反复发作。饮酒史 20 年，每饮酒后胃痛加重，无反酸、烧心等症状，大便 1 次／日，稍有黏滞，溲黄赤，肝掌。曾经某医院检查诊断为慢性浅表性胃炎，继用西药治疗，可缓解一时。经介绍入我院住院治疗。患者现神志清楚，精神尚可，面色潮红，形盛。舌质紫暗、体略胖，苔黄腻，脉沉弦兼滑。

既往史：否认胃部相关疾病病史。

辅助检查：1. 胃镜示慢性浅表性胃炎伴糜烂。

2. Hp（＋）。

【辨证分析】患者因长期饮酒，积湿蕴热，蓄于中焦、日久化瘀而成诸症。病性为本虚标实。病位在脾胃，预后一般。舌脉均为湿热兼血瘀之象。

中医诊断：胃痛（肝胃湿热兼血瘀证）。

西医诊断：慢性浅表性胃炎。

治法：健脾疏肝，清热化瘀。

方药：
柴　胡 10 克	炒白术 15 克	薏苡仁 15 克	苍　术 10 克
黄　芩 5 克	栀　子 5 克	佛　手 10 克	砂　仁 5 克
紫苏子 10 克	白豆蔻 10 克	草豆蔻 10 克	炒蒲黄 10 克
五灵脂 10 克			

7 剂，日 1 剂，水煎 300mL，早晚分服。

嘱患者忌食生冷、油腻，及腥膻、辛辣等刺激性食物，保持心情舒畅。

二诊：患者自诉服药一周后，胃痛减轻，时有反酸、呃逆，余无不适。苔黄腻程度减轻，余舌脉同前。原方加黄连 15 克，吴茱萸 5 克，抑酸和胃。

方药：
柴　胡 10 克	炒白术 15 克	薏苡仁 15 克	苍　术 10 克
黄　芩 5 克	栀　子 5 克	佛　手 10 克	砂　仁 5 克
紫苏子 10 克	白豆蔻 10 克	草豆蔻 10 克	炒蒲黄 10 克

五灵脂 10 克　　　黄　连 15 克　　　吴茱萸 5 克

7 剂，日 1 剂，水煎 300mL，早晚分服。

此后随症加减服用此方，患者胃脘胀痛症状基本消失，反酸、烧心的症状明显缓解。3 个月后复查胃镜示：慢性浅表性胃炎，Hp（－）。

【按语】

此患者脾虚为本，湿热血瘀为标，为肝胃湿热兼血瘀型，治法应健脾疏肝、清热化瘀。本方柴胡辛行苦泄，调畅气机；黄芩、栀子性寒味苦，可泄热除湿，为清湿热要药。黄芩与柴胡同用，以解湿热之热；白术益气健脾燥湿，为健脾要药；薏苡仁健脾渗湿，苍术健脾燥湿，二药助白术燥湿、健脾助运，以治脾虚湿盛；佛手、砂仁醒脾调胃，苏子主降，助调畅胃气，三药相伍，共奏理气和胃之效；再加入白豆蔻、草豆蔻等温中行气之品，以宽中理气除胀痛；佐以炒蒲黄、五灵脂以化瘀止痛。

【诊疗体会】

幽门螺旋杆菌(Hpylori)是一种存在于人类胃黏膜的螺旋形细菌，是胃十二指肠溃疡、慢性活动性胃炎的主要病因，并与黏膜相关性淋巴组织淋巴瘤及胃癌的发生关系密切，与消化系统以外疾病的关系也不断被发现。毫无疑问，幽门螺旋杆菌是影响人类健康的致病菌。

因此，它的根治成为大家关注的问题。现代医学广泛采用以抗菌药物、质子泵抑制剂、铝酸铋制剂为主的三联、四联以及序贯疗法等，疗效肯定而显著，但随着抗生素耐药性的产生、宿主依从性差、治疗方案不合理等诸多因素的影响，幽门螺旋杆菌的根除率在逐年下降。因此，从中医药角度寻求抗幽门螺旋杆菌的新方法和新药物得到了不少学者的关注，冀希从中医药领域寻求一定的突破。

中医治病强调辨证求本、因人因时因地制宜。中医中药在治疗本病上也取得了可靠的疗效，尤其在根除 Hp、预防复发方面。中医药疗效的关键在于辨证，正确把握本病中医临床特征及证候分布规律，有利于确保辨证的准确性，提高疗效。故应明辨主证，察病情之变化，视其阴阳盛衰而调之。

【治疗特色】

1. 明辨病机，抓住根本

笔者认为，Hp 相关性胃炎发生的总病机是素体脾胃虚弱或饮食不节导致脾胃不和，加之生活压力大等情志所伤以致肝失疏泄、横逆犯胃，进一步加重了脾胃升降功能的失常。脾不升清，胃不降浊，导致中焦气机阻滞，津液输布代谢失常，则水液停聚、湿阻中焦，由于个人体质及饮食习惯的不同可以化热、化寒。化热则灼伤胃阴，化寒则胃失温养，阴液凝滞不行，均导致胃体的失养。而且，气滞日久可致血瘀，湿瘀共阻于胃络、胃失濡养、血瘀日久又可化生瘀毒，最终导致慢性胃炎的形成。所以，笔者认为，幽门螺旋杆菌相关性胃炎的关键病机为气机失调、脾胃不和、气滞血瘀、瘀毒伤胃。脾胃升降之条达与否与其他脏腑也有不可忽视的关系，如肝为脾胃"克我之脏"，肾为脾胃"我克之脏"，肺为脾胃"我生之脏"，心为脾胃"生我之脏"，这些相生相克与疾病的发生与传变关系密切。故应该重视各脏器对脾胃的影响，以及脾胃对它们的影响。所以《内经》中说："亢则害，承乃制。"在临床上，六腑对胃痞也有一定影响：如胆和脾胃就有"胆木不降则克胃"之说。笔者临床常用温胆汤加减每获良效。总之，无论脏腑外感六淫、内伤七情、饮食劳倦或脾胃虚弱等，均可直接或间接导致胃气壅滞，或肝郁气滞，或脾胃虚弱、气行不畅，或湿热蕴结、阻滞气机，或饮食停积，或实热壅滞、腑气不通，并且日久气血阴阳虚损，多呈标实本虚之证，或脾胃虚损之证。本病虽病在胃，然机制各异，明辨病机，方能对症下药。

2. 四诊合参，明辨虚实

在临证中应重视四诊，望闻问切，医之不可缺一。患者来就诊，望其面色表情，查神色，审胃气强弱，然后综合舌脉，进行辨证施治。笔者认为，在四诊中且尤重舌脉，因"舌为脾胃之外候"，望舌可察知脾胃的病变与盛衰。《黄帝内经》中述"能合色脉，可以万全"。在望舌质和舌苔的同时，也应注重舌下脉络的观察，注重宏观结合微观来判断机体气血运行和病情的盛衰。尤其患者舌质紫暗、舌下脉络迂曲对于判断血分瘀滞病情有很强的预示作用。所以望闻问切缺一不可，不可偏颇。在四诊基础上亦分清寒热虚实，实证多气滞、痰湿、食积、郁热、血瘀等，虚证多阳虚、气阴两虚。不过，无论虚实，均为内外之邪壅滞胃脘，阻碍脾胃之运化，致胃失和降。然慢性胃炎发展到一定阶段，常表现为虚实相兼、寒热错杂，出现脾不健运、胃失和降、中焦气滞、痰湿内阻、虚实夹杂的病理变化。例如，患者出现胃脘嘈杂、脘痛喜按、口干口苦、喜冷食但食后脘痛加剧、肠鸣便溏、嗳腐吞酸、舌苔黄腻、脉沉弦等病理变化，是寒热停滞中焦，导致上热下寒、气机升降失常而致，所以对慢性胃炎必须仔细思考，详细辨证，切不可犯虚虚实实之戒。

3. 肝脾同治，标本兼顾

笔者著书立说核心为"肝脾论"，认为慢性胃炎的治疗必须与调理肝脾相关，是中医学整体观的体现。肝属木，脾属土，在生理病理上都有着密切的关系。脾的运化有赖于肝的疏泄，肝主气机，其疏泄条达之功，可升清阳之气，助脾运化，降浊阴之气，助胃受纳腐熟。肝的疏泄功能正常，则脾的运化、胃的受纳功能健旺；若肝失疏泄，就会影响脾胃功能，从而引起"肝脾不和"的病理表现，可见精神抑郁、胸胁胀满、腹胀腹痛、泄泻便溏等症。《金匮要略》中所说的"见肝之病，知肝传脾，当先实脾，四季脾旺不受邪"是对肝脾生理、病理关系的高度概括。余治疗胃病，既上承古训，又与多年临床实践相结合，肝病最易侵犯脾胃，称为"木乘土"证，治疗上应注意理肝必和胃（脾），和胃（脾）必调肝，使其升降出入之气机复其常而愈。例如在临证中，很多肝病患者引发的胃病在发病之时并未见到纳呆食少、腹胀便溏等脾虚症候，但在治疗过程中，必加茯苓、焦白术等健脾之剂，意在先安未受邪之地。在疾病演变过程中，依其证候不同，遣方用药时也应辨别孰轻孰重，但疏肝理气之法应贯穿始终。

4. 活用药对，独树一帜

笔者根据其多年临证经验，主张用药犹如用兵，认为全面地认识方药和熟练地掌握方药是临证取胜的重要环节，临证用药必须掌握药物的特性，了解药物之间的配伍效能，做到胸有成竹，才能百战不殆。

首先，临证用药多以理气药为先，常告诫我们要"忌刚用柔"，宜用质轻、性平、温和类的理气药，即"中焦如衡，非平不安"，切忌辛香温燥、利伐太过，耗伤胃阴，否则胃阴一亏，则本病难复。故常选用佛手、香橼皮、厚朴、木蝴蝶等理气而不伤阴之品，并注重"理气勿忘除湿"，佐以焦槟榔、茯苓、泽泻、猪苓等以利水渗湿。同时考虑到"胃不和则卧不安"，因此注重养胃安神，常用炒枣仁、夜交藤、合欢花、煅龙牡等安神之品；湿在中焦者，当兼以辛温芳香、通畅脾胃、化湿宽中，常选用炒白术、厚朴、藿香、佩兰、砂仁、石菖蒲等辛温芳香之品，以辛香芳化；如有化热表现，在加黄柏、蒲公英、黄芩、黄连等苦寒清热之品时，必佐以炮姜、吴茱萸、高良姜等辛热温中之品，以防苦寒太过，损伤胃腑；若兼瘀者则为"久病入络"，因"久病必虚，病久必瘀"属慢性脾胃病，因此在健脾的基础上加黄芪，笔者认为黄芪为补气之要药，能够增强胃黏膜屏障功能，与补脾胃、活血、解毒药一起调节免疫功能，促进胃黏膜局部病变的好转及萎缩腺体的恢复，在此基础上加活血化瘀药，如延胡索、三七、失笑散等；如有不典型增生和肠上皮化生，可用丹参、三棱、莪术、鳖甲化瘀活络，软坚散结，可以改善微循环，增强胃黏膜血流量，加速炎症吸收，并能逆转萎缩腺体、不典型增生和肠上皮化生。

其次，治疗胃病用药谨遵"疏调气机、因势利导"之原则。如黄连性苦寒，量大则伤脾胃，量小反坚阴养胃、燥湿清热，同一药物用量不同，收效迥异，又如大黄少用、先煎健胃而多用、后下导泻。而且用药注重配伍，依脾胃分主升降之理，合"五脏实而不满，六腑满而不实"之性，治疗应攻补兼施、升降并用。如治疗气滞之痞满，可用柴胡与厚朴相配，一升一降，清浊分明，中焦自安。而脾胃虚弱、湿浊中阻是萎缩性胃炎的常见证，具体用药亦当有别。湿浊内生、纳呆腹泻、苔白腻、脉濡者，治当健脾化湿、利其小便，药用泽泻、茯苓、薏苡仁之属，所谓"湿甚当利其小便"，若寒湿外客，其人小便利、畏风寒、舌苔薄白、脉浮缓，治宜升阳化湿，药用柴胡、藿香、防风、佩兰之类，所谓"寒湿之胜，助风以平之"。明辨病机，选药精当，方能药到病除。

最后，笔者既要求变，又要以不变应万变。笔者一方面认为要注重守方，因为慢性胃炎多病程迁延反复，应尽量做到效方不变，但并不是墨守成规，而是在辨证的基础上坚持长期治疗巩固；另一方面，在临证中，不强调专方专用，而是根据其病因病机确定治疗大法，方药自然也就水到渠成，即所谓"方随法出、法随证立"，即所谓以人定法、以法定方。

5. 以调代补，以通为要

脾喜燥恶湿，胃喜润恶燥。脾胃病易反复，病程长久，其证常见虚实夹杂、积滞失运、湿浊瘀阻等，因此，治疗既不可过用温燥伤脾，也不可太过滋腻碍胃，宜燥湿相和、脾胃协调。其治应以调代补，通畅腑气，调肝理脾，注重脾胃功能健运，脾胃健运，气血生化有源，才能达到补益的目的，而不能一味呆补。《临证指南医案》指出：

"腑以通为补。"笔者遵《素问·至真要大论》"疏其血气，令其调达，而致和平"之旨，治疗脾胃病注重疏理气机、调和气血、通畅腑气、健运脾胃，少用人参、甘草、麦冬等补气滋腻之品。用药轻柔和缓，对证见效后，注意守方以巩固疗效。笔者认为对于现代多数脾胃疾病而言，病情往往是复杂的，不是单一治法能符合治疗需要的，常需数种治法配合运用，才能治无遗邪、照顾全面，治法虽多，配合运用之后则变化多端。治疗脾胃病，笔者在诸法之中尤重通法，但笔者强调此处之通法不限于通腑。通者理也，气滞者，理气为通；血瘀者，化瘀为通；调气以和血，调血以和气，通也；虚者补之，寒者温之，亦通也；下逆者使之上行，中结者使之旁达，也是通，因此治疗脾胃病无论寒热虚实，一"通"字尽矣。正如程钟龄《医学心悟》中说："一法之中，八法备焉，八法之中，百法备焉。"肝郁、脾虚、水湿内生是笔者强调的脾胃病的病机关键，脾虚不能升，胃病不能降，阴阳失衡，病症杂出，通以健脾、疏肝、化湿、通腑等，久病病位由气及血，有瘀象者，笔者常佐以丹参、川芎、当归等行气活血药以通之，效果较好。

幽门螺旋杆菌与消化性溃疡

一、肝胃气滞兼湿热证

吴某，男，42 岁。

首诊时间：2010 年 9 月 12 日

主诉：胃脘疼痛 2 年余，近 2 月加重。

现病史：患者于 2 年前因饮食不节后情志不遂而出现胃脘痛之症状，2 月前于哈尔滨医科大学附属第二医院就医，诊断为十二指肠球部溃疡，并行幽门螺旋杆菌检测为阳性。给予抑酸药剂及三联疗法，效果不佳，经人介绍，来到笔者门诊就医，欲求中医系统治疗。现症见：胃脘部疼痛，空腹更为明显，两胁胀满，不欲饮食，食则嗳气频发，时有反酸，精神不佳，心情低落不舒，大便正常，小便时黄。舌质红，苔黄而厚，脉弦急。

既往史：否认其他疾病病史。

辅助检查：1. 上消化道造影提示十二指肠球部龛影。

2. 大便潜血试验阳性。

3. $^{13}C-$尿素呼气试验阳性。

【辨证分析】患者叙述病因饮食不节后情志失调而发，情志失和，则气郁伤肝，肝气不舒、横逆犯胃，胃失和降，而造成肝胃郁滞；饮食不节，伤及脾胃，同时肝气侮脾，共同造成脾不运化、湿浊内生，湿浊化热而造成湿热蕴脾，终成肝胃气滞兼湿热证。

中医诊断：胃脘痛病（肝胃气滞兼湿热证）。

西医诊断：十二指肠球部溃疡。

治法：疏肝和胃，泄热健脾，行气通腑。

方药：柴　胡 15 克　　白　术 10 克　　白　芍 10 克　　枳　实 10 克

　　　黄　连 15 克　　吴茱萸 5 克　　砂　仁 10 克　　佛　手 10 克

　　　紫苏子 10 克　　大　黄 10 克

7剂，日1剂，水煎300mL，早晚分服。

二诊：患者自诉药后胃痛稍减，食欲略恢复，食后仍有嗳气反酸，大便次数增多，矢气频作，小便稍黄，近日寐差明显，舌质红、苔黄腻，脉弦数。加炒枣仁10克，莲子心10克，枣仁养肝、宁心、安神，而莲子心清心火，寓意补中有清。

方药：柴　胡15克　　白　术10克　　白　芍10克　　枳　实10克
　　　　黄　连15克　　吴茱萸5克　　砂　仁10克　　佛　手10克
　　　　紫苏子10克　　大　黄10克　　酸枣仁10克　　莲子心10克

7剂，日1剂，水煎300mL，早晚分服。

三诊：患者自诉胃痛减轻，胁肋胀满之症亦轻，大便已正常，但近日自觉神疲乏力，食欲不佳，舌质暗红、苔黄厚，脉弦数。故将上方中佛手、砂仁、苏子三药各去一半，加鸡内金10克，神曲10克。方中行气药物居多，理气则破气，故将上三药各减半，但不损其寓意，并加内金、神曲以复胃气。

方药：柴　胡15克　　白　术10克　　白　芍10克　　枳　实10克
　　　　黄　连15克　　吴茱萸5克　　砂　仁5克　　佛　手5克
　　　　紫苏子5克　　大　黄10克　　酸枣仁10克　　莲子心10克
　　　　鸡内金10克　　神　曲10克

7剂，日1剂，水煎300mL，早晚分服。

四诊：患者大喜，诉胃痛减轻至基本消失，食纳增加，嗳气泛酸之症已不出现，精神状况良好，二便正常，舌质暗红，苔薄黄腻，脉缓有力。近日再行上消化道造影提示十二指肠球部无明显异常情况，大便潜血试验阴性，^{13}C-尿素呼气试验亦显示阴性。故考虑续以疏肝和胃法，以资巩固，于上方加赤石脂15克，生肌和中，巩固疗效。

方药：柴　胡15克　　白　术10克　　白　芍10克　　枳　实10克
　　　　黄　连15克　　吴茱萸5克　　砂　仁5克　　佛　手5克
　　　　紫苏子5克　　大　黄10克　　酸枣仁10克　　莲子心10克
　　　　鸡内金10克　　赤石脂15克　　神　曲10克

10剂，日1剂，水煎300mL，早晚分服。

嘱患者节饮食，避风寒，调情志。后随诊患者叙述情况良好，病未再发。

【按语】

笔者认为，"湿热"是幽门螺旋杆菌生存繁殖的良好条件，治疗上应予清热解毒之药抑制和杀灭幽门螺旋杆菌。对于此患者，其主诉为饮食不节、情志不遂而出现胃脘疼痛，空腹尤甚，两胁胀满，嗳气吞酸，舌质红，苔黄而厚，脉弦急，上述诸症均为肝胃气滞、湿热蕴脾之象，故笔者斟酌治法上以疏肝理脾、透邪解郁、行气止痛为主，以方中柴胡、白芍为重。柴胡，苦、辛，微寒，归肝、胆经，《神农本草经》曰："主心腹肠胃中结气，饮食积聚。"故有疏肝和胃之功效。而白芍入走肝经，善走血分，《神农本草经》中记载能泻肝火，治腹痛坚积。枳实行气而通腑；更用黄连、吴茱萸二药泄肝火，和胃降逆，其中黄连清热燥湿，泻火解毒，入中焦脾胃二经，除湿热，畅气机。此外黄连抗菌，对幽门螺旋杆菌有高度的抑制作用，是溃疡愈合的关键之一。并且于方中酌加佛手、砂仁、苏子三药，以通调三焦之气机，大黄以泄热通腑，白术以健脾益气，全方共奏疏肝和胃、泄热健脾、行气通腑之效。

二、寒热互结兼血瘀证

曹某，男，42岁。

首诊时间：2012年10月27日初诊。

主诉：胃脘痛10余年，加重2年。

现病史：患者胃脘痛10余年，曾行幽门螺旋杆菌试验阳性，提示感染，2年前因情志不遂胃痛急作，大便色黑，遂于齐齐哈尔市人民医院就医，行胃镜检查提示胃小弯部溃疡，曾出血两次，经治好转，本月初又有呕血，经治疗后血已止，但胃脘胀痛不休。为求进一步治疗，来到笔者门诊就医。现症见：胃脘胀痛不已，痛无定时，脘腹胀满，泛酸频多，口苦口干，或有异味。纳谷不香，肠鸣，大便溏薄，或有黑便，神疲乏力，脉象弦细，舌质紫暗，边有齿痕，苔黄厚腻，根部色黑。

既往史：否认其他疾病病史。

辅助检查：胃镜检查示胃小弯部溃疡。^{13}C-尿素呼气试验提示阳性。

【辨证分析】肝在五味中主酸，吞酸、反酸必见肝之疏泄失常，肝气不舒，横逆犯胃，易致肝胃同病。郁热久积损伤脾胃，致寒热互结，胃失和降，浊气内生，湿热不去，久之必致血瘀。

中医诊断：胃脘痛（寒热互结兼血瘀证）。

西医诊断：胃小弯部溃疡。

治法：温中散结，泄热解毒，活血化瘀。

方药：柴　胡 10 克　　白　术 10 克　　半　夏 10 克　　黄　芩 10 克

　　　黄　连 15 克　　炮　姜 5 克　　 吴茱萸 5 克　　 炒蒲黄 10 克

　　　五灵脂 10 克　　瓦楞子 20 克　　白　及 10 克　　枳　实 10 克

　　　大　黄 10 克

7 剂，日 1 剂，水煎 300mL，早晚分服。

二诊：患者叙述胃脘疼痛、泛酸口苦等症状均已减轻，口臭亦有消退，近两日睡眠情况比较良好，但自述胃脘胀闷，食后尤甚，观其舌脉，苔厚黑腻大半已化，脉弦细。胃痛已轻，但胀闷较甚，其病情转入气分，故以佛手 10 克，疏理气机、燥湿健脾。

方药：柴　胡 10 克　　白　术 10 克　　半　夏 10 克　　黄　芩 10 克

　　　黄　连 15 克　　炮　姜 5 克　　 吴茱萸 5 克　　 炒蒲黄 10 克

　　　五灵脂 10 克　　瓦楞子 20 克　　白　及 10 克　　枳　实 10 克

　　　大　黄 10 克　　佛　手 10 克

10 剂，日 1 剂，水煎 300mL，早晚分服。

三诊：患者来诊神情愉快，自诉胃脘胀痛之症大减，吞酸口苦基本消失，食纳增加，近日观察已无呕血及黑便，黑腻之苔已化，脉弦细。加黄芪 15 克，加强脾胃之功能，使气血充足而能抵御外邪，进一步切断幽门螺旋杆菌的致病条件。

方药：柴　胡 10 克　　白　术 10 克　　半　夏 10 克　　黄　芩 10 克

　　　黄　连 15 克　　炮　姜 5 克　　 吴茱萸 5 克　　 炒蒲黄 10 克

　　　五灵脂 10 克　　瓦楞子 20 克　　白　及 10 克　　枳　实 10 克

　　　大　黄 10 克　　佛　手 10 克　　黄　芪 15 克

10 剂，日 1 剂，水煎 300mL，早晚分服。

四诊：患者近日又行胃镜显示溃疡部位恢复期，已无出血，充血水肿已有消退；13C– 尿素呼气试验结果阴性。仍以前法以善其后。

方药：柴　胡 10 克　　白　术 10 克　　半　夏 10 克　　黄　芩 10 克

黄　连 15 克	炮　姜 5 克	吴茱萸 5 克	炒蒲黄 10 克
五灵脂 10 克	瓦楞子 20 克	白　及 10 克	枳　实 10 克
大　黄 10 克	佛　手 10 克	黄　芪 15 克	

10 剂，日 1 剂，水煎 300mL，早晚分服。

对患者随访半年，未复发。

【按语】

笔者认为，消化性溃疡的病理特点是本虚标实，本虚为脾胃虚弱，升降失调，标实是胃黏膜炎症表现为湿热等病邪，并且病邪长期隐居胃中，进一步损伤脾胃功能，并且导致胃络瘀阻而成血瘀之证。而泛酸之症，其本在肝，肝郁则乘脾，更会使黏膜病情恶化，故治疗上应以温中散结、泄热解毒，兼以活血化瘀之法。此患者胃脘胀痛，痛无定时，脘腹胀满，泛酸频多，口苦口干，神疲乏力，结合舌脉之象，均为肝胃不合、寒热互结并兼有血瘀之证。故予半夏、黄芩、黄连、炮姜四药，辛开苦降、平调寒热，泄热消郁而散结；黄连、吴茱萸疏肝和胃，泄火止痛，并配合蒲黄、五灵脂化瘀止痛，白及止血消肿生肌，枳实、大黄行气通腑，使邪有出路，全方共奏温中散结、泄热解毒、活血化瘀之效。

三、脾胃虚弱兼气滞证

孙某，女，68 岁。

首诊时间：2012 年 6 月 12 日。

主诉：胃脘部隐痛反复发作 10 余年。

现病史：患者叙述胃脘部隐痛反复发作 10 余年，常因饮食不慎或情志不遂而发病。曾于绥化市第一医院就诊，口服奥美拉唑、铝碳酸镁片等药物，病情时作时止。后听友人介绍，为求中医系统治疗，来到笔者门诊就诊。现症见：胃脘疼痛不舒，近日因暴怒后病情加重，空腹尤甚，喜温喜按，脘腹胀满，时有嗳气，食后加重，泛吐清水，大便溏，小便微黄。舌质淡紫，舌边有齿痕，苔白而腻，脉沉弦。

既往史：否认其他疾病病史

辅助检查：胃镜提示十二指肠球部溃疡。$^{13}C-$ 尿素呼气试验显示弱阳性。血常规、便常规正常，便潜血阴性。

【辨证分析】脾胃为后天之本，气血生化之源，脾主运化。患者年近七旬，脏气衰，且久患胃疾，脾胃虚弱，运化失司，水湿内停，湿邪阻滞气机，久而成脾胃虚弱兼气滞之证。治脾胃之病，必要疏肝，且气虚血运无力，易致血瘀。

中医诊断：胃脘痛（脾胃虚弱兼气滞证）。

西医诊断：十二指肠球部溃疡。

治法：健脾和胃，疏肝行气调中，敛疡止痛。

方药：柴　胡 10 克　　党　参 15 克　　白　术 10 克　　茯　苓 10 克

姜半夏 10 克　　陈　皮 10 克　　佛　手 10 克　　砂　仁 10 克

紫苏子 10 克　　海螵蛸 20 克　　黄　芩 5 克　　大　黄 10 克

三　七 5 克（冲服）

7 剂，日 1 剂，水煎 300mL，早晚分服。

二诊：患者来诊叙述胃脘隐痛有所减轻，胀满渐退，食欲渐复，最近矢气频作，大便次数有所增多，精神状态良好，舌质淡紫，边有齿痕，苔白而腻，脉沉弦。考虑患者诸症皆轻，效不更方，续服 7 剂。

方药：柴　胡 10 克　　党　参 15 克　　白　术 10 克　　茯　苓 10 克

姜半夏 10 克　　陈　皮 10 克　　佛　手 10 克　　砂　仁 10 克

紫苏子 10 克　　海螵蛸 20 克　　黄　芩 5 克　　大　黄 10 克

三　七 5 克（冲服）

7 剂，日 1 剂，水煎 300mL，早晚分服。

三诊：患者自述近日因情志不遂而出现烧心反酸症状频作，夜寐不安，胃脘胀痛仍有发生，腰酸腿软，情绪不佳，精神疲惫，纳食不馨，舌质淡紫，边有齿痕，苔白而腻，脉沉弦。加黄连 15 克、吴茱萸 5 克，取左金丸疏肝和胃以抑酸；覆盆子 10 克以温肾补脾，神曲 10 克以健护胃气。

方药：柴　胡 10 克　　党　参 15 克　　白　术 10 克　　茯　苓 10 克

姜半夏 10 克　　陈　皮 10 克　　佛　手 10 克　　砂　仁 10 克

紫苏子 10 克　　海螵蛸 20 克　　黄　芩 5 克　　大　黄 10 克

三　七 5 克（冲服）黄　连 15 克　　吴茱萸 5 克　　覆盆子 10 克

神　曲 10 克

10 剂，日 1 剂，水煎 300mL，早晚分服。

四诊：患者来诊自诉胃脘隐痛明显缓解，泛吐清水减轻，反酸烧心症状基本消失，脘腹胀满亦有减轻，饮食恢复，情绪良好，但仍有腰酸腿软之症，舌质淡紫，舌边微有齿痕，舌苔白，脉沉弦。嘱以原方续服 7 剂。

方药：柴　胡 10 克　　党　参 15 克　　白　术 10 克　　茯　苓 10 克

姜半夏 10 克　　陈　皮 10 克　　佛　手 10 克　　砂　仁 10 克

紫苏子 10 克　　海螵蛸 20 克　　黄　芩 5 克　　大　黄 10 克

三　七 5 克(冲服)黄　连 15 克　　吴茱萸 5 克　　覆盆子 10 克

神　曲 10 克

7 剂，日 1 剂，水煎 300mL，早晚分服。

五诊：患者大喜，自诉已无腹痛，脘腹胀满基本消失，纳食愈佳，情绪良好，大便正常，舌质淡紫，苔白微腻。考虑患者诸症皆瘥，故于上方去黄芩、姜半夏、陈皮、三七，加浙贝母 10 克以善其后，图补益脾胃、制酸敛疡，以防再发之意。

方药：柴　胡 10 克　　党　参 15 克　　白　术 10 克　　茯　苓 10 克

佛　手 10 克　　砂　仁 10 克　　紫苏子 10 克　　海螵蛸 20 克

大　黄 10 克　　黄　连 15 克　　吴茱萸 5 克　　覆盆子 10 克

神　曲 10 克　　浙贝母 10 克

7 剂，日 1 剂，水煎 300mL，早晚分服。

【按语】

笔者经过数十年临床，认为治疗溃疡病，舌诊与胃镜的结合诊断尤为重要，十二指肠溃疡多为溃疡周边黏膜平坦，无明显充血水肿，表面覆白苔，或呈霜样、雪片样溃疡表现，参考舌象辨之为中焦虚寒。十二指肠溃疡以正常舌象多见或舌质淡、舌体胖大，边有齿痕，苔白腻，为脾胃虚弱、寒邪客于中焦的表现。如果十二指肠溃疡患者出现红舌或黄苔，则表示伴有糜烂性胃炎或胃溃疡，单纯十二指肠溃疡中医辨证以虚寒为主，伴有糜烂则表现为寒热错杂，结合此患者舌脉及胃镜报告，可诊断为脾胃虚弱兼有气滞之证。脾胃为后天之本，气血生化之源，脾主运化，《临证指南医案·脾胃》写道"脾宜升则健"，患者年近七旬，脏气虚衰，且久患胃疾，脾胃虚弱，运化失司，水湿内停，湿邪阻滞气机，久而成脾胃虚弱兼气滞之证，故笔者斟酌应以益气健脾、行气化湿之法为主，药予党参益气健脾、调补脾胃以扶正，姜半夏、陈皮燥湿理气和胃以祛湿滞，并配以柴胡疏理肝气，佛手通调气机，海螵蛸制酸以敛疡，防止胃酸对溃疡面黏膜的过度刺激，而黄芩、黄连清热燥湿，对幽门螺旋杆菌亦有高度的抑制作用，是溃疡愈合的关键。同时并用大黄以泄热通腑气。

四、脾胃虚寒证

谭某，男，72 岁。

首诊时间：2011 年 9 月 21 日。

主诉：胃脘部隐痛反复发作 8 年，近半月加重。

现病史：胃脘部隐痛反复发作 8 年，常因进食冷硬不易消化之食物或情志不遂而发作，春秋换季时尤为明显，曾因胃痛反复就医，多次予西医系统治疗，病情虽有好转但时有反复，故经人介绍，为求中医治疗而来笔者门诊就医。现症见：胃脘隐痛，因情志不遂而诱发，且逐渐加重，喜温喜按，空腹尤甚，得食稍减，夜间有时痛醒，右上腹部有明显压痛及痞闷感，口淡无味，时泛清水，偶有烧心反酸，胃纳欠佳，大便溏薄，神疲乏力，小便较多。舌质淡红，边有齿痕，苔薄白，脉沉细。

既往史：否认其他疾病病史。

辅助检查：胃镜提示十二指肠球部溃疡。^{13}C– 尿素呼气试验提示阳性。

【辨证分析】患者年过七旬，脏器衰且久患胃疾，损伤脾胃，脾胃气虚，久则伤及中阳，脾阳不足，则寒自内生，胃失温养；情志不遂，伤及肝气，肝失疏泄，则更横逆犯脾，肝脾二脏合病，络脉不通，而致此病。结合患者主症及舌脉，可知此为脾胃虚寒之证。

中医诊断：胃脘痛（脾胃虚寒证）

西医诊断：十二指肠球部溃疡。

治法：疏肝健脾，温胃散寒，行气止痛。

方药：柴　胡 10 克　　党　参 10 克　　白　术 10 克　　黄　芪 15 克
　　　桂　枝 10 克　　白　芍 15 克　　干　姜 5 克　　海螵蛸 20 克

黄　连 5 克　　　白　及 10 克　　　炙甘草 10 克

7 剂，日 1 剂，水煎 300mL，早晚分服。

二诊：患者服上药后，胃痛症状减轻，纳食渐增，睡眠较好，但近日自觉胃脘部胀闷欲吐，舌质淡红，边有齿痕，苔薄白，脉沉细。此应为脾胃虚弱不受补而致，气滞生痰聚饮，故加厚朴 10 克、白蔻仁 10 克，燥湿健脾理气，其中厚朴亦具有杀灭幽门螺旋杆菌之效；更加法半夏 10 克，化痰散结，温胃止吐。

方药：柴　胡 10 克　　党　参 10 克　　白　术 10 克　　黄　芪 15 克

桂　枝 10 克　　白　芍 15 克　　干　姜 5 克　　海螵蛸 20 克

黄　连 5 克　　白　及 10 克　　厚　朴 10 克　　白蔻仁 10 克

法半夏 10 克　　炙甘草 10 克

7 剂，日 1 剂，水煎 300mL，早晚分服。

三诊：病者来诊，叙述胃痛之症减轻，睡食均可，胃脘胀闷欲吐之症亦有减轻，近日自诉腰酸冷痛，小便清长，舌质淡红，齿痕稍减，苔薄白，脉沉细。加肉桂 10 克、炒麦芽 10 克，温补肾阳，引火归元，与上方合用，脾肾同治，先天与后天之本兼顾。

方药：柴　胡 10 克　　党　参 10 克　　白　术 10 克　　黄　芪 15 克

桂　枝 10 克　　白　芍 15 克　　干　姜 5 克　　海螵蛸 20 克

黄　连 5 克　　白　及 10 克　　厚　朴 10 克　　白蔻仁 10 克

法半夏 10 克　　肉　桂 10 克　　炒麦芽 10 克　　炙甘草 10 克

7 剂，日 1 剂，水煎 300mL，早晚分服。

四诊：患者服上方后，胃痛已止，饮食如常，故自主停药，但停药后胃病又复发，痞闷喜按，小便较多，脉沉细，舌质淡红，边有齿痕，苔薄白。斟酌照上法治之。

方药：柴　胡 10 克　　党　参 10 克　　白　术 10 克　　黄　芪 15 克

桂　枝 10 克　　白　芍 15 克　　干　姜 5 克　　海螵蛸 20 克

黄　连 5 克　　白　及 10 克　　厚　朴 10 克　　白蔻仁 10 克

法半夏 10 克　　肉　桂 10 克　　炒麦芽 10 克　　炙甘草 10 克

7 剂，日 1 剂，水煎 300mL，早晚分服。

五诊：患者来诊大喜，自述胃痛已止，纳食已复，睡眠尚佳，胀闷不舒感亦消失，精神良好，舌质淡红，苔薄白，脉沉细。近日又行胃镜提示溃疡面愈合，13C- 尿素呼气试验显示阴性，为巩固治疗，续服上方 7 剂。

　　方药：柴　胡 10 克　　党　参 10 克　　白　术 10 克　　黄　芪 15 克

　　　　　桂　枝 10 克　　白　芍 15 克　　干　姜 5 克　　　海螵蛸 20 克

　　　　　黄　连 5 克　　　白　及 10 克　　厚　朴 10 克　　白蔻仁 10 克

　　　　　法半夏 10 克　　肉　桂 10 克　　炒麦芽 10 克　　炙甘草 10 克

　　　　　7 剂，日 1 剂，水煎 300mL，早晚分服。

　　后随访半年，未复发。

【按语】

　　脾胃气虚日久，进而气损及阳，则形成脾胃虚寒之证。先天禀赋不足，素体阳气亏损，中焦失于温养，日久亦可致脾胃虚寒。脾胃虚寒则运化不及，气血化生乏源，脏腑失于濡养，胃络失荣；脾胃升降失常，气滞不行，壅滞中焦，胃络不通，不通失荣皆可致痛；中焦虚寒，纳运不健，胃失温煦，气血壅滞，肉腐肌疮，故致此病。笔者从事中医肝脾胃病治疗数十年，结合近十年流行病学资料，总结认为，在消化性溃疡疾病方面，尤其是脾胃虚寒证，在其病机的形成与发展过程中，机体遭受的不良情志刺激因素尤为重要，情志不遂可致肝失疏泄、气机郁滞，土虚木旺，肝气横逆，中焦受损，胃失受纳，脾失运化，饮食难消，渐成郁滞，阳气亏虚，血行缓慢，郁阻脉络，更会加重病情。此患者年过七旬，脏器虚损且久患胃疾，损伤脾胃，脾胃气虚日久伤及中阳，寒自内生，胃失温养，故以桂枝、白芍二药温中散寒补虚而缓急止痛；桂枝、炙甘草辛甘相合，温通胃络；白芍、甘草酸甘化阴，和里缓急止痛；并加党参，配伍黄芪，甘温相得，补中益气以托疮内溃之虚，益疮溃后之敛；加入柴胡疏理肝气，肝舒则脾健；干姜温中散寒，健运脾阳；白术益气健脾，海螵蛸敛疮制酸，白及止血消肿生肌，黄连清热燥湿，对幽门螺旋杆菌有高度的抑制作用。

五、胃阴虚兼脾虚气滞证

冯某，男，49 岁。

首诊时间：2013 年 10 月 5 日。

主诉：胃部隐痛，消谷善饥 1 年余。

现病史：患者从事体力工作，近一年来经常胃部隐痛，消谷善饥。一月前于哈尔滨医科大学附属第二医院就诊，但未经西医治疗。为求中医中药治疗，特来笔者门诊就医。现症见：患者近日因情志不遂，胃脘部隐隐灼痛，时而嘈杂心烦，食后 2 小时为甚，得食则痛缓，以消谷善饥，近年来症状加剧，口燥咽干，时有反酸，形体为之羸瘦，大便干结，干涩不爽，舌质红，舌边有齿痕，舌苔少津，脉细而弦。

既往史：3 年前曾患肺结核，经治已治愈。

辅助检查：1. 胃镜检查提示胃小弯部溃疡，十二指肠球部无变形。

2. $^{13}C-$ 尿素呼气试验检测为弱阳性。

【辨证分析】患者因长期从事体力劳动，工作劳累，劳倦伤脾，既伤脾气，又耗阴津，脾气既虚，则易中运失健，气机郁滞，而疼痛以作。阴虚既久，又易生热，胃热则消谷善饥；后因情志不遂，郁而伤肝，肝失疏泄，横逆犯脾，更致脾虚。故本例在辨证上属于脾虚气滞、阴虚胃热之候。

中医诊断：胃脘痛病（胃阴虚兼脾虚气滞证）。

西医诊断：胃小弯部溃疡。

治法：养阴清热，疏肝健脾，行气调中。

方药：柴　胡 10 克　　白　术 10 克　　党　参 10 克　　黄　芪 10 克

　　　沙　参 10 克　　麦　冬 10 克　　生地黄 10 克　　玉　竹 10 克

　　　玄　参 10 克　　黄　连 10 克　　大　黄 10 克　　瓦楞子 20 克

　　　元　胡 10 克

　　　7 剂，日 1 剂，水煎 300mL，早晚分服。

二诊：患者自述药后痛缓，自觉颇适，口干口燥之症状亦有缓解，大便次数增多。但近日自觉胃腑中时有窜气，或伴呃逆，舌质红，舌边有齿痕，舌苔少津，脉细而弦。笔者考虑此为脾虚气滞不运之象，故于上方加佛手 10 克、砂仁 10 克，燥湿健脾，行气宽中。

方药：柴　胡 10 克　　白　术 10 克　　党　参 10 克　　黄　芪 10 克

　　　沙　参 10 克　　麦　冬 10 克　　生地黄 10 克　　玉　竹 10 克

　　　玄　参 10 克　　黄　连 10 克　　大　黄 10 克　　瓦楞子 20 克

元　胡 10 克　　　佛　手 10 克　　　砂　仁 10 克

7 剂，日 1 剂，水煎 300mL，早晚分服。

三诊：患者自觉舒适，胃痛、窜气之感均有好转，仍有消谷善饥之症，大便已不干结，体力尚可，近日腹中拘急疼痛，舌质红，舌边有齿痕，舌苔少津，脉细而弦。于上方加白芍 15 克，与甘草配伍，合芍药甘草汤之意，行气调血，缓急止痛。

方药：柴　胡 10 克　　　白　术 10 克　　　党　参 10 克　　　黄　芪 10 克

　　　沙　参 10 克　　　麦　冬 10 克　　　生地黄 10 克　　　玉　竹 10 克

　　　玄　参 10 克　　　黄　连 10 克　　　大　黄 10 克　　　瓦楞子 20 克

　　　元　胡 10 克　　　佛　手 10 克　　　砂　仁 10 克　　　白　芍 15 克

7 剂，日 1 剂，水煎 300mL，早晚分服。

四诊：胃痛已定，口燥咽干已复，唯有消谷善饥未已，舌质微红，舌边有齿痕，舌苔少津，脉细而弦。考虑效不更方，续服 7 剂。

方药：柴　胡 10 克　　　白　术 10 克　　　党　参 10 克　　　黄　芪 10 克

　　　沙　参 10 克　　　麦　冬 10 克　　　生地黄 10 克　　　玉　竹 10 克

　　　玄　参 10 克　　　黄　连 10 克　　　大　黄 10 克　　　瓦楞子 20 克

　　　元　胡 10 克　　　佛　手 10 克　　　砂　仁 10 克　　　白　芍 15 克

7 剂，日 1 剂，水煎 300mL，早晚分服。

五诊：患者病情稳定，唯尚有轻度善饥饿感，舌质微红，舌边稍有齿痕，舌苔少津，脉细而弦。近 1 月来形体较前丰腴，精神亦振，近日又到哈尔滨医科大学附属第二医院行胃镜检查显示溃疡面愈合，13C– 尿素呼气试验显示阴性。故以上方继服 7 剂，巩固疗效。

方药：柴　胡 10 克　　　白　术 10 克　　　党　参 10 克　　　黄　芪 10 克

　　　沙　参 10 克　　　麦　冬 10 克　　　生地黄 10 克　　　玉　竹 10 克

　　　玄　参 10 克　　　黄　连 10 克　　　大　黄 10 克　　　瓦楞子 20 克

　　　元　胡 10 克　　　佛　手 10 克　　　砂　仁 10 克　　　白　芍 15 克

7 剂，日 1 剂，水煎 300mL，早晚分服。

随诊半年，未复发。

【按语】

本例患者因长期从事体力劳动,劳倦伤脾,既伤脾气,又耗阴津。脾气既虚,则易中运失健,气机郁滞,而疼痛以作。阴虚既久,又易生热,胃热则消谷善饥;后因情志不遂,郁而伤肝,肝失疏泄,横逆犯脾,更致脾虚。故本例在辨证上属于脾虚气滞、阴虚胃热之候,既不同于单纯性脾胃虚寒之证,又不同于胃热阴虚证,而是两者兼而有之的综合证型。故在治疗上以沙参、麦冬、生地、玉竹等为主药,益胃生津、滋阴清热,同时加入玄参、大黄,增水行舟,攻下泄热,同时并予柴胡疏肝以和胃,党参、白术、黄芪益气健脾,黄连清热燥湿,对杀灭幽门螺旋杆菌有较好的作用。大黄泄热以通腑,再用元胡行气活血,既入肺脾之气分,又能入肝经走血分而活血,气行血活,通而不痛,同时用瓦楞子配合元胡,能制酸护膜,促进溃疡之愈合。

六、血瘀阻络证

邹某,女,48岁。

首诊时间:2012年7月2日。

主诉:胃脘不舒10余年,近1周疼痛加重。

现病史:患者胃病持续多年,迁延不愈,曾于年初就诊于医大一院,西药治疗无明显效果;近1周疼痛加重,经邻居介绍,来到笔者门诊就医。现症见:患者自觉胃脘部时而剧痛,如锥刺刀割样,发作有节律性,食后尤甚,痛有定处,胃部坚硬拒按,泛酸恶心欲呕吐,大便质硬色黑,小便色黄,不欲饮食,精神疲惫,情绪急躁,大便潜血试验阳性。舌质紫暗,边有瘀斑,苔薄黄,脉弦涩。

既往史:否认其他疾病病史。

辅助检查:1.胃镜提示胃溃疡及胃黏膜脱垂症。

2.^{13}C-尿素呼气试验显示阳性。

【辨证分析】 胃痛日久多在血分,久病入络,久痛必瘀,瘀血阻滞不仅是溃疡难愈的原因,也是其反复发作的结果,其表现为胃痛持久而夜甚,如针刺刀割,痛有定处,固定不移,甚则呕血黑便,此正为血瘀阻络之证。

中医诊断:胃脘痛(血瘀阻络证)。

西医诊断:胃溃疡。

治法：活络化瘀，行气通腑止痛。

方药：柴　胡 10 克　　白　术 10 克　　丹　参 10 克　　檀　香 5 克

　　　砂　仁 10 克　　当　归 10 克　　川　芎 10 克　　桃　仁 10 克

　　　三　棱 5 克　　　莪　术 5 克　　　炒蒲黄 10 克　　五灵脂 10 克

　　　大　黄 10 克　　瓦楞子 15 克　　黄　连 10 克

7 剂，日 1 剂，水煎 300mL，早晚分服。

二诊：患者自诉服药后大便日行 3 次，胃部坚满有所消退，胃痛亦减，但近日自觉胃中寒冷，喜温喜按，食欲不佳，仍感神疲乏力，舌质紫暗，边有瘀斑，苔薄黄，脉弦涩。故于原方加炮姜 10 克，温中散寒，配合活血药，则血行更畅。

方药：柴　胡 10 克　　白　术 10 克　　丹　参 10 克　　檀　香 5 克

　　　砂　仁 10 克　　当　归 10 克　　川　芎 10 克　　桃　仁 10 克

　　　三　棱 5 克　　　莪　术 5 克　　　炒蒲黄 10 克　　五灵脂 10 克

　　　大　黄 10 克　　瓦楞子 15 克　　黄　连 10 克　　炮　姜 10 克

7 剂，日 1 剂，水煎 300mL，早晚分服。

三诊：患者来诊叙述大便通畅，胃满胃痛已去大半，食欲渐复，但自诉睡眠不佳，易醒多梦，舌质紫暗，边有瘀斑，苔薄黄，脉弦涩。此因活血之药动血行血而致夜晚阳不入阴，故考虑于上方去三棱、莪术，加酸枣仁 10 克。

方药：柴　胡 10 克　　白　术 10 克　　丹　参 10 克　　檀　香 5 克

　　　砂　仁 10 克　　当　归 10 克　　川　芎 10 克　　桃　仁 10 克

　　　炒蒲黄 10 克　　五灵脂 10 克　　大　黄 10 克　　瓦楞子 15 克

　　　黄　连 10 克　　炮　姜 10 克　　酸枣仁 10 克

7 剂，日 1 剂，水煎 300mL，早晚分服。

四诊：来诊大喜，自诉胃痛大减，胃部坚满顿消，饮食恢复，精神良好，二便正常，又做大便潜血试验显示转阴，舌质紫暗，瘀斑有所消退，苔薄黄，脉弦涩，故于原方去大黄。

方药：柴　胡 10 克　　白　术 10 克　　丹　参 10 克　　檀　香 5 克

　　　砂　仁 10 克　　当　归 10 克　　川　芎 10 克　　桃　仁 10 克

炒蒲黄 10 克　　　五灵脂 10 克　　　瓦楞子 15 克　　　黄　连 10 克

炮　姜 10 克　　　酸枣仁 10 克

7 剂，日 1 剂，水煎 300mL，早晚分服。

五诊：患者来诊叙述诸证皆瘥，近日未发，近日又行胃镜检查提示溃疡面愈合，C13 幽门螺旋杆菌呼气试验显示阴性。故予补中益气汤加当归、川芎、桃仁、红花四味，调理脾胃之运化功能，脾胃健，营卫气血充沛，则更能抵御外邪侵袭。

方药：柴　胡 10 克　　　黄　芪 20 克　　　白　术 10 克　　　陈　皮 10 克

升　麻 10 克　　　党　参 10 克　　　当　归 10 克　　　川　芎 10 克

桃　仁 10 克　　　红　花 10 克

7 剂，日 1 剂，水煎 300mL，早晚分服。

【按语】

治疗此患者，予蒲黄、五灵脂二药活血利水，祛瘀止痛；丹参、檀香、砂仁三药活血祛瘀，行气止痛，并加入三棱、莪术、桃仁、红花、当归、川芎等大队行气活血、破血逐瘀之品，不仅通过口服作用于血循环，还可以直接接触病灶局部，渗入组织血管脉络，起直接化瘀疏浚和修复病灶的作用。同时以柴胡、白术疏肝健脾，瓦楞子敛疡制酸，黄连清热燥湿，大黄泄热导滞通腑。

【诊疗体会】

消化性溃疡是胃肠道黏膜被胃酸和胃蛋白酶消化而发生的溃疡，以胃溃疡和十二指肠溃疡最为多见，其发生是一种或多种侵害因素对黏膜的破坏超过黏膜损伤和自身修复能力所引起的综合结果。

中医学中对此病并无具体病名的阐述，但根据其主要症状来看，属于"胃脘痛""嘈杂""泛酸""胃痞"等范畴。

【治疗特色】

1. 因时、因地、因人制宜

笔者在长期的临床实践中，结合时代、地域、气候等特征，总结出现代脾胃病的病机关键为内湿、脾虚、肝郁，治疗多拟温中化湿、清热化湿、健脾益气、疏肝解郁之法，而化湿又贯穿于诸法之始终。

（1）内湿：本人门诊患者多生活在北方，北方天气寒冷，当地人喜食肥甘厚腻之品，又嗜烟好酒，肥胖者多，诸多因素使脾胃内伤，致使脾失健运不能为胃行其津液，聚而成湿。天气寒冷，脾阳易伤，湿多从寒化，寒湿久羁，亦可化热。

（2）肝郁：现代文明给人们的生活带来了巨大的变化，价值观、世界观的改变和冲击，快节奏的工作和生活，复杂的人际关系，使焦虑、抑郁等不良情绪成为常见的致病因素。《血证论》说："木之性主于疏泄，食气入胃，全赖肝木之气以疏泄之，而水谷乃化……"情志精神因素致肝失疏泄，而肝木不疏，脾土受病。

（3）脾虚：内湿既为脾失健运而生之病理产物，湿邪亦因久羁而加重脾病成为致病因素。木不疏土、肝木乘克、土虚木贼，肝木与脾土的病理息息相关，脾虚为其果。现代人不正常的生活习惯，饮食无规律，药食偏嗜而致脾胃受伤者多见，加之大多数人对胃肠道的疾病重视不够，脾胃病得不到及时的治疗和调理，终致脾胃虚弱。

上述因素相互影响，临床上常可并见致病。

2. 中焦如衡，非平不安

脾主运化，得阳始运，以升为治；胃主受纳，得润则安，以降为顺。脾胃处于矛盾对立统一中，脾胃功能不能协调统一，平衡被破坏，病态即生。所以临床上应遵循"治中焦如衡，非平不安"之法（《温病条辨》），谨察阴阳所在而调之，以平为期。现代脾胃病多非单一病机，阴阳失衡、寒热错杂多见，故病机复杂者，不宜轻取，用药不避繁。若遣方用药虑不及此，常功力不及，甚至互相为碍，功亏一篑。故治疗脾胃病，皆应从调整阴阳寒热入手。本人常以益气养阴合用，温中清润并施，或将温燥清润、补气养阴、理气活血合而并用，而致和平，切不可顾此失彼。

3. 诸法合用，以通为要

对于现代多数脾胃疾病而言，病情往往是复杂的，不是单一治法能符合治疗需要的，常需数种治法配合运用，才能治无遗邪，照顾全面，治法虽多，配合运用之后则变化多端。故本人在治疗脾胃病诸法之中尤重通法，但此处之通法不限于通腑。通者，理也，气滞者，理气为通；血瘀者，化瘀为通；调气以和血，调血以和气，通也；虚者补之，寒者温之，亦通也；下逆者使之上行，中结者使之旁达，也是通。因此，治疗脾胃病，无论寒热虚实，一"通"字尽矣。正如程钟龄《医学心悟》中说："一法之中，八法备焉，八法之中，百法备焉。"肝郁、脾虚、水湿内生是脾胃病的病机关键，脾虚不能升，胃病不能降，阴阳失衡，病症杂出，通以健脾、疏肝、化湿、通腑等，久病病位由气及血，有瘀象者，佐以行气活血药以通之，每获佳效。

在多年临床用药的过程中，对于治疗脾胃病，本人总结出了许多有效的特定用药。详察病情，辨证用药。如舌体胖大边有齿痕，辨证为脾虚湿盛者，常用黄芪、茯苓、炒白术、炒薏苡仁、苍术健脾化湿；气滞腹胀者，用佛手、砂仁、苏子、厚朴、豆蔻、草豆蔻、乌药疏肝理气消胀，改善胃肠动力；大便不通轻症，用火麻仁、郁李仁缓泻通便；恶心、呕吐、口中异味者，用藿香、佩兰、半夏化湿止呕；反酸烧心者，用浙贝母、煅瓦楞子制酸和胃，重者加黄连、吴茱萸；食欲不佳者，用焦山楂、神曲、炒麦芽、陈皮、炒鸡内金消食开胃，增强食欲；脘腹疼痛者，用炒蒲黄、五灵脂行气活血止痛；泄泻轻症，用补骨脂、肉豆蔻、诃子涩肠止泻，重者加山药、山茱萸、白扁豆增强止泻之力；乏力者，用黄芪、党参益气扶正。

幽门螺旋杆菌感染是导致消化性溃疡的重要因素，笔者在临床诊治中发现多种单味中药对幽门螺旋杆菌有抑制作用，如黄连、黄芩、大黄、桂枝、延胡索、三七、厚朴、党参、黄芪、佩兰等，其中以黄连、大黄、桂枝、厚朴、黄芪等最为敏感。在经方方面，黄连解毒汤、半夏泻心汤、黄连汤等名方就有较好的抑制幽门螺旋杆菌的作用。

幽门螺旋杆菌（Hp）与胃癌

一、脾胃虚弱兼气滞血瘀证

朱某，男，65 岁。

首诊时间：2006 年 10 月 10 日。

主诉：上腹部胀痛半年。

现病史：患者于 2006 年 4 月上旬无明显诱因出现上腹部胀痛，2006 年 5 月 16 日行胃癌根治术，术中所见不详，术后行全身化疗 3 疗程后患者因严重骨髓抑制及胃肠道不良反应而中断化疗。患者及家人为求中医治疗，经人介绍来笔者门诊就诊。现患者胃脘隐痛，纳呆恶心，面色无华，神疲乏力，形体消瘦，大便溏薄，舌淡有瘀点，细涩。

辅助检查：^{14}C–尿素呼气试验示 Hp（＋）。胃镜取样病理检查示胃癌。术后病理示胃体腺癌Ⅱ级，溃疡型，约 9.0cm×5.0cm×1.2cm 大小，侵犯全层达浆膜外，神经、脉管见癌侵犯，切缘(－)，胃小弯淋巴结 1/3 见转移癌。2006 年 10 月 8 日外院查大便潜血(＋)。

【辨证分析】胃气亏虚，受纳、腐熟功能减退，胃气失和，气滞中焦，则胃脘隐痛或痞胀，不思饮食；胃气本已虚弱，食后难负消化之任，故食后胃脘胀满更甚。

中医诊断：胃脘痛（脾胃虚弱兼气滞血瘀证）。

西医诊断：胃癌。

治法：益气健脾，活血化瘀。

方药：黄　芪 15 克　　党　参 15 克　　炒白术 10 克　　山　药 10 克

　　　炒薏苡仁 15 克　陈　皮 10 克　　丹　参 15 克　　佛　手 15 克

　　　砂　仁 10 克　　枳　壳 10 克

10 剂，日 1 剂，水煎 300mL，早晚分服。

二诊：2006 年 10 月 25 日。服药后胃脘疼痛稍减，饮食增加，大便仍溏，夜寐欠安，舌脉如前。复查大便潜血（－）。治守原法。原方加入健脾化湿、养心安神之品，加合欢花 15 克，夜交藤 15 克，莲子心 10 克，柏子仁 10 克。

方药：

黄　芪 15 克	党　参 15 克	炒白术 10 克	山　药 10 克
炒薏苡仁 15 克	陈　皮 10 克	丹　参 15 克	佛　手 15 克
砂　仁 10 克	枳　壳 10 克	合欢花 15 克	夜交藤 15 克
莲子心 10 克	柏子仁 10 克		

10 剂，日 1 剂，水煎 300mL，早晚分服。

三诊：2006 年 11 月 24 日。患者服药期间自觉症状明显改善，胃纳尚可，二便调畅，夜寐安和，舌淡红，有瘀点，苔薄白，脉细数。拟方益气健脾，化瘀解毒。

方药：

黄　芪 20 克	党　参 15 克	炒白术 10 克	茯　苓 15 克
山　药 10 克	薏苡仁 15 克	陈　皮 10 克	郁　金 15 克
丹　参 10 克	莪　术 10 克	三　棱 10 克	合欢花 15 克
夜交藤 15 克			

10 剂，日 1 剂，水煎 300mL，早晚分服。

服药后 2 月复查 CT 示病情未进展。

【按语】

根据胃癌患者脾胃气虚、瘀毒互结的病机特点，益气健脾法应贯穿胃癌治疗的始终。重视顾护脾胃之气，使其受纳、运化功能得以恢复，脾胃气机升降协调，则有利于气血畅行，瘀毒消减，从而改善症状，缓解病情，临床可选用黄芪、党参、炒白术、山药、茯苓、薏苡仁、白扁豆等。由于瘀血、癌毒是胃癌的基本病理因素，且瘀毒蕴结于体内相互胶结，并进一步耗散正气，故祛邪之品必不可少，临床可选用丹参、莪术、川芎、半枝莲、山慈菇等，通过祛邪来扶助正气。胃癌患者脾胃气虚，加之放疗、化疗、手术等使正气愈虚，此时若攻伐太过则正气愈伤难复，故应慎用祛邪药。临床用药时，一则初用时用量宜小，以观其效，如无不适，可渐次加量；二则选用药性较猛，或有毒药物时，切记慎重，此类药只宜于毒邪较甚、肿瘤未能切除，或者复发转移而正气尚支者；三则祛邪药不宜单独使用，需伍扶正健脾和胃药，且饭后服用，以顾护胃气。笔者认为，治疗肿瘤立足于扶正，并兼以祛邪，在临证治疗时不拘泥于一方，应根据患者的不同情况，处方灵活运用。如见面色不华、四肢倦怠、便溏、舌质淡者，属脾阳不振，可加干姜、吴茱萸以温运中阳；兼见便血，属脾不统血，可加三七粉、棕榈炭、地榆炭、槐花、阿胶止血养血；见胃中嘈杂、口干思饮、舌红少苔，属胃阴不足，可加沙参、玉竹、石斛、天冬、麦冬、花粉养阴生津；见恶心、呕吐甚，属胃气上逆，可加姜半夏、竹茹、旋覆花、赭石降逆止呕；见胃脘痛甚，属气机阻滞、胃失和降，加延胡索、乌药、佛手、川楝子理气活血止痛。临床用药，常常辨证与辨病相结合，酌加白花蛇舌草、莪术、薏苡仁等抗癌中药，往往有利于控制病情。本病脾胃虚弱、气滞血瘀是基本病理变化，故益气健脾、活血化瘀是胃癌的主要治疗大法。方中黄芪味甘性温，主入脾经，具补气升阳、益气固表之功；配伍党参、白术加强其补中益气之力；山药性平，补而不腻，能平补气阴；薏苡仁利水渗湿，益胃健脾；陈皮理气健脾，燥湿化痰，使诸药补而不滞；丹参、莪术、三棱理气活血，散瘀止痛。本方针对胃癌的病机特点，以益气健脾药物扶助脾胃以固后天之本，配伍活血化瘀、解毒抗癌之品兼攻瘀毒。

二、肝胃不和兼痰热蕴结证

刘某，男，68 岁。

首诊时间：2010 年 10 月 18 日。

主诉：反酸 2 个月。

现病史：患者 2010 年 8 月因腹胀、纳差在北京协和医院就诊，Hp（＋），行胃镜检查提示胃癌，病理示低分化腺癌并淋巴结转移，遂于 2010 年 8 月 29 日行全胃切除＋空肠式胃术重建。术中见：肿瘤侵犯全胃，大小 10cm×9cm，肿瘤浸润浆膜外，术中见贲门周围的膈肌受侵，行膈肌部分切除。术后病理示：胃低分化腺癌，淋巴结 18/27见腺癌转移，肠系膜根部见腺癌转移，分期为 T3N3M1，Ⅳ 期，术后行多西他赛＋卡培他滨化疗 1 个疗程，化疗后出现恶心呕吐等严重胃肠道反应，患者拒绝再行化疗。现为求进一步中医药治疗前来笔者门诊就诊。现进软食，反酸，咽部灼热感，吞硬物时咽痛，纳呆，夜寐尚可，二便调。舌红苔黄，脉细滑。

辅助检查：^{13}C– 尿素呼气试验：Hp（＋）。胃镜检查提示胃癌，病理示低分化腺癌并淋巴结转移。术后病理示：胃低分化腺癌，淋巴结 18/27 见腺癌转移，肠系膜根部见腺癌转移，分期为 T3N3M1，Ⅳ 期。

【辨证分析】症见反酸，咽部灼热感，吞硬物时咽痛，纳呆等，证属热邪蕴胃，所谓"三阳结，谓之膈"。胃热津伤，火热炎上，多升少降，故见反酸、咽痛、食难以入。虽为术后，元气虚弱，然以急则治其标为原则，治以清胃降火、祛瘀开结。

中医诊断：胃积（肝胃不和兼痰热蕴结证）。

西医诊断：胃癌并膈肌转移瘤、肠系膜根部淋巴结转移（T3N3M1，Ⅳ期）。

治法：疏肝和胃，清热化痰。

方药：土鳖虫 10 克　　苦　参 10 克　　枳　实 10 克　　槟　榔 10 克

　　　木　香 10 克　　厚　朴 15 克　　炒薏苡仁 15 克　桔　梗 10 克

　　　紫苏子 10 克　　板蓝根 10 克　　连　翘 10 克　　炙甘草 10 克

7 剂，日 1 剂，水煎 300mL，早晚分服。

二诊：患者自诉服药后咽痛好转，反酸较前减少，仍有进食梗阻感，时有呃逆，胃纳一般，二便调，舌暗红苔白，脉细滑。治以理气化痰、祛瘀散结，上方加清半夏 15 克，茯苓 15 克，浙贝母 20 克，蜈蚣 1 条。

方药：土鳖虫 10 克　　苦　参 10 克　　枳　实 10 克　　槟　榔 10 克

　　　木　香 10 克　　厚　朴 15 克　　炒薏苡仁 15 克　桔　梗 10 克

　　　紫苏子 10 克　　板蓝根 10 克　　连　翘 10 克　　炙甘草 10 克

　　　清半夏 15 克　　茯　苓 15 克　　浙贝母 20 克　　蜈　蚣 1 条

7 剂，日 1 剂，水煎 300mL，早晚分服。

三诊：患者自诉诸症消失，无明显不适，无反酸呃逆，无口干苦，纳眠可，二便调。舌淡红、苔薄白，脉弦细。治以健脾益气，化痰祛瘀。

方药：党　参 20 克　　炒白术 15 克　　茯　苓 15 克　　清半夏 10 克

　　　木　香 10 克　　枳　实 10 克　　槟　榔 10 克　　山慈菇 10 克

　　　半枝莲 15 克　　露蜂房 10 克　　炒薏苡仁 15 克　甘　草 10 克

14 剂，日 1 剂，水煎 300mL，早晚分服。

此后患者坚持每 2 周前来复诊，均无明显不适，以上方加减服药。多次复查 CT 均未见复发，相关肿瘤标志物指标阴性，Hp（-）。2012 年 12 月 7 日胸部及全腹部 CT 结果示：原胃癌术后复查，残胃未见明显肿瘤复发或转移征象，肠系膜根部及腹膜后小淋巴结。随访至 2013 年 6 月，未见复发及转移。

【按语】

胃癌的发病多先有脾胃虚弱，气血亏损，在此基础上复因情志失调，饮食失节，而致痰气瘀热搏结，津枯血槁，发为本病。临床治疗强调扶助胃气，如《素问·五脏别论》曰："胃者，水谷之海，六腑之大源也。"胃气虚弱则五脏六腑得不到水谷精微滋养，五脏六腑之气也随之不足；反之，胃气旺，则正气足。李东垣曰："胃气一虚无所禀受，则四脏经络皆病，况脾全借胃土平和，则有所受而生荣，周身四脏皆旺，十二神守职，皮毛固密，外邪不能侮也。""人以胃气为本"，精辟地阐明了胃气在人体生命活动中的重要作用。胃癌患者或因饮食失节、脾胃受伤，或因肿瘤对胃的直接侵犯，或因胃癌手术的影响、化疗药物的毒副作用等，导致临床中多有脾胃虚损之表现，常见如神疲乏力、胃纳减少、恶心欲呕、四肢乏力、形体消瘦等。所以，治疗胃癌强调扶正宜先扶助胃气，攻邪需顾护胃气。临床上，脾胃虚弱者可分为脾胃气虚、脾胃虚寒及脾胃阴虚等症候，依据不同的临床特点而施以不同的补益之法。脾胃气虚者，常用四君子汤健脾益气；脾胃虚寒者，以理中汤为主方，并喜用高良姜温胃散寒；胃阴不足者，则选用太子参、麦冬、石斛等益气养阴之品。胃癌患者的临床表现有 3 个特点：升降失常、虚实夹杂、易旁他脏。气机失调是诱发胃癌的一个重要因素，脾与胃互为表里，同居中焦，为气机升降之枢纽，脾主升，胃主降，只有脾升胃降协调，饮食的消化过程才能正常。《素问·六微旨大论》云："非出入则无以生长壮老已，非升降则无以生长化收藏。是以升降出入，无器不有。"故治疗胃癌，必先调理气机。在具体治疗上，重视疏肝以和胃，因肝与胃为相克相乘之脏腑，胃的和降功能，有赖肝之疏泄，肝气不疏则土壅木郁，肝木克土。叶天士言"肝为起病之源，胃为传病之所"，因此，若要治胃，必先调肝，即所谓"治肝可以安胃"，"土得木而达"。除重视疏肝行气外，认为胃癌理气当以"通降"为法。而盖胃为太仓，主受纳水谷和传化糟粕，胃为六腑之一，以通为用，以降为顺。只有胃气和降，才能腑气通畅，胃能受纳，气血才有生化之源，糟粕始能下行，邪毒才能随糟粕而清除有道。临床上胃癌患者多有嗳气、呃逆、恶心、呕吐、胃脘胸胁胀闷等脾胃气滞症状，临床用药，遇两胁胀闷、肝气不舒者喜用四逆散以疏肝理气，并酌情选用佛手、合欢皮、郁金等性平和缓之品；嗳气不舒者，配木香、枳壳以宽中下气；食后胀甚或胀由食滞者，配莱菔子、焦山楂；胸膈痞满者，选用桔梗、瓜蒌皮；胀甚不解者，配厚朴、槟榔；胀由痰阻者，配半夏、陈皮。因理气药多耗气、散气，临证多以健脾益气药物与理气药物配合使用予以调和。

方中以苦参等清降胃热；以槟榔、木香、厚朴等疏肝理气，和胃降逆；土鳖虫等祛瘀开结；并辅以桔梗等清咽化痰。二诊时咽痛、反酸较前好转，胃热稍减，气仍上逆。因胃以通为用，故以理气和胃、祛瘀散结为法，在前方基础上减清解胃热之品，佐以半夏、浙贝母、茯苓、蜈蚣等祛瘀散结。三诊时患者诸症消失，无明显不适，胃癌以内虚为本、痰瘀毒结为标，此时当以顾护胃气、扶正培元为主，兼顾祛邪，以四君子汤加减。术后无力坚持化疗，于门诊坚持中医药调治，至今多年，未见复发及转移，足见中医辨证治疗之优势。

三、气血两虚证

病案一

刘某，女，70岁。

首诊时间：2011年5月30日。

主诉：脘腹胀痛不适1年，加重3个月。

现病史：患者于1年前无明显诱因自觉脘腹胀痛不适、泛酸、恶心、饥不欲食，当时未予重视，3个月前腹胀、恶心、乏力加重。于黑龙江省医院检查Hp（+），胃镜检查提示为胃癌，行胃大部切除术，病理示印戒细胞癌，术后行FOLFOX4化疗2个周期后，患者身体极度虚弱。血常规示：WBC $3×10^9$/L。理化检查：肿瘤标志物CA19-9 60U/mL，CA72-4 30U/mL。遂停止化疗，现欲求中医治疗，经人介绍遂来笔者门诊就诊。患者现症见：纳呆，乏力，口苦，二便调，寐差，舌质淡少苔，脉沉细无力。

辅助检查：Hp（+），胃镜检查提示为胃癌。术后病理示印戒细胞癌。血常规示：WBC $3.1×10^9$/L。理化检查：肿瘤标志物CA19-9 60U/mL，CA72-4 30U/mL。

【辨证分析】脾胃运化机能减退，进食不足，影响新血化生。血液亏虚，脉络空虚，形体组织缺乏濡养荣润，则面色淡白、脉细无力；血虚而脏腑、组织得不到足够的营养，血虚失养而心神不宁，故乏力等。

中医诊断：虚劳（气血两虚证）。

西医诊断：胃癌。

治法：益气健脾，养血安神。

方药：人　参15克　　茯　苓15克　　炒白术15克　　黄　芪20克

　　　炙甘草10克　　当　归10克　　百　合15克　　鸡内金15克

　　　煅牡蛎20克　　煅龙骨20克　　白花蛇舌草20克　枸杞子15克

　　　鳖　甲5克　　　合欢花15克　　夜交藤15克

　　　7剂，日1剂，水煎300mL，早晚分服。

二诊：患者服药后口苦明显减轻，食欲明显改善，寐尚可，舌质淡苔少，脉细弱无力。继续治以益气养血法，前方夜交藤加量至20克。

方药：人　参15克　　茯　苓15克　　炒白术15克　　黄　芪20克

　　　炙甘草10克　　当　归10克　　百　合15克　　鸡内金15克

　　　煅牡蛎20克　　煅龙骨20克　　白花蛇舌草20克　枸杞子15克

　　　鳖　甲5克　　　合欢花15克　　夜交藤20克

　　　7剂，日1剂，水煎300mL，早晚分服。

三诊：患者服药2周后查血常规：WBC　4.3×10^9/L，期间患者精神好转，食欲明显改善，夜眠良好，舌质红、苔薄白，脉缓而有力。患者气血两虚之象明显好转，续以健脾益气法加以巩固，少酌以攻邪。上方改白花蛇舌草为15克，加半枝莲10克。

方药：人　参15克　　茯　苓15克　　炒白术15克　　黄　芪20克

　　　炙甘草10克　　当　归10克　　百　合15克　　鸡内金15克

　　　煅牡蛎20克　　煅龙骨20克　　白花蛇舌草15克　枸杞子15克

　　　鳖　甲5克　　　合欢花15克　　夜交藤20克　　半枝莲10克

　　　20剂，日1剂，水煎300mL，早晚分服。

后又以此方加减服用3个月，患者状态明显好转，无明显不适症状，肿瘤标志物指标正常，Hp（－）。

【按语】

胃恶性肿瘤患者自始至终都存在正气耗散，肝脾肾皆虚，脏腑功能紊乱，故临床上往往易见一系列伴随症状。临床诊治上应随证加减，如兼见头晕耳鸣、心烦不寐、腰膝酸软等肾阴虚证候，加熟地黄、枸杞子、女贞子、龟甲等以滋肾益阴；兼见脘腹冷痛、喜温喜按、形寒畏冷、小便清长、大便溏薄等肾阳虚证候，加补骨脂、肉苁蓉等以温肾助阳；兼见面色萎黄、神疲肢倦、气短懒言、纳呆便溏、心悸失眠等心脾气虚证候，加白扁豆、山药、龙眼肉等以健脾养心；伴见烦躁易怒、时欲叹息、脘腹胀痛等气郁证候，加香附、柴胡、川楝子、青皮等以疏肝理血。气虚甚者加黄芪，以补气升阳；食少不化，加焦山楂、神曲、麦芽，以消化食积；胃气不和者，加枳壳、陈皮，以理气消胀；胃脘痞闷、食欲不振，加砂仁、白豆蔻以醒脾和胃。中医治疗胃癌时，注重扶正与祛邪相结合，调整机体平衡，一方面使机体适应新的内在环境，减轻手术，放、化疗给机体带来的损伤；另一方面使肿瘤生长速度减慢，甚至使肿瘤缩小。而且要重视日常调护，常嘱患者要保持良好的心理状态，指导患者自我调节情绪的方法。《景岳全书》云："若思郁不解而致病者，非得情舒愿随，多难取效。"减轻患者心理负担，增强其战胜病魔的信心。保持良好的心理状态，有助于提高疗效，提高生存质量，延长生存期。

病案二：

王某，女性，60岁。

首诊时间：2009年3月9日。

主诉：头晕半年，加重伴乏力2个月。

现病史：患者胃癌术后化疗后1年半，头晕半年，2月前患者自诉头晕，乏力，纳差消瘦，夜寐尚安，眼睑面部苍白，遂至笔者门诊求诊。现症见：舌质暗淡，苔薄白，脉细缓。

辅助检查：Hp（＋）。血常规示Hb 70g/L。

【辨证分析】脾胃运化机能减退，进食不足，影响新血化生，血液亏虚，脉络空虚，形体组织缺乏濡养荣润，则面色淡白、脉细无力；血虚而脏腑、组织得不到足够的营养，血虚失养而心神不宁，故乏力等。

中医诊断：虚劳（气血两虚证）。

西医诊断：胃癌。

治法：益气健脾，养血活血。

方药：党　参15克　　黄　芪10克　　炒白术15克　　茯　苓15克

　　　炒白芍10克　　生地黄10克　　山　药15克　　砂　仁10克

　　　厚　朴15克　　丹　参15克　　太子参10克　　陈　皮15克

　　　10剂，日1剂，水煎300mL，早晚分服。

二诊：患者自诉服药后头晕改善，无胃脘不适，纳食增加，上方更变。

方药：红　花10克　　枳　壳15克　　炒白术15克　　木　香15克

　　　砂　仁10克　　血　竭10克　　土鳖虫5克　　　丹　参15克

　　　厚　朴10克　　党　参15克

　　　15剂，日1剂，水煎300mL，早晚分服。

三诊：患者自诉服药半月后，无不适症状，偶有气短，舌质紫暗，上方加当归10克，川芎10克。

方药：红　花10克　　枳　壳15克　　炒白术15克　　木　香15克

　　　砂　仁10克　　血　竭10克　　土鳖虫5克　　　丹　参15克

　　　厚　朴10克　　党　参15克　　当　归10克　　川　芎10克

　　　10剂，日1剂，水煎300mL，早晚分服。

四诊：患者自诉近日纳差，胃中噪杂。舌质暗红，苔薄白，脉细缓。上方加入炒薏苡仁15克，黄连15克，吴茱萸5克，柴胡10克。

方药：红　花10克　　枳　壳15克　　炒白术15克　　木　香15克

　　　砂　仁10克　　血　竭10克　　土鳖虫5克　　　丹　参15克

　　　厚　朴10克　　党　参15克　　当　归10克　　川　芎10克

　　　炒薏苡仁15克　黄　连15克　　吴茱萸5克　　　柴　胡10克

　　　10剂，日1剂，水煎300mL，早晚分服。

五诊：患者饮食明显改善，胃中嘈杂感好转。但近日咳嗽、咳痰、咽痒。上方去当归、川芎，加百部10克。

方药：红　花10克　　枳　壳15克　　炒白术15克　　木　香15克

　　　砂　仁10克　　血　竭10克　　土鳖虫5克　　　丹　参15克

厚　朴 10 克　　党　参 15 克　　炒薏苡仁 15 克　　黄　连 15 克

吴茱萸 5 克　　柴　胡 10 克　　百　部 10 克

7 剂，日 1 剂，水煎 300mL，早晚分服。

患者间断就诊于我门诊，随访 2 年，无复发转移。

【按语】

胃癌属中医"癥瘕""积聚"等病证范畴。脾胃为后天之本，气血生化之源。一旦胃产生癌变，除了其本身受到影响外，对水谷精微的运化功能也出现障碍。如果不能及时调整脾胃气机，恢复脾胃的功能，则机体内水谷精微生化不足，不能化生为人体的气血，导致人体气血亏虚，抗邪能力不足，加上胃本身也得不到气血的充养，使患者愈加虚弱，进一步导致疾病的恶化。再加上手术及放、化疗对脾胃的损伤，患者临床多表现为脾胃气血亏虚。临床症见：面色苍白、神疲乏力、少气懒言、纳差、舌淡胖、苔薄或者白腻、脉细弱或者沉细无力。因此临证时着重扶助正气、调理脾胃功能，方多用六君子汤加减，常用黄芪、党参、太子参、炒白术、炒山药、炒扁豆等益气健中、调理脾胃。若兼见嗳气脘胀，加用枳实、郁金、木香、砂仁等；放、化疗后，患者常常会出现恶心、呕吐、纳差等脾失健运、胃失和降的症状，可用半夏、陈皮、竹茹等。李东垣在《脾胃论》中指出："内伤脾胃，百病由生。"说明脾胃在机体发病中的重要作用。脾胃为后天之本，气血生化之源。只有脾胃功能健旺才能使患者气血生化有源，正气得以逐渐恢复，机体免疫力加强，生活质量得以提高。基础组方应中正平和，时时注意顾护胃气。现代医学研究亦表明，健脾益气法能够增强消化道腺体的分泌，增强胃的消化和小肠的吸收功能，提高患者的机体免疫力。

四、气阴两虚兼毒瘀交阻证

杨某，男，61 岁。

首诊时间：2013 年 1 月 3 日。

主诉：胃脘胀痛 2 个月。

现病史：患者贲门癌术后 3 个月。2012 年 11 月 4 日 CT 报告示：贲门癌术后并淋巴结、肝转移。Hp（＋）。胃镜示：贲门癌术后；反流性食管炎；慢性浅表性胃炎伴胆汁反流；十二指肠囊肿。为求中医治疗，经朋友介绍来笔者门诊就诊。患者现面色萎黄，形体消瘦，胃脘胀痛，泛酸，口干，口淡无味，饥不欲食，头晕，乏力，气短自汗，便溏，日2次。舌质红，苔白厚腻，脉弦细无力。

辅助检查：（2012年11月4日）CT报告示：贲门癌术后并淋巴结、肝转移。Hp（＋）。胃镜示：贲门癌术后；反流性食管炎；慢性浅表性胃炎伴胆汁反流；十二指肠气囊肿。血常规：RBC　3.2×10^{12}/L，HGB　110g/L，WBC　4.5×10^9/L。

【辨证分析】久病、重病，使元气耗伤太过，脏腑机能衰退，故出现气短、声低、乏力；气虚不能推动营血上荣，则头晕目眩；卫气虚弱，不能顾护肌表，故为自汗。

中医诊断：胃脘痛（气阴两虚兼瘀毒证）。

西医诊断：贲门癌术后；反流性食管炎；慢性浅表性胃炎伴胆汁反流；十二指肠囊肿。

治法：益气养阴，解毒化瘀。

方药：生晒参15克　　黄　芪15克　　黄　精15克　　百　合10克
　　　白豆蔻10克　　陈　皮15克　　清半夏15克　　半枝莲15克
　　　炒白术15克　　砂　仁10克　　肉豆蔻15克　　补骨脂15克

7剂，日1剂，水煎300mL，早晚分服。

二诊：患者服药后自诉胃脘胀痛稍有所缓解，口干改善，仍泛酸，饥不欲食，乏力稍有改善。仍便溏，日3次，小便正常，睡眠尚可。舌质红，苔白厚腻，脉弦细无力。原方加神曲15克，厚朴10克。

方药：生晒参15克　　黄　芪15克　　黄　精15克　　百　合10克
　　　白豆蔻10克　　陈　皮15克　　清半夏15克　　半枝莲15克
　　　炒白术15克　　砂　仁10克　　肉豆蔻15克　　补骨脂15克
　　　神　曲15克　　厚　朴10克

7剂，日1剂，水煎300mL，早晚分服。

三诊：患者服药后自诉食欲增加，精神好转，但胃脘偶胀满，喜温喜按，泛酸，口淡无味，神疲肢冷，大便不成形，日2次。舌质淡、苔白，脉沉细无力。证属脾胃虚寒，胃失和降。上方加干姜10克。

方药：生晒参15克　　黄　芪15克　　黄　精15克　　百　合10克

白豆蔻 10 克	陈　皮 15 克	清半夏 15 克	半枝莲 15 克
炒白术 15 克	砂　仁 10 克	肉豆蔻 15 克	补骨脂 15 克
神　曲 15 克	厚　朴 10 克	干　姜 10 克	

10 剂，日 1 剂，水煎 300mL，早晚分服。

四诊：患者自诉胃脘胀满，喜温喜按，泛酸消失，有饥饿感，纳食增加，大便成形，每日 1 次，睡眠较差。仍觉乏力气短，舌质淡、苔薄白，脉沉细。查血常规：RBC　$3.8 \times 10^{12}/L$，Hb　126g/L，WBC　$4.6 \times 10^{9}/L$。上方酌加夜交藤 15 克，合欢花 15 克。

方药：

生晒参 15 克	黄　芪 15 克	黄　精 15 克	百　合 10 克
白豆蔻 10 克	陈　皮 15 克	清半夏 15 克	半枝莲 15 克
炒白术 15 克	砂　仁 10 克	肉豆蔻 15 克	补骨脂 15 克
神　曲 15 克	厚　朴 10 克	干　姜 10 克	夜交藤 15 克
合欢花 15 克			

15 剂，日 1 剂，水煎 300mL，早晚分服。

五诊：患者自诉诸症状均有所好转，病情稳定，进食如常人，Hp（－）。上方继续服 5 剂，以巩固疗效。嘱患者平时注意饮食调护，忌食生冷油腻及刺激性食物，调节情志，注意保暖。

【按语】

《灵枢·五变》云："肠胃之间，寒温不节，邪气稍至，蓄积留止，大聚乃起，由寒气在内所生也，气血虚弱，风邪搏于脏腑，寒多则气涩，气涩则生积聚也。"胃癌的病因，最主要的是脾胃虚弱，正所谓"正气存内，邪不可干"，"邪之所凑，其气必虚"。脾为后天之本，胃为水谷之海，脾胃之气的盛衰对于包括胃癌在内的疾病的发生发展具有极其重要的影响。脾胃虚弱，则脾失健运，运化无权，聚湿生痰，阻滞经络，血行不畅，化生瘀毒，痰瘀互结，阻于胃脘，形成积聚。脾胃虚弱日久或失于治疗，则水谷精微化生无源，气血不足，无力推动血行，瘀血内结。恶血不去，新血不生，阴液不足，久则虚热耗损阴血，致使气血大亏，脾胃虚弱益甚。久病伤肾，脾胃虚弱日久更会出现肾气虚衰，患者病情更加深重，同时又兼有痰、瘀、癥、积等邪实，遂形成本虚标实之证。气为百病之先导，对于胃癌也不例外。气机失调是早期胃癌最基本的病理改变。情志、饮食、毒物等致癌因素作用于机体，首先郁滞气机，如情志不遂郁肝气，饮食不慎滞脾胃之气，肝脾两脏土木相关，肝气郁、脾气壅，脾气壅、肝气滞，从而使肝脾气机同时郁滞，气滞则津凝为痰湿，血凝为瘀血，进而使痰湿瘀聚结于胃，发为癌肿。癌肿形成之后，其痰湿瘀毒又与气滞相伴并存。胃癌进展到中期，癌体增大或术后转移，碍胃纳食，嗜血耗气，治疗的目的是遏制癌瘤增长，并使其软化缩小，制止扩散转移。但治疗的策略应将补气养阴放在解毒化瘀、软坚散结之上，因为胃癌中期癌肿增大，邪结盘实，坚固根深，不能寄希望于加进化瘀解毒、软坚散结之品能使肿瘤消散。用生晒参、黄精、百合、白术之属益气养阴，砂仁、陈皮、白豆蔻健脾助运，同时用半枝莲化瘀解毒，牡蛎攻坚散结，在癌肿迅速增长阶段，补益扶正可抑制癌瘤生长，所谓扶正可以抗邪，筑墙可以除寇，扶正与攻坚散结在抑制癌体增长中具有相辅相成的作用。

五、肝郁脾虚证

孙某，男，78岁。

首诊时间：2009年9月10日。

主诉：右胁肋部疼痛半年。

现病史：患者2002年行胃癌手术治疗，术后化疗6周期。2005年5月肝多发转移，行介入治疗及放疗。2007年1月行部分肝转移灶切除术，术后介入治疗6次。2008年12月肝转移灶增多增大，再次介入治疗2次及伽玛刀治疗10次。2009年9月9日复查CT，出现门静脉瘤栓，胸腹腔少量积液，Hp（＋）。现患者消瘦，纳欠，右胁肋部疼痛，二便尚调，舌淡红，苔薄白，脉弦大。

辅助检查：（2009年9月9日）CT示门静脉瘤栓，胸腹腔少量积液。Hp（＋）。

【辨证分析】本证因情志不遂、伤肝后肝失条达，横乘脾土，故饮食欠佳，经气郁滞，则右胁肋部疼痛。

中医诊断：虚劳（肝郁脾虚证）。

西医诊断：胃癌。

治法：疏肝健脾，调畅气机。

方药：黄　芪 20 克　　太子参 15 克　　清半夏 10 克　　陈　皮 10 克

柴　胡 10 克　　炒白芍 10 克　　佛　手 15 克　　三　棱 15 克

莪　术 15 克　　郁　金 15 克　　姜　黄 15 克　　山慈菇 20 克

15 剂，日 1 剂，水煎 300mL，早晚分服。

二诊：患者服药后自诉纳食改善，胁痛稍减，舌淡红，苔薄白，脉弦。疼痛不适为突出表现，缓解痛苦是首要问题，故治以疏肝健脾、理气止痛为主，上方加当归 10 克，延胡索 15 克。

方药：黄　芪 20 克　　太子参 15 克　　清半夏 10 克　　陈　皮 10 克

柴　胡 10 克　　炒白芍 10 克　　佛　手 15 克　　三　棱 15 克

莪　术 15 克　　郁　金 15 克　　姜　黄 15 克　　山慈菇 20 克

当　归 10 克　　延胡索 15 克

10 剂，日 1 剂，水煎 300mL，早晚分服。

三诊：患者自诉胁痛明显减轻，余无不适，舌淡胖，苔薄白，脉弦滑大。11 月 2 日复查 CT，右肝实性占位与 9 月 9 日比较变化不著。病情稳定，守法守方，健脾调肝为主，加强解毒抗癌、化痰散结之力。上方加半枝莲 15 克，浙贝母 20 克。

方药：黄　芪 20 克　　太子参 15 克　　清半夏 10 克　　陈　皮 10 克

柴　胡 10 克　　炒白芍 10 克　　佛　手 15 克　　三　棱 15 克

莪　术 15 克　　郁　金 15 克　　姜　黄 15 克　　山慈菇 20 克

当　归 10 克　　延胡索 15 克　　半枝莲 15 克　　浙贝母 20 克

15 剂，日 1 剂，水煎 300mL，早晚分服。

四诊：患者服药后自诉无不适，舌淡红，苔薄白，脉弦大。ALT：56U/L。以上方为基础增减，酌加经现代药理研究证明有保肝作用的药物，如女贞子 10 克，五味子 10 克等。20 剂，水煎服，日 1 剂，早晚分服。

五诊：患者自诉现体重增加 2kg，无不适主诉，舌淡红，苔薄白，脉弦大。1 月 13 日复查 MRI，肝转移灶缩小，胸腹水消失；检查 ALT：44U/L，Hp（－）。辨证调治 4 个月，生活质量良好，肿瘤得以控制，中医优势凸显。继续处以六君子汤合逍遥散，健脾护胃为要，结合疏肝散结，加之辨病抗癌，40 剂。此后，患者每 2~3 个月来诊，病情稳定，至今健在。

【按语】

正虚是胃癌发病的基础，脾胃气虚、脾胃不调贯穿于胃癌各个阶段，早期以实证为主，气虚气滞并重；中晚期以虚证为多，气虚重于气滞。"善为医者，必责其本"，故治疗胃癌宜从健脾益气、调理脾胃入手，尤以健运脾胃为要，常以四君子汤作为治疗胃癌的基本方，正所谓"养正则积自消"。健运脾胃可恢复和重建脾运胃纳功能，提高抗病能力，增进食欲，改善临床症状，减轻痛苦，提高生存质量，延长生存期，充分体现了中医治疗肿瘤的优势。另外，胃属"六腑"，具有"传化物而不藏，以通为用，以降为和"的生理特点，故在强调补脾益胃的同时，应遵循"通补兼顾不宜滞"的理论思想，注意调节脾胃的升降功能，主张平补、运补，勿使中焦壅塞。胃癌的病理特点决定了脾虚胃败，不耐受纳。早期，手术或多程放化疗均可伤及脾胃；晚期，癌毒弥漫，邪盛正衰，脏腑气血戕害，全身状况很差，进食量少或不能进食，呈恶病质状态。"四时百病，胃气为本"，"胃气一败，百药难施"。如脾胃虚弱，则饮食难以消化，药物不易吸收，纵有良药亦难奏效。危重之患，如胃尚能纳，则犹有生机；若谢谷不纳，胃气败绝，势必不救。处方中适当加以健脾益胃之品，以维持脾胃协调升降的正常功能。制方选药宜平和轻灵，少用味厚燥烈之属，禁忌苦寒滋腻之品。顾护了人体的正气之本，即抓住了疗效的根本所在。

本例患者高龄，胃癌晚期，历经多次手术及放化疗，正气必然亏虚，结合病变部位，当从脾虚肝郁论治。黄芪、太子参合用，益气养阴，健运脾胃，黄芪甘、温，入脾、肺经，为补益中气之要药；太子参甘、微苦，性偏凉，补气健脾，养阴生津，二药合用，益气健脾之力益彰，又可滋脾阴。柴胡疏通肝气、条达气机的同时，配伍白芍敛阴柔肝。若患者泛酸症状明显，则去味酸之白芍，加枸杞子、女贞子养阴柔肝；在用理气药的同时，又谨防香燥伤阴，善用佛手等药性平和、理气不伤阴之品，无论新病久病，均可酌量添加。但因临床证型复杂，需根据病情，随症加减用药，如胃脘痛可加延胡索，便血、吐血加白及、地榆炭、三七，呃逆明显者加法半夏、陈皮、旋覆花、代赭石，失眠者加酸枣仁、夜交藤，便秘加火麻仁、厚朴、大黄、肉苁蓉。此外，在药物调理同时，要调理患者情志。由于胃癌手术和多次放化疗后，患者常常存在沉重的心理负担，故处方用药的同时应积极帮助患者解除顾虑，嘱咐其保持心情舒畅，会更有利于病情的好转，达到事半功倍的效果。

六、脾气亏虚兼湿热中阻证

毛某，男，52岁。

首诊时间：2011年9月20日。

主诉：腹部隐痛1年半。

现病史：患者曾于2009年5月13日因上腹部隐痛不适伴有黑便就诊。Hp（+），查胃镜示：胃癌。遂于2009年5月20日行"根治性远侧胃大部切除术"，术后病理示：胃黏液腺癌，侵及浆膜层，未侵及邻近结构，无局部淋巴结转移，分期T3aNOMO，IIA期。术后行多西他赛联合替吉奥化疗6周期。现患者胃脘不适，泛酸，咳嗽，纳食尚可，二便正常。舌淡，苔黄腻，脉细数。

辅助检查：（2009年5月20日）术后病理示：胃黏液腺癌，侵及浆膜层，未侵及邻近结构，无局部淋巴结转移，分期T3aNOMO，IIA期。

【辨证分析】本证因脾胃运化机能减退，故进食不足；脾失健运，湿邪中阻，纳运失健，故纳呆食少；湿郁化热，故会出现上述舌象和脉象。

中医诊断：胃脘痛（脾气亏虚兼湿热中阻证）。

西医诊断：胃癌。

治法：疏肝健脾，清化湿热。

方药：柴　胡10克　　炒白术15克　　厚　朴15克　　煅瓦楞子20克
　　　　炒白芍15克　　吴茱萸5克　　　黄　连15克　　紫苏梗10克
　　　　茯　苓15克　　半枝莲15克

10剂，日1剂，水煎300mL，早晚分服。

二诊：患者服药后自诉胃脘疼痛明显缓解，仍偶有泛酸，食欲近日稍差，睡眠尚可，二便正常。原方加代赭石15克，旋覆花10克，神曲15克。

方药：柴　胡10克　　炒白术15克　　厚　朴15克　　煅瓦楞子20克
　　　　炒白芍15克　　吴茱萸5克　　　黄　连15克　　苏　梗10克
　　　　茯　苓15克　　半枝莲15克　　代赭石15克　　旋覆花10克

神　曲 15 克

10 剂，日 1 剂，水煎 300mL，早晚分服。

三诊：患者自诉胃脘偶有隐隐疼痛，泛酸明显好转，饮食大有改善，近日因与家人生闷气睡眠较差，二便正常。上方酌加安神之品，合欢花 15 克，夜交藤 15 克，莲子心 15 克，柏子仁 15 克。

方药：柴　胡 10 克　　炒白术 15 克　　厚　朴 15 克　　煅瓦楞子 20 克

　　　　炒白芍 15 克　　吴茱萸 5 克　　　黄　连 15 克　　苏　梗 10 克

　　　　茯　苓 15 克　　半枝莲 15 克　　代赭石 15 克　　旋覆花 10 克

　　　　神　曲 15 克　　合欢花 15 克　　夜交藤 15 克　　莲子心 15 克

　　　　柏子仁 15 克

10 剂，日 1 剂，水煎 300mL，早晚分服。

后患者多次来诊，原方化裁，随访 1 年余。患者症状缓解，病情未有进展。

【按语】

胃癌以脾胃虚弱为本，痰瘀癌毒为标。胃癌的发生，多由长期的饮食不节，或劳倦过度，或忧思抑郁，或久病失养，从而损伤脾胃；脾胃是气血生化之源，人体气机升降的枢纽，脾胃既损，气机升降失调，进而影响血行及津液输布，滞而成瘀，聚湿成痰，日久酿为癌毒，发为癌病，病位在胃，整体属虚，局部属实，本虚标实。癌瘤生成之后，浸淫弥漫，更易损伤脾胃受纳、运化的功能，从而加重脾胃气虚；加之胃癌患者经手术、放化疗之后，进一步损伤脾胃，使脾虚愈厉。故中晚期胃癌患者除了可出现一些肿瘤的特殊症状外，常伴有一些共同症状，如疲乏、面色少华、纳呆，或泛泛欲呕、腹部胀痛、便溏、舌质淡红或有齿痕、苔薄、脉细等脾胃气虚之征。正如《活法机要》所云："脾胃怯弱，气血两衰，四时有感皆能成积。"同时现代试验和临床研究表明，脾胃气虚证候与胃癌的发生发展有着密切的关系。该胃癌患者手术后 18 个月，当属维持治疗期，目的是抗转移复发。本例证属脾气亏虚，湿热中阻。连朴饮加左金九清利湿热，清肝止呕；煅瓦楞子抑酸护胃；炒白术、茯苓健脾和胃。根据"六辨"中，病位为胃浆膜层，病理类型为黏液腺癌，提示针对胃腺癌选用半枝莲等。此外，在给药方式上可少量频服，既考虑到胃癌患者术后因解剖结构改变而存在胃排空障碍，又使得血药浓度维持在稳定水平，有助于提高临床疗效。

【诊疗体会】

古代中医文献没有"胃癌"这个病名，胃癌可归属于中医"胃脘痛""伏梁""反胃""噎膈""癥瘕""积聚"等范畴。如《灵枢》曰："胃病者，腹膜胀，胃脘当心而痛。""心脉……微缓为伏梁，在心下，上下行，时唾血。"《济生方》中对"伏梁"有了进一步的描述，说："伏梁之状，起于脐下，其大如臂，上至心下，犹梁之横架于胸膈者，是为心积……其病腹热面赤，咽干心烦，甚则吐血，令人食少肌瘦。"心下，即剑突下，胃之部位。胃癌的核心病位在脾胃，长期受外邪侵袭、饮食不节、情志失调、素体虚弱等因素影响，导致脾胃虚弱，湿热留恋，伤阴耗气，进则瘀血阻络，化热生毒，渐成本病。辨证论治，笔者认为 Hp 阳性的胃癌患者，大多数为本虚标实证，治本以疏肝健脾为主，同时顾及胃气、胃阴；治标以攻邪为主，活血化瘀，清热解毒。故中医治疗有如下几法：

1. 疏肝健脾，芳香化湿

胃癌早期多无明显症状，初起可有纳差、乏力、胃痛、胃胀、反酸、嗳气等症状，多属中焦脾胃运化失常、升降失司。脾为阴脏，得阳则运化有度。若脾阳虚弱，则脘腹胀满；脾阴不足，则便干难排。胃为阳腑，得阴则胃气始降。若胃阴亏虚，多口干纳差；胃阳虚弱，则积滞不食。脾胃为后天之本，是气机升降之枢。脾气宜升，胃气宜降；脾不升者，多头晕便溏；胃不降者，多嗳气呃逆。脾虚则肝木易病，肝病则易及脾土。因此，此病又与肝脏密切相关。笔者根据多年临床经验，用药多疏肝健脾、芳香化湿、理中下焦气机，并十分重视湿热环境对机体的影响。常用柴胡、枳壳等疏利气机，白豆蔻、薏苡仁等清利湿热，佛手、砂仁等行气化湿，茯苓、炒白术等健脾益气。若脘腹胀痛，酌加苍术、薏苡仁、郁金、陈皮、蒲黄、白芍；若口干、纳差，酌加沙参、麦冬、生地、神曲、山楂、谷芽、莱菔子、内金、太子参；如恶心、呕吐，加半夏、竹茹、藿香；若寐差，加合欢花、酸枣仁、何首乌。胃癌晚期阶段，脾肾两虚，治以补中益气汤加减；或命门火衰而脾肾阳衰，治以附子理中丸加减温阳健脾；或阴液大亏，虚火上延，用一贯煎加减以滋阴和阳。《温病条辨》云："癥瘕乃气血积聚有形之邪，水火既济，中土气盛，而积聚自消。"

2. 活血化瘀，清热解毒

进展期胃癌在腹部可扪及肿块，常固定而不能推动。《内经》云："坚者削之。"瘀血阻滞与胃癌关系十分密切。患者肝郁脾虚多年，气虚不能行血，以致气滞血瘀，胃络瘀阻，又"六气皆从火化"，故气滞血瘀日久必化热生毒，治当活血化瘀、清热解毒，以膈下逐瘀汤加减化裁。方中常加三棱、莪术、山慈菇、白花蛇舌草、半枝莲等药物，并配伍白参、黄芪、焦山楂、神曲、炒麦芽、内金等健脾消食之药以调和气血，化瘀生新。半枝莲、白花蛇舌草具有清热解毒、活血祛瘀、抗癌等作用。张锡纯称三棱、莪术为"化瘀血之要药"。如痰瘀互结，酌加半夏、苏子、桂枝、竹茹、厚朴、玫瑰花；如水饮内停，酌加猪苓、防己、大腹皮、益母草、泽兰、蒲黄；如瘀热相搏，酌加郁金、丹参、土鳖虫、栀子；若精不化气，加熟地黄、山茱萸、菟丝子、黄精；若疼痛难忍，酌加九香虫、乳香、荔枝核、炮山甲、玫瑰花行气活血止痛；若出现呕血或黑便，加白及、三七。

3. 通降腑气，顾及气阴

《素问·五脏别论》："五脏者，藏精气而不泻也，故满而不能实；六腑者，传化物而不藏，故实而不能满也。"笔者认为，临证时通降腑气很重要，胃以通为用，以通为补。腑气不通，胃气上逆则胃痛、嗳气、反酸等症不除；腑气通，糟粕下行，中焦始能受纳而取汁化血。如若患者体质以虚弱为主，大便干燥不通，常用增液承气汤加沙参、厚朴、火麻仁、郁李仁等通降腑气，旨在养胃阴，胃喜柔润，胃阴得复，十二经脉之阴皆复，胃气自得通降，嗳气泛酸自除；若以实证为重，多用小承气汤加减化裁以存津液；若肾精亏虚，用济川煎加减以温肾通便；如阳虚积滞，以理中汤加减以温运中阳；如脾虚精亏，以小建中汤加减以化精生血；若饱胀不舒，用厚朴三物汤合保和丸加减以理气消食；若胃脘气机痞结，加枳术散，走气分，通腑气；如出现胃气上逆症状，多合旋覆代赭汤加减；如兼情志症，心肺阴虚，多合百合知母汤，以养心神。研究表明，中医中药不但能抑制癌细胞 DNA 的合成，抑制癌细胞的分裂，而且还能提高机体免疫功能，间接地抑制肿瘤生长，促进正常细胞生长，减慢肿瘤的生长速度，改善症状，提高患者的生存质量，延长生存期。活血化瘀药尚有抗凝与促纤溶作用，改善肿瘤患者的"高凝状态"，降低血黏度，减少纤维蛋白原。因此，与放射治疗合用可减少纤维形成及血管闭塞等副作用。活血化瘀药还能增加血流量，改善微循环，使抗癌药物和机体的免疫活性细胞容易与癌细胞接触，从而提高疗效。部分治疗胃癌的中草药还有直接杀死癌细胞的作用，对细胞分化增殖较快的肿瘤细胞抑制作用更明显。治疗胃癌的健脾理气药物还能提高细胞免疫功能，改善蛋白质代谢，调节肠胃消化、吸收代谢的功能，从而起到间接营养的作用。在饮食调护方面，笔者认为，饮食宜冷热适中、定时定量，不可过饱。禁食粗糙坚硬、煎炸油炸、肥甘厚腻之品，以免损伤胃络导致出血，若见出血者应暂禁食，待症状缓解后给予全流质或半流质饮食。养成良好的进食习惯，细嚼慢咽，以免由于饮食刺激引起疼痛，服用丸药时应用开水化开后服用，片剂应嚼碎后服用，以利于消化吸收，增进药物的治疗作用。

胃良性肿瘤（胃息肉）

一、气滞血瘀证

信某，女，50岁。

首诊时间：2012年3月9日。

主诉：胃脘胀满疼痛10年，加重半个月。

现病史：患者反复胃脘胀满疼痛近10年，但一直未予重视，常自行服用抑酸药、止痛药。近半月余胃脘部胀痛发作频繁，故来门诊就诊。患者神志清楚，精神尚可，面色晦暗，形体消瘦，两目有神。胃脘部胀满疼痛，伴反酸、烧心、恶心、呃逆，偶感心悸，饮食、睡眠欠佳，大便不成形，小便可。舌尖红，舌质紫暗、体胖，边齿痕，苔黄腻少津，脉沉滑数。

既往史：否认胃部相关疾病病史。

辅助检查：1. 胃镜示浅表性胃炎伴糜烂、胃底息肉。

2. 病理示黏膜慢性炎伴糜烂，部分腺体肠化及轻度不典型增生；胃息肉。

【辨证分析】患者平素常忧虑烦恼，情志不畅，肝失疏泄，横逆犯胃，脾失健运，胃气阻滞，日久脾胃功能进一步受损，正气不足，又脾虚不运，痰湿内生，蕴久生热，热久伤阴，辨证总属本虚标实、久病入络、由气及血，最终导致气滞血瘀。本病应予及时有效治疗，预后可，但如不予重视继续发展，则可能发为积聚。

中医诊断：胃脘痛（气滞血瘀证）。

西医诊断：浅表性胃炎伴糜烂；低级别内瘤变；胃底息肉。

治法：行气宽中，化瘀消滞。

方药：柴　胡5克　　　三　棱10克　　　莪　术10克　　　六　曲5克

　　　陈　皮5克　　　半枝莲15克　　　重　楼10克　　　佛　手5克

　　　砂　仁5克　　　枳　壳10克　　　沙　参10克　　　石　斛10克

7 剂，日 1 剂，水煎 300mL，早晚分服。

嘱患者忌食生冷、辛辣、油腻食物，调情志，并结合西药进行对症辅助治疗，予以雷贝拉唑抑酸止痛。

二诊：患者自诉服药后胃脘部疼痛稍有好转，食后胀闷感加重，重用理气之药对，予原方加白豆蔻 10 克，乌药 10 克，香橼 10 克。

方药：

柴　胡 5 克	三　棱 10 克	莪　术 10 克	六　曲 5 克
陈　皮 5 克	半枝莲 15 克	重　楼 10 克	佛　手 5 克
砂　仁 5 克	枳　壳 10 克	沙　参 10 克	石　斛 10 克
白豆蔻 10 克	乌　药 10 克	香　橼 10 克	

7 剂，日 1 剂，水煎 300mL，早晚分服。

三诊：患者自诉上次调方服药后胃脘部胀痛不适明显缓解，此后随证加减，继续服用此方，患者胃脘部胀痛基本缓解，食欲好转，偶感反酸、呃逆。4 个月后复查，浅表性胃炎伴糜烂好转，糜烂消失，胃息肉消失。

【按语】

慢性胃炎属于中医的"胃脘痛""胃痞"等范畴。笔者认为该病病程日久，辨证总属本虚标实，虚实夹杂，病位在脾胃，与肝密切相关，肝气不畅，气机不调，证多以脾虚为基础，病久可致血瘀，甚至痰瘀互结。肝郁气滞，理气药多为辛香温燥之品，本病因其病程较长，往往易气阴两伤，故笔者常选柴胡、佛手、砂仁等理气不伤阴之品，用之效佳。患者气滞症状明显，理气力度加大，白豆蔻、乌药、香橼理气宽中。笔者重用沙参、石斛，益胃生津而灵动，补中有清，静中有动，理气不伤阴，养阴而不腻膈。笔者诊治疾病强调辨病与辨证结合，因胃镜病理结果显示胃黏膜有癌前病变改变，伴不典型增生者，加半枝莲等活血消肿之品，具有一定防癌、抗癌的作用。笔者认为，胃息肉为痰瘀互结，常用三棱、莪术等祛瘀消滞散结，配合理气之品，治疗炎性息肉每每效佳。

二、胃阴亏虚兼有瘀毒互结证

杨某，女，57 岁。

首诊时间：2011 年 4 月 12 日。

主诉：胃脘胀痛 5 年。

现病史：患者 5 年前因饮食不节出现胃脘胀痛，于当地医院诊断为慢性胃炎，服用西药，症状虽有缓解，但停药后即复发。患者自诉平素自觉胃脘胀闷不适，口干口渴，夜间尤甚，近 3 个月来诸症有所加重，伴反酸、烧心，舌体干涩感。经邻居介绍，来到笔者门诊就医，欲求中医治疗。舌质暗红，舌苔白腻，脉滑数。

既往史：否认胃部相关疾病病史。

辅助检查：1. 胃镜示反流性食管炎；慢性浅表—萎缩性胃炎伴疣样增生；胃息肉。

        2. 病理示（胃窦）胃黏膜慢性炎伴中度萎缩；部分腺体呈轻—中度不典型增生；胃息肉。

【辨证分析】患者病程日久，脾胃升降失常，脾与胃功能互为表里，胃主受纳，脾主运化，脾虚则无法为胃行其津液，造成胃阴亏虚之证。阴亏及气，络瘀化毒，瘀毒互结。

中医诊断：胃脘痛（胃阴亏虚兼瘀毒互结证）。

西医诊断：反流性食管炎；慢性浅表—萎缩性胃炎伴疣样增生，轻—中度不典型增生；胃息肉。

治法：养阴清热，解毒化瘀。

方药：柴　胡 10 克　　北沙参 15 克　　石　斛 15 克　　太子参 10 克

      白豆蔻 5 克　　枳　壳 5 克　　海螵蛸 10 克　　当　归 10 克

      川　芎 10 克　　三　棱 10 克　　莪　术 10 克　　半枝莲 20 克

      7 剂，日 1 剂，水煎 300mL，早晚分服。

嘱患者节饮食，调情志。

二诊：患者自诉服药后口干口渴减轻，反酸烧心缓解，仍觉胃脘微胀、嗳气。舌质暗红，舌苔白腻，脉滑数。考虑病程日久，阴亏及气，络瘀化毒，瘀毒互结。故于原方加黄芪 20 克，共奏益气养阴、活血解毒之功。

方药：柴　胡 10 克　　北沙参 15 克　　石　斛 15 克　　太子参 10 克

      白豆蔻 5 克　　枳　壳 5 克　　海螵蛸 10 克　　当　归 10 克

      川　芎 10 克　　三　棱 10 克　　莪　术 10 克　　半枝莲 20 克

      黄　芪 20 克

7 剂，日 1 剂，水煎 300mL，早晚分服。

三诊：患者胃胀、嗳气有所好转，反酸烧心消失，略有口干。原方减海螵蛸，加百合 10 克，以增强养阴益胃之功。

方药：柴　胡 10 克　　北沙参 15 克　　石　斛 15 克　　太子参 10 克

白豆蔻 5 克　　枳　壳 5 克　　当　归 10 克　　百　合 10 克

川　芎 10 克　　三　棱 10 克　　莪　术 10 克　　半枝莲 20 克

黄　芪 20 克

7 剂，日 1 剂，水煎 300mL，早晚分服。

服上方加减 3 个月后，复查胃镜示：浅表性胃炎；正常黏膜像。病理示：（胃窦）胃黏膜慢性炎伴轻度萎缩；息肉消失。嘱患者节饮食，调情志，慎起居。随访至今，无不适反应。

【按语】

笔者认为，胃脘痛之初始，皆因寒温不适、饮食不调、情志不遂等因素，伤及脾胃升降纳运的生理功能，日久损及脾脏、胃腑之气血阴阳，渐致本病。然无论病初或病久，均可直接或间接受到肝木的克伐，肝失疏泄，更会导致脾胃升降失常，脾与胃，功能互为表里，胃主受纳，脾主运化，脾虚则无法为胃行其津液，造成胃阴亏虚之证。故胃阴亏虚之证，与肝、脾、胃三脏均有关联。胃为清灵之腑，水谷之海，喜润而恶燥，水谷入胃，得之腐熟消磨，下达小肠以化精微，由脾运达周身四末。本病之初，脾胃升降失职，纳运失常。《素问·厥论》曰："脾者为胃行其津液。"若脾之运化失常，津液精微不得布达胃腑，胃失濡润，日久胃络失于濡润，脉络涩滞成瘀。然胃为清灵之腑，体阴而用阳，喜润而恶湿，用药过于滋腻，有碍胃腑灵动之性，使胃气呆滞，故用药当选滋而不腻、轻清灵动之品，如沙参、石斛等，一则可润养胃体而不腻膈，二则防化瘀解毒之品更伤胃阴。如此应用，养阴而不滞中，活血而不伤阴，寓通于补，动静结合。临证治疗中时时护顾肝、胃体阴用阳之本，不妄用燥烈行散之药，以免伤及脏腑之阴。

三、脾胃亏虚兼瘀毒内蕴证

王某，男，38 岁。

首诊时间：2012 年 9 月 12 日。

主诉：患者胃脘胀满疼痛 2 年余，加重 1 周。

现病史：患者 2 年前开始出现胃脘胀满疼痛，给予西药治疗，未有明显缓解，后辗转多地，寻访名医，未能得到根治。后经病友介绍，来到笔者门诊就医。患者自诉胃脘部疼痛，平素倦怠乏力，气短，纳少，情志不舒或饮食不慎则呕吐或泄泻，口干，时有口苦，食欲不佳，失眠多梦，二便尚可。舌质紫暗，苔黄腻，脉沉弦。

既往史：否认胃部相关疾病病史。

辅助检查：1. 胃镜示慢性萎缩性胃炎，胃底息肉。

2. 病理示慢性萎缩性胃炎伴轻度肠上皮化生，胃息肉。

3. ^{13}C- 尿素呼气试验：阳性。

【辨证分析】"不荣则痛"，脾胃虚弱，故发为胃脘痛。本例患者平素倦怠乏力，气短，纳少，时呕吐泄泻，且有胃脘疼痛、口干、舌红少苔，是为脾胃虚弱、气阴不足之象；时有口苦，情志不遂亦发呕泄是为土虚木乘；黏膜腺体萎缩之萎缩性胃炎伴肠上皮化生、Hp（+）、息肉都是瘀血毒邪内蕴之征。

中医诊断：胃脘痛（脾胃亏虚兼瘀毒证）。

西医诊断：慢性萎缩性胃炎伴轻度肠上皮化生；胃息肉。

治法：健脾和胃，活血解毒。

方药：党　参 10 克　　沙　参 10 克　　石　斛 10 克　　黄　芪 20 克

　　　黄　连 15 克　　吴茱萸 5 克　　半枝莲 10 克　　三　棱 10 克

　　　莪　术 10 克　　丹　参 15 克　　焦神曲 10 克　　枳　壳 5 克

　　　陈　皮 10 克

7 剂，日 1 剂，水煎 300mL，早晚分服。

嘱患者调情志，节饮食。

二诊：患者自诉食欲渐增，失眠多梦，予上方加夜交藤 10 克，合欢花 5 克，宁心安神，续服 7 剂。

方药：党　参 10 克　　　沙　参 10 克　　石　斛 10 克　黄　芪 20 克

　　　黄　连 15 克　　　吴茱萸 5 克　　　半枝莲 10 克　　三　棱 10 克

莪　术 10 克　　丹　参 15 克　　焦神曲 10 克　　枳　壳 5 克

陈　皮 10 克　　夜交藤 10 克　　合欢花 5 克

7 剂，日 1 剂，水煎 300mL，早晚分服。

三诊：患者自诉诸症皆减，食欲、睡眠转佳，上方减焦神曲、夜交藤、合欢花，续服 20 剂。

方药：党　参 10 克　　沙　参 10 克　　石　斛 10 克　　黄　芪 20 克

黄　连 15 克　　吴茱萸 5 克　　半枝莲 10 克　　三　棱 10 克

莪　术 10 克　　丹　参 15 克　　枳　壳 5 克　　陈　皮 10 克

20 剂，日 1 剂，水煎 300mL，早晚分服。

3 月后复查胃镜及活检示慢性浅表萎缩性胃炎，息肉消失。

【按语】

脾胃为气机升降之枢纽，脾胃气虚，中焦气机不能斡旋升降，气留滞于中，则发生痞满，如《张氏医通·诸气门上》将"老人、虚人""心下痞闷"归于"脾胃虚弱，运化不及"。《素问·经脉别论》中云："饮入于胃，游溢精气，上输于脾，脾气散精，上归于肺，通调水道，下输膀胱，水精四布，五经并行。"脾胃同居中焦，脾主升而胃主降，为气机升降之枢纽，脾为太阴之脏，胃为太阳之腑，二者阴阳相配，刚柔相济，脏腑相和，表里相连，经络相接，共同完成饮食水谷精微的吸纳传输，化生气血，营养周身。脾胃健则运纳正常，脾胃伤则"百病由生"，饮食失节、情志失调、外邪反复侵袭以及他脏病变影响，都易损伤脾胃之气，脾胃之气既伤，则胃失纳、脾失运，精微难化，脾不为胃行其津液，胃体失润、胃腑失养，"不荣则痛"。本例患者平素倦怠乏力，气短，纳少，时呕吐泄泻，且有胃脘疼痛，口干，舌红少苔，是为脾胃虚弱、气阴不足之象；时有口苦，情志不遂亦发呕泄，是为土虚木乘；黏膜腺体萎缩之萎缩性胃炎伴肠上皮化生、Hp（＋）、息肉都是瘀血毒邪内蕴之征。故以益气养阴、活血解毒立法。方中以归脾经之党参益气生津，归胃经之石斛益胃生津；黄芪健脾胃，益元气；黄连、吴茱萸以辛开苦降，肝胃同治；丹参、三棱、莪术共奏活血祛瘀之功；枳壳、陈皮行气以消脘腹痞满，行气又助活血之力；半枝莲清热解毒，能有效地消除胃黏膜慢性炎症、肠化及不典型增生，且能抗癌。

四、湿热蕴结兼气滞血瘀证

李某，男，73 岁。

首诊时间：2011 年 6 月 4 日。

主诉：胃脘痞闷不舒反复发作 20 年。

现病史：患者患慢性胃炎近 20 余年，胃脘痞闷不舒、食欲不振等症状反复发作，曾于当地西医院住院及门诊治疗近 10 年，效果不明显，且症状日见加重。为求中医治疗遂来笔者门诊诊治。现症见：胃脘痞闷不舒连及胁背，食欲不振，稍食则胃脘胀痛，口干口苦，恶心，胃中灼热感，消瘦，睡眠差，神疲乏力，大便干。舌质紫暗，体略胖，苔黄腻，脉沉弦。

既往史：否认胃部相关疾病病史。

辅助检查：1. 胃镜示慢性萎缩性胃炎，胃底息肉。

2. 病理示胃黏膜慢性炎症伴萎缩（中度）伴肠上皮化生（中度），胃息肉。

3. ^{13}C– 尿素呼气试验阳性。

【辨证分析】平素胃中积火热盛，湿邪反而易从热化。因饮食不节，劳倦过度，伤及中焦，致脾胃虚弱、气血生化之源不足，气虚血少，血运无力而为瘀。舌脉均为湿热兼血瘀之象。

中医诊断：胃痞（湿热蕴结兼气滞血瘀证）。

西医诊断：慢性萎缩性胃炎—不典型增生；胃息肉。

治法：清热祛湿，理气活血。

方药：柴　胡 15 克　　苏　子 10 克　　黄　连 15 克　　吴茱萸 5 克

　　　石　斛 10 克　　赤　芍 15 克　　丹　参 10 克　　半枝莲 15 克

　　　泽　泻 10 克　　火麻仁 10 克　　炒白术 20 克　　三　棱 10 克

　　　莪　术 10 克

7 剂，日 1 剂，水煎 300mL，早晚分服。

二诊：患者自诉服药后胃脘不适虽有减轻但仍痞闷不适，口干口苦减轻，食后胃脘胀痛减轻，便秘明显缓解，睡眠略有好转，舌脉同前，上方加神曲 10 克，继服 7 剂。

方药：柴　胡 15 克　　苏　子 10 克　　黄　连 15 克　　吴茱萸 5 克

　　　　石　斛 10 克　　赤　芍 15 克　　丹　参 10 克　　半枝莲 15 克

　　　　泽　泻 10 克　　火麻仁 10 克　　炒白术 20 克　　三　棱 10 克

　　　　莪　术 10 克　　神　曲 10 克

7 剂，日 1 剂，水煎 300mL，早晚分服。

三诊：患者自诉服药后痞闷不适感大为减轻，饮食增加，睡眠尚可，但梦多，遵前方加郁金 10 克，活血行气解郁。

方药：柴　胡 15 克　　苏　子 10 克　　黄　连 15 克　　吴茱萸 5 克

　　　　石　斛 10 克　　赤　芍 15 克　　丹　参 10 克　　半枝莲 15 克

　　　　泽　泻 10 克　　火麻仁 10 克　　炒白术 20 克　　三　棱 10 克

　　　　莪　术 10 克　　神　曲 10 克　　郁　金 10 克

7 剂，日 1 剂，水煎 300mL，早晚分服。

四诊：患者诉诸症较前减轻，除偶有胃脘痞闷不舒外，诸症消失。遂守方用药，随证加减。

2012 年 11 月复查胃镜：慢性浅表萎缩性胃炎，息肉消失。病理示：胃黏膜慢性炎症伴萎缩伴肠上皮化生 (轻度)。继续服用中药汤剂治疗。2013 年 7 月复查胃镜：慢性浅表性胃炎。病理示：胃黏膜慢性炎伴萎缩 (轻度)。2013 年 10 月复查胃镜：慢性浅表性胃炎。病理示：胃黏膜慢性炎。

嘱患者续服药，以固疗效，随访一年，未见复发。

【按语】

笔者认为湿邪是本病发生发展的重要因素。湿邪在疾病的发生发展过程中与脏腑的功能状态及失治误治等密切相关，素体脾胃虚弱而阳虚者，湿邪易于寒化为病；平素胃中积火热盛者，湿邪反而易从热化。过用寒凉之品，易从寒化；过用温燥之品，则易于热化。"湿胜则阳微"，湿邪偏胜，反又损伤中焦脾胃之阳，形成虚实夹杂之候。此外，因饮食不节，劳倦过度，伤及中焦，致脾胃虚弱，气血生化之源不足，气虚血少，血运无力而为瘀。患者常表现为胃痛固定、持续，或有包块，舌质暗红或有瘀斑等。对此，笔者在临证中常酌加三棱、莪术、丹参、当归、川芎等活血通络之品以疏通血脉、祛瘀消滞。从现代医学角度分析，活血祛瘀药不但有止痛止血的作用，还可改善胃黏膜的血液循环，促进病灶恢复，对于顽固性难治溃疡、萎缩性胃炎伴癌前病变者尤为适宜。而且，在临证中应重视辨证与辨病相结合，针对 Hp 阳性患者，多在中药复方中加黄连、白花蛇舌草等药物。伴肠上皮化生，加薏苡仁、白花蛇舌草清热化湿，且有提高细胞免疫之功能；伴不典型增生，加莪术、半枝莲活血消肿，提高免疫功能，有防癌抗癌之功效。柴胡具有疏肝解郁之功效，肝气条达，疏泄有时，则枢机得畅，自无克伐中土之忧。笔者认为，结合辨病用药常能起到事半功倍的效果。

五、肝胃郁热证

严某，男，61 岁。

首诊时间：2010 年 7 月 31 日。

主诉：胃脘胀满 1 个月，近 1 周加重。

现病史：患者自诉胃脘胀满 1 月余，近 1 周加重。西医治疗效果不佳，于某医学网站上看到笔者简介，遂到门诊就诊。患者现胃脘部胀满不适，口干，口苦，食欲差，睡眠尚可，大便尚可，无反酸、烧心，左下腹时有疼痛。面色萎黄，舌质紫暗，舌体胖大，苔黄腻，脉弦滑。

既往史：否认胃部相关疾病病史。

辅助检查：1. 胃镜示慢性萎缩性胃炎，胃底息肉。

2. 病理示胃窦部黏膜萎缩。

【辨证分析】肝郁犯胃致胃气壅滞，故见胃脘痞塞胀满，肝气郁于本经则胸胁胀满，胃气失和降则嗳气，"气有余便是火"，郁热伤津则口干，胆热上乘则口苦。

中医诊断：胃痞（肝胃郁热证）。

西医诊断：慢性萎缩性胃炎；胃息肉。

治法：疏肝健脾，清热解郁。

方药：柴　胡 10 克　　黄　芩 15 克　　栀　子 15 克　　佛　手 10 克

砂　仁 10 克　　枳　壳 10 克　　露蜂房 10 克　　陈　皮 5 克

厚　朴 10 克　　白豆蔻 10 克　　三　棱 10 克　　莪　术 10 克

7 剂，日 1 剂，水煎 300mL，早晚分服。

二诊：患者自诉腹胀，排气多，大便每日 1 次，消瘦，免疫力低，易感冒。舌脉同前。上方加黄芪 15 克、焦白术 10 克，扶正。

方药：柴　胡 10 克　　黄　芩 15 克　　栀　子 15 克　　佛　手 10 克

　　　砂　仁 10 克　　枳　壳 10 克　　露蜂房 10 克　　陈　皮 5 克

　　　厚　朴 10 克　　白豆蔻 10 克　　三　棱 10 克　　莪　术 10 克

　　　黄　芪 15 克　　焦白术 10 克

7 剂，日 1 剂，水煎 300mL，早晚分服。

三诊：患者自诉口干口苦、胃胀减轻，食欲好转。舌脉同前。上方去焦白术、露蜂房，加乌药 10 克、北沙参 20 克、石斛 10 克。

方药：柴　胡 10 克　　黄　芩 15 克　　栀　子 15 克　　佛　手 10 克

　　　砂　仁 10 克　　枳　壳 10 克　　陈　皮 5 克　　石　斛 10 克

　　　厚　朴 10 克　　白豆蔻 10 克　　三　棱 10 克　　莪　术 10 克

　　　黄　芪 15 克　　乌　药 10 克　　北沙参 20 克

7 剂，日 1 剂，水煎 300mL，早晚分服。

四诊：患者自诉服药后诸症好转。面色红润，舌质暗红、苔白、少许苔黄腻，脉弦滑。胃镜示：浅表性胃炎，息肉消失。随访至今，患者叙述无再复发。

【按语】

《素问·举痛论》曰："百病皆生于气也。"故临床上笔者特别强调调畅气机的重要性。临床上笔者善于从肝和脾胃两方面来调畅气机，原因有二：其一，肝主疏泄，调畅气机，肝的主要生理功能之一是主疏泄，即疏通、宣散等，若肝的疏泄功能正常，则气机调畅、气血调和、经脉通利，各脏腑功能活动正常；其二，脾胃为人体气机升降之枢纽，脾气主升，胃气主降，脾气升方能为胃行其津液，运化水谷精微以达四旁，胃气降方能受纳腐熟水谷，排泄糟粕于体外。临床用药方面，笔者应用佛手、砂仁以调节全身气机。佛手辛、苦，温，归肝、脾、胃、肺经，具有疏肝解郁、理气和中、燥湿化痰的功效；砂仁辛、温，归脾、胃经，具有化湿行气、温中止呕止泻、安胎的作用。黄芩、栀子伍用，出自《伤寒论》葛根黄芩黄连汤。黄芩味苦，性寒，清热燥湿、泻火解毒、凉血止血、除热。笔者用生黄芩，取其清热之功。笔者认为，胃痞患者久病易致植物神经功能紊乱，多有失眠、烦躁等症状。现代中药药理研究认为，黄芩有解热镇静之功效，故对于胃肠植物神经功能紊乱之胃痞患者疗效尤适。栀子味苦，性寒，泻火除烦、清热利湿、凉血解毒、消肿止痛。《本草衍义补遗》曰："泻三焦火，清胃脘血，治热厥心痛，解热郁，行结气。"二者配伍，清热燥湿，泻火除烦。神曲是面粉或麸皮与杏仁泥、赤小豆粉及鲜青蒿、鲜苍耳子、鲜辣蓼汁混合后经发酵而成的加工品，味甘、辛，性温，可消食和胃。《药性论》言："化水谷宿食，癥瘕积滞，健脾暖胃。"对于中药方剂中有贝壳类药物者，可用本品以助消化。陈皮，又名橘皮，由新鲜橘皮晒干而成，橘皮以陈久者为适，理气健脾、燥湿化痰。《本草纲目》曰："疗呃逆、反胃、嘈杂，口吐清水，痰痞咳疟，大便闭塞，妇人乳痈。"二者伍用，理气降逆，健脾消食。陈皮配伍枳壳，以行气宽中止痛。加三棱、莪术等活血通络之品，以疏通血脉、祛瘀消滞。

六、肝胃郁热兼血瘀证

李某，男性，34岁。

首诊时间：2011年10月1日。

主诉：胃脘部胀闷不适伴反酸、烧心1年，加重3天。

现病史：患者1年前因饮食不节出现胃脘部胀闷不适，伴反酸、烧心，自服西药（具体药品用量、用法不详）症状有所缓解，但经常复发，未再系统治疗。3天前患者自觉胃脘胀闷加重，稍进食症状即加重，为求进一步治疗，经人介绍来门诊。现症见：胃脘胀闷不适，食后尤甚，伴反酸、烧心、嗳气、纳差，时有头晕，二便调。舌质紫暗，体胖大，苔黄白腻，脉沉滑。

既往史：否认胃部相关疾病病史。

辅助检查：胃镜示慢性糜烂性胃炎，疣状胃炎，胃底息肉。

【辨证分析】肝郁犯胃致胃气壅滞，故见胃脘痞塞胀满；肝气郁于本经，则胸胁胀满；胃气失于和降则嗳气；"气有余便是火"，气郁化火犯胃则反酸嘈杂；舌质紫暗为血瘀之象。

中医诊断：胃痞（肝胃郁热兼血瘀证）。

西医诊断：慢性糜烂性胃炎；疣状胃炎；胃息肉。

治法：疏肝和胃，行气活血。

方药：柴　胡 10 克　　煅海螵蛸 20 克　　浙贝母 20 克　　黄　连 15 克

　　　吴茱萸 5 克　　　三　棱 10 克　　　莪　术 10 克　　佛　手 10 克

　　　砂　仁 10 克　　　苏　子 10 克　　　六　曲 10 克　　陈　皮 10 克

　　　厚　朴 10 克　　　乌　药 10 克　　　白豆蔻 10 克

7 剂，日 1 剂，水煎 300mL，早晚分服。

服药期间禁食生冷、油腻、辛辣之品，调情志。

二诊：患者自诉服药后胃胀减轻，进食增加，嗳气减轻，但仍有烧心反酸，舌质紫暗、体胖大，苔黄白腻，脉沉滑。以上方加沙参 10 克，麦冬 10 克，滋阴。

方药：柴　胡 10 克　　煅海螵蛸 20 克　　浙贝母 20 克　　黄　连 15 克

　　　吴茱萸 5 克　　　三　棱 10 克　　　莪　术 10 克　　佛　手 10 克

　　　砂　仁 10 克　　　苏　子 10 克　　　六　曲 10 克　　陈　皮 10 克

　　　厚　朴 10 克　　　乌　药 10 克　　　白豆蔻 10 克　　麦　冬 10 克

　　　沙　参 10 克

5 剂，日 1 剂，水煎 300mL，早晚分服。

三诊：患者自诉服药后胃胀明显减轻，烧心、反酸基本消失，舌质淡黯，舌苔薄黄腻，脉沉滑。患者病情已趋于稳定，效不更方，原方继进 7 剂。药后患者自诉诸症消失。半年后复查胃镜示慢性浅表性胃炎。息肉消失。随访至今，病情未反复。

【按语】

本例患者首诊以"胃脘胀闷不适"为主症，属于中医学"痞满"范畴，结合患者症状及舌脉，可以辨证为肝胃郁热兼血瘀证。全方行疏肝和胃，行气活血之功。可谓辨证准确，用药精炼。二诊中可见患者症状明显改善，加沙参、麦冬以滋胃阴；三诊患者的自觉症状已经基本消失，效不更方以巩固疗效，最终患者疾病痊愈。综上所述，诊治脾胃病先从整体辨别基本病因病机，再进一步辨别病情的寒热虚实，结合患者的病情发展变化，最后进行综合分析，合理组方用药，做到辨证与辨病的充分结合，从而提高了中医诊治脾胃病的疗效。方中左金丸清泻肝火、疏肝降逆，合乌贝散同用，加强抑酸之功；并加入佛手、砂仁、苏子等通调三焦之气，理气而不伤阴；厚朴、白豆蔻、乌药等加强理气宽中之力；神曲、陈皮健脾消食和胃而除痞；久病入络，配伍三棱、莪术以活血祛瘀、通络消滞。

七、脾肾阳虚证

崔某，男，39 岁。

首诊时间：2013 年 2 月 6 日。

主诉：胃脘胀满疼痛 1 年，近半年加重。

现病史：患者于 1 年前因饮食不节出现胃脘胀满疼痛，近半年加重。自诉服用促胃动力药治疗，未有缓解，后辗转多地，遍访名医，未能得到根治。后经病友介绍，来到笔者门诊就医。患者现胃脘部胀痛，不易消化，有早饱感，体重减轻，大便尚可，寐可，腰酸，怕冷。观其面色萎黄，形体消瘦。舌质紫暗，体略胖，边有齿痕，苔白腻，脉弦滑。

既往史：否认胃部相关疾病病史。

辅助检查：1. 胃镜示慢性浅表性胃炎；十二指肠炎；胃息肉。

2. 病理示（胃窦，贲门）炎性息肉。

【辨证分析】脾胃虚弱，气机滞于中焦，则胃脘痞闷，或兼腹胀；脾运胃纳失司，则食少不饥；久病累及肺肾，腰酸、怕冷均为肾虚之征。

中医诊断：胃脘痛（脾肾阳虚证）。

西医诊断：慢性浅表性胃炎；十二指肠炎；胃息肉。

治法：温肾健脾，理气和胃。

方药：
柴　胡 10 克	白　术 10 克	茯　苓 10 克	补骨脂 10 克
肉豆蔻 10 克	佛　手 10 克	砂　仁 5 克	苏　子 10 克
白豆蔻 10 克	三　棱 10 克	莪　术 10 克	草豆蔻 10 克
黄　芪 20 克	乌　药 10 克		

7 剂，日 1 剂，水煎 300mL，早晚分服。

嘱患者忌食生冷、油腻、辛辣饮食，避风寒，调情志。

二诊：患者自诉服药后胃部胀满疼痛渐缓，食欲仍未有好转。上方加陈皮 10 克，理气消食。

方药：柴　胡 10 克　　白　术 10 克　　茯　苓 10 克　　补骨脂 10 克

肉豆蔻 10 克　　佛　手 10 克　　砂　仁 5 克　　苏　子 10 克

白豆蔻 10 克　　三　棱 10 克　　莪　术 10 克　　草豆蔻 10 克

黄　芪 20 克　　乌　药 10 克　　陈　皮 10 克

7 剂，日 1 剂，水煎 300mL，早晚分服。

三诊：患者就诊大喜，自诉痛缓，胃中亦舒，纳食渐振，舌脉同前。守原方加减调治半月。

随诊患者叙述至今胃痛未作，纳食增加，面色转润，复查胃镜正常。

【按语】

笔者认为，无论是脾病及肾，还是肾病及脾，在治疗胃痛中焦虚寒证或脾肾阳虚证均不忘温肾。方中柴胡辛散畅达，舒调肝气之郁，舒调肝气则枢机得畅，自无克伐中土之忧；黄芪、白术健脾益气，加三棱、莪术等活血通络之品以疏通血脉、祛瘀消滞；佛手、砂仁、苏子三药合用，行气下膈，气机通畅则脾胃升降功能恢复正常；白豆蔻、乌药等加强理气宽中之力，补骨脂、肉豆蔻温肾健脾。全方合用，共奏温补脾肾、行气活血之效。

【诊疗体会】

胃息肉是指由胃黏膜上皮或间质成分增生所引起的息肉状病变。其临床表现缺乏特异性，绝大部分胃息肉是在胃镜检查中偶然发现的。胃息肉不是一个独立的病症，常和慢性胃炎、消化性溃疡等病并存，也是各种慢性胃病的病理产物。其组织病理学分型主要以增生性、炎症性、错构瘤、腺瘤为主。炎症性和增生性息肉属良性增生性病变，而腺瘤性息肉带有更多与胃癌相同的生物学性质，可能容易癌变。增生性息肉也有癌变的可能。目前现代医学认为经内镜切除是治疗胃息肉的首选方法，但经内镜治疗后复发率较高。而中医在治疗胃息肉、预防胃息肉术后复发及杜绝胃息肉向胃癌进展方面体现出一定优势。

笔者认为"临证如临阵，用药如用兵"，不知医理，即难辨证；辨证不明，无从立法；遂致堆砌药味，杂乱无章。遣方用药，当详察病情、寒热虚实，了然于胸，见微知著，方能百战不殆。

【治疗特色】

1. 明辨病机，注重整体

笔者经过临床长期观察和总结，认为胃病病位虽在胃，但其病机与肝脾的关系至为密切，因此在辨证治疗胃病的时候，应结合肝、脾。

（1）治胃必实脾：脾与胃，功能互为表里。胃主受纳，脾主运化，胃主降浊，脾主升清，二者相互配合，脾为胃行其津液，共同完成水谷的消化吸收及其输布，从而滋养全身，故脾胃为"后天之本"。一旦为病，胃失和降，势必影响脾的升清和运化；脾运化不及，也可导致胃通降失职。故脾虚易出现胃实，胃实易出现脾虚，二者常并列出现。因此在治法上，治胃必健脾，健脾也必和胃。脾与胃中任一方病证偏重或有兼证，可随证治之。

（2）治胃必疏肝：脾胃与肝关系极为密切。脾胃得肝之疏泄，则运化健旺，升清降浊。脾胃病，多因饮食伤脾胃，或情志伤肝，脾虚失运则生湿，湿邪阻滞气机，可影响肝的疏泄功能，造成肝郁气滞。肝主疏泄，可助脾胃运化，一旦肝失疏泄，可导致脾胃升降失常，即所谓肝脾失调或肝胃不和等证。根据肝、脾、胃之间的辨证关系，治胃病必须紧密联系肝脏。这一治疗特色是笔者在治疗胃炎方面的学术结晶。综上所述，脾胃中焦是人体气血津液升降之枢纽。笔者根据吴鞠通《温病条辨》中提出的"治中焦如衡，非平不安"的法则，总结出治胃当责于肝、脾，疏肝健脾是胃病的关键之一。

2. 辨证辨病，动静结合

胃病的诱因不尽相同，有饮食不节、情绪异常、环境改变、气候变化等，临床症状不一，且病机变化多端，因此治疗当辨证论治，随机应变，灵活巧用方药。笔者认为，脾胃病的治疗要守法守方，不可朝令夕改。在治疗过程中，病情容易受到各种诱因的影响而有相应的变化，因此出现患者症状反复变化的情况，只有坚持最根本的治疗原则和治法，在守法守方的基础上适当加减，积极寻找导致患者病情反复的诱因，守法继进，才能使病情得以改善，从而取得令人满意的疗效。

3. 四诊合参、尤重舌脉

笔者诊查每一位患者必定首查舌像脉象，望舌须观舌体、舌质、舌苔，三者必须综合分析，缺一不可，只有这样才能对病情全面了解。第一，笔者认为舌像的形成与胃的气血津液充盈密切相关，如舌体胖大多为体内湿气过盛所致，舌质紫暗多为血瘀之像，舌苔黄腻为湿热内蕴，舌苔白腻为寒湿内蕴。第二，笔者认为舌像的变化不仅可以反映疾病的本质，而且还能指导治疗的变化。任何疾病都不是一成不变，因此在临证中不能一方到底。如胃痛患者初诊舌苔白辨为肝郁气滞，方药可以选择柴胡疏肝散加减，开始用药往往有效，可一段时间后却无效，此时需仔细望舌，多数患者已有化热趋势，舌苔已由白转黄，若仍使用柴胡疏肝散，则里面的辛香之品必然进一步化燥伤阴，此时就必须调方，改用化肝煎加减。第三，舌像还可以间接反映胃中黏膜的情况，如出现舌体胖大，舌质紫暗，舌苔黄腻，胃镜检查一般均有糜烂性胃炎；如出现舌体小，质暗红，苔薄少或无，胃镜检查多有萎缩性胃炎。

诊脉是中医临床的根本，《内经》云："善诊者，察色按脉，先别阴阳。"笔者诊查患者注重脉象，笔者认为脉象能传递机体各部分的生理病理信息，是窥视体内功能变化的窗口，可为诊断疾病提供重要依据。正如《景岳全书》载："脉者气血之神，邪正之鉴也，有诸中必行诸外。故血气盛则脉必盛，血气衰则脉必衰，无病则脉必正，有病则脉必乖。"临证中胃痛患者多见弦脉，湿盛患者多见滑脉、缓脉，偏热见滑数，偏寒见迟缓，血瘀患者多见细脉、涩脉，或结代。临证需仔细揣摩，并要结合舌象来辨证。

4. 衷中参西，微观辨证

笔者在治疗脾胃病的过程中也强调要中西结合，利用胃镜的检查结果来进行微观辨证，不仅可以提高治疗效果，同时也是对患者负责。如胃镜报告胃黏膜有充血、水肿、糜烂或渗出，应在其原有辨证用药的基础上酌加三七、地榆炭、白及等收敛止血药；若胃镜报告胃黏膜出现粗糙高低不平、皱襞增生或伴不典型增生、肠上皮化生者，酌加当归、川芎、丹参、三棱、莪术等活血化瘀、软坚散结之品；若胃镜报告有疣状胃炎，也应酌加三棱、莪术等软坚散结之品；若伴有胃黏膜溃疡者，酌加锻瓦楞子、海螵蛸、浙贝母、海蛤粉、三七、白及等制酸止血之品；若伴有胆汁反流，酌加旋覆花、枳实等降逆之剂。

5. 怡情节食，事半功倍

笔者认为，脾胃病的发生、发展与饮食、情绪关系密切。"饮食自倍，肠胃乃伤"，"胃病宜三分治、七分养，养则胃气渐复，病气自退矣。"所谓以食养胃，其意有二：一者，食饮有节，勿伤脾胃；二者，通过饮食调理脾胃。此即《素问·生气通天论》所述："阴之所生，本在五味，阴之五宫，伤在五味。"饮食不节，暴饮暴食，易内生食滞；而五味过极，辛辣无度，肥甘厚味，可蕴湿生热。均可损伤脾胃，致胃痛、嘈杂、痞满等。而多思则气结，暴怒则气逆，悲忧则气郁，惊恐则气乱，故忧、思、恐、怒，情志不遂，可造成气机逆乱、升降失职，肝气横逆犯脾胃，胃失和降、肝脾不和，气机郁滞而见胃痛、嗳气、痞满。治疗慢性胃病，药石固然重要，然胃者，水谷之海，气血生化之源。药有寒热温凉之性，酸苦辛甘之味，升降浮沉之势，久用药石，胃气亦必有伤损，不免有矫枉过正之弊；而合理的饮食调补，因其寒热之性较为温和，不致有损胃气。笔者主张，饮食调理应遵从食物性味、患者体质及疾病的性质等因素，对于阳虚体质或脾胃虚寒者，可选牛羊肉、鸡肉、生姜、刀豆、桂圆、核桃等；对于阴虚体质或胃有积热者，宜选山药、百合、鲜藕、竹笋、薏苡仁、苦瓜等。在此类患者的诊疗过程中，要仔细地向患者说明饮食的重要性，纠正患者的不良饮食习惯，并耐心倾听患者的烦恼，开导患者，使其保持愉快的心情。笔者认为，纠正不良饮食习惯、保持心情愉快是治疗慢性胃炎的一个重要环节，通过饮食和情志的调节，再给予药物，治疗往往可以起到事半功倍的作用。

胃恶性肿瘤（胃癌）

一、肝胃不和兼脾虚证

陈某，男，72 岁。

首诊时间：2009 年 9 月 12 日。

主诉：胃脘疼痛、反酸、腹胀 5 年余。

现病史：患者胃脘疼痛、反酸、腹胀 5 年余，2009 年 7 月于哈尔滨市肿瘤医院行胃镜检查，考虑胃癌，随后行胃癌根除手术。术后病理提示：腺癌，浸透肌层达浆膜层，淋巴结 1/10。术后恢复一般，仍有胃痛、腹胀、反酸之症，经人介绍，为求进一步中医整体治疗，来到笔者门诊就诊。现症见：胃部痞满，时有作痛，窜及两胁，嗳气频繁，时有反酸，纳食不馨，食则胃脘胀满症状加重，畏寒肢冷，背酸，神疲乏力，大便溏薄。舌质淡，边有齿痕，苔薄黄，脉沉弱。

既往史：否认其他疾病病史。

辅助检查：1. 胃镜示考虑胃癌。

2. 术后病理提示腺癌，浸透肌层达浆膜，淋巴结 1/10。

【辨证分析】胃部痞满，两胁窜痛，嗳气反酸，此皆为肝胃不和之征。肝气横逆犯脾，易致肝郁脾虚，且患者年老体衰，术后损伤正气，故脾胃之气更加虚弱。

中医诊断：胃癌（肝胃不和证）。

西医诊断：胃腺癌。

治法：疏肝和胃，化瘀解毒。

方药：

柴　胡 10 克	炒白芍 15 克	枳　实 10 克	焦白术 10 克
黄　连 15 克	吴茱萸 5 克	旋覆花 5 克	代赭石 10 克
党　参 10 克	苍　术 10 克	薏苡仁 15 克	茯　苓 15 克
佛　手 10 克	厚　朴 10 克	半枝莲 15 克	白花蛇舌草 15 克

7 剂，日 1 剂，水煎 300 毫升，早晚分服。

二诊：患者自述胃胀胃痛之症有所缓解，大便成形，仍有嗳气、反酸之症，食欲渐复，近日频发恶心，乏力，舌质淡，边有齿痕，苔薄黄，脉沉弱。此因脾气虚弱、不能运化水湿，使湿浊内生、阻滞中焦、胃气上逆而致，故于上方加藿香 10 克、佩兰 10 克，取其芳香之性，清热化湿，和胃醒脾。

方药：柴　胡 10 克　　炒白芍 15 克　　枳　实 10 克　　焦白术 10 克
　　　　黄　连 15 克　　吴茱萸 5 克　　旋覆花 5 克　　代赭石 10 克
　　　　党　参 10 克　　苍　术 10 克　　薏苡仁 15 克　　茯　苓 15 克
　　　　佛　手 10 克　　厚　朴 10 克　　半枝莲 15 克　　白花蛇舌草 15 克
　　　　藿　香 10 克　　佩　兰 10 克

7 剂，日 1 剂，水煎 300 毫升，早晚分服。

三诊：患者叙述胃胀明显缓解，大便正常，嗳气、反酸、恶心之症亦有缓解，但近日自感口舌干燥，烦躁不寐，舌质淡，边有齿痕，苔微黄，脉沉弱。思索此因上方燥湿行气之药较多，伤及阴液，故考虑于上方去茯苓，加石斛 10 克，沙参 10 克，滋补肺胃之阴。

方药：柴　胡 10 克　　炒白芍 15 克　　枳　实 10 克　　焦白术 10 克
　　　　黄　连 15 克　　吴茱萸 5 克　　旋覆花 5 克　　代赭石 10 克
　　　　党　参 10 克　　苍　术 10 克　　薏苡仁 15 克　　佛　手 10 克
　　　　厚　朴 10 克　　半枝莲 15 克　　白花蛇舌草 15 克 沙　参 10 克
　　　　藿　香 10 克　　佩　兰 10 克　　石　斛 10 克

7 剂，日 1 剂，水煎 300 毫升，早晚分服。

四诊：患者自述胃痛、胃胀均明显好转，二便基本正常，食欲渐复，偶有嗳气、反酸，口舌干燥基本消失，但患者仍觉乏力，舌质淡，边有齿痕，苔白，脉沉弱。于上方加黄芪 15 克，补中益气。

方药：柴　胡 10 克　　炒白芍 15 克　　枳　实 10 克　　焦白术 10 克
　　　　黄　连 15 克　　吴茱萸 5 克　　旋覆花 5 克　　代赭石 10 克
　　　　党　参 10 克　　苍　术 10 克　　薏苡仁 15 克　　黄　芪 15 克
　　　　佛　手 10 克　　厚　朴 10 克　　半枝莲 15 克　　白花蛇舌草 15 克

藿　香 10 克　　佩　兰 10 克　　石　斛 10 克　　沙　参 10 克

7 剂，日 1 剂，水煎 300 毫升，早晚分服。

五诊：患者来诊欣喜叙述症状稳定。效不更方，续服上方 15 剂，嘱半月复诊 1 次，并继续同时配合西医系统治疗。

方药：柴　胡 10 克　　炒白芍 15 克　　枳　实 10 克　　焦白术 10 克

黄　连 15 克　　吴茱萸 5 克　　旋覆花 5 克　　代赭石 10 克

党　参 10 克　　苍　术 10 克　　薏苡仁 15 克　　黄　芪 15 克

佛　手 10 克　　厚　朴 10 克　　半枝莲 15 克　　白花蛇舌草 15 克

藿　香 10 克　　佩　兰 10 克　　石　斛 10 克　　沙　参 10 克

7 剂，日 1 剂，水煎 300 毫升，早晚分服。

患者至今状况较为良好。

【按语】

胃癌的现代治疗手段主要为手术、放疗和化疗。根据资料显示，早期胃癌手术根治后，5 年生存率可达 90% 以上，但是，患者就诊时，一般系属中晚期胃癌，其手术切除率一般仅有 50%，5 年生存率不到 20%。而放疗、化疗则极大地损伤了机体的免疫力，严重影响了患者的生存质量。中医药治疗具有起效快、疗效确切、复发率低等特点，而且在调节机体免疫功能，阻止肿瘤生长、播散等方面的疗效较为肯定，尤其在胃癌手术后加用中药、中西医结合综合治疗，更能显示出优于手术或单纯化疗和手术加化疗的效果，笔者经过大量研究发现，中医药能够多靶位、多环节地抑制胃癌的发生、发展与转移。

中医认为，胃癌之症，不脱痛胀、纳差、反酸、嗳气之症，其病机多属中焦脾胃衰败，运化失常，升降失司。脾胃为后天之本，是气机升降之枢，脾气宜升，胃气亦降，若脾不升、胃不降，则诸病皆发，正如李东垣在《脾胃论》中所说"内伤脾胃，百病由生"。脾虚则肝木易病，肝病则易及脾土，故此病又与肝脏密切相关。笔者认为，胃癌的病机可辨为本虚标实，治本以疏肝健脾为主，治标则以攻邪为主，行气泄热，活血化瘀，清热解毒，须标本兼顾。本患者主诉胃部痞满，两胁窜痛，嗳气反酸，此皆为肝胃不和之征，且患者年老体衰，术后损伤正气，故脾胃之气更加虚弱，故酌以柴胡、白芍、枳实、黄连、吴茱萸、旋覆花、代赭石等药，疏肝解郁，清泄肝热，降逆和胃；并加党参、白术健益脾气，薏苡仁、苍术燥湿健脾，佛手、厚朴通行胃肠之气机，半枝莲、白花蛇舌草清热解毒，活血化瘀，对于抗癌有良好的作用。

二、脾胃虚寒证

范某，女，60岁。

首诊时间：2010年6月20日。

主诉：胃脘疼痛4年余。

现病史：患者胃脘疼痛4年余，2010年4月12日因上腹部胀满、胃脘疼痛加重，伴纳差、消瘦，于哈尔滨市肿瘤医院行胃镜检查确诊为胃癌。2010年5月20日行胃癌根治术，手术后给予抗感染、营养等对症支持治疗，之后开始放化疗。患者接受放化疗一段时间后，想要服中药治疗，遂来到笔者门诊就诊。现症见：胃脘疼痛，绵绵不休，喜温喜按，上腹部胀满不舒，进食尤甚，食少纳呆，大便溏薄，时有宿谷不化，泛吐清水，畏寒肢冷，神疲乏力，面色萎黄，暗淡无光，形体消瘦，舌质淡，舌边稍有齿痕，舌苔薄白，脉沉弱兼细。

既往史：否认其他病史。

辅助检查：1. 胃镜提示胃癌。

2. 病理显示为中低分化腺癌。

【辨证分析】结合患者病史、主症及舌脉，可知此为脾胃虚寒之证，但胃癌之病，其病因病机有特异之处。患者年龄较大，脏器虚衰，脾胃虚弱，又因此病行手术，更伤中阳，脾阳不足，则寒自内生，胃失温养，从而造成脾胃虚寒之证。

中医诊断：胃癌（脾胃虚寒证）。

西医诊断：胃腺癌。

治法：温中健脾，疏肝行气，燥湿通腑。

方药：

柴 胡10克	黄 芪15克	桂 枝10克	白 芍15克
党 参10克	焦白术10克	炮 姜10克	薏苡仁10克
苍 术10克	佛 手5克	砂 仁5克	苏 子5克
海螵蛸15克	半枝莲15克	白花蛇舌草15克	

7剂，日1剂，水煎300毫升，早晚分服。

二诊：患者服上药后，自觉胃中较温，胃痛症状减轻，纳食渐复，睡眠较好，但仍觉胃脘部胀闷欲吐，舌质淡，舌边稍有齿痕，舌苔薄白，脉沉弱。此乃脾胃虚弱，湿浊内生，无以温化，阻滞中焦而致，故加姜半夏10克，燥湿化痰，温胃止呕。

方药：柴　胡10克　　黄　芪15克　　桂　枝10克　　白　芍15克
　　　　党　参10克　　焦白术10克　　炮　姜10克　　薏苡仁10克
　　　　苍　术10克　　佛　手5克　　　砂　仁5克　　　苏　子5克
　　　　海螵蛸15克　　半枝莲15克　　白花蛇舌草15克　姜半夏10克

7剂，日1剂，水煎300毫升，早晚分服。

三诊：患者自诉近日行化疗后恶心症状明显，不欲饮食，胃痛胃胀症状减轻，舌质淡，舌边稍有齿痕，舌苔薄白，脉沉弱。考虑于上方加旋覆花5克，代赭石10克，降逆止呕。

方药：柴　胡10克　　黄　芪15克　　桂　枝10克　　白　芍15克
　　　　党　参10克　　焦白术10克　　炮　姜10克　　薏苡仁10克
　　　　苍　术10克　　佛　手5克　　　砂　仁5克　　　苏　子5克
　　　　海螵蛸15克　　半枝莲15克　　白花蛇舌草15克　姜半夏10克
　　　　旋覆花5克　　　代赭石10克

7剂，日1剂，水煎300毫升，早晚分服。

四诊：患者来诊叙述胃痛之症减轻，睡食均尚可，胃脘胀闷欲吐之症亦有减轻，但近日略感腰酸冷痛，小便清长。舌质淡红，舌边稍有齿痕，舌苔薄白，脉沉细。腰酸冷痛，小便清长，此为癌症后期、脾肾两虚之象，故加肉桂10克，温肾助阳，引火归元。

方药：柴　胡10克　　黄　芪15克　　桂　枝10克　　白　芍15克
　　　　党　参10克　　焦白术10克　　炮　姜10克　　薏苡仁10克
　　　　苍　术10克　　佛　手5克　　　砂　仁5克　　　苏　子5克
　　　　海螵蛸15克　　半枝莲15克　　白花蛇舌草15克　姜半夏10克
　　　　旋覆花5克　　　代赭石10克　　肉　桂10克

7剂，日1剂，水煎300毫升，早晚分服。

五诊：患者来诊，心情舒畅，自诉诸症皆有好转，食欲正常，睡眠尚佳，精神状态有较大程度的恢复。舌质淡红，舌边稍有齿痕，舌苔薄白，脉沉细。故斟酌效不更方，续服 7 剂，嘱半月复诊 1 次，并继续同时配合西医系统治疗。

方药：柴　胡 10 克　　黄　芪 15 克　　桂　枝 10 克　　白　芍 15 克
党　参 10 克　　焦白术 10 克　　炮　姜 10 克　　薏苡仁 10 克
苍　术 10 克　　佛　手 5 克　　　砂　仁 5 克　　　苏　子 5 克
海螵蛸 15 克　　半枝莲 15 克　　白花蛇舌草 15 克　姜半夏 10 克
旋覆花 5 克　　　代赭石 10 克　　肉　桂 10 克

7 剂，日 1 剂，水煎 300 毫升，早晚分服。

后患者化疗期间无任何明显不适，CT 示未复发转移。

【按语】

笔者经过多年临床实践，总结认为，胃癌的治疗，在扶助正气方面均离不开肝脾两脏，因胃癌之证，多属中焦脾胃运化失常，升降失司。脾为阴土，得阳则运化有度。若脾阳虚弱，则脘腹胀满；脾阴不足，则便干难排。胃为阳土，得阴则胃气始降。若胃阴亏虚，多口干纳差；胃阳虚弱，则积滞不食。脾胃为后天之本，是气机升降之枢，脾气不升，多头晕便溏；胃气不降，多嗳气呃逆。而肝为木，脾为土，脾虚则肝木易病，肝病则易及脾土，故肝脏之病也为此病病机，故治疗上宜健运脾胃、疏理肝气，以通代补，即为扶正。

本病患者，其主诉、舌脉均显示出脾胃虚寒之征，又因年龄较大，脏器虚衰，脾胃虚弱，又因此病行手术，更伤中阳，脾阳不足，则寒自内生，胃失温养，故药予桂枝、白芍，温中散寒补虚而缓急止痛。脾虚则肝木易虚，故用柴胡疏肝以理气和胃，炮姜温中散寒，薏苡仁、苍术燥湿健脾，佛手、砂仁、苏子通行三焦气机，半枝莲、白花蛇舌草清热解毒，活血化瘀，有良好的抗癌作用。

三、气滞血瘀证

李某，男，65 岁。

首诊时间：2010 年 12 月 12 日。

主诉：上腹部疼痛 4 年余，加重 2 月。

现病史：患者上腹部疼痛 4 年余，于 2010 年 11 月上旬无明显诱因出现上腹部疼痛加重，遂于肿瘤医院就诊，胃镜取样病理检查提示：胃腺癌 II 级，溃疡型，约 9.0cm×5.0cm×1.2cm 大小，胃小弯淋巴结 1/3 见转移癌。医院建议手术治疗，但患者拒绝，并提出要求使用中医药治疗，遂经人介绍，来到笔者门诊就诊。现症见：胃脘部疼痛，如刺如割，固定不移，心下坚满，硬如磐石，不欲饮食，时有呕吐，肌肤甲错，大便质干而色黑，舌质紫暗，舌体有瘀斑，苔黄腻，脉沉涩。

既往史：萎缩性胃炎史。

辅助检查：胃镜取样病理检查提示胃腺癌 II 级，溃疡型，约 9.0cm×5.0cm×1.2cm 大小，胃小弯淋巴结 1/3 见转移癌。

【辨证分析】长期饮食不节，或劳倦过度，或忧思抑郁，或久病失养，从而损伤脾胃；脾胃虚弱，气血生化乏源，气虚日久则成气滞，气滞则无力推动血液运行，而致血行不畅，滞而成瘀，久之脏腑功能失调，毒邪积聚胃腑而成癌瘤。

中医诊断：胃癌（气滞血瘀证）。

西医诊断：胃腺癌。

治法：疏肝健脾，行气活血，化瘀消癥。

方药：柴　胡 10 克　　当　归 10 克　　川　芎 10 克　　丹　参 10 克

炒蒲黄 10 克　　五灵脂 10 克　　赤　芍 10 克　　香　附 10 克

焦白术 10 克　　桃　仁 10 克　　红　花 10 克　　三　棱 15 克

莪　术 15 克　　元　胡 15 克　　半枝莲 15 克　　白花蛇舌草 15 克

山慈菇 15 克

7 剂，日 1 剂，水煎 300mL，早晚分服。

二诊：患者来诊叙述服药后大便日行 3~4 次，胃痛之症有所改善，坚满之感亦有减轻，食欲渐复，自觉胃中寒冷、喜温喜按，神疲乏力，舌质紫暗，舌体有瘀斑，苔黄腻，脉沉涩。血瘀日久，血凝则生寒，故于上方加入炮姜 10 克，温中散寒，配合诸行气活血之药，则血行更畅。

方药：柴　胡 10 克　　当　归 10 克　　川　芎 10 克　　丹　参 10 克

炒蒲黄 10 克　　五灵脂 10 克　　赤　芍 10 克　　香　附 10 克

焦白术 10 克	桃 仁 10 克	红 花 10 克	三 棱 15 克
莪 术 15 克	元 胡 15 克	半枝莲 15 克	白花蛇舌草 15 克
山慈菇 15 克	炮 姜 10 克		

7 剂，日 1 剂，水煎 300mL，早晚分服。

三诊：胃痛、坚满之感明显缓解，大便正常，食欲渐复，但自述近日睡眠不佳，舌质紫暗，舌体有瘀斑，苔黄腻，脉沉涩。活血之药动血行血而致夜晚阳不入阴，故以合欢花 10 克、夜交藤 10 克，养血安神。

方药：柴 胡 10 克	当 归 10 克	川 芎 10 克	丹 参 10 克
炒蒲黄 10 克	五灵脂 10 克	赤 芍 10 克	香 附 10 克
焦白术 10 克	桃 仁 10 克	红 花 10 克	三 棱 15 克
莪 术 15 克	元 胡 15 克	半枝莲 15 克	白花蛇舌草 15 克
山慈菇 15 克	炮 姜 10 克	合欢花 10 克	夜交藤 10 克

7 剂，日 1 剂，水煎 300mL，早晚分服。

四诊：患者服药期间自觉胃痛、坚满之症状改善明显，胃纳尚可，二便基本正常，夜寐安和，舌质紫暗，舌体有瘀斑，苔黄腻，脉沉涩。故于上方去桃仁、红花、三棱、莪术等破血动血作用较强之药，加党参 15 克，薏苡仁 15 克，茯苓 10 克，黄芪 15 克，陈皮 5 克，补中益气，健脾燥湿，意在顾护脾胃之气，使其受纳、运化功能得以恢复，脾胃气机升降协调，则有利于气血畅行，瘀毒消减，从而更好的改善症状、缓解病情。

方药：柴 胡 10 克	当 归 10 克	川 芎 10 克	丹 参 10 克
炒蒲黄 10 克	五灵脂 10 克	赤 芍 10 克	香 附 10 克
焦白术 10 克	元 胡 15 克	半枝莲 15 克	白花蛇舌草 15 克
山慈菇 15 克	炮 姜 10 克	合欢花 10 克	夜交藤 10 克
党 参 15 克	薏苡仁 15 克	茯 苓 10 克	黄 芪 15 克
陈 皮 5 克			

7 剂，日 1 剂，水煎 300mL，早晚分服。

嘱患者半月复诊 1 次，2 月后患者再行 CT 检查提示病情未进展。

【按语】

胃癌之病，属于中医学"癥积""积聚"等范畴，其病因病机均来源于脾胃虚弱，脾胃虚弱是此病的根本。笔者认为气滞、瘀血、癌毒是胃癌的重要致病因素，气滞血瘀、瘀毒互结为胃癌的主要病理变化。本例患者属上述气滞血瘀、瘀毒互结之证，故以活血化瘀、行气通腑为法，合蒲黄、五灵脂祛瘀止痛，并加柴胡疏理肝气以健脾，白术补益脾气，半枝莲、白花蛇舌草、山慈菇清热解毒，活血化瘀，对于抗癌有良好的作用。

四、气阴两虚兼胃热证

何某，女，82岁。

首诊时间：2012年2月20日。

主诉：上腹部不适，逐渐加重3月余。

现病史：患者自2011年12月开始出现上腹部不适并逐渐加重，于2012年1月6日至牡丹江市人民医院行胃镜检查示胃癌，BorrmannII型，病理提示中分化腺癌。2012年1月13日行胃癌根治术，术后给予抗感染、止血、补液等对症支持，并行放化疗，但患者希望以中医中药配合治疗，后经人介绍，来到笔者门诊就医。现症见：胃脘部灼热，嘈杂疼痛，食欲减退，口干咽燥，形体消瘦，五心烦热，多汗，纳呆，大便干燥，面色苍白，神疲乏力。舌质暗红，少津，苔少，局部剥脱，脉细数。

既往史：否认其他疾病病史。

辅助检查：1. 胃镜检查示胃癌，BormannII型。

2. 病理提示中分化腺癌。

【辨证分析】脾胃虚弱，运化乏权，导致痰凝气滞，热毒血瘀，胶结于胃，日久形成积块，病至中晚期，气血瘀积日久，化热伤阴，造成气阴两虚之证。

中医诊断：胃癌（气阴两虚证）。

西医诊断：胃腺癌。

治法：疏肝健脾，益气养阴，佐以清热解毒。

方药：

石　斛 10 克	沙　参 15 克	麦　冬 15 克	玉　竹 15 克
玄　参 10 克	柴　胡 5 克	白　术 10 克	薏苡仁 15 克
太子参 10 克	黄　芪 15 克	厚　朴 10 克	火麻仁 10 克
郁李仁 10 克	半枝莲 15 克	白花蛇舌草 15 克	黄　连 10 克

7剂，日1剂，水煎300mL，早晚分服。

二诊：患者自诉胃脘部灼热、嘈杂疼痛之症状有所减轻，口干咽燥亦有缓解，近日大便日2~3次，便质已不干结，但仍纳差不欲食，舌质暗红，少津，苔少，局部剥脱，脉细数。于上方加陈皮10克，鸡内金10克，理气消食健胃而助消化。

方药：石　斛10克　　沙　参15克　　麦　冬15克　　玉　竹15克
　　　　玄　参10克　　柴　胡5克　　　白　术10克　　薏苡仁15克
　　　　太子参10克　　黄　芪15克　　厚　朴10克　　火麻仁10克
　　　　郁李仁10克　　半枝莲15克　　白花蛇舌草15克　黄　连10克
　　　　陈　皮10克　　鸡内金10克

7剂，日1剂，水煎300mL，早晚分服。

三诊：患者来诊叙述胃部灼痛缓解，口干咽燥明显好转，食欲渐复，但频发呃逆，有痰吐出，仍多汗，舌质暗红，少津，苔少，局部剥脱，脉细数。于上方加姜半夏10克，燥湿化痰，降逆止呕。

方药：石　斛10克　　沙　参15克　　麦　冬15克　　玉　竹15克
　　　　玄　参10克　　柴　胡5克　　　白　术10克　　薏苡仁15克
　　　　太子参10克　　黄　芪15克　　厚　朴10克　　火麻仁10克
　　　　郁李仁10克　　半枝莲15克　　白花蛇舌草15克　黄　连10克
　　　　陈　皮10克　　鸡内金10克　　姜半夏10克

7剂，日1剂，水煎300mL，早晚分服。

四诊：患者来诊情绪良好，胃痛缓解，口干咽燥症状基本消失，食欲恢复，二便正常，自述体力渐复，舌质暗红，苔少，剥脱苔部分亦复原，脉细数。效不更方。

方药：石　斛10克　　沙　参15克　　麦　冬15克　　玉　竹15克
　　　　玄　参10克　　柴　胡5克　　　白　术10克　　薏苡仁15克
　　　　太子参10克　　黄　芪15克　　厚　朴10克　　火麻仁10克
　　　　郁李仁10克　　半枝莲15克　　白花蛇舌草15克　黄　连10克
　　　　陈　皮10克　　鸡内金10克　　姜半夏10克

7剂，日1剂，水煎300mL，早晚分服。

嘱患者半月复诊 1 次，后又行 CT 检查显示病情稳定。

【按语】

笔者认为，现代医学用手术、放化疗等治疗方法治疗肿瘤，在让患者获益的同时亦耗伤了人体气血津液，放化疗为火热之邪，易耗气伤阴，形成气阴不足之证，而手术则致耗气伤血，故将放化疗后、术后患者归于气阴两虚阶段；胃癌晚期、终末期患者，长期受癌毒之邪侵袭，亦多处于气阴两虚阶段，以口干心烦、乏力盗汗为其主要症状。

此患者胃脘部灼热，嘈杂疼痛，食欲减退，口干咽燥，五心烦热，多汗，大便干燥，结合其舌质暗红、少津、苔少，局部剥脱，脉细数之象，皆可辨其为气阴两虚兼胃热之证，故处方用沙参、麦冬、玉竹等药，益胃生津、滋阴清热，加入玄参，增水行舟，攻下泄热，并加柴胡疏肝以和胃，太子参、白术、黄芪、薏苡仁益气健脾，火麻仁、郁李仁滋阴通腑而不伤津液，厚朴行气通腑，黄连清热燥湿解毒，半枝莲、白花蛇舌草清热解毒，活血化瘀。

五、痰浊中阻兼脾虚证

曹某，女，75 岁。

首诊时间：2013 年 6 月 26 日。

主诉：上腹部疼痛不适 1 年余，顽固性呕吐 3 个月。

现病史：患者上腹部疼痛不适 1 年余，并逐渐加重，2013 年于绥化市人民医院就诊，行胃镜检查示贲门癌，后取病理提示贲门胃底部印戒细胞癌，2013 年 3 月行手术治疗，术后给予抗感染、止血、补液等对症支持，并行放化疗。近 3 月出现顽固性呕吐，运用各种办法效果均不明显，后患者提出欲求中医中药治疗，遂经友人介绍，来到笔者门诊就诊。现症见：呕吐频繁顽固，呕吐胃内容物，时有痰涎黏液或清水，胃脘部痞满疼痛，口淡少食，纳呆，腹胀便溏，自觉头晕身重，舌质淡红，舌边有齿痕，苔白厚腻，脉濡滑。

既往史：胃癌根治术。

辅助检查：1. 胃镜检查示贲门癌。

2. 病理提示贲门胃底部印戒细胞癌。

【辨证分析】饮食不当，多食霉烂食物，或酸淬咸腌之品，或饮食过冷过热，致使脾胃之运化腐熟无权；或情志不遂，肝失疏泄，肝胆互为表里，胆失疏泄，气机郁滞，而积热、聚湿、生痰，损及胃络，脉络拘急成瘀，不能化津而成湿成痰，日久乃致痰瘀胶结，胃脘癥积。

中医诊断：胃癌（痰浊中阻兼脾虚证）。

西医诊断：贲门胃底部印戒细胞癌。

治法：消痰散结，疏肝健脾，理气和胃通腑。

方药：
柴 胡 10 克	半 夏 10 克	陈 皮 10 克	茯 苓 10 克
枳 实 10 克	旋覆花 5 克	代赭石 10 克	太子参 15 克
猪 苓 10 克	焦白术 15 克	薏苡仁 15 克	泽 泻 10 克
佛 手 5 克	砂 仁 5 克	半枝莲 10 克	白花蛇舌草 10 克

7 剂，日 1 剂，水煎 300mL，早晚分服。

二诊：服药后呕吐次数减少，但仍有蕴蕴欲吐之感，小便次数增多，胃痛已缓，痞满渐消，纳谷不馨，仍觉头晕身重，舌质淡红，舌边有齿痕，苔白厚腻，脉濡滑。于上方加藿香 10 克，佩兰 10 克，芳香化湿而醒脾。

方药：
柴 胡 10 克	半 夏 10 克	陈 皮 10 克	茯 苓 10 克
枳 实 10 克	旋覆花 5 克	代赭石 10 克	太子参 15 克
猪 苓 10 克	焦白术 15 克	薏苡仁 15 克	泽 泻 10 克
佛 手 5 克	砂 仁 5 克	半枝莲 10 克	白花蛇舌草 10 克
藿 香 10 克	佩 兰 10 克		

7 剂，日 1 剂，水煎 300mL，早晚分服。

三诊：患者自诉呕吐次数仍然较多，胃脘部疼痛、痞满二症减轻，仍纳谷不馨，头晕身重之症有所减轻，大便已成形，舌质淡红，舌边有齿痕，苔白厚腻，脉濡滑。考虑于上方中代赭石之量增加至 20 克，加大用量，旨在重镇降逆，利气止呕。

方药：
柴 胡 10 克	半 夏 10 克	陈 皮 10 克	茯 苓 10 克
枳 实 10 克	旋覆花 5 克	代赭石 20 克	太子参 15 克
猪 苓 10 克	焦白术 15 克	薏苡仁 15 克	泽 泻 10 克
佛 手 5 克	砂 仁 5 克	半枝莲 10 克	白花蛇舌草 10 克

藿　香 10 克　　佩　兰 10 克

7 剂，日 1 剂，水煎 300mL，早晚分服。

四诊：患者叙述恶心呕吐次数明显减少，仍纳差，舌质淡红，舌边有齿痕，苔白厚腻，脉濡滑。于上方加神曲 10 克，与原方陈皮配用，消食健胃而助消化。

方药：柴　胡 10 克　　半　夏 10 克　　陈　皮 10 克　　茯　苓 10 克

　　　　枳　实 10 克　　旋覆花 5 克　　代赭石 20 克　　太子参 15 克

　　　　猪　苓 10 克　　焦白术 15 克　　薏苡仁 15 克　　泽　泻 10 克

　　　　佛　手 5 克　　砂　仁 5 克　　半枝莲 10 克　　白花蛇舌草 10 克

　　　　藿　香 10 克　　佩　兰 10 克　　神　曲 10 克

7 剂，日 1 剂，水煎 300mL，早晚分服。

五诊：患者来诊心情愉悦，自述近日呕吐次数明显减少，胃痛、胀满亦有减轻，饮食渐复，食量增加，体力恢复，二便基本正常，舌质淡红，舌边有齿痕，苔白厚腻，脉濡滑。故于原方续服 7 剂。

方药：柴　胡 10 克　　半　夏 10 克　　陈　皮 10 克　　茯　苓 10 克

　　　　枳　实 10 克　　旋覆花 5 克　　代赭石 20 克　　太子参 15 克

　　　　猪　苓 10 克　　焦白术 15 克　　薏苡仁 15 克　　泽　泻 10 克

　　　　佛　手 5 克　　砂　仁 5 克　　半枝莲 10 克　　白花蛇舌草 10 克

　　　　藿　香 10 克　　佩　兰 10 克　　神　曲 10 克

7 剂，日 1 剂，水煎 300mL，早晚分服。

后患者又行 CT 检查显示病情稳定，未有扩散或加重。

【按语】

胃癌乃痰、气、火三邪日久相杂而成，顽邪难以祛除，易于复发转移。就如本例患者，胃癌术后，其残胃局部仍会具备胃癌产生的物质基础。其呕吐频繁顽固，呕吐胃内容物，时有痰涎黏液或清水，胃脘部痞满疼痛，口淡少食，纳果，腹胀便溏，自觉头晕身重之症状均可提示此为痰浊中阻兼脾虚之证。故笔者药予枳实、陈皮、茯苓、半夏，理气化痰，和胃利胆，合旋覆花、代赭石降逆止呕，并加柴胡一味，入肝、胆经，功以疏肝健脾，白术、茯苓、薏苡仁健脾燥湿，淡渗利湿，泽泻、猪苓利水渗湿，使痰湿之邪有出路，佛手、砂仁理气通腑。更用半枝莲、白花蛇舌草清热解毒，活血化瘀，且有良好的抗癌作用。

六、气血两虚证

魏某，女，60岁。

首诊时间：2012年4月2日。

主诉：胃脘疼痛、乏力6个月。

现病史：患者6个月前因"胃脘疼痛，乏力"于哈尔滨医科大学附属第四医院就医，行胃镜检查提示胃癌，病理提示为低分化黏液腺癌，遂行手术根除治疗，并予化疗，效果不佳，1月前CT检查发现已有淋巴结转移。患者希望通过中医中药配合治疗，遂经人介绍，来到笔者门诊就医。现症见：面色萎黄，形体消瘦，胃脘疼痛，四肢无力，畏寒肢冷，心悸头晕，疲乏气短，大便稀，自汗盗汗，纳呆食少，内心烦躁，寐差，舌质淡，舌边有齿痕，苔薄白，脉虚细无力。

既往史：胃癌根治术。

辅助检查：1.胃镜提示胃癌。

2.病理提示为低分化黏液腺癌。

【辨证分析】胃癌晚期，邪积毒蕴耗伤气阴，正气亏损无力抗邪，脾胃虚弱、气血亏虚是晚期胃癌的主要病机。

中医诊断：胃癌（气血两虚证）。

西医诊断：胃黏液腺癌。

治法：补益气血，疏肝健脾。

方药：柴　胡10克　　白　术10克　　黄　芪15克　　太子参10克

　　　茯　苓15克　　川　芎10克　　当　归15克　　白　芍10克

　　　薏苡仁15克　　苍　术10克　　神　曲10克　　陈　皮10克

　　　补骨脂10克

　　　7剂，日1剂，水煎300mL，早晚分服。

二诊：患者自诉胃脘疼痛症状减轻，食欲有所恢复，心悸头晕亦有缓解，仍觉疲乏气短，寐差，饮食不当后易腹泻，舌质淡，舌边有齿痕，苔薄白，脉虚细无力。此因脾气虚弱无以运化水谷，水谷水湿合污而下。故用白扁豆 15 克，健脾化湿和中；诃子 10 克，敛肺涩肠，防久泻伤中，三药合用，燥湿、补益、固涩共济。

方药：柴　胡 10 克　　白　术 10 克　　黄　芪 15 克　　太子参 10 克

茯　苓 15 克　　川　芎 10 克　　当　归 15 克　　白　芍 10 克

薏苡仁 15 克　　苍　术 10 克　　神　曲 10 克　　陈　皮 10 克

补骨脂 10 克　　诃　子 10 克　　白扁豆 15 克

7 剂，日 1 剂，水煎 300mL，早晚分服。

三诊：患者叙述近日乏力气短，睡眠不安，食欲渐复，大便基本正常，舌质淡，舌边有齿痕，苔薄白，脉虚细。故于上方加酸枣仁 10 克，养肝、宁心、安神。

方药：柴　胡 10 克　　白　术 10 克　　黄　芪 15 克　　太子参 10 克

茯　苓 15 克　　川　芎 10 克　　当　归 15 克　　白　芍 10 克

薏苡仁 15 克　　苍　术 10 克　　神　曲 10 克　　陈　皮 10 克

补骨脂 10 克　　诃　子 10 克　　白扁豆 15 克　　酸枣仁 10 克

7 剂，日 1 剂，水煎 300mL，早晚分服。

四诊：患者来诊自诉近日腰酸腿软，小便清长，睡眠有所改善，食欲渐复，舌质淡，舌边有齿痕，苔薄白，脉虚细。此为癌病日久、脾肾虚衰之证，故以肉桂 10 克、菟丝子 15 克，二药相需为用，补肾益精，引火归元。

方药：柴　胡 10 克　　白　术 10 克　　黄　芪 15 克　　太子参 10 克

茯　苓 15 克　　川　芎 10 克　　当　归 15 克　　白　芍 10 克

薏苡仁 15 克　　苍　术 10 克　　神　曲 10 克　　陈　皮 10 克

补骨脂 10 克　　诃　子 10 克　　白扁豆 15 克　　酸枣仁 10 克

肉　桂 10 克　　菟丝子 15 克

7 剂，日 1 剂，水煎 300mL，早晚分服。

五诊：患者睡眠较好，食欲增加，食量有所增加，大便较正常，腰酸腿软之症亦有改善，精神状态良好，舌质淡，舌边有齿痕，苔薄白，脉虚细。考虑患者诸症改善，症状稳定，故续进上方 7 剂。

方药：柴　胡 10 克　　白　术 10 克　　黄　芪 15 克　　太子参 10 克

茯　苓 15 克	川　芎 10 克	当　归 15 克	白　芍 10 克
薏苡仁 15 克	苍　术 10 克	神　曲 10 克	陈　皮 10 克
补骨脂 10 克	诃　子 10 克	白扁豆 15 克	酸枣仁 10 克
肉　桂 10 克	菟丝子 15 克		

7 剂，日 1 剂，水煎 300mL，早晚分服。

嘱患者半月复诊 1 次，后又行 CT 检查显示病情稳定，未有加重。

【按语】

笔者认为，癌症是在人体正气亏虚的基础上发生和发展的，《内经》曰："正气存内，邪不可干"，"邪之所凑，其气必虚。"治疗当在补益脏腑气血、扶正培本的总原则下加以祛邪解毒抗癌。由于脾胃为后天之本、气血生化之源，肝为条达之官，通调一身之气机，与人体的免疫力即正气的强弱息息相关。脾胃肝三脏受损则导致痰凝、气滞、湿浊、血瘀等交结于胃，必然会导致癌瘤的发生。正如《医宗必读》所说："积之成也，正气不足，而后邪气踞之。"胃癌发病多由脾胃虚弱所致，脾虚则肝木易病，肝病则更易及脾土，故脾胃虚弱贯穿于胃癌发病的始终，脾胃健运则气血充盈，健康无病；而胃癌一旦形成，很容易损伤脾胃受纳运化功能，脾胃功能失调，致脾胃更为虚弱。二者互为因果。因此脾气虚弱是胃癌发病的基础，且贯穿于疾病的始终。胃癌晚期，邪积毒蕴耗伤气阴，正气亏损无力抗邪，补益气血、调补脾胃、固护正气为此时关键。故本例处方益气补血，调补脾胃，使正气奋起抗邪，并加薏苡仁健脾渗湿，苍术燥湿健脾，陈皮理气，补骨脂补肾涩肠。

【诊疗体会】

胃癌是起源于胃上皮的恶性肿瘤，是最常见的恶性肿瘤之一，居全球癌症死亡原因的前列，胃癌的病因与发病机制尚未阐明，研究资料表明胃癌的发生是多因素综合作用的结果。

中医文献中无"胃癌"之病名，以临床表现分析，贲门癌应属于"噎膈"范畴，而幽门区胃癌出现幽门梗阻症状则属于"胃反""反胃""翻胃"类疾病范畴，而其他胃癌情况则多属于"胃脘痛""呕吐"，有包块则属于"癥积""伏梁"，有出血者归之于"呕血""便血"等，晚期出现腹水归属于"鼓胀"等。

【治疗特色】

一、病因病机，遵循经典

中医原无胃癌病名，但中医学很早就对相关的症状及病因病机有了一定认识，一般属"胃脘痛""反胃""噎膈""积聚""癥瘕"等病的范畴。《灵枢·百病始生》云："积之始生，得寒乃生，厥乃成积矣。"《金匮要略·五脏风寒积聚病脉证并治》曰："积者，脏病也，终不移……"并首创"癥瘕"病名，治以鳖甲煎丸等。华佗在《中藏经》中指出："夫痈疽疮肿之所作也，皆五脏六腑蓄毒不流则生矣，非独因荣卫壅塞而发者也。"并出癥瘕方。《医学心悟》提出："邪气初客，积聚未坚，宜直消之，而后和之。若积聚日久，邪盛正虚，法从中治，须以补泻，相兼为用。"笔者总结了古人治法，并根据多年的临床实践，认为胃癌的核心病位在脾胃，长期受外邪侵袭、饮食不节、情志失调、素体虚弱等因素影响，导致脾胃虚弱、湿热留恋、伤阴耗气，进则瘀血阻络、化热生毒，渐成本病。

二、辨证论治，临证加减

笔者认为，胃癌的治疗可辨为本虚标实，治本以疏肝健脾为主，同时顾及胃气胃阴；治标以攻邪为主，活血化瘀，清热解毒。故中医治疗有如下几法：

1. 健脾燥湿，芳香化湿

胃癌早期多无明显症状，初起可有纳差、乏力、胃痛、胃胀、反酸、嗳气等症状，多属中焦脾胃运化失常，升降失司。脾为阴脏，得阳则运化有度。若脾阳虚弱，则脘腹胀满；脾阴不足，则便干难排。胃为阳腑，得阴则胃气始降。若胃阴亏虚，多口干纳差；胃阳虚弱，则积滞不食。脾胃为后天之本，是气机升降之枢，脾气宜升，胃气宜降。脾不升者，多头晕便溏；胃不降者，多嗳气呃逆。脾虚则肝木易病，肝病则易及脾土。因此，此病又与肝脏密切相关。笔者在临床用药中多以疏肝健脾、芳香化湿为主，理中下焦气机，并十分重视湿热环境对机体的影响。常用柴胡、枳壳等疏利气机，白豆蔻、薏苡仁等清利湿热，佛手、砂仁等行气化湿，茯苓、炒白术等健脾益气。若脘腹胀痛，酌加苍术、薏苡仁、郁金、陈皮、蒲黄、白芍；若口干、纳差，酌加沙参、麦冬、生地、神曲、山楂、谷芽、莱菔子、内金、太子参；如恶心、呕吐，加半夏、竹茹、藿香；若寐差，加合欢花、酸枣仁、何首乌。胃癌晚期阶段，脾肾两虚，治以补中益气汤加减；或命门火衰而脾肾阳衰，治以附子理中丸加减，温阳健脾；或阴液大亏，虚火上炎，用一贯煎加减以滋阴和阳。《温病条辨》云："癥瘕乃气血积聚有形之邪，水火既济，中土气盛，而积聚自消。"

2. 活血化瘀，清热解毒

进展期胃癌在腹部可扪及肿块，常固定而不能推动。《黄帝内经》云："坚者削之。"笔者认为，瘀血阻滞与胃癌关系十分密切。患者肝郁脾虚多年，气虚不能行血，以致气滞血瘀，胃络瘀阻，又"六气皆从火化"，故气滞血瘀日久必化热生毒，治当活血化瘀、清热解毒，以膈下逐瘀汤加减化裁。方中常加三棱、莪术、山慈菇、白花蛇舌草、半枝莲等药物，并配伍白参、黄芪、焦山楂、神曲、炒麦芽、鸡内金等健脾消食之药以调和气血、化瘀生新。半枝莲、白花蛇舌草具有清热解毒、活血祛瘀、抗癌等作用。张锡纯称三棱、莪术为"化瘀血之要药"。如痰瘀互结，酌加半夏、苏子、桂枝、竹茹、厚朴、玫瑰花；如水饮内停，酌加猪苓、防己、大腹皮、益母草、泽兰、蒲黄；如瘀热相搏，酌加郁金、丹参、土鳖虫、栀子；若精不化气，加熟地黄、山茱萸、菟丝子、黄精；若疼痛难忍，酌加九香虫、乳香、荔枝核、炮山甲、玫瑰花行气活血止痛；若出现呕血或黑便，加白及、三七。

3. 通降腑气，顾及胃阴

《素问·五脏别论》："五脏者，藏精气而不泻也，故满而不能实。六腑者，传化物而不藏，故实而不能满也。"本人在临证时经常注意通降腑气。胃以通为用，以通为补。腑气不通，胃气上逆则胃痛、嗳气、反酸等症不除；腑气通，糟粕下行，中焦始能受纳而取汁化血。如若患者体质以虚弱为主，大便干燥不通，常用增液承气汤加沙参、厚朴、火麻仁、郁李仁等通降腑气，旨在养胃阴，胃喜柔润，胃阴得复，十二经脉之阴皆复，胃气自得通降，嗳气反酸自除；若以实证为重，多用小承气汤加减化裁以存津液；若肾精亏虚，用济川煎加减以温肾通便；如阳虚积滞，以理中汤加减以温运中阳；如脾虚精亏，以小建中汤加减以化精生血；若饱胀不舒，用厚朴三物汤合保和丸加减以理气消食；若胃脘气机痞结，加枳术散，走气分、通腑气；如出现胃气上逆症状，多合旋覆代赭汤加减；如兼情志症，心肺阴虚，多合百合知母汤以养心神。

细菌性痢疾

一、湿热下注兼脾虚证

曾某，男，57岁。

首诊时间：2012年6月8日。

主诉：腹痛、腹泻7日。

现病史：患者因"发热、腹痛、腹泻两日"于2012年6月3日至哈尔滨医科大学第二附属医院就诊，诊断为细菌性痢疾。静点消炎药3天后热退，但仍感觉腹痛，大便有黏液。患者欲求中医中药治疗，经人介绍，来到笔者门诊就医。现症见：胃脘及腹部疼痛，食纳较差，腹泻，一日行3~4次，大便有黏液，时有赤白色痢，并常感肛门不舒，小便黄热而少，质红，舌边有齿痕，苔黄厚腻，脉弦数。

既往史：浅表性胃炎。

辅助检查：1. 血常规显示白细胞升高。

2. 大便潜血试验呈阳性。

3. 肠镜显示肠黏膜弥漫性充血，水肿伴大量渗出。

【辨证分析】素有脾胃虚弱，又因饮食不慎，损伤脾胃，滋生湿热，湿热之邪，积于肠腑，与气血搏结，壅塞肠道，传导失司，气血凝滞，腐败化为脓血而痢下赤白。

中医诊断：痢疾（湿热下注兼脾虚证）。

西医诊断：细菌性痢疾。

治法：清热化湿解毒，疏肝健脾。

方药：

柴　胡10克	白　术10克	白　芍15克	黄　芩10克
黄　连10克	黄　柏10克	当　归10克	川　芎10克
苍　术10克	白豆蔻10克	白头翁15克	马齿苋15克

3剂，日1剂，水煎300mL，早晚分服。

二诊：药后大便黏液已很少，日1次，食纳恢复，胃脘及腹部疼痛大减，小便已不黄，但仍有肛门不舒，舌质红，舌边有齿痕，苔黄厚腻，脉弦数。于上方加白扁豆 15 克，神曲 10 克。观其湿热之象已减，故考虑此时加重健脾燥湿之力度，加白扁豆一味，补脾胃，和中化湿。

方药：柴　胡 10 克　　白　术 10 克　　白　芍 15 克　　黄　芩 10 克

黄　连 10 克　　黄　柏 10 克　　当　归 10 克　　川　芎 10 克

苍　术 10 克　　白豆蔻 10 克　　白头翁 15 克　　马齿苋 15 克

白扁豆 15 克　　神　曲 10 克

5 剂，日 1 剂，水煎 300mL，早晚分服。

三诊：患者自诉服药后大便黏液继续减少，偶有腹痛及肛门不舒感，大便日 1 次，食欲恢复，食量增大，但近日自觉胃脘胀满、食后加重，小便略黄，舌质红，舌边有齿痕，苔黄厚腻，脉和缓有力。病情虽有改善，但脾胃功能未复，此乃气机壅滞于中焦所致，故去黄连，防其伤中，加佛手、砂仁二药，通行中焦之气机。

方药：柴　胡 10 克　　白　术 10 克　　白　芍 15 克　　黄　芩 10 克

黄　柏 10 克　　当　归 10 克　　川　芎 10 克　　苍　术 10 克

白豆蔻 10 克　　白头翁 15 克　　马齿苋 15 克　　白扁豆 15 克

神　曲 10 克　　佛　手 10 克　　砂　仁 5 克

5 剂，日 1 剂，水煎 300mL，早晚分服。

四诊：患者来诊大喜，自诉药后大便已无黏液，便质正常，近日又行大便潜血试验提示阴性，胃脘及腹部已不通，食纳恢复，小便正常，精神状态较好，舌质微红，舌边有齿痕，苔薄黄，脉和缓有力。于上方去白头翁、马齿苋，加太子参 15 克，茯苓 10 克。患者叙述诸症皆瘥，故考虑此时应以健运脾胃为主，遂加太子参、茯苓，取四君子汤之意，补脾调中，增强脾胃之功能，则外邪不侵。

方药：柴　胡 10 克　　白　术 10 克　　白　芍 15 克　　黄　芩 10 克

黄　柏 10 克　　当　归 10 克　　川　芎 10 克　　苍　术 10 克

白豆蔻 10 克　　白扁豆 15 克　　佛　手 10 克　　砂　仁 5 克

太子参 15 克　　茯　苓 10 克　　神　曲 10 克

7 剂，日 1 剂，水煎 300mL，早晚分服。

后随诊，患者叙述身体状况良好，并无再发。

【按语】

细菌性痢疾，中医又称"滞下""赤沃""赤白痢"，以大便次数增多、腹痛、里急后重、痢下赤白黏冻为主症，是夏秋季常见的消化道传染性疾病，其病因病机笔者认为主要与正气虚弱和外感时邪、饮食所伤有关，而外邪与饮食又往往互相影响，一般多属饮食伤中，复加感受时邪而发病。夏秋之季，暑湿等时邪蒸腾，侵犯人体，挟肠中湿滞，郁积不化，成为痢疾，甚则传播流行。清代陈士铎《石室秘箓》谈到"痢疾之病，多起于夏天之郁热，又感水湿雨露之气以成之"，则充分说明了痢疾与气候的湿、热有关。人体正气虚弱，必然使脾胃运化失健，导致胃肠虚弱，故风冷暑湿之邪，乘虚而入，引起细菌性痢疾。

本案中，患者素有胃疾，此次因恣食生冷海鲜而发病，胃脘及腹部疼痛，食纳较差，腹泻，日行3~4次，大便有黏液，时有赤白色痢，并常感肛门不舒，小便黄热而少，此之诸症，均因脾胃素虚又因饮食所伤、感受外邪所致，表现一派湿热下注兼脾虚之征，故笔者考虑处方以清热燥湿、调气和血为法，药予白芍、黄芩、黄连、佛手、砂仁等。"泻而便脓血，气行而血止，行血则便脓自愈，调气则后重自除。"并加柴胡舒肝理气以实脾，白术健脾益气，恢复脾胃运化之功能；川芎配合当归，行血中之气；苍术、白豆蔻健脾燥湿；白头翁、马齿苋清热解毒，散血消肿，为笔者治疗痢疾之常用药物。

二、肝胆郁热兼脾虚证

高某，女，39岁。

首诊时间：2011年7月25日。

主诉：腹痛、便脓血半月余。

现病史：患者半月前因暑热吹空调后腹痛、里急后重，下利赤白脓血，日行7~8次，遂到黑龙江省医院就诊，当时发热，血常规检测显示白细胞增高，并行肠镜显示肠黏膜弥漫性充血、水肿伴大量渗出，诊断为细菌性痢疾。用抗生素静点一周，热退，症状稍轻，但一直不愈，遂更换另一种抗生素口服4天后，下利才止，但以后每半月左右即复发下利一次。欲求中医中药系统治疗，遂经人介绍，来到笔者门诊就医。现症见：胃脘胀闷不舒，腹中隐隐作痛，不发热，近一月每日大便3~5次，成形，夹有黏液，时有后重之症，周身疲乏无力，食差，纳呆，嗳气频作，月经正常，平素易急躁，小便短赤，尿道内有发痒的刺激感，睡眠不佳。舌质红，苔黄腻，舌边有齿痕，脉弦细。

既往史：无。

辅助检查：1. 血常规检测显示白细胞增高。

2. 肠镜显示肠黏膜弥漫性充血、水肿伴大量渗出。

【辨证分析】急性细菌性痢疾未得到彻底根治，病邪潜伏，已成时发时止之慢性痢疾。根据辨证，其大便日3~5次，夹黏液，伴后重、胃胀、嗳气、纳差等症，均为脾胃不调之象，加之寐差、性情急躁，舌红脉弦，此为肝失疏泄，久之则成肝胆郁热之证。

中医诊断：痢疾（肝胆郁热兼脾虚证）。

西医诊断：细菌性痢疾。

治法：清热解毒止痢。

方药：

柴　胡15克	白　术15克	枳　实15克	白　芍15克
黄　连15克	吴茱萸5克	茯　苓10克	马齿苋15克
薏苡仁15克	当　归10克	砂　仁10克	黄　柏10克
白头翁15克			

5剂，日1剂，水煎300mL，早晚分服。

二诊：患者药后自诉大便已无黏液，恢复为每日1次，时有胃脘不舒，纳食差，小便仍黄，尚有刺激感。情绪稳定，睡眠转好，舌质红，舌边有齿痕，苔黄腻，脉弦细。患者大便已无黏液，但小便仍黄，尚有刺激感，考虑此为肝胆经热未除所致，故加龙胆草一药，味苦性寒，泄肝胆经热。

方药：

柴　胡15克	白　术15克	枳　实15克	白　芍15克
黄　连10克	吴茱萸5克	茯　苓10克	黄　柏10克
薏苡仁15克	当　归10克	砂　仁10克	龙胆草5克
白头翁15克	马齿苋15克		

5剂，日1剂，水煎300毫升，早晚分服。

三诊：药后大便基本正常，每日1次，偶有1次微带黏液，食欲渐复，睡眠好，胃脘胀痛已消，小便正常，已无尿道发痒刺激感，舌质暗红，舌边有齿痕，苔黄腻，脉弦细。效不更方，续服 5 剂。

方药：柴　胡 15 克　　　白　术 15 克　　　枳　实 15 克　　　白　芍 15 克

　　　黄　连 10 克　　　吴茱萸 5 克　　　茯　苓 10 克　　　龙胆草 5 克

　　　薏苡仁 15 克　　　当　归 10 克　　　砂　仁 10 克　　　马齿苋 15 克

　　　黄　柏 10 克　　　白头翁 15 克

5 剂，日 1 剂，水煎 300mL，早晚分服。

四诊：药后大便正常，每日 1 次，食纳佳，胃痛已除，急躁亦减，小便亦正常，但近日自诉胃中寒冷，服药后尤甚，舌质淡红，无苔黄腻，脉沉弦。去上方龙胆草，加太子参 15 克。患者诸症皆瘥，此时考虑应以疏肝健脾、固护脾胃为主，故加太子参一味，补益脾气、健运脾胃。

方药：柴　胡 15 克　　　白　术 15 克　　　枳　实 15 克　　　白　芍 15 克

　　　黄　连 10 克　　　吴茱萸 5 克　　　茯　苓 10 克　　　太子参 15 克

　　　薏苡仁 15 克　　　当　归 10 克　　　砂　仁 10 克　　　马齿苋 15 克

　　　黄　柏 10 克　　　白头翁 15 克

5 剂，日 1 剂，水煎 300mL，早晚分服。

后随诊，患者叙述身体状态良好，病无再发。

【按语】

患者最初系急性细菌性痢疾，发展为慢性痢疾，由于开始未得到彻底根治，病邪潜伏，已转成时发时止的慢性痢疾，属古人所谓"休息痢"的范畴。笔者认为，痢疾的病位在肠，但肠与脾、胃、肝均有相连，故本病亦与肝脾胃三脏有密切关系。其病机主要是邪滞于肠、气血壅滞，肠道传化失司，脂络受伤、腐败化为脓血而成痢。其中湿滞疫毒是主要病理因素，并贯穿发病始终，但人体气血阴阳的盛衰又是病机转化不可忽视的关键。

此患者来诊初诉其大便日 3~5 次，夹黏液，伴后重、胃胀、嗳气、纳差等症，均为脾胃不调之象，加之寐差、性情急躁，舌红脉弦，此为肝失疏泄，久之则成肝胆郁热之证。故笔者考虑用柴胡、枳实、白芍、黄连、吴茱萸等药，疏肝解郁、调和肝脾，清泄肝胆之热，并加白术、薏苡仁补气健脾燥湿，黄柏和黄连配用，苦寒燥湿止痢，当归调和大肠之血，砂仁疏理中焦气机，白头翁、马齿苋清热解毒、散血消肿、凉血止痢。诸药合用，疏肝利胆、健脾和胃，清热解毒止痢。

三、脾气虚弱兼阴虚证

曹某，女，62岁。

首诊时间：2010年7月14日。

主诉：腹痛、下利脓血反复发作1月余。

现病史：患者1个月前因食生冷而出现下利脓血及黏液样便，每日20次左右，腹胀腹痛，有里急后重之感，遂于鸡西市人民医院住院治疗，经肠镜检查诊断为细菌性痢疾，经用抗生素静点十余日，症状消失出院。一星期后又复下利脓血黏液样便，症状基本如前，再次住院，又用抗生素治疗一星期，症状再次消失出院。几天后，又复发下利，患者自感西医治疗手段不佳，遂来到笔者门诊，欲求中医中药治疗。现症见：大便每日1~3次，稍夹脓血及黏液，黏滞不爽，且有里急后重之感。近日每晚咳嗽，有白黏痰，下午自觉发热，有时体温稍高，纳差，只能食稀粥，腹胀、五心烦热，小便尚佳。舌质暗，舌边有齿痕，苔白腻少津，寸尺脉弱，两关弦。

既往史：无。

辅助检查：肠镜检查诊断为细菌性痢疾。

【辨证分析】湿热余邪留恋不去，病根不除，一遇劳作，或饮食或外感，死灰复燃，易致再次发病；况且，久痢不愈，伤阳伤阴，中气下陷、清阳不升，则肢倦懒言、面黄少食，甚则滑泄脱肛。

中医诊断：痢疾（脾气虚弱兼阴虚证）。

西医诊断：细菌性痢疾。

治法：养阴清热，解毒止痢。

方药：柴　胡10克　　黄　芪15克　　太子参15克　　白　术10克
　　　　当　归10克　　陈　皮10克　　升　麻5克　　　煨葛根10克
　　　　石　斛10克　　沙　参10克　　黄　柏10克　　马齿苋15克
　　　　白头翁15克

7剂，日1剂，水煎300mL，早晚分服。

二诊：服药后大便成形，偶有 2 次带有黏液，无里急后重，食纳稍有恢复，尚稍咳嗽，有少量白痰，已无发热。舌质暗，舌边有齿痕，苔白少津，脉滑微数。于上方加半夏 10 克，百部 10 克，白前 5 克，燥湿化痰而奏痊愈之功。

方药：柴　胡 10 克　　黄　芪 15 克　　太子参 15 克　　白　术 10 克

当　归 10 克　　陈　皮 10 克　　升　麻 5 克　　　煨葛根 10 克

石　斛 10 克　　沙　参 10 克　　黄　柏 10 克　　马齿苋 15 克

白头翁 15 克　　半　夏 10 克　　百　部 10 克　　白　前 5 克

7 剂，日 1 剂，水煎 300mL，早晚分服。

三诊：患者来诊叙述大便成条，无脓血黏液，无里急后重，食纳渐佳，食量增加，已无咳嗽及咳痰，但近日仍有胃脘胀闷，食后尤甚。舌质暗，舌边有齿痕，苔白少津，脉滑微数。于上方加佛手 10 克，砂仁 10 克。患者胃脘胀闷，寻其原因应为脾胃功能刚复，尚不能完全消化水谷，导致气机壅滞于中焦，故加佛手、砂仁，行气燥湿而健脾。

方药：柴　胡 10 克　　黄　芪 15 克　　太子参 15 克　　白　术 10 克

当　归 10 克　　陈　皮 10 克　　升　麻 5 克　　　煨葛根 10 克

石　斛 10 克　　沙　参 10 克　　黄　柏 10 克　　马齿苋 15 克

白头翁 15 克　　半　夏 10 克　　百　部 10 克　　白　前 5 克

佛　手 10 克　　砂　仁 10 克

7 剂，日 1 剂，水煎 300mL，早晚分服。

四诊：患者来诊精神愉快，自诉诸症皆瘥，饮食恢复如前，二便正常，睡眠已佳，但有时仍感乏力，舌质暗，舌边微有齿痕，苔白，脉滑微数。上方续服 7 剂。

方药：柴　胡 10 克　　黄　芪 15 克　　太子参 15 克　　白　术 10 克

当　归 10 克　　陈　皮 10 克　　升　麻 5 克　　　煨葛根 10 克

石　斛 10 克　　沙　参 10 克　　黄　柏 10 克　　马齿苋 15 克

白头翁 15 克　　半　夏 10 克　　百　部 10 克　　白　前 5 克

佛　手 10 克　　砂　仁 10 克

7 剂，日 1 剂，水煎 300mL，早晚分服。

至次年患者因其他病来门诊，云服上药后下利后重未再发过。

【按语】

本例患者痢疾初起一月内连续发作，均由抗生素暂时控制，但旋即有便中夹黏液和里急后重之感，病期迁延，渐成慢性。中阳已伤，故药予柴胡、黄芪、太子参、白术、陈皮、升麻、当归等药，补益中气、调畅气机，更加煨葛根升举陷邪，石斛、沙参滋养肺胃之阴，黄柏清热燥湿止痢，白头翁、马齿苋清热解毒、散血消肿、凉血止痢。

四、寒湿困脾证

刘某，男，50岁。

首诊时间：2012年7月15日。

主诉：腹痛里急反复发作1月，加重3天。

现病史：患者起因1月前下班后冒雨涉水而发热、腹痛，里急后重，下利赤白脓血，遂于哈尔滨医科大学附属第一医院就诊，结合症状，诊断为细菌性痢疾。遂静点抗生素5天后痊愈。后痢疾时有复发。3天前因食生冷而发作，患者欲求中医治疗，来到笔者门诊就医。现症见：腹痛拘急，大便有黏液且黏滞不爽，日行4~7次，里急后重，小便微黄，脘腹胀满，头身困重。精神疲倦，纳差不欲食，且饮食乏味。舌质淡红，舌尖红，边有齿痕，苔白腻，脉两寸沉濡，右关沉迟，左关沉弦，两尺沉滑有力。

既往史：无。

辅助检查：肠镜显示肠黏膜弥漫性充血、水肿伴大量渗出。

【辨证分析】患者自述腹痛拘急，大便有黏液且黏滞不爽，日行4~7次，里急后重，小便微黄，脘腹胀满，头身困重。精神疲倦，纳差不欲食，且饮食乏味。舌质淡红，舌尖红，边有齿痕，苔白腻，脉两寸沉濡，右关沉迟，左关沉弦，两尺沉滑有力。

中医诊断：痢疾（寒湿困脾证）。

西医诊断：细菌性痢疾。

治法：疏肝健脾，调气和血止痢。

方药：

柴　胡10克	白　术10克	苍　术10克	厚　朴5克
薏苡仁15克	茯　苓10克	半　夏10克	陈　皮10克
炮　姜10克	芍　药10克	当　归10克	黄　柏10克

马齿苋 15 克　　白头翁 10 克

5 剂，日 1 剂，水煎 300mL，早晚分服。

二诊：药后腹痛基本消失，大便成形，偶有黏液，日 1 次，仍有腹胀、下坠感，小便正常，仍纳差，不欲食，舌质淡红，边有齿痕，苔白腻，脉沉濡。于上方加鸡内金 10 克，佛手 10 克。鸡内金一药，配合陈皮，理气而助消化，佛手调畅气机。

方药：柴　胡 10 克　　白　术 10 克　　苍　术 10 克　　厚　朴 5 克

　　　薏苡仁 15 克　　茯　苓 10 克　　半　夏 10 克　　陈　皮 10 克

　　　炮　姜 10 克　　芍　药 10 克　　当　归 10 克　　黄　柏 10 克

　　　马齿苋 15 克　　白头翁 10 克　　鸡内金 10 克　　佛　手 10 克

7 剂，日 1 剂，水煎 300mL，早晚分服。

三诊：患者自诉腹痛消失，大便成形，无黏液脓血，日 1 次，腹胀，下坠感减轻，食欲渐复，近日自觉口干，自感乏力，舌质淡红，边有齿痕，苔白腻，脉沉濡。笔者考虑此因寒湿壅滞中焦气机日久，耗气而伤及津液所致，故加石斛滋养肺胃之阴液，太子参补气生津、健运脾胃。

方药：柴　胡 10 克　　白　术 10 克　　苍　术 10 克　　厚　朴 5 克

　　　薏苡仁 15 克　　茯　苓 10 克　　半　夏 10 克　　陈　皮 10 克

　　　炮　姜 10 克　　芍　药 10 克　　当　归 10 克　　黄　柏 10 克

　　　马齿苋 15 克　　白头翁 10 克　　鸡内金 10 克　　佛　手 10 克

　　　石　斛 10 克　　太子参 5 克

7 剂，日 1 剂，水煎 300mL，早晚分服。

四诊：患者来诊心情愉快，自诉诸证皆瘥，食欲尚可，二便正常，睡眠较好，舌质淡红，边有齿痕，苔白腻，脉沉濡。于上方续服 7 剂。

方药：柴　胡 10 克　　白　术 10 克　　苍　术 10 克　　厚　朴 5 克

　　　薏苡仁 15 克　　茯　苓 10 克　　半　夏 10 克　　陈　皮 10 克

　　　炮　姜 10 克　　芍　药 10 克　　当　归 10 克　　黄　柏 10 克

　　　马齿苋 15 克　　白头翁 10 克　　鸡内金 10 克　　佛　手 10 克

　　　石　斛 10 克　　太子参 5 克

　　7剂，日1剂，水煎300mL，早晚分服。

随诊患者叙述再无复发。

【按语】

　　本病以厚朴、苍术、半夏、陈皮四药合用，燥湿健脾、理气和中，又加柴胡一味，疏肝理气以实脾脏，因《金匮要略》中云"见肝之病，知肝传脾，当先实脾"，故反之亦然。更用白术配合苍术，益气健脾燥湿，薏苡仁、茯苓健脾渗湿，炮姜温中散寒，芍药、当归和血利水，缓急止痛，又加黄柏一味，清热燥湿厚肠止痢。又加白头翁、马齿苋二药，其中白头翁味苦，性寒，入胃、大肠经，具有清热解毒、凉血止痢、燥湿杀虫之功效；马齿苋清热解毒、散血消肿，《唐本草》中云："此主诸肿瘘疣目，捣揩之；饮汁主反胃、诸淋、金疮血流、破血癖症癖，小儿尤良；用汁洗紧唇、面疱、马汗、射工毒涂之瘥。"二药合用，清热解毒、燥湿止痢之效尤甚。

五、疫毒壅盛证

黄某，女，25岁。

首诊时间：2013年6月20日。

主诉：发热、腹痛、里急后重5天。

现病史：患者5天前因恣食海鲜而突然出现发热、腹痛、里急后重之症，遂于黑龙江省医院就医，诊断为细菌性痢疾。给予抗生素口服3天，症状并未改善。患者欲求中医中药治疗，经友人介绍，至笔者门诊就医。现症见：腹中阵痛，频频登圊，排便不爽，里急后重，每解必排下黏稠脓血，血色鲜红，肛门灼热，小便亦黄涩，身热口渴。舌质红，苔黄厚腻，寸关脉洪大而数，尺脉涩小。

既往史：无。

辅助检查：1. 血常规提示白细胞升高明显。

　　　　　2. 便常规显示潜血阳性。

　　　　　3. 肠镜显示肠黏膜弥漫性充血、水肿伴大量渗出。

【辨证分析】食用不洁之物，痢邪从口而入，可发为痢疾，若此为疫毒之邪，则伤人最速，其势亦重。疫毒熏灼肠道，耗伤气血，则可下痢鲜紫脓血；疫毒之气，甚于湿热之邪，所以腹痛、里急后重之症较甚；毒盛于里，助热伤津，则口干口渴，甚则舌绛苔燥。患者主诉均为上述之症，故辨其为疫毒壅盛。

中医诊断：痢疾（疫毒壅盛证）。

西医诊断：细菌性痢疾。

治法：清热解毒，行气燥湿，凉血止痢。

方药：柴　胡 10 克　　焦白术 10 克　　白头翁 15 克　　秦　皮 15 克

　　　黄　芩 10 克　　黄　连 10 克　　黄　柏 15 克　　苦　参 10 克

　　　当　归 10 克　　赤　芍 10 克　　丹　皮 10 克　　厚　朴 5 克

　　　木　香 5 克

5 剂，日 1 剂，水煎 300mL，早晚分服。

二诊：药后腹痛大减，里急后重之症亦轻，排便顺畅，偶有些许黏稠脓血，肛门仍有灼热感，小便正常，口干口渴之症大减，但近日自诉肠腹胀满不舒，不欲饮食，舌质红，苔黄厚腻，脉弦。于上方加佛手 5 克，砂仁 5 克，苏子 5 克。自诉肠腹胀满不舒，不欲饮食，究此原因应为肠腹受伤、气机壅滞，故加佛手、砂仁、苏子三药，通调三焦气机。

方药：柴　胡 10 克　　焦白术 10 克　　白头翁 15 克　　秦　皮 15 克

　　　黄　芩 10 克　　黄　连 10 克　　黄　柏 15 克　　苦　参 10 克

　　　当　归 10 克　　赤　芍 10 克　　丹　皮 10 克　　厚　朴 5 克

　　　木　香 5 克　　佛　手 5 克　　砂　仁 5 克　　苏　子 5 克

5 剂，日 1 剂，水煎 300mL，早晚分服。

三诊：患者来诊自诉诸症皆大减，大便成形，排便顺畅，饮食渐复，已无口干口渴，舌质微红，苔黄腻，脉弦。加太子参 15 克，茯苓 10 克，益气健脾，增强脾胃之功能。

方药：柴　胡 10 克　　焦白术 10 克　　白头翁 15 克　　秦　皮 15 克

　　　黄　芩 10 克　　黄　连 10 克　　黄　柏 15 克　　苦　参 10 克

　　　当　归 10 克　　赤　芍 10 克　　丹　皮 10 克　　厚　朴 5 克

　　　木　香 5 克　　佛　手 5 克　　砂　仁 5 克　　苏　子 5 克

　　　太子参 15 克　　茯　苓 10 克

5 剂，日 1 剂，水煎 300mL，早晚分服。

四诊：药后诸症皆瘥，二便正常，食欲恢复，睡眠亦佳，舌质微红，苔薄黄，脉弦。于上方去黄芩、黄连、黄柏，加薏苡仁10克，陈皮5克，白扁豆10克。诸症皆瘥，遂去三黄，以防苦寒伤中，更加薏苡仁、陈皮、白扁豆，取参苓白术散之意，健脾益气去湿。

方药：柴　胡10克　　焦白术10克　　白头翁15克　　秦　皮15克

　　　苦　参10克　　当　归10克　　赤　芍10克　　丹　皮10克

　　　厚　朴5克　　　木　香5克　　　佛　手5克　　　砂　仁5克

　　　苏　子5克　　　太子参15克　　茯　苓10克　　薏苡仁10克

　　　陈　皮5克　　　白扁豆10克

7剂，日1剂，水煎300mL，早晚分服。

随诊患者叙述病无再发，后此患者爱人患赤痢，所出现症状与本案相同，也用本方之法，即告痊愈。

【按语】

笔者治疗此类型的赤痢，必重用清热解毒药物。刘河间曾云："行血则便脓自愈，调气则后重自除。"经笔者临床验证，确实是经验之谈。故本案中行血调气亦不可少，以古方白头翁汤为基础方，恰中本案病机。故以白头翁、黄连、黄柏、秦皮四物，清热解毒、凉血止痢，并加柴胡疏肝理气，焦白术健脾燥湿止血，黄芩、黄连、黄柏、苦参四药配伍，清热解毒、燥湿厚肠，厚朴、木香宽中调气，当归、赤芍、丹皮凉血和血。

六、脾虚湿盛证

原某，男，69岁。

首诊时间：2012年3月12日。

主诉：腹胀、腹痛、泄泻半年，加重3天。

现病史：患者半年前因饮食不节而出现发热、腹痛、里急后重、下痢赤白脓血，遂于哈尔滨医科大学第二附属医院就诊，用抗生素静点后痊愈。后痢疾时有复发，此次因饮食不节发作，患者欲求中医治疗，来到笔者门诊就医。现症见：脘腹胀闷，微有腹痛，大便中夹有黏液，日行4~5次，偶有完谷不化，形体消瘦，食少纳呆，面色萎黄，四肢不温，神倦乏力，舌淡，边有齿痕，苔白腻，脉沉滑。

既往史：慢性支气管炎史。

辅助检查：肠镜检查提示肠黏膜弥漫性充血、水肿伴大量渗出。

【辨证分析】久痢或反复发作，或年高体弱多虚者，其病多为正虚邪恋、虚实夹杂，治疗时应根据不同阶段中正邪寒热的孰轻孰重，辨证地使用通补。若平时湿滞内伏不发，脾虚湿盛症状较为突出时，应扶正与祛邪兼顾，寒热并调，鼓舞正气，尽逐邪滞。

中医诊断：痢疾（脾虚湿盛证）。

西医诊断：细菌性痢疾。

治法：健脾燥湿，清热解毒止痢。

方药：柴　胡 10 克　　黄　芪 15 克　　太子参 15 克　　苍　术 10 克
　　　炒白芍 10 克　　当　归 10 克　　砂　仁 10 克　　佛　手 10 克
　　　茯　苓 15 克　　黄　柏 10 克　　白头翁 10 克　　马齿苋 10 克

7 剂，日 1 剂，水煎 300mL，早晚分服。

二诊：药后腹痛基本消失，大便次数减少，日 2~3 次，偶有黏液，胃胀症状有所缓解，食欲渐复，近日咳嗽、无痰，舌淡，边有齿痕，苔白腻，脉沉滑。于上方加百部 10 克。患者咳嗽、无痰，素有气管炎病史，又因肺与大肠相表里，大肠为病，肺必受累，故加百部，润肺止咳化痰。

方药：柴　胡 10 克　　黄　芪 15 克　　太子参 15 克　　苍　术 10 克
　　　炒白芍 10 克　　当　归 10 克　　砂　仁 10 克　　佛　手 10 克
　　　茯　苓 15 克　　黄　柏 10 克　　白头翁 10 克　　马齿苋 10 克
　　　百　部 10 克

7 剂，日 1 剂，水煎 300mL，早晚分服。

三诊：患者自诉大便溏薄，日 2~3 次，偶有黏液，胃脘胀满之症大减，已无咳嗽，近日恶心欲吐，舌淡，边微有齿痕，苔白腻，脉沉滑。于上方加藿香 10 克，佩兰 10 克。患者出现恶心欲吐之症，究其原因，应是脾虚湿盛、阻于中焦，气机不行、郁而上逆所致，故加藿香、佩兰二药，芳香醒脾，化湿止呕。

方药：柴　胡 10 克　　黄　芪 15 克　　太子参 15 克　　苍　术 10 克

炒白芍 10 克	当 归 10 克	砂 仁 10 克	佛 手 10 克
茯 苓 15 克	黄 柏 10 克	白头翁 10 克	马齿苋 10 克
百 部 10 克	藿 香 10 克	佩 兰 10 克	

7 剂，日 1 剂，水煎 300mL，早晚分服。

四诊：药后大便日 2~3 次，无黏液，胃胀大减，食欲渐复，食量增加，神疲乏力之症减轻，舌淡，边微有齿痕，苔白腻，脉沉滑。于上方加补骨脂 10 克。询问其大便已无黏液，但仍每日 2~3 次，考虑病已进入缓解期，以虚为主，故加补骨脂补肾以温脾，涩肠以止泻。

方药：

柴 胡 10 克	黄 芪 15 克	太子参 15 克	苍 术 10 克
炒白芍 10 克	当 归 10 克	砂 仁 10 克	佛 手 10 克
茯 苓 15 克	黄 柏 10 克	白头翁 10 克	马齿苋 10 克
百 部 10 克	藿 香 10 克	佩 兰 10 克	补骨脂 10 克

7 剂，日 1 剂，水煎 300mL，早晚分服。

五诊：患者自诉大便成型，日 1 次，胃脘胀满消失，纳食较好，睡眠较佳，舌淡，边微有齿痕，苔白腻，脉沉滑。上方去黄柏。

方药：

柴 胡 10 克	黄 芪 15 克	太子参 15 克	苍 术 10 克
炒白芍 10 克	当 归 10 克	砂 仁 10 克	佛 手 10 克
茯 苓 15 克	白头翁 10 克	马齿苋 10 克	补骨脂 10 克
百 部 10 克	藿 香 10 克	佩 兰 10 克	

7 剂，日 1 剂，水煎 300mL，早晚分服。

随诊患者身体状况良好，病无再发。

【按语】

笔者认为，饮食所伤是引起细菌性痢疾的重要原因，《素问》就以"饮食不节，起居不时"为致痢之因。如饮食不当，进食肥甘厚腻或误食馊腐秽浊不洁之食物，酿生湿热，积于肠胃；或贪食生冷瓜果，聚为寒湿，留滞肠道。故唐《备急千金要方》有"赤痢为痔湿""皆由暑月多食肥浓油腻"之说。外感时邪和正气虚弱也是导致细菌性痢疾发生的原因，因夏秋之季，暑湿等时邪蒸腾，侵犯人体，挟肠中湿滞，郁积不化，成为痢疾，甚则传播流行，称为"疫痢"。清代陈士铎《石室秘箓》谈到"痢疾之病，多起于夏天之郁热，又感水湿雨露之气以成之"则充分说明了痢疾与气候的湿、热有关。人体正气虚弱，必然使脾胃运化失健，导致胃肠虚弱，故风冷暑湿之邪乘虚而入，引起细菌性痢疾。

治以健脾益气、行气渗湿之法，加柴胡疏肝调气以实脾脏，苍术、佛手、砂仁燥湿行气，当归、白芍和血而缓急止痛，黄柏清热燥湿、厚肠止痢，白头翁、马齿苋清热解毒、散血消肿、凉血止痢。

【诊疗体会】

细菌性痢疾是由志贺菌引起的常见急性肠道传染病，以结肠黏膜化脓性溃疡性炎症为主要病变，以发热、腹泻、腹痛、里急后重、黏液脓血便为主要临床表现，可伴有全身毒血症状，严重者可有感染性休克或中毒性脑病。

本病在中医学中属于"痢疾"的范畴，古称"肠癖""滞下"。是以腹痛、里急后重、下痢赤白脓血为主要临床表现的一类病证。

【临床辨证】

关于细菌性痢疾的临床辨证，张景岳曰："凡治痢疾最当察虚、实，辨寒、热，此泻痢中最大关系，若四者不明，则杀人甚易也。"故细菌性痢疾的患者除了根据发病时日、腹痛、里急后重、便次频繁和痢下的排泄物等临床表现辨识外，更重要的是应用"望、闻、问、切"四诊，找出它的病位（表、里）、病性（寒、热），结合患者的体质以及所处环境的不同，作为临床辨治的依据。

1. 辨"表""里"

元代朱丹溪云："其或恶寒发热、身热俱痛，此为表症。"故细菌性痢疾的患者如有恶寒发热、头身疼痛等症状出现，则可视为表证，常见于菌痢的初起阶段，是机体抵抗力和病邪作斗争的初期，病变处于外部和浅部。里证则和表证相对，"其或腹痛后重，小水短，下积，此为里症"，说明此时肠内的病变严重，和表证比起来，病变已发展至内部和深部。

2. 辨"寒""热"

明代张景岳曰："凡泻痢寒热之辨，若果是热，则必畏热喜冷，不欲衣被，渴甚，饮水，多亦无碍，或小便赤涩而痛，或下痢纯血鲜红，脉息必滑实有力，形气必躁急多烦……"可见热证症状明显、来势凶猛，说明此时正邪搏斗剧烈，病邪亢盛而机体抵抗力也正强。寒证与热证恰恰相反，寒证是出现在病邪未去、机体抵抗力趋向衰沉之时，"或口不渴，身不热，喜热手熨烫，是名挟寒"，"身凉不渴，溺清者为寒"，痢下白多赤少，或纯为白冻，或如鱼脑，舌淡苔白，脉濡缓。

3. 辨"虚""实"

张景岳云："实证之辨，必其形气强壮，脉息滑实，或素纵口腹，或多腹满坚痛，及平少新病、脾气未损者，微者行之和之，甚则泻之。"说明实证患者平素体质强壮，发病多因饮食不当，消化道刺激物充斥所致。而虚证患者则"形体薄弱，有颜色青白者，有素禀阳衰者，有素多痰者……有年衰脾弱者……总在脾虚之辈多有此症"。

【治疗特色】

对于细菌性痢疾的中医治疗，根据菌痢的分析归纳结果，视其病邪在表、在里，属寒、属热和患者体质的是虚、是实，应给予灵活的随证治疗，现分述如下：

1. 解表

菌痢初起夹有表证，发热恶寒、头身重痛无汗者，可用解表法，使之"得汗而解"，治宜扶正解表达邪，方选人参败毒饮加减。药用人参益气扶正，羌活、独活、柴胡、前胡合川芎从半表半里之际领邪外出，枳实、茯苓、桔梗宣通三焦，甘草调和诸药，共成扶正祛邪之功。若表证已减，痢犹未止，可用香连丸调气清肠；或表证兼湿滞者，可用藿香正气散解表化滞。

2. 导滞

菌痢初起，但无表证，体强滞甚，腹满坚痛之"实证"者，可用导滞法。治宜调气导滞、通腑排毒，药可用木香、香橼来辛香利气，柴胡、草豆蔻、陈皮、半夏疏肝醒脾和胃，当归、川芎和血调气，再配以厚朴化滞除胀。若下利不畅、实滞甚者，可用小承气汤泻下，排除毒物。

3. 清热解毒

用于菌毒亢盛，下痢赤白、腹痛、里急后重、疫毒炽盛者，治宜"凉解分利，但使邪去"，方选葛根黄芩黄连汤加味。药用煨葛根解肌发表散热、升发脾胃清阳之气而止下利，黄连、黄芩清热燥湿、厚肠止利，配以白头翁、马齿苋、木香凉血解毒，行气治痢，甘草甘缓和中、调和诸药。若见高热神昏谵语者，可同时吞服安宫牛黄丸，以增加其清热解毒及开窍醒神之力。

4. 行气和血

用于腹痛、里急后重、赤白混杂、便次频甚之际，治宜调和气血、缓解腹痛，即"行血则便脓自愈，调气而后重自除"。方选芍药汤加减，药用芍药、甘草、当归调和营血、缓急止痛，黄连、黄芩、大黄清肠化湿，木香、槟榔、枳实行气通腑除后重，肉桂通阳和血，马齿苋、白头翁清热解毒。

5. 温补

一般多用于菌痢后期，或病程迁延日久不愈，导致虚、寒、虚滑三症者，治宜养阴和营、补中益气，方选补中益气汤加减。药用柴胡一味，疏肝理气以实脾，黄芪、党参、白术、炙甘草补中益气、升阳固表，陈皮理气化滞，升麻升阳举陷，再配以白芍敛阴气、和营卫。

基本的饮食调护对于疾病的预后起着不可或缺的作用，故在治疗的同时还应注意该问题。《素问·太阴阳明论》曰："食饮不节，起居不时者，阴受之……阴受之则入五脏……入五脏，则䐜满闭塞，下为飧泄，久为肠澼。"《景岳全书》中云："饮食自倍，肠胃乃伤。"针对本病的病因，素体虚弱之人，多为抗生素使用后发生本病，其饮食应更加注意，营养均衡的前提下清淡饮食，调护脾胃，补益正气。李杲阐述日常生活起居对顾护脾胃的重要作用："大抵宜温暖，避风寒，省语，少劳役为上"，"安于淡薄，少思寡欲，省语以养气，不妄作劳以养形，虚心以维神，寿夭得失，安之于数，得丧既轻，血气自然谐和，邪无所容，病安增剧。"

大肠杆菌性肠炎

一、脾肾亏虚证

刘某，女，50岁。

首诊时间：2011年2月11日。

主诉：便溏6天，加重3天。

现病史：患者自诉大便溏泻伴腹痛6天。体温呈不规则热型，38～40℃持续3天，每天腹泻10～20次，为黄绿色水样便，于家附近门诊就诊，按肠炎治疗，用药不详。后病情加重，便中混有少量黏液，有腥臭味。现患者腹痛、腹泻，每天腹泻10~20次，黄绿色水样便，发热，伴恶寒。偶有腰部疼痛、乏力、纳差，小便量少，睡眠尚可。舌体胖大，边有齿痕，苔白腻，脉沉细。

辅助检查：血常规示WBC 10×10⁹/L，NEUT% 70%，LYMPH% 27%，RBC 3.2×10¹²/L。大便镜检为黏液状，白细胞满视野。大便培养见侵袭性大肠杆菌生长。

【辨证分析】本证由久泻久痢、脾阳损伤，不能充养肾阳，致虚寒内生、温化无权、水谷不化、水液潴留。

中医诊断：泄泻（脾肾亏虚证）。

西医诊断：大肠杆菌性肠炎。

治法：补益脾肾，调理气血。

方药：炒白术15克　　茯　苓15克　　陈　皮15克　　白扁豆5克

山　药10克　　薏苡仁15克　　补骨脂10克　　肉豆蔻10克

五味子10克

10剂，日1剂，水煎300mL，早晚分服。

同时口服氟哌酸、静脉滴注头孢噻肟钠，配合纠正酸中毒、扩容及脱水消炎等措施。

二诊：患者自诉腹痛稍有所好转，大便次数减少，每天腹泻8~10次，仍为水样便，腰痛稍有好转，饮食稍有好转，睡眠尚可，小便量少。舌体胖大，边有齿痕，苔白腻，脉沉细。于上方加淫羊藿 10 克，党参 10 克，黄芪 10 克，诃子 10 克。

方药：炒白术 15 克　　茯　苓 15 克　　陈　皮 15 克　　白扁豆 5 克

　　　　山　药 10 克　　薏苡仁 15 克　　补骨脂 10 克　　肉豆蔻 10 克

　　　　五味子 10 克　　淫羊藿 10 克　　党　参 10 克　　黄　芪 10 克

　　　　诃　子 10 克

10 剂，日 1 剂，水煎 300mL，早晚分服。

停用氟哌酸、头孢噻肟钠。

三诊：患者自诉腹痛明显好转，大便次数明显减少，每日 5~8 次，稍成形，乏力明显好转，睡眠尚可，小便正常。舌质淡胖，苔白腻，脉沉迟。原方山茱萸 10 克，菟丝子 15 克，焦山楂、神曲、炒麦芽各 10 克。

方药：炒白术 15 克　　茯　苓 15 克　　陈　皮 15 克　　白扁豆 5 克

　　　　山　药 10 克　　薏苡仁 15 克　　补骨脂 10 克　　肉豆蔻 10 克

　　　　五味子 10 克　　淫羊藿 10 克　　党　参 10 克　　黄　芪 10 克

　　　　诃　子 10 克　　山茱萸 10 克　　菟丝子 15 克　　焦山楂 10 克

　　　　炒麦芽 10 克　　神　曲 10 克

10 剂，日 1 剂，水煎 300mL，早晚分服。

四诊：患者自诉腹痛明显减轻，大便次数每天 3~6 次，成形，精神尚可，饮食明显改善，睡眠尚可，小便正常。效不更方，故上方继续服 5 剂，以巩固疗效。

五诊：患者自诉诸症状均有所好转，腹痛消失，腰痛消失，大便成形，每日 2~3 次，小便正常，精神尚可，饮食一般，睡眠尚可。复查血常规、粪便分析均正常。

【按语】

脾肾亏虚型泄泻的临床症状大体是久泻久痢、迁延反复，五更泄泻或完谷不化，饮食减少、食后脘闷不舒，形寒肢冷、腰膝酸软，舌质淡胖，边有齿痕，苔白滑，脉沉迟。方用参苓白术散合四神九加减，药用炒白术、茯苓、陈皮、扁豆、山药、薏苡仁、补骨脂、肉豆蔻、五味子、白茅根等；若兼中气下陷，久泻不止者加黄芪、党参、诃子、赤石脂之类；若兼下焦湿热者，加黄芩、黄连、黄柏之类；若兼血瘀者，加蒲黄、五灵脂之类；若气血瘀滞、化为脓血，则加白头翁以清热凉血；炒白术、茯苓健脾益气；陈皮、白扁豆、山药、薏苡仁理气健脾化湿；补骨脂补肾阳，肉豆蔻温中散寒；五味子涩肠止泻；白茅根分利小便，利小便以实大便。治疗过程中应随时顾护脾胃，脾虚更易受邪侵袭，以致疾病反复发作甚至难愈，因此脾胃功能正常，才能对泄泻起到免疫防护的作用，即"正气存内，邪不可干"。方宜香砂六君子汤加减。方中人参甘温益气，健补脾胃；白术助人参补益脾胃之气，更能健脾燥湿，助脾运化；茯苓健脾运气，渗利湿浊，使参、术补而不滞；木香、砂仁益气健脾；陈皮、半夏行气化痰；甘草调和诸药。在治疗的同时还应注意饮食调护。

二、脾肾亏虚证

王某，男，7岁。

首诊时间：2013年5月7日。

主诉：腹泻2周。

现病史：患儿2周前无明显诱因出现腹泻，反复发作，大便稀糊状、色黄、无臭、夹未消化食物残渣、每日6~8次，纳呆，面色无华，精神欠佳，四肢不温，舌淡苔白，指纹色淡。间断给予蒙脱石散、双歧杆菌四联活菌片等药物口服，效果不佳，家长遂寻求中医药治疗，经人介绍来笔者门诊。

辅助检查：血常规示白细胞升高，红细胞升高。大便培养示大肠杆菌阳性。

【辨证分析】小儿脏腑娇嫩，脾常不足，易于感受外邪、伤于乳食，因胃乃水谷之海，受纳腐熟水谷，脾主运化水湿，布散精微，且恶湿喜燥，外感湿邪与内生湿浊最易困阻脾土。若脾健胃和，则水谷自然腐熟，化生气血以行营卫；若脾胃受病，水反为湿，困遏脾阳，水谷不化，精微不布，升降失职，清浊不分，合污下流，致成泄泻。

中医诊断：泄泻（脾肾阳虚证）。

西医诊断：大肠杆菌性肠炎。

治法：温补脾肾，固涩止泻。

方药：

炒白术15克	苍 术15克	茯 苓10克	焦山楂10克
车前子10克	炒山药10克	太子参10克	吴茱萸5克
肉豆蔻10克	炙甘草5克	炒麦芽10克	神 曲10克

14 剂，日 1 剂，水煎 200mL，分 2 次服。

二诊：患儿服药后精神好转，大便次数较前减少，每日 3~5 次，纳食较前有所增加，手足微温，面色少华，四肢温，舌淡苔白，指纹色淡。原方加当归 10 克，黄芪 10 克。

方药：炒白术 15 克　　苍　术 15 克　　茯　苓 10 克　　炒麦芽 10 克

　　　车前子 10 克　　炒山药 10 克　　太子参 10 克　　吴茱萸 5 克

　　　肉豆蔻 10 克　　炙甘草 5 克　　当　归 10 克　　黄　芪 10 克

　　　焦山楂 10 克　　神　曲 10 克

7 剂，日 1 剂，水煎 200mL，分 2 次服。

三诊：患儿诸症状均有所好转，大便每日 2~3 次，饮食一般，面色红润。上方继续服 5 剂，复查血常规正常，便常规正常。

【按语】

"脾虚"是泄泻发生的根本原因，"湿盛"是其关键因素，治疗上贵在健脾、运脾及化湿，同时分清轻重缓急，灵活应用。除药物治疗外，应注重营养的摄入，目前许多医生及家长认为小儿腹泻时应减少食物的摄入，特别是高营养物质，如牛奶、鸡蛋等，殊不知"正气存内，邪不可干"，充足的营养，是机体功能正常运转的动力，若营养不足，泄泻日久则会影响小儿的生长发育。方中炒白术、茯苓、炒山药健脾益气，治病求本，脾气健运，水湿得化；炒白术、苍术皆可燥湿健脾，且一健一运，白术得苍术，补脾之不足而泻湿浊之有余，苍术得白术，泻湿之有余而益脾之不足，故使燥湿与健脾互为促进；茯苓、车前子甘淡而平，淡渗利湿，乃"利小便以实大便"之意；炒山药、焦山楂、神曲、炒麦芽均有收敛止泻健运之功，以防泄泻过度引起伤阴伤阳之变证。上药共用则健运脾气，湿邪得去，泄泻自止。

三、脾胃虚弱证

孙某，女，8 岁。

首诊时间：2007 年 9 月 11 日。

主诉：腹泻半月余。

现病史：患儿主因腹泻半月余，曾于当地医院就诊，服用妈咪爱、思密达等药治疗效果不显，后又服用数剂清利湿热的芩连之剂，大便次数非但没有减少，反而明显增加，日行 5~7 次。欲求中医治疗，遂来笔者门诊就诊。患者现腹泻、腹痛，偶有恶心呕吐，水样便，日 8~10 次。肌肉疼痛，乏力，纳差，睡眠不佳。舌质淡红，苔白，脉沉细。

辅助检查：血常规检查示白细胞稍高。便培养见大肠杆菌阳性。

【辨证分析】此例患儿先天禀赋不足，脾胃虚弱，故泄泻日久不愈，复因服用苦寒清热的芩连之剂，更伤脾胃阳气，脾虚失健，不能运化水湿，故出现泄泻、大便无臭秽、面色萎黄、肛门无红肿、舌质淡红、苔白、脉沉细等一派脾胃虚弱之象。

中医诊断：泄泻（脾胃虚弱证）。

西医诊断：大肠杆菌性肠炎。

治法：健脾止泻。

方药：太子参 15 克　　黄　芪 10 克　　炒白术 10 克　　白　芍 10 克

　　　炙甘草 3 克　　　木　香 10 克　　薏苡仁 15 克　　炒麦芽 10 克

　　　焦山楂 10 克　　　神　曲 10 克

　　　7 剂，日 1 剂，水煎 200mL，分 2 次服。

二诊：患者服药后，大便次数明显减少，日行 5~6 次，纳食略增，舌质淡红，苔白，脉细。效不更方，上方加鸡内金 10 克，山药 10 克。

方药：太子参 15 克　　黄　芪 10 克　　炒白术 10 克　　白　芍 10 克

　　　炙甘草 3 克　　　木　香 10 克　　薏苡仁 15 克　　炒麦芽 10 克

　　　鸡内金 10 克　　　山　药 10 克　　焦山楂 10 克　　神　曲 10 克

　　　7 剂，日 1 剂，水煎 200mL，分 2 次服。

三诊：患者服药后腹痛明显改善，腹泻好转，大便每日 4~6 次，乏力明显改善，饮食改善，睡眠仍稍差。上方加炒酸枣仁 10 克，莲子心 10 克，柏子仁 10 克。

方药：太子参 15 克　　黄　芪 10 克　　炒白术 10 克　　白　芍 10 克

　　　炙甘草 3 克　　　木　香 10 克　　薏苡仁 15 克　　炒麦芽 10 克

　　　鸡内金 10 克　　　山　药 10 克　　炒酸枣仁 10 克　莲子心 10 克

　　　柏子仁 10 克　　　焦山楂 10 克　　神　曲 10 克

　　　5 剂，日 1 剂，水煎 200mL，分 2 次服。

四诊：患者诸症状均有所好转，腹泻、腹痛缓解，乏力明显改善，饮食尚可，睡眠明显改善，小便正常，大便每日 2~3 次。按上方继续服 5 剂，以巩固疗效。

复查血常规正常，便常规正常。

【按语】

本案健脾化湿为其关键，药用太子参、黄芪、炒白术、薏苡仁等，太子参能补脾，补气之力较为缓和，用此最宜；黄芪健脾益气，升阳固表；白术炒用较生用收敛，且健脾燥湿利水；山药平补三焦，诸药临证加减运用，脾气得补。健脾补气之中当加入理气运脾之品为佳，以取补而不滞之理，药选木香，补气兼理气，健脾辅以运脾，则水湿渐去，中焦得安。泄泻往往与个人情绪、饮食习惯关系密切，长期泄泻在一定程度上对患者精神心理造成压力，患者郁郁寡欢，肝气不舒，不利于疾病痊愈，还可成为病情反复的诱因。故要积极与患者进行沟通，使得患者能调解自我。治疗常常选用钱乙之七味白术散加减，方中四君健脾助运。此外，嘱患者在患病期间要注意饮食，避免食物对胃肠的直接刺激。

四、脾肾阳虚兼肝气郁结证

张某，女，13 岁。

首诊时间：2010 年 4 月 3 日。

主诉：腹泻半月余。

现病史：患者于半月前因饮冷后出现腹泻，每日 5~7 次，经多个医院治疗后虽有好转，但常反复发作。3 天前症状加重，出现腹痛、腹泻、畏寒；遂来求诊。现症见：畏生冷，口不干，不苦，大便稀、呈水样、味臭，乏力，纳差，睡眠可。舌质淡有齿痕，苔薄白，脉弦稍细。

辅助检查：血常规示 WBC　12×10⁹/L。大便镜检见白细胞满视野。大便培养示大肠杆菌阳性。

【辨证分析】肾阳不足、火不暖土、脾失健运，则久泄不止、完谷不化、五更泄泻。

中医诊断：泄泻（脾肾阳虚兼肝郁证）。

西医诊断：大肠杆菌性肠炎。

治法：补益脾肾，升阳疏肝。

方药：柴　胡 10 克　　升　麻 10 克　　黄　芪 15 克　　党　参 10 克

炒白术 15 克　　五味子 10 克　　补骨脂 15 克　　肉豆蔻 10 克

炒白芍 15 克　　陈　皮 10 克　　防　风 10 克

10 剂，日 1 剂，水煎 300mL，分 2 次服。

二诊：患者症状稍减轻，大便形质尚可，偏溏，日 3~5 次，肛门下坠感减轻，食欲增进，舌质淡、边齿痕，苔薄白，脉稍弦细。效不更方，仍予前法施治。处方：上方加薏苡仁 10 克，杜仲 10 克。

方药：柴　胡 10 克　　升　麻 10 克　　黄　芪 15 克　　党　参 10 克

炒白术 15 克　　五味子 10 克　　补骨脂 15 克　　肉豆蔻 10 克

炒白芍 15 克　　陈　皮 10 克　　防　风 10 克　　薏苡仁 10 克

杜　仲 10 克

10 剂，日 1 剂，水煎 300mL，分 2 次服。

三诊：大便形质尚可，每天 2~3 次，肛门下坠感较前明显减轻，纳可，舌质淡红、边齿痕，苔薄白，脉稍弦细。效不更方，再予前法治疗。上方继进 5 剂，水煎分 2 次服，复查血常规正常，便常规正常。并且患者能少量食用水果或冰冷之物。

【按语】

脾肾虚寒是泄泻的主要病机，治疗以益气温阳调中为大法。临床若见患者慢性腹泻，并有畏寒或者畏食生冷等症，尤其是五更泻者，用四神丸合补中益气汤加减治疗，并常将四神丸去吴茱萸，言吴茱萸为"六陈"之一，气味强烈，有刺激性，不宜使用，以防刺激胃肠道加重泄泻症状，并常于方中加用杜仲，补而不燥，加强补益之力，对于脾肾阳虚患者，杜仲能温补脾肾而达止泻之效。现代药理研究表明：四神丸可能是通过抗胆碱作用和直接作用于胃肠道平滑肌而起到良好的涩肠止泻作用。泄泻日久，中气下陷，加之泄泻本身多由脾虚湿盛发展而来，大便不尽感多为中气下陷所致，若见是症，则用补中益气汤加减治疗，方中重用黄芪、党参、白术、茯苓，白术多炒用，增强温脾燥湿止泻之力。在治疗泄泻时，茯苓、炒白术常作为对药配伍应用，柴胡用量较小，方中多去当归，避其润肠通便之嫌。此外，在补阳的同时宜辅以滋阴之品。该患者辨为中气下陷、脾肾阳气亏虚兼肝气郁结证，治以补中益气、温阳止泻法，予补中益气汤合四神丸及痛泻要方加减。方中黄芪补中益气，升阳举陷；党参、白术甘温补中，合黄芪则补气健脾之功益著；升麻、柴胡轻清升散，升举阳气；补骨脂补命门之火以温养脾土；肉豆蔻温中涩肠，五味子固肾涩肠，二药合用加强温肾止泻之效。因患者脉弦，系肝气不舒，佐予痛泻要方以泻肝补脾，寓通于补。

【诊疗体会】

泄泻亦称"腹泻"，是指排便次数增多、粪便稀薄，或泻出如水样。古人将大便溏薄者称为"泄"，大便如水注者称为"泻"。泄泻一年四季均可发生，但以夏秋两季多见。临床可概分为急性泄泻和慢性泄泻两类。泄泻多见于西医学的急慢性肠炎、胃肠功能紊乱、过敏性肠炎、溃疡性结肠炎、肠结核等。西医学认为腹泻可由多种原因引起，当摄入大量不吸收的高渗溶质，使体液被动进入肠腔时，可导致渗透性腹泻；由于胃肠道水与电解质分泌过多或吸收受抑制而引起分泌性腹泻；当肠黏膜完整性因炎症、溃疡等病变而受到损伤时，造成大量渗出而形成渗出性腹泻（炎症性腹泻）；当胃肠运动关系到腔内水电解质与肠上皮接触的时间缩短时，直接影响到水的吸收，形成胃肠运动功能异常性腹泻。泄泻一般无便脓血和里急后重。中医学认为，泄泻因各种原因导致脾胃运化失常，或元气不足、脾肾虚衰所致。

【治疗特色】

1. 芳香化湿健脾

泄泻多因于湿，无湿不成泄。外感风寒湿邪，内伤饮食化湿，终致脾胃虚弱，湿性趋下，乃生泄泻。此种泄泻多为外湿引动内湿。若表症较著者，可予藿香正气散解表芳香化湿，藿香、佩兰为芳香醒脾之要药，湿从表走，则湿去正自安。若脾虚较著者，宜用六君子汤或参苓白术散益气健脾除湿，六君以四君、二陈相合而成，益气辅以行气，取其微微生火、少火生气。苍术、白术为笔者常用之药对，苍术主祛湿健脾，白术主益气健脾，一泻一补，使补而不滞、泻而不峻，脾气复，则泄自止。山药平补肺脾肾三脏，尤善补脾阴，清上固下不敛邪。炒薏苡仁、莲子肉均为健脾收涩之良药。临床上还喜用砂仁、蔻仁，调理中焦脾胃之气，温中燥湿，气顺湿去则安。也常用完带汤治疗脾虚湿盛之泄泻，效果明显。

2. 益气升阳除湿

《素问》曰:"清气在下,则生飧泄。"是谓清气在下,阳气不升,易致泄泻。故凡遇此症者,常想到东垣方补中益气汤而灵活加减,以举下陷之中气,中气得升,泄泻自止。临床上,湿邪腻浊交结,最易郁遏机体的阳气,太阴湿土得阳始运,故又常用柴胡、葛根等升之品升发少阳春升之气,且风能胜湿,《医宗必读·泄泻》曰"如地上沼泽,风之即干",当健脾药效果不显著时,适当配伍些风药往往可达到立竿见影的效果。黄芪益气健脾,配伍理气之砂仁,亦可为止泻良药。此外,《金匮要略》曰:"治湿不利小便,非其治也。"又曰:"下利气者,当利其小便。"是谓"利小便而实大便也"。故临床上,在升阳的同时,常配伍淡渗之品,如车前子、猪苓、茯苓、泽泻之类,利水不伤阴,使体内之湿有出路,而大便自然成形。

3. 温肾暖脾固涩

《景岳全书》曰:"盖虚寒之泻,本非水有余,实因火不足,本非水不利,实因气不行,故实证可利,虚证不可利也。"此类泄泻,多由肾中阳气不足,脾失温养,久而致泻。"久泻之人,必究之于肾,脾得肾阳之温煦,方能运化有常,而洞泻可固。"从临床所见,诸多年高之人,每见久泻不止,历用健运脾胃、芳香化浊、淡渗利湿等法而罔效,以温补肾阳之法治之。如四神丸,肾气丸之类,益火之源,以消阴翳,补火温肾则脾阳亦充。补骨脂、益智仁类补肾温脾之品,补骨脂偏于补肾壮阳,益智仁偏于温脾固涩,相须而用,下焦温固。当然,久泻之人常可配伍收敛之品,久泻之人必伤阴液,故每于上方加用怀山药、五味子、白扁豆等补益脾阴之品,此如《金匮要略》附子粳米汤中之附子与粳米,温润相配,使其温而不燥、润而不滑。

4. 抑肝扶脾理肠

《素问·玉机真脏》曰:"肝受气于心,传之与脾。"肝气郁结,疏泄失司,久必横逆乘脾致脾虚。又曰"脾土一虚,肝木乘之",故肝脾之间相互影响,肝愈旺,脾愈虚。叶天士云"阳明胃土已虚,厥阴肝风振动",常为久泻病机。培土必先制木,"疏肝则脾安",多用痛泻要方或四逆散加味治之。白芍柔肝敛肝,防风疏肝散肝,一散一收,肝气调达,脾土健运,下利自止。四逆之君柴胡,可疏利少阳之经脉,解半表半里之邪,为疏肝要药。临床上肝郁之人多可伴有胁肋部隐痛不舒见症,善用金铃子散,其主入肝经,柔肝理气止痛，直达病所。

5. 消食通肠导滞

《医宗必读·泄泻》治泻九法中，有云："痰凝气滞，食积水停，皆令人泻，随证祛逐，勿使稽留，此谓'实者泻之''通因通用'。"饮食生冷，脾胃运化无力，水谷不化而清浊同下，以保和丸消食导滞和胃。焦山楂、焦神曲、炒麦芽、炒鸡内金等理气和胃消食之品，均能调理脾胃气机，通调肠道。喜以局方香连丸为基本方，黄连苦寒直折，清肠道之湿热；木香温中止痛，行大肠之气机，一寒一热，一清一行，浊邪尽走，肠道自安。溃疡性结肠炎患者，大便清浊不分，甚有脓血者，可予马齿苋一味清利肠间湿热浊邪，亦可用红藤、败酱草之辈，但祛邪须有度。若见里急后重，邪阻肠道而腑气失畅者，可用大黄、槟榔之类，行气祛邪化浊则利自愈。至于理气药的运用，自然不可忽视，沉香曲一味，疏理中焦脾胃之气，使肠道运行有度，则腹痛泄泻随之缓解。

伪膜性肠炎

一、脾肾阳虚证

沈某，女性，55 岁。

首诊时间：2014 年 2 月 13 日。

主诉：腹泻 2 周。

现病史：患者 5 个月前于黑龙江省医院前行肠粘连剥离手术，术后半个月出现发热，给予青霉素日两次静点治疗，4 天后烧退，静点一周后停药，患者无发热不适症状。2 周前，患者出现腹泻，日 4~5 次，于哈尔滨医科大学附属第一医院消化门诊治疗，行肠镜检查示：黏膜散在浅表糜烂，伪膜呈斑点状分布，周边充血，结合病史诊断为伪膜性肠炎，并予以甲硝唑治疗，效果不佳，患者腹泻症状未见明显改善，欲求中医中药治疗，来笔者门诊。现患者大便溏，时呈水样，无脓血，日 4~5 次，纳呆，饮食后及黎明前腹泻明显，腹部痞满疼痛症状不显，畏寒肢冷，时有恶心，自觉乏力，睡眠尚可，舌质淡，边有齿痕，苔白，脉沉细。

既往史：肠粘连剥离术后 5 个月，否认其他相关疾病史。

辅助检查：肠镜示黏膜散在浅表糜烂，伪膜呈斑点状分布，周边充血，诊断为伪膜性肠炎。

【辨证分析】患者面色少华，形体消瘦，现西医诊断为伪膜性肠炎，中医四诊合参，结合舌脉特征，诊断为泄泻病。患者素体虚衰，加以疾病日久、损伤阳气、命门火衰、脾失温煦、运化失权而成泄泻，畏寒肢冷、一派虚寒之象，故中医辨证为脾肾阳虚证。

中医诊断：泄泻（脾肾阳虚证）。

西医诊断：伪膜性肠炎。

治法：温补肾脾，固涩止泻。

方药：焦白术 15 克   党 参 10 克   薏苡仁 15 克   厚 朴 10 克

补骨脂 15 克   肉豆蔻 15 克   五味子 10 克   吴茱萸 5 克

甘　草 5 克

5 剂，水煎服，日 1 剂，水煎 300 毫升，早晚分服。

二诊：面色少华，形体消瘦。患者不适症状改善不明显，乏力稍有缓解，畏寒肢冷不减，大便仍溏稀，排便次数未见明显减少，睡眠尚可，舌质淡，边有齿痕，苔白，脉沉细。上方加五倍子 10 克，固涩止泻，桂枝 7 克，以温通阳气，增其散寒之功效。

方药：焦白术 15 克　　党　参 10 克　　薏苡仁 15 克　　厚　朴 10 克

补骨脂 15 克　　肉豆蔻 15 克　　五味子 10 克　　吴茱萸 5 克

甘　草 5 克　　五倍子 10 克　　桂　枝 7 克

5 剂，水煎服，日 1 剂，水煎 300 毫升，早晚分服。

三诊：面色少华，形体消瘦。患者腹泻症状缓解，自述排便次数明显改善，但便质仍稀，畏寒肢冷缓解，体力可，纳少，睡眠尚可，舌质淡，边有齿痕，苔白，脉沉细。效不更方，上方继续服用五剂。

四诊：面色少华，形体消瘦。患者腹泻症状缓解，自述排便次数明显减少，大便不成形，畏寒肢冷缓解，纳呆，睡眠尚可，舌质淡，边有齿痕，苔白，脉沉细。加麦芽 10 克，健脾消食。

方药：焦白术 15 克　　党　参 10 克　　薏苡仁 15 克　　厚　朴 10 克

补骨脂 15 克　　肉豆蔻 15 克　　五味子 10 克　　吴茱萸 5 克

甘　草 5 克　　五倍子 10 克　　桂　枝 7 克　　麦　芽 10 克

5 剂，水煎服，日 1 剂，水煎 300 毫升，早晚分服。

五诊：患者自诉大便情况明显改善，便质成形，2 次 / 日，饮食可，舌质淡，边有齿痕，苔白，脉沉细。上方去五倍子以防收涩太过，加黄芪 15 克补益脾气。

方药：焦白术 15 克　　党　参 10 克　　薏苡仁 15 克　　厚　朴 10 克

补骨脂 15 克　　肉豆蔻 15 克　　五味子 10 克　　吴茱萸 5 克

甘　草 5 克　　黄　芪 15 克　　桂　枝 7 克　　麦　芽 10 克

5 剂，水煎服，日 1 剂，水煎 300 毫升，早晚分服。

此后患者未来就诊，电话随访患者大便正常，无明显不适症状，复查肠镜无异常。

【按语】

该患者素体虚弱，阳气不足，加之久病不愈，损及肾阳、命门火衰，而致釜底无火，脾失温煦、运化失司而成泄泻。肾中阳不足，则阴寒内盛，故于阳气未复、阴气盛极之时，令人洞泄不止，脾肾阳气不足，则见形寒肢冷、舌质淡、脉沉细之象。《张氏医通》云："肾脏真阳虚则水邪胜，水气内溢，必溃脾而为泄泻。"笔者认为泄泻最主要的病位在脾胃、大肠、小肠，小肠分清泌浊，大肠传导变化，皆是在脾的主宰下进行的，正如《景岳全书·泄泻》中云"泄泻之本，无不由于脾胃"，内伤诸因，及其他脏腑失调，都会影响其功能而致泄泻。故临床中应注意脾胃的调节，结合辨证而论治。本案方药，补骨脂温中补命门之火，五味子温肾涩精而固下元阳气，吴茱萸暖脾胃而散寒除湿，肉豆蔻温脾肾而涩肠止泻，必且调之，及治其他病；焦白术、薏苡仁健脾燥湿，党参补益正气，厚朴理脾气、化脾湿，亦可使补而不滞；甘草调和诸药，如此配伍，则肾温脾健、大肠固而运化复，自然泄泻止而诸症自愈。

二、脾肾虚寒证

李某，女性，60 岁。

首诊时间：2014 年 4 月 13 日。

主诉：乳腺癌术后 3 个月，间断性腹泻 2 月余。

现病史：患者 3 个月前于哈尔滨医科大学确诊为乳腺癌，手术切除，术后予以化疗药物，疗程结束 1 周后出现发热，于附近医院静点头孢类抗生素，热退，5 天后出现腹泻症状，每天数次，伴有腹痛，喜温喜按，时有下利赤白，自诉便中有膜状物。行肠镜检查示：伪膜性肠炎，并予以甲硝唑等治疗，病情缓解，不久又复发，继续上药物治疗，患者腹泻症状未见明显改善，四处寻医，未见疗效。欲求中医中药治疗，后经友人介绍，来此就诊。现症见：患者面色无华，形体消瘦，现自诉大便滑脱不禁，每日数次，日夜无度，里急后重感，时有下利赤白，腹痛，喜温喜按。纳呆食少，倦怠乏力，入睡难，易醒。舌质淡、体胖大，边有齿痕，苔白，脉沉细。

既往史：乳腺癌术后 3 个月。

辅助检查：肠镜检查示伪膜性肠炎。

【辨证论治】 中医四诊合参，结合舌脉特征，诊断为痢疾（脾肾虚寒证）。本病病机的关键是"脾虚"和"湿盛"。湿盛可以伤脾，脾虚又可生湿，两者之间互为因果，又互相影响。长期、慢性、顽固性泄泻，不仅容易损伤脾阳，亦可导致命门火衰，临床常出现脾肾虚寒的症候。

中医诊断：痢疾（脾肾虚寒证）。

西医诊断：伪膜性肠炎。

治法：涩肠固脱，温补脾肾。

方药：焦白术 15 克　　罂粟壳 5 克　　诃　子 15 克　　当　归 10 克

　　　肉　桂 7 克　　　肉豆蔻 15 克　　白　芍 10 克　　白　参 10 克

　　　五味子 10 克　　陈　皮 10 克　　甘　草 10 克

5 剂，水煎服，日 1 剂，水煎 300 毫升，早晚分服。

二诊：下利症状好转，排便次数减少，舌质淡，体胖大，边有齿痕，苔白，脉沉细。加黄芪 15 克，补骨脂 15 克，增加全方补益之功。

方药：焦白术 15 克　　罂粟壳 5 克　　诃　子 15 克　　当　归 10 克

　　　肉　桂 7 克　　　肉豆蔻 15 克　　白　芍 10 克　　白　参 10 克

　　　五味子 10 克　　陈　皮 10 克　　甘　草 10 克　　黄　芪 15 克

　　　补骨脂 15 克

5 剂，水煎服，日 1 剂，水煎 300 毫升，早晚分服。

三诊：大便次数趋于正常，仍便溏，夜寐差，舌质淡，边有齿痕，苔白，脉沉细。去罂粟壳防收涩太过，加合欢花 15 克，夜交藤 15 克，宁心安神。

方药：焦白术 15 克　　合欢花 15 克　　诃　子 15 克　　当　归 10 克

　　　肉　桂 7 克　　　肉豆蔻 15 克　　白　芍 10 克　　白　参 10 克

　　　五味子 10 克　　陈　皮 10 克　　甘　草 10 克　　黄　芪 15 克

　　　补骨脂 15 克　　夜交藤 15 克

5 剂，水煎服，日 1 剂，水煎 300 毫升，早晚分服。

四诊：大便趋于正常，腹痛缓解，舌质淡，边有齿痕，苔白，脉沉。去肉桂、诃子，脾喜燥恶湿，胃喜湿恶燥，防温燥伤胃腑，收涩药物中病即止。

方药：焦白术 15 克　　合欢花 15 克　　当　归 10 克　　夜交藤 15 克

肉豆蔻 15 克　　白 芍 10 克　　白 参 10 克　　补骨脂 15 克

五味子 10 克　　陈 皮 10 克　　甘 草 10 克　　黄 芪 15 克

　　5 剂，水煎服，日 1 剂，水煎 300 毫升，早晚分服。

　　此后患者腹泻症状未再发生，平日体虚，家人亦担心其身体，未行肠镜检查，随诊至今，状态尚可。

【按语】

　　大便滑脱由于虚寒所致，故用人参、白术、甘草以补其虚，肉桂、肉豆蔻以祛其寒，木香温以调气，当归润以和血，芍药酸以收敛，诃子、罂粟壳以止脱也。《医方考》："下病日久，赤白已尽，虚寒脱肛者，此方主之。甘可以补虚，故用人参、白术、甘草；温可以养脏，故用肉桂、豆蔻；酸可以收敛，故用芍药；湿可以固脱，故用粟壳、诃子。是方也，但可以治虚寒气弱之脱肛耳。"白术，苦、甘，温，归脾、胃经，以健脾、燥湿为主要作用，被前人誉为"脾脏补气健脾第一要药"。《本草汇言》："白术，乃扶植脾胃，散湿除痹，消食除病之要药也。脾虚不健，术能补之，胃虚不纳，术能助之。"现代研究表明，白术有健脾胃、壮身体和提高抗病能力的作用。炙甘草，甘，温，可补脾益气、缓急止痛、调和诸药。

三、脾胃虚弱兼肝郁证

吴某，女，63 岁。

首诊时间：2014 年 4 月 19 日。

主诉：间断性腹泻 2 个月。

现病史：患者于 3 个月前出现发热，于哈尔滨医科大学附属第二医院呼吸门诊治疗，给予头孢类抗生素（具体不详）静点治疗，4 天后烧退，静点一周后停药，患者无发热不适症状。1 周后，患者出现腹泻，6~7 次 / 日，于黑龙江省医院消化门诊治疗，行肠镜检查示：黏膜散在红肿，伪膜呈斑点片状分布，结合病史诊断为伪膜性肠炎，并予以万古霉素、甲硝唑联合口服治疗，效果尚可，患者腹泻症状改善，停药后复发，口服上述药物未效，欲求中医中药治疗来笔者门诊。现症见：患者面色萎黄，形体消瘦，现自述大便溏泄，反复发作。稍有饮食不慎，大便次数即增多，夹见水谷不化，疲劳乏力，时有情志抑郁不舒，纳呆亦不敢食，食后易腹泻，寐可，舌质淡、体胖，脉细弱。

既往史：平素健康状况一般，糖尿病病史 15 年，自行注射胰岛素治疗，血糖控制一般；冠心病病史 5 年，口服单硝酸异山梨酯、阿司匹林。

辅助检查：肠镜检查示黏膜散在红肿，伪膜呈斑点片状分布，伪膜性肠炎。

【辨证论治】中医四诊合参，结合舌脉特征，诊断为泄泻（脾胃虚弱兼肝郁证）。脾主运化，胃主受纳，食气入胃，全赖肝气之疏泄，脾胃虚弱，中阳不健，运化无权，不能受纳水谷和运化精微，肝气郁滞，失于疏泄，清气下陷，水谷糟粕混杂而下，遂成泄泻。

中医诊断：泄泻（脾胃虚弱兼肝郁证）。

西医诊断：伪膜性肠炎。

治法：疏肝健脾，利湿止泻。

方药：柴　胡 5 克　　白　参 10 克　　焦白术 15 克　　茯　苓 10 克
　　　　猪　苓 7 克　　薏苡仁 15 克　　白扁豆 10 克　　砂　仁 10 克
　　　　苍　术 7 克　　厚　朴 10 克　　桔　梗 10 克　　乌　药 7 克

7 剂，水煎服，日 1 剂，水煎 300 毫升，早晚分服。

二诊：患者症状好转，腹泻次数减少，饮食少，纳差，寐可，舌质淡、体胖，脉细弱。去苍术，加炒麦芽 10 克，健脾消食。

方药：柴　胡 5 克　　白　参 10 克　　焦白术 15 克　　茯　苓 10 克
　　　　猪　苓 7 克　　薏苡仁 15 克　　白扁豆 10 克　　砂　仁 10 克
　　　　炒麦芽 10 克　　厚　朴 10 克　　桔　梗 10 克　　乌　药 7 克

7 剂，水煎服，日 1 剂，水煎 300 毫升，早晚分服。

三诊：患者此次就诊十分欣喜，自诉症状皆有好转，腹泻减轻，便质渐成形，次数减少，日 2~3 次，饮食可，敢食，食后腹泻症状基本消失，舌质淡、体胖，脉沉。效不更方，上方继服 5 剂。

四诊：患者自诉腹泻症状消失，大便正常，日 1~2 次，便质成形，前日因家中琐事争吵，睡眠欠佳，舌质淡、体胖，脉沉。上方去猪苓，柴胡易为 10 克，加酸枣仁 10 克宁心安神。

方药：柴　胡 10 克　　白　参 10 克　　焦白术 15 克　　茯　苓 10 克

酸枣仁 10 克　　薏苡仁 15 克　　白扁豆 10 克　　砂　仁 10 克

炒麦芽 10 克　　厚　朴 10 克　　桔　梗 10 克　　乌　药 7 克

7 剂，水煎服，日 1 剂，水煎 300 毫升，早晚分服。

患者此后未来就诊，电话随访症状未再发生，因年龄大及身体虚弱，未复查肠镜。

【按语】

本案中予以健运脾胃、淡渗利湿兼舒利肝郁法治疗，方中参、苓、术、草补气健脾为主，配以白扁豆、薏苡仁之甘淡，既可健脾，又能渗湿止泻，猪苓利水渗湿、通利小便，苍术苦温燥湿力强，厚朴、砂仁辛温芳香醒脾，桔梗为诸药之舟楫，载药上行、开提肺气，则能通天气于地道，乌药辛散温通、散寒行气，佐以少量柴胡以疏解肝郁，诸药合用，共奏健运脾胃、淡渗利湿疏解之功效。《内经》云"其下者，引而竭之"是也。东汉张仲景对由于湿邪内蕴、阻滞气机、不得宣畅、水气并下而致"下利气者"，提出"当利其小便"，以分利肠中湿邪，湿去气宣则利止，此即"急开支河"之法。宋《三因极一病证方论》在"叙中湿论"中亦极力倡导："治湿不利小便，非其治也。"古往今来的医家虽重视本法的运用，但在实践中亦是握有分寸的，如《景岳全书》指出："然惟暴注新病者可利，形体强壮者可利，酒湿过度、口腹不慎者可利，实热闭涩者可利，小腹胀满、水道痛急者可利。又若病久者不可利，阴不足者不可利，脉证多寒者不可利，形虚气弱者不可利，口干非渴而不喜冷者不可利。"这种论证，能从正反两方面考虑泄泻可利与不可利的关系。即使在正确辨证情况下，亦不可过用，如《证治汇补》说："淡渗不可太多，恐津枯阳陷。"清·秦昌遇所说："湿泻之治，宜燥湿利小便。"但在运用中不可重投，如阴亏热淫的患者，忌燥湿。同时《症因脉治》强调："补虚不可纯用甘温，太甘则生湿。"临床笔者常如此应用，每每见效。

四、肝脾不和证

王某，女性，59 岁。

首诊时间：2013 年 9 月 13 日。

主诉：腹泻 2 周。

现病史：患者 1 个月前着凉后出现发热，咳嗽、咳黄痰，于当地医院静点青霉素、喜炎平 3 天，未见好转，根据痰培养结果予以头孢西丁治疗，烧退，咳嗽咳痰消失，静点 5 天后停药。2 周后患者出现腹泻症状，大便日 3~5 次，于当地中医处治疗，一周后未见明显缓解，后向友人打听，得知此处，遂来笔者门诊就医。现症见：患者面色少华，形体适中，自诉大便溏，呈水样，日 3~5 次，腹痛，泻后疼痛不减，嗳气，时有恶心干呕，时有痛连两胁，纳少。舌质淡，体略胖，少许白腻苔，脉弦。

既往史：糖尿病病史 15 年，高血压病病史 10 年。

辅助检查：肠镜示伪膜性肠炎。

【辨证分析】中医四诊合参，结合舌脉特征，诊断为泄泻病。患者素体脾胃虚弱，情志抑郁，肝气郁结、失于条达、横逆犯脾、脾运失职，水谷不分、混杂而下，而成泄泻，辨证为肝脾不和证。

中医诊断：泄泻（肝脾不和证）。

西医诊断：伪膜性肠炎。

治法：疏肝解郁，健脾止泻。

方药：柴　胡 10 克　　焦白术 15 克　　党　参 10 克　　茯　苓 15 克
　　　白　芍 10 克　　陈　皮 10 克　　砂　仁 10 克　　枳　壳 10 克
　　　防　风 5 克　　　山　药 15 克　　白扁豆 10 克

7 剂，水煎服，日 1 剂，水煎 300 毫升，早晚分服。

二诊：患者症状好转，腹泻减轻，情志较前舒畅，腹痛缓解，时有眼睛干涩。舌质淡、体略胖，少许白腻苔，脉弦。上方柴胡减量 5 克，防其燥性伤阴。

方药：柴　胡 5 克　　　焦白术 15 克　　党　参 10 克　　茯　苓 15 克
　　　白　芍 10 克　　陈　皮 10 克　　砂　仁 10 克　　枳　壳 10 克
　　　防　风 5 克　　　山　药 15 克　　白扁豆 10 克

7 剂，水煎服，日 1 剂，水煎 300 毫升，早晚分服。

三诊：患者自诉诸症好转，但前两日血压升高，纳可，睡眠尚可。舌质淡、体略胖，少许白腻苔，脉弦滑。上方加夏枯草 15 克，菊花 10 克。

方药：柴　胡 5 克　　　焦白术 15 克　　党　参 10 克　　茯　苓 15 克
　　　白　芍 10 克　　陈　皮 10 克　　砂　仁 10 克　　枳　壳 10 克

防　风 5 克　　　山　药 15 克　　　白扁豆 10 克　　　夏枯草 15 克

菊　花 10 克

7 剂，水煎服，日 1 剂，水煎 300 毫升，早晚分服。

四诊：患者自述症状明显见好，便质基本成形，日 1~2 次，时有大便稀薄，血压平稳，近日睡眠欠佳。舌质淡、体略胖，少许白腻苔，脉弦滑。上方去防风，加酸枣仁 10 克。

方药：柴　胡 5 克　　　焦白术 15 克　　　党　参 10 克　　　茯　苓 15 克

白　芍 10 克　　　陈　皮 10 克　　　砂　仁 10 克　　　枳　壳 10 克

酸枣仁 10 克　　　山　药 15 克　　　白扁豆 10 克　　　夏枯草 15 克

菊　花 10 克

7 剂，水煎服，日 1 剂，水煎 300 毫升，早晚分服。

此后患者症状未再复发，嘱其调节情志，保持心情舒畅。

【按语】

本案治疗以"抑肝健脾，扶土止泻"为大法。痛泻之证由土虚木乘、肝脾不和、脾运失常所致，治宜补脾抑肝、祛湿止泻。方中白术苦甘而温，补脾燥湿以治土虚；白芍酸寒，柔肝缓急止痛，与白术相配，于土中泻木；陈皮辛苦而温，理气燥湿、醒脾和胃，为佐药；配伍少量防风，具升散之性，与术、芍相伍，辛能散肝郁，香能舒脾气，且有燥湿以助止泻之功，又为脾经引经之药，故兼具佐使之用。四药相合，可以补脾胜湿而止泻，柔肝理气而止痛，使脾健肝柔，痛泻自止。《医方集解·和解之剂》："此足太阴、厥阴药也。白术苦燥湿，甘补脾，温和中；芍药寒泻肝火，酸敛逆气，缓中止痛；防风辛能散肝，香能舒脾，风能胜湿，为理脾引经要药；陈皮辛能利气，炒香尤能燥湿醒脾，使气行则痛止。数者皆以泻木而益土也。"茯苓健脾补益，又有利水渗湿之力。诸药齐用，既助扶脾，又舒肝之急，发挥止泻之功效。党参、山药健脾，补益正气；白扁豆健脾，兼可化湿浊；砂仁芳香化湿，行气止痛；柴胡、枳壳疏肝解郁。笔者认为，遇到此类患者，应注意与其细心交谈，耐心听取对方之痛苦，嘱其注意情志上的调节，进而以药治病。

五、脾胃虚弱兼湿浊中阻证

张某，女性，63 岁。

首诊时间：2013 年 10 月 8 日。

主诉：腹泻 20 日。

现病史：患者 1 个月前出现发热症状，于黑龙江省医院呼吸科住院治疗，给予三代头孢日两次静点等治疗，烧退后出院。10 天后，患者出现腹泻，日 3~4 次，多次就医症状改善不明显，于哈尔滨医科大学附属第一医院消化门诊治疗，行肠镜检查示：黏膜散在浅表糜烂，伪膜呈斑点状分布。结合病史诊断为伪膜性肠炎，未予以治疗，患者及家人倍感焦急，欲求中医中药治疗，来笔者门诊。患者现面色萎黄，形体适中，自诉大便溏，时呈水样，常食后发作，日 3~4 次，前日因饮食不慎而加重，倦怠嗜卧，头微痛，时有恶心，纳呆，睡眠欠佳。舌质略淡、体胖，边有齿痕，少许苔黄腻，脉滑。

既往史：慢性支气管炎病史 10 年。

辅助检查：肠镜检查示黏膜散在浅表糜烂，伪膜呈斑点状分布。结合病史诊断为伪膜性肠炎。

【辨证分析】中医四诊合参，结合舌脉特征，诊断为泄泻病。患者年老，素体较弱，脾失健运，湿浊内生，外感暑湿又饮食不慎，致脾胃运化无力，清气不升、浊气不降，腹泻加重，中医辨证为脾胃虚弱兼湿浊中阻证。

中医诊断：泄泻（脾胃虚弱兼湿浊中阻证）。

西医诊断：伪膜性肠炎。

治法：健脾化湿，理气和胃，升清降浊。

方药：焦白术 15 克　　山　药 10 克　　藿　香 10 克　　厚　朴 10 克
　　　白扁豆 10 克　　茯　苓 10 克　　砂　仁 10 克　　桔　梗 10 克
　　　木　瓜 7 克　　半　夏 5 克　　甘　草 5 克

7 剂，水煎服，日 1 剂，水煎 300 毫升，早晚分服。

二诊：患者自诉症状好转，大便渐成形，次数较前减少，体力稍有恢复，但服药后患者出现口干症状，睡眠欠佳。舌质略淡、体胖，边有齿痕，少许黄腻苔，脉滑。上方加太子参 10 克，补气生津，健运脾胃。

方药：焦白术 15 克　　山　药 10 克　　藿　香 10 克　　厚　朴 10 克
　　　白扁豆 10 克　　茯　苓 10 克　　砂　仁 10 克　　桔　梗 10 克

| 木 瓜 7 克 | 半 夏 5 克 | 太子参 10 克 | 甘 草 5 克 |

7 剂，水煎服，日 1 剂，水煎 300 毫升，早晚分服。

三诊：患者自诉症状好转，大便基本恢复正常，体力恢复，仍微有头痛，睡眠欠佳。舌质暗，边有齿痕，少许黄腻苔，脉滑。上方去藿香、木瓜，加煅龙骨 10 克，煅牡蛎 10 克，镇静安神，固涩收敛。

方药：
焦白术 15 克	山 药 10 克	厚 朴 10 克	煅牡蛎 10 克
白扁豆 10 克	茯 苓 10 克	砂 仁 10 克	桔 梗 10 克
煅龙骨 10 克	半 夏 5 克	太子参 10 克 ·	甘 草 5 克

7 剂，水煎服，日 1 剂，水煎 300 毫升，早晚分服。

四诊：患者大便基本恢复正常，体力恢复，仍微有头痛，睡眠欠佳。舌质暗，边有齿痕，少许黄腻苔，脉滑。上方加川芎 10 克，当归 10 克。

方药：
焦白术 15 克	山 药 10 克	厚 朴 10 克	煅牡蛎 10 克
白扁豆 10 克	茯 苓 10 克	砂 仁 10 克	桔 梗 10 克
煅龙骨 10 克	半 夏 5 克	太子参 10 克	川 芎 10 克
当 归 10 克	甘 草 5 克		

7 剂，水煎服，日 1 剂，水煎 300 毫升，早晚分服。

患者此后未再就诊，电话随访至今，症状未复。

【按语】

本案中医诊断为泄泻（脾胃虚弱兼湿浊中阻证）。脾主运化，脾虚则水湿内停。湿属于阴邪，其性重滞，故有以上诸症的发生。《素问·阴阳应象大论》曰："清气在下，则生飧泄；浊气在上，则生䐜胀。"方用藿香芳香醒脾以化湿浊；砂仁、厚朴，理气和中，使肝脾功能正常，清升浊降，腹泻自停；白术味甘，健脾燥湿化浊、助中州之运化，善补先天之本，为补气健脾之要药；白扁豆，健脾化湿浊、和中止泻；山药，补虚调中、益气补脾；茯苓，可健益脾气、利水渗湿，缓中焦之湿浊；桔梗，宣肺气、止咳嗽，半夏理气健脾、燥湿化痰，二药共治其素之喘疾；木瓜助其化湿和中之力。香能开胃窍，故用藿香、砂仁；辛能散逆气，故用半夏；淡能利湿热，故用茯苓、木瓜；甘能调脾胃，故用白扁豆、白术；补可以去弱，故用太子参；苦可以下气，故用厚朴。夫开胃降逆则呕吐除，利湿调脾则二便治，补虚去弱则胃气复而诸疾平。盖脾胃一治，则水精四布，五经并行，虽百骸九窍皆太平矣，况于六腑乎？患者病程中一直有头痛，因活血补血可通调大便，故当泻止方加以川芎、当归活血通络，川芎性辛温升散，能上行头目，又可祛风止痛，为治疗头痛之要药。

六、寒湿困脾证

林某，男，13岁。

首诊时间：2014年6月2日。

主诉：腹泻11日。

现病史：患者平素身体虚弱，易生病，半个月前因淋雨受风而后自感形寒肢冷，发热，酸胀不适，家人带其至附近医院，静点青霉素类等药物，效果差，更换抗生素，予以三代头孢菌素静点治疗，烧退。4天后患儿出现腹泻，于哈尔滨医科大学附属第一医院就诊，行便常规检查，初步诊断为伪膜性肠炎，告知其停用头孢类药物，给予口服甲硝唑治疗，腹泻症状未见好转，来此就诊。患者现面色萎黄，形体消瘦，现腹泻每日3次，泻下稀薄，腹痛肠鸣，排气则舒，胃脘胀满，纳差，寐可，舌质淡、边有齿痕，舌苔白腻，脉滑弱。

既往史：否认相关疾病史。

【辨证分析】中医四诊合参，结合舌脉特征，诊断为泄泻病。患者小儿，外感风寒之邪气，侵袭肠胃，素体较弱，脾失健运，清浊不分，饮食不化，传化失司，故辨证为寒湿困脾证。

中医诊断：泄泻（寒湿困脾证）。

西医诊断：伪膜性肠炎。

治法：解表散寒，和中化湿止泻。

方药：藿　香10克　　　紫　苏10克　　　桔　梗7克　　　陈　皮7克

焦白术10克　　　厚　朴7克　　　半　夏5克　　　神　曲10克

白　芷5克　　　炙甘草5克

5剂，水煎服，日1剂，水煎300毫升，早晚分服。

二诊：面色萎黄，形体消瘦，腹泻症状缓解，一日一行，便质稍稀，纳差，寐可，舌质淡、边有齿痕，舌苔白腻，脉滑弱。上方去紫苏、半夏，加焦山楂、焦麦芽各10克，消食和胃。

方药：藿　香10克　　焦山楂10克　　桔　梗7克　　陈　皮7克

焦白术10克　　厚　朴7克　　　神　曲10克　　白　芷5克

炙甘草5克　　　焦麦芽10克

5剂，水煎服，日1剂，水煎300毫升，早晚分服。

三诊：患者大便性状、次数基本恢复正常，家人说其时有怪异动作，舌边有齿痕，舌苔白腻，脉滑弱。上方去藿香、白芷，加地龙7克，钩藤10克。

方药：钩　藤10克　　焦山楂10克　　桔　梗7克　　陈　皮7克

焦白术10克　　厚　朴7克　　　神　曲10克　　地　龙7克

炙甘草5克　　　焦麦芽10克

5剂，水煎服，日1剂，水煎300毫升，早晚分服。

四诊：患者不适症状减轻，怪异动作减少，舌边有齿痕，舌苔白腻，脉滑弱。上方加山药15克，党参10克，健运脾气。

方药：钩　藤10克　　焦山楂10克　　桔　梗7克　　陈　皮7克

焦白术10克　　厚　朴7克　　　神　曲10克　　地　龙7克

炙甘草5克　　　焦麦芽10克　　山　药15克　　党　参10克

5剂，水煎服，日1剂，水煎300毫升，早晚分服。

随诊患儿不适症状消失，怪异动作未再发生，随诊至今，状态良好。

【按语】

本案中，患者年龄尚小，脾为阴脏，最怕寒邪，寒邪中于脾土，阻遏阳气，阳气不能行水湿，故泄泻治疗当以解表散寒、和中化湿止泻为原则。风寒外束、卫阳被郁，故恶寒发热头痛；湿滞肠胃、升降失常、清浊不分，故胸膈满闷、腹痛吐泻。藿香辛温芳香，可外散风寒，尤能辟秽化浊、醒脾悦胃，为君药。紫苏、白芷、桔梗宣肺气、利胸膈，合藿香散寒解表、化湿止痛，兼理脾胃气滞；厚朴、陈皮、半夏行气散湿、化痰和胃，合藿香而除内伤湿滞；白术健脾祛湿，以助运化；炙甘草调养脾胃，以复中州正气，俱为臣佐之品。诸药相配，升降并用，扶正祛邪，表里双解，使风寒外散、湿浊内化、清升浊降、气机通畅，则寒热头痛、腹痛吐泄等症自愈。现代药理研究表明，以上药物内含挥发油，能促进胃液分泌，增强食欲和消化功能，并对胃肠有解痉、防腐作用，故有芳香健胃之功，对金黄色葡萄球菌、绿脓杆菌、大肠杆菌、痢疾杆菌、甲型溶血性链球菌、肺炎双球菌均有抑制作用；紫苏、生姜、陈皮均能使消化液分泌增加，抑制肠内异常发酵，促进积气排出；甘草尤长于解痉止痛。诸药配合，以纠正胃肠功能紊乱，有利于呕吐、腹泻等症状的缓解。秦景明《证因脉治》载："真阳素虚，遇值时令之寒，直中三阴之经，则身不发热，口不发渴，小便清利，腹中疼痛。"

【诊疗体会】

伪膜性肠炎是一种主要发生于结肠和小肠的急性纤维素渗出性炎症，多系在应用抗生素后导致正常肠道菌群失调，难辨梭状芽胞杆菌大量繁殖，产生毒素而致病。因与抗生素的应用关系密切亦有"抗生素相关性肠炎"之称。本病在抗生素的使用过程中或结束后均有可能发生，多发生于老年人、重症患者、免疫功能低下及外科大手术后的患者，其临床表现轻重不一，可仅为轻度腹泻，也可出现高热、严重腹泻、水电解质紊乱、中毒性巨结肠，甚至危及生命。

中医学对该病并无相应病名的阐述，但根据其临床表现，可归为中医"泄泻"的范畴，亦可根据其发病的情况归为"痢疾"一类。

【治疗特色】

治疗过程中应随时顾护脾胃，脾虚更易受邪侵袭，以致疾病反复发作甚至难愈，因此脾胃功能正常，才能对泄泻起到免疫防护的作用，即"正气存内，邪不可干"。方宜香砂六君子汤加减。本方中人参甘温益气，健补脾胃；白术助人参补益脾胃之气，更能健脾燥湿、助脾运化；茯苓健脾运气、渗利湿浊，使人参、白术补而不滞；木香、砂仁益气健脾；陈皮、半夏行气化痰；甘草调和诸药。总之，辨证施治，分别采取健脾益气、温补脾肾、调理气血、涩肠固脱等不同的治疗方法。同时应该注意的是，应用补益药时，应谨记本病乃虚实夹杂之病，补虚的同时禁忌实者更实，以致余邪不能彻底清除。

笔者认为，基本的饮食调护对于疾病的预后具有不可或缺的作用，故在治疗的同时还应注意该问题。《素问·太阴阳明论》曰："食饮不节，起居不时者，阴受之……

阴受之则入五脏……入五脏，则瞋满闭塞，下为飧泄，久为肠澼。"《景岳全书·泄泻》云："饮食自倍，肠胃乃伤。"针对本病的病因，素体虚弱之人，多为抗生素使用后发生本病，其饮食应更加注意，在营养均衡的前提下清淡饮食、调护脾胃、补益正气。李杲阐述日常生活起居对顾护脾胃的重要作用："大抵宜温暖，避风寒，省语，少劳役为上。"

克罗恩病

一、湿热壅盛证

刘某，女，53 岁。

首诊时间：2012 年 4 月 15 日。

主诉：腹泻 3 年。

现病史：患者 3 年前因情志不舒突发腹泻、腹痛，在当地医院诊治数年，病情时好时坏，病势缠绵，在哈尔滨市中医院确诊为克罗恩病，口服激素治疗，症状缓解，停药后症状再次加重。经友人提及，遂来笔者门诊求诊。现症见：脓血便每日 3~4 次，兼有腹痛，伴疲劳、乏力症状明显，纳差，失眠。舌质红，苔黄腻，候其脉象为滑数脉。

既往史：否认肠道相关疾病病史。

【辨证分析】情志不畅致肝气郁结，肝郁克脾，使脾失健运，湿蕴肠道、郁久化热，终成湿热，使肠道气机失调，而成以脾虚为本、湿热为标之特点。患者舌质红，苔黄腻，脉滑数，一派湿热之象，更验证其为湿热壅盛之证。

中医诊断：泄泻（湿热壅盛证）。

西医诊断：克罗恩病。

治法：健运脾胃，清热利湿。

方药：白头翁 15 克　　马齿苋 15 克　　黄　柏 10 克　　茯　苓 10 克
　　　薏苡仁 15 克　　黄　芪 15 克　　牡丹皮 10 克　　秦　皮 5 克

　　　7 剂，日 1 剂，水煎 300mL，早晚分服。

配合中药灌肠方如下：

方药：黄　连 10 克　　黄　芩 10 克　　黄　柏 10 克　　白头翁 15 克
　　　马齿苋 15 克　　赤石脂 10 克

　　　水煎 150mL，日 2 次，保留灌肠。

服药期间忌食腥辣、生冷、油腻食物，慎起居，调情志。

二诊：患者自诉腹痛缓解不明显，大便每日 2~3 次，仍便中带血，疲劳乏力感缓解。舌质红，少许黄腻苔，脉弦滑。调整原方。

方药：黄　柏 10 克　　党　参 5 克　　茯　苓 10 克　　山　药 15 克

山茱萸 10 克　　白头翁 20 克　　马齿苋 20 克　　炒蒲黄 10 克

五灵脂 10 克

7 剂，日 1 剂，水煎 300mL，早晚分服。

灌肠方不变。

三诊：大便成形，无脓血，每日 1~2 次，食欲佳。故此时患者应以扶正为主，祛邪为辅，调整原方。

方药：茯　苓 10 克　　黄　芪 20 克　　山　药 20 克　　白　参 10 克

陈　皮 10 克　　砂　仁 5 克　　白扁豆 5 克

7 剂，日 1 剂，水煎 300mL，早晚分服。

中药灌肠方如下。

方药：黄　芪 20 克　　黄　柏 5 克　　白头翁 15 克　　马齿苋 15 克

赤石脂 20 克　　三　七 10 克　　白　及 10 克　　血　竭 10 克

水煎 150mL，日 2 次，保留灌肠。

其后，患者症状趋于稳定，嘱其巩固治疗，并注意调情志、节饮食，以配合治疗，5 个月后，大便转为正常。复查肠镜提示正常。后随访患者反映至今未曾反复。

【按语】

笔者认为，本病主要病机在于脾运不健，加之饮食不节，使脾运湿邪失健，湿蕴肠道、郁久化热，则肠道内气机失调，湿热壅阻肠道日久则血败肉腐，而成本病。《内经》云："正气存内，邪不可干"，"邪之所凑，其气必虚。"《景岳全书·泄泻》："泄泻之本无不由脾胃。"足见脾运不健是本病发病的关键所在。本病湿热蕴结大肠，热盛肉腐，肠络受损，如《证治汇补·下窍门》中云"滞下者，谓气食滞于下焦；肠澼者，谓湿热积于肠中，即今日痢疾，故无积不成痢，痢乃湿、热、食积三者"。说明湿热互结为本病之标实，故治疗本病时应佐以清热利湿之法。笔者用白头翁、马齿苋、秦皮、黄柏等清热解毒药，清其湿热，配伍黄芪、茯苓等健脾利湿之药，标本同治，共奏健运脾胃、清热利湿之效。

笔者通过较好的临床疗效证明，在本病治疗过程中，如果中药内服配合中药灌肠则可使治疗的疗程缩短、疗效提高。因灌肠可使药物直达病所，使局部获得较高的药物浓度，加速病灶消除。用白头翁、马齿苋、黄连、黄芩、黄柏、三七、白及、血竭等水煎成汤剂 150mL，日 2 次保留灌肠。内外兼顾，共达病所。

二、脾胃虚弱夹有湿滞证

孙某，男，66 岁。

首诊时间：2011 年 11 月 6 日。

主诉：脓血便 3 个月。

现病史：患者 3 个月前出现脓血便，日 5~6 次，曾自行服用美沙拉秦 1 月余，效果不佳，左下腹不适，稍疼痛，经亲属建议，故来我处求诊。现患者脓血便日 4~5 次，兼有腹痛，饮食不节后加重，食欲尚可，睡眠一般，小便正常。偶有心悸，自诉冠心病。舌质暗红、体胖，苔白厚腻，脉沉滑。

既往史：否认肠道相关疾病病史。

辅助检查：肠镜示克罗恩病。

【辨证分析】泄泻病变主脏为脾，病理因素为湿，《医宗必读》有云"无湿不成泻"，故脾虚湿盛为病机要点，治疗应以健脾祛湿为原则，标本兼治。患者饮食不当，伤及脾胃，而致脾胃运化失健，水谷停为湿滞，而为泄泻。舌质暗红、体胖，苔白厚腻，脉沉滑为脾虚湿滞之象。

中医诊断：泄泻（脾胃虚弱夹有湿滞证）。

西医诊断：克罗恩病。

治法：健脾燥湿，止血固涩。

方药：柴　胡 5 克　　黄　芩 10 克　　黄　柏 10 克　　马齿苋 10 克

　　　三　七 5 克　　血　竭 10 克　　白　及 10 克　　苦　参 10 克

　　　苍　术 10 克　　焦白术 10 克　　白头翁 10 克

　　　7 剂，日 1 剂，水煎 300mL，早晚温服。

嘱患者服药期间忌食腥辣、生冷、油腻食物，保持心情舒畅。

二诊：患者自诉大便日 3~4 次，无脓血，胸闷气短，心悸，偶左下腹痛，逐渐停止服用美沙拉秦，食欲一般。近日工作压力大致睡眠不佳，舌质暗红、体胖，苔白厚腻，脉沉滑。于上方加炙乳香 10 克，炙没药 10 克，活血化瘀；煅龙骨 10 克，重镇安神，以改善睡眠。

方药：柴　胡 5 克　　黄　芩 10 克　　黄　柏 10 克　　炙没药 10 克

　　　三　七 5 克　　血　竭 10 克　　白　及 10 克　　苦　参 10 克

　　　苍　术 10 克　　焦白术 10 克　　白头翁 10 克　　煅龙骨 10 克

　　　马齿苋 10 克　　炙乳香 10 克

7 剂，日 1 剂，水煎 300mL，早晚温服。

三诊：患者自诉近日因劳累后而乏力，睡眠较差，感冒，大便不成形、稍带脓血、日 4~5 次，无腹痛、心悸心慌，胸闷时作。舌质紫暗、体胖，苔黄腻，脉沉滑。上方加椿根皮 10 克。嘱患者注意休息。

方药：柴　胡 5 克　　黄　芩 10 克　　黄　柏 10 克　　煅龙骨 10 克

　　　三　七 5 克　　血　竭 10 克　　白　及 10 克　　苦　参 10 克

　　　焦白术 10 克　　白头翁 10 克　　椿根皮 10 克　　马齿苋 10 克

　　　炙乳香 10 克　　炙没药 10 克　　苍　术 10 克

7 剂，日 1 剂，水煎 300mL，早晚温服。

四诊：患者自诉现大便日 3~4 次，无腹痛，无血便，睡眠稍有好转。舌质紫暗、体胖，苔黄白腻，脉弦滑。效不更方，原方复服 7 剂，以巩固治疗。

其后，患者症状趋于稳定，嘱其巩固治疗，并注意调情志、节饮食，以配合治疗，半年后，大便转为正常。复查肠镜提示正常。后随访患者叙述病情至今未曾反复。

【按语】

若湿滞肠腑、瘀久化热，使湿热蕴积于肠，气血瘀滞、肠络受伤、血肉腐败，则可便下黏液或脓血，见里急后重之症。因此，可以说脾虚失运的病机贯穿在各个病理阶段，尤其是长期患病及素体虚弱者表现明显。情志不畅致肝气郁结，肝气横逆、乘脾犯胃，扰乱肠腑，水谷并走混下而腹泻。亦可由于情志失调日久，耗伤肝阴，损及肝气；肝阴不足，相火上亢侮脾致泻；肝气不足，疏泄不及，非但脾土失其疏调之助，肠腑也会乏其转枢调运而发本病。临床观察克罗恩病患者发作大多在情绪变化后，表现为泻痛交作、泻后痛减、胸胁不舒、郁郁不乐、善太息、肠鸣矢气、嗳气食少、纳食不香、口苦脉弦。脾脏恶湿而喜燥，外来之湿邪最易困遏脾阳，影响脾的运化，水谷相杂而下，引起泄泻，即《难经》所谓"湿多成五泄"。其他寒邪或暑热之邪，除了侵袭皮毛肺卫之外，也能直接影响于脾胃，使脾胃功能失调，运化失常，清浊不分，而成泄泻，但仍多与湿邪有关。"湿胜则濡泄"，湿浊不化，易于化热，遂成湿热，伤及肠络，而为脓血便；湿热阻滞，气机不畅，而见里急后重；湿浊久羁，酿脓生痈，为克罗恩病的发病之标。具体用药以茯苓健脾渗湿，黄芩、黄柏燥湿，三七、血竭、白及止血生肌，苦参、白头翁、马齿苋止泻，多药配伍，共奏健脾燥湿、止血固涩之效。

三、肝郁脾虚证

赵某，男，28岁。

首诊时间：2011年11月20日。

主诉：腹泻、腹痛反复发作2年。

现病史：患者腹泻、腹痛反复发作2年余，曾到当地医院行肠镜检查，示克罗恩病，西医院对症予以美沙拉嗪、激素等治疗。经治疗后病情好转，但之后遇劳累、饮食不慎、上呼吸道感染等诱因后病情反复，后经上网查询相关资料，为求中医治疗来门诊就诊。

现症见：患者神志清楚，精神尚可，面色少华，形体消瘦，两目欠神。无发热、恶心、呕吐等不适症状，饮食、睡眠欠佳，大便不成形，有明显血便，日3~5次，小便可。舌质暗红、体胖，边有齿痕，白腻苔，脉沉滑。

既往史：否认肠道相关疾病病史。

辅助检查：肠镜示克罗恩病。

【辨证分析】脾胃，气机升降之枢纽也，脾胃气机升降逆乱，运化失司，则腹泻、矢气。气机升降无序，不通则痛，故见腹胀、腹痛；脾失运化，则气血生化无源，可见面色萎黄、身体消瘦；久泄伤脾，脾气虚弱。活动期当属实证为主，以湿热互结、气血壅滞多见，但脾虚贯穿于活动期溃疡性结肠炎病情发展的全过程，本虚标实。久泻不愈，时发时止，肠之脂膜反复被损，又有伏邪积垢不去，蓄积为瘀血，下痢血便。瘀血内阻，气血运行不畅，不通则痛。

中医诊断：泄泻（肝郁脾虚证）。

西医诊断：克罗恩病。

治法：疏肝健脾，活血止痛。

方药：柴　胡 5 克　　血　竭 5 克　　白　及 5 克　　炙乳香 10 克

　　　炙没药 10 克　　苍　术 10 克　　薏苡仁 15 克　　焦白术 10 克

　　　诃　子 10 克　　佛　手 10 克　　藿　香 10 克　　佩　兰 10 克

　　　三七粉 5 克　　地榆炭 10 克

　　　7 剂，日 1 剂，水煎 300mL，早晚温服。

嘱患者服药期间忌食腥辣、生冷、油腻食物，避风寒，调情志。

二诊：服药后患者血便消失，但仍有腹痛，平日怕冷，舌质暗红、体胖，边有齿痕，白腻苔，脉沉滑。原方加乌药 10 克，炙甘草 5 克，减去白及、血竭、三七。

方药：柴　胡 5 克　　炙乳香 10 克　　乌　药 10 克　　炙甘草 5 克

　　　炙没药 10 克　　苍　术 10 克　　薏苡仁 15 克　　焦白术 10 克

　　　诃　子 10 克　　佛　手 10 克　　藿　香 10 克　　佩　兰 10 克

　　　地榆炭 10 克

　　　7 剂，日 1 剂，水煎 300mL，早晚温服。

三诊：患者自诉腹部偶感隐痛不适，便前加重，便后缓解，腹泻重，食欲、睡眠一般，稀水样，便日 6~7 次，无明显脓血。上方加五味子 15 克，涩肠止泻。

方药：柴　胡 5 克　　炙乳香 10 克　　乌　药 10 克　　炙甘草 5 克

　　　炙没药 10 克　　苍　术 10 克　　薏苡仁 15 克　　焦白术 10 克

　　　诃　子 10 克　　佛　手 10 克　　藿　香 10 克　　佩　兰 10 克

　　　地榆炭 10 克　　五味子 15 克

　　　7 剂，日 1 剂，水煎 300mL，早晚温服。

四诊：此后随证加减继续服用此方，后期以扶正为主，加白扁豆、山药、山茱萸、淫羊藿、仙茅等，患者腹痛、腹泻基本缓解，食欲好转，略感乏力。

其后，患者症状趋于稳定，嘱其巩固治疗，并注意调情志、节饮食，以配合治疗，半年后，复查肠镜提示正常。后随访患者叙述病情至今未曾反复。

【按语】

上述方药中薏苡仁、苍术、白术健脾益气、燥湿利水，湿邪去则脾气健运；三七、白及、血竭收敛止血，涩肠止泻，有效愈合溃疡面；乳香、没药活血止痛，消肿生肌；藿香、佩兰相配伍，芳香化湿；佛手疏肝解郁，理气和中。笔者认为克罗恩病之难治，原其证之虚实夹杂，易反复发作。在缓解期以补益脾肾为主，但余邪未净，治疗时应详细辨证，或阳虚，或阴虚，或气虚，以及在脾、在肾的不同，根据辨证采取益气健脾、温脾补肾、滋阴清热、行气活血等不同的治法，同时兼顾清化湿热。益气健脾可加白术、黄芪等品；补脾温肾加用附子、炮姜、吴茱萸等药。但应注意本期治疗应用补益药时，切记该病乃虚实夹杂之证，补虚勿忘其实。笔者认为收敛止血之剂切不可久用，久用碍邪，使虚实夹杂之势更甚，故宜中病即止；使用健脾、渗湿之药，可保后天之本，则疗效易于巩固，避免诸症复发。若热大于湿者，可加白头翁、马齿苋等清热解毒药；湿重于热者，则可配白术、苍术等药物以健脾燥湿。此患瘀血内阻，气血运行不畅，不通则痛较重，故予乳没等活血理气止痛。

四、脾肾两虚证

孙某，女，58 岁。

首诊时间：2010 年 8 月 10 日。

主诉：腹泻伴腹痛 5 年。

现病史：患者 5 年前于黑龙江省医院经电子结肠镜确诊为克罗恩病，其后虽经口服美沙拉嗪、激素（具体不详）等治疗，但症状常反复发作，每于发作期自服美沙拉嗪，症状可缓解，但常为其所苦，闻笔者之名而来就诊。患者就诊时右下腹隐痛，喜揉喜按，大便溏，每日 3~4 次，进食油腻、生冷时加重，时有排便不净感，腰背酸痛，畏寒，乏力。观其舌：舌质淡，苔白腻；候其脉：脉沉细。

既往史：否认肠道相关疾病病史。

辅助检查：肠镜示克罗恩病。

【辨证分析】久病入肾、久病必虚，肾阳与脾阳密切相关，命门之火能帮助脾胃腐熟水谷，助肠胃消化吸收。如久病损伤肾阳，或年老体衰、阳气不足，脾失温煦、运化失常而成本病。痛处喜揉喜按、腰背酸痛、畏寒、乏力，均为肾气已虚之象。

中医诊断：泄泻（脾肾两虚证）。

西医诊断：克罗恩病。

治法：补益脾肾，行气调血。

方药：党　参 15 克　　薏苡仁 15 克　　陈　皮 15 克　　白扁豆 15 克

　　　山　药 20 克　　砂　仁 15 克　　茯　苓 25 克　　黄　芪 30 克

　　　山茱萸 15 克　　女贞子 15 克　　白　芍 10 克

　　　7 剂，日 1 剂，水煎 300mL，早晚分服。

嘱患者服药期间忌食腥辣、生冷、油腻食物，避风寒，调情志。

二诊：患者自诉服药后诸症缓解，大便每日 3~4 次，腹痛减轻，仍自觉腰背冷痛、畏寒，无排便不净感，舌质淡胖，苔白腻，脉沉。调整原方。

方药：黄　芪 30 克　　党　参 15 克　　山茱萸 15 克　　茯　苓 20 克

　　　炮　姜 15 克　　巴戟天 15 克　　补骨脂 15 克　　肉豆蔻 15 克

　　　五味子 15 克　　菟丝子 15 克　　黄　连 10 克

　　　7 剂，日 1 剂，水煎 300mL，早晚分服。

三诊：患者自诉大便成形，夹有少量黏液，每日 1~2 次，腹痛等症消失，舌质淡胖，苔薄腻，脉濡。调整原方。

方药：党　参 15 克　　薏苡仁 15 克　　陈　皮 15 克　　白扁豆 15 克

　　　山　药 20 克　　茯　苓 25 克　　黄　芪 30 克　　山茱萸 15 克

　　　菟丝子 15 克

　　　7 剂，日 1 剂，水煎 300mL，早晚分服。

共治疗 2 个月，随访 1 年，未见复发。

【按语】

笔者认为缓解期克罗恩病究其临床表现当属虚证为主，以脾肾两虚者多见。笔者认为在缓解期以补益脾肾、调气行血、兼清余邪为主。缓解期脾肾两虚为主，余邪未净，治疗时应详细辨证，或阳虚，或阴虚，或气虚，以及辨在脾、在肾的不同。笔者根据辨证，采取健脾益气、温脾补肾、滋阴清热、行气活血等不同的治法，同时兼有清化湿热。益气健脾可加用白术、党参等品；补脾温肾加用附子、炮姜、吴茱萸等药。本证在健脾止泻的同时，佐以山茱萸、女贞子等益肾之品，共奏补益脾肾之效。治疗本病应用补益药时，切记该病乃虚实夹杂之证，补虚勿忘其实。

五、湿热兼血瘀证

孙某，女，51 岁。

首诊时间：2009 年 9 月 26 日。

主诉：腹痛、便脓血反复发作半年。

现病史：患者反复腹痛、便脓血半年，曾服用多种西药治疗效均不佳，因不愿服激素而来本院以求中医治疗。该患自诉腹部刺痛，痛时欲便，肛门时坠，里急后重，大便日 5~6 次，为赤白黏液脓血样，口干口苦，头沉头晕，乏力，略有反酸烧心，时有恶心，并伴有后颈部麻木，睡眠欠佳。舌质紫暗，苔黄腻，脉弦滑。

既往史：否认肠道相关疾病病史。

辅助检查：肠镜示结肠部位节段性大小不同的浅溃疡，诊断为克罗恩病。

【辨证分析】此乃湿热夹瘀互阻，损伤脂膜肠络所致。湿热之邪毒积滞肠中，气血被阻，气机不畅，传导失司，所以腹痛、里急后重。正如《医学入门·痢》所云："火性急速传下，或化或不化，食物瘀秽欲出，而气反滞住。所以欲便不便，腹痛窘迫，拘急大肠，重而下坠。"湿热之毒熏灼，伤及肠道脂膜之气血，腐败化为脓血，则见痢下赤白。苔腻为湿，黄则有热；脉弦滑为湿。刺痛、舌紫暗都为血瘀之象。湿热上乘，熏蒸肝胆、灼烧津液，见口干口苦。

中医诊断：痢疾（湿热夹瘀证）。

西医诊断：克罗恩病。

治法：清热利湿，调和气血止痢。

方药：柴　胡 5 克　　黄　芩 10 克　　黄　柏 10 克　　马齿苋 15 克

　　　吴茱萸 5 克　　海螵蛸 20 克　　补骨脂 10 克　　黄　芪 10 克

　　　赤石脂 10 克　　三七粉 5 克　　血　竭 5 克　　白头翁 15 克

　　　7 剂，日 1 剂，水煎 300mL，早晚分服。

配合中药灌肠方。

方药：地榆炭 20 克　　三七粉 5 克　　黄　芩 10 克　　黄　柏 5 克

赤石脂 10 克　　蒲公英 15 克　　　苦　参 10 克

水煎 150mL，日 2 次，保留灌肠。

二诊：患者自诉腹痛、里急后重好转，大便日 3~4 次，黏液已减。仍自觉乏力，食欲欠佳，舌脉同前。故上方去黄芩、黄柏、海螵蛸、白头翁、马齿苋，加炒白术 10 克，焦山楂、焦神曲、炒麦芽各 10 克，健脾、促进食欲。

方药：柴　胡 5 克　　炒白术 10 克　　吴茱萸 5 克　　补骨脂 10 克

黄　芪 10 克　　赤石脂 10 克　　三七粉 5 克　　　血　竭 5 克

焦山楂 10 克　　焦神曲 10 克　　炒麦芽 10 克

7 剂，日 1 剂，水煎 300mL，早晚分服。

三诊：该患自诉诸症均好转，腹痛、里急后重完全缓解，大便已无黏液脓血，日 3~4 次，略有乏力、腹胀，舌质暗红，舌苔薄黄腻，脉弦滑。上方去炒白术、焦山楂、神曲、炒麦芽，加乌药、白豆蔻各 5 克以行气，加苦参 10 克，黄芪改为 15 克。

方药：柴　胡 5 克　　吴茱萸 5 克　　补骨脂 10 克　　乌　药 5 克

白豆蔻 5 克　　苦　参 10 克　　黄　芪 15 克　　赤石脂 10 克

三七粉 5 克　　血　竭 5 克

7 剂，日 1 剂，水煎 300mL，早晚分服。

后又加减服药 1 月余而愈，3 月后复查肠镜示正常。

【按语】

笔者认为饮食不节、情志不调、禀赋不足等因素均可引起本病，但其病机根本为湿热内蕴大肠。先天脾胃虚弱、复感湿邪，或情志不畅、肝气乘脾，均可导致脾失健运、肠道气机不畅、湿邪内生、湿蕴肠道、郁久化热、湿热壅滞、肠络瘀阻则血败肉腐，下为脓血便。或平素嗜食肥甘辛辣，损伤脾胃，导致脾胃运化功能失常，而生湿邪，湿邪郁久化热，湿热郁蒸大肠，肠道气机不利，气血郁滞，相互搏结于肠之脂膜，损伤血络，化为脓血而下痢赤白。笔者认为，活动期克罗恩病多以邪实为主，主要为湿热互结、气血壅滞，但健脾之法仍贯穿于本病治疗的全过程。《素问·太阴阳明论》曰："食饮不洁，起居不时者，阴受之，……阴受之则入五脏……入五脏则膜满闭塞，下为飧泄久为肠澼。"脾为后天之本，主运化水谷与营养物质的吸收，凡"泄泻之本，无不由脾胃"，诸因素导致脾气受损，运化失司，水谷不化精微，湿浊内生，下趋于肠，为泄为痢；湿热内蕴，气血凝滞，瘀阻肠络，血败肉腐，成痈溃疡，下痢赤白。根据湿热下注、"肠澼便脓血"及肝郁乘脾的病因病机，采取"热者寒之，湿者燥之，泻者涩之"的原则进行治疗。故治疗上应清热利湿、调和气血，兼健脾益气。笔者认为本病初发期以邪实为主，反复发作期为邪实夹脾虚，久病以虚为主。故"虚中有实、虚实夹杂"是本病的显著特点。同时本病病变存于大肠但与脾胃关系密切，且久病可影响及肾，致脾肾两虚甚或阴阳俱虚。故临证时应详细询问病情，了解病之起因及病症所急，察舌诊脉，辨其寒热，定其虚实，以权衡轻重。活动期常以邪实为主，表现为肝郁不疏、木乘脾土，或忧思伤脾、土虚木乘，《景岳全书·泄泻》有云："凡遇怒气便作泻者，必先以怒时挟食，致伤脾胃，故但有所犯，即随触而发，此肝脾二脏之病也。"或湿热蕴结于里、下注大肠，或气机失调、气血不行而出现气滞血瘀证，甚则血肉败坏、毒邪内生、瘀毒互结。上述方药中白头翁味苦性寒，能入血分，清热解毒、凉血止痢；马齿苋亦能治热毒血痢；黄芩苦寒燥湿、泻火解毒；三七、白及、血竭、赤石脂收敛止血、涩肠止泻，有效愈合溃疡面；黄芪补气健脾。本方中清热解毒药与健脾利湿药合用，攻补兼施、标本兼顾，同时配以止血生肌之品，体现了笔者治疗本病的基本思想。

六、脾肾亏虚兼肝郁证

景某，男，24岁。

首诊时间：2013年1月20日。

主诉：大便次数增多半年。

现病史：患者半年前大便次数增多，日2~3次，伴有腹痛，口服美沙拉秦，症状缓解不明显。在网上搜索相关医学知识找到我处，遂前来就诊。患者面色萎黄，声音低微。自诉大便次数多，每日2~3次，无血便，矢气多，下腹重坠，尿频，肠鸣音亢进，伴腹痛。舌质紫暗，苔薄白，脉沉滑。

既往史：否认肠道相关疾病病史。

辅助检查：肠镜示克罗恩病。

【辨证分析】脾胃，气机升降之枢纽也，脾胃气机升降逆乱，运化失司，则腹泻、大便无规律，或无矢气，或矢气频作；气机升降无序、不通则痛，故见腹痛、下腹重坠；

早泄、滑精等，为病久及肾、脾肾亏虚之故；情志不遂后腹痛加重，应为肝郁之象。

中医诊断：泄泻（脾肾亏虚兼肝郁证）。

西医诊断：克罗恩病。

治法：疏肝理气，健脾祛湿，佐以补肾。

方药：柴　胡 10 克　　黄　连 15 克　　肉豆蔻 10 克　　诃　子 10 克

　　　黄　柏 15 克　　炒白术 10 克　　薏苡仁 15 克　　白　及 5 克

　　　血　竭 10 克　　三　七 5 克　　青　黛 5 克　　补骨脂 15 克

　　　乌　药 10 克

7 剂，日 1 剂，水煎 300mL，早晚温服。

二诊：患者自诉左腹疼痛，有下坠感，肠鸣音亢进，易矢气，矢气后缓解，早泄，滑精，大便干，日 1 次。舌质紫暗，苔薄白，脉沉滑。笔者斟酌后，原方去血竭，加炙乳香 10 克、炙没药 10 克、五灵脂 10 克，活血化瘀止痛；加厚朴 10 克，以行气。

方药：柴　胡 10 克　　黄　连 15 克　　肉豆蔻 10 克　　诃　子 10 克

　　　黄　柏 15 克　　炒白术 10 克　　薏苡仁 15 克　　白　及 5 克

　　　三　七 5 克　　青　黛 5 克　　补骨脂 15 克　　五灵脂 10 克

　　　乌　药 10 克　　炙乳香 10 克　　炙没药 10 克　　厚　朴 10 克

7 剂，日 1 剂，水煎 300mL，早晚温服。

并嘱患者调情志，节饮食。

三诊：患者自诉服药后症状好转，左下腹疼痛，久站后矢气频，寐差，偶感肝区疼痛，排气后欲排便，日 1~2 次。舌脉同前。原方去掉厚朴、乌药、诃子、补骨脂，加黄芪 10 克、夜交藤 15 克、合欢花 5 克，宁心安神。

方药：柴　胡 10 克　　黄　连 15 克　　肉豆蔻 10 克　　黄　芪 10 克

　　　黄　柏 15 克　　炒白术 10 克　　薏苡仁 15 克　　白　及 5 克

　　　三　七 5 克　　青　黛 5 克　　五灵脂 10 克　　夜交藤 15 克

　　　炙乳香 10 克　　炙没药 10 克　　合欢花 5 克

7 剂，日 1 剂，水煎 300mL，早晚温服。

四诊：患者自诉服药后症状好转，矢气，矢气后腹痛消失，遗精好转。舌质暗红，苔薄白，脉沉滑。症状缓解明显，病情好转较快，患者大喜，嘱以再守原法，巩固疗效。

后随诊叙述病情未复发。

【按语】

黄连、黄柏苦寒燥湿，泻火解毒；薏苡仁、白术健脾益气、燥湿利水，湿邪去则脾气健运；三七、白及、血竭收敛止血、涩肠止泻，有效愈合溃疡面；柴胡能振举清阳、疏肝理滞；乌药，《本草纲目》中记载其"能上理脾胃元气，下通少阴肾经"，《本草通玄》言其"理七情郁结，气血凝停，霍乱吐泻，痰食稽留；"补骨脂、肉豆蔻、诃子温补脾肾。标本两顾，相得益彰。

本病主要病因为湿邪，如《杂病源流犀烛·泄泻源流》曰："是泄虽有风、寒、热、虚之不同，要未有不源于湿者也。"加上饮食不当或病情日久失治误治，反复发作，久而损伤及肾，命门火衰，脾失温煦，久病入肾、久病必虚，致脾肾阳虚，《医宗必读·痢疾》曰："是知在脾者病浅，在肾者病深。肾为胃关，开窍于二阴，未有久痢而肾不损者。"即病程长久者，多为虚象，且多伴有肾虚的表现，笔者治疗时予以调补肝肾、温脾理气，常用乌药、狗脊、续断、牛膝、淫羊藿等药，另一方面，由于湿邪与脾病往往相互影响，互为因果，湿邪重浊黏滞，易困厄脾土，无论湿从寒化或热化，皆可进一步伤及脾胃，脾失运化，气机不畅，津液不布，水饮停留，助生湿邪，故还应重视健脾燥湿之法，中药茯苓、炒白术、薏苡仁、厚朴等均可用之。肝主疏泄，调畅情志，如遇情志不畅、精神抑郁，则可横逆脾胃，正如《景岳全书·泄泻》曰："凡遇怒气便做泄泻者，必先以怒时夹食，致伤脾胃。"《三因极一病症方论·泄泻绪论》也提到情志失调亦是泄泻的重要致病因素。遇有此证者，笔者在调理脾胃之外，常兼顾以疏肝理气、敛阴和营，常用柴胡、佛手、枳壳、白芍等疏肝行气解郁之品。此外，由于临床中久病之人多耗气伤血，易正虚邪恋，故治疗时佐以涩肠止泻之品，如诃子、肉豆蔻、五味子、五倍子等，同时强调以扶正为主，兼以祛邪，使之无闭门留寇之弊，又无祛邪伤正之忧。秉承"正气存内，邪不可干"的思想，徐徐缓图，冀正气恢复，病可渐愈。

【诊疗体会】

克罗恩病是一种病因尚未明确的，以侵犯大肠黏膜与黏膜下层为主的炎症性病变。

临床上本病以腹泻、黏液脓血便与腹痛等为主要症状，常反复发作，缠绵难愈。现代医学认为其与人体的免疫功能减退、遗传及细菌或病毒感染、饮食失调、精神因素有关。笔者通过对该病发病特点、临床表现、病因及病理机制的分析，认为该病属中医"泄泻""痢疾"等范畴。在本病诸多病因病机中，肝脾功能失调、湿浊壅滞、气血凝滞尤为重要，而肝脾又以脾为之关键。肝之功能既能疏泄无形之气，又能储藏有形之血，维系着生命所赖以维持的基础——气血运行。多因脾胃虚弱、寒温不调、饮食失节和情志不畅而致脾胃受损、肝失疏泄，大肠传导失司、水湿下注大肠，清浊不分，湿热蕴结，气机阻滞，脉络失和，血败肉腐而致本病。临证当中，审因论治，认清本病病理性质，探求疾病根本所在，将会对治疗和遣方用药产生重要的指导作用。

【治疗特色】

1. 健脾祛湿浊为治疗主线

脾失健运、升清降浊失司的病机可贯穿在克罗恩病的各个病理阶段。正如《素问·脏气法时论》曰："脾病者，虚则腹满肠鸣、飧泄、食不化。"湿浊之邪是本病主要的致病因素，其中尤以湿热最为常见。笔者认为贯穿应用健脾祛湿浊这一治疗主线时，要根据患者发病过程中邪正盛衰以及气血调畅的程度适时作出调整。补脾之剂，一则不宜壅补，以防阻碍气机，使病邪留恋；二则不可骤补，宜徐徐缓图，冀正气恢复，病可渐愈。慢性溃疡性结肠炎虽同为湿浊之邪致病，然有寒化和温化之别，应细察其证而区分之。临床用药中，苦寒燥湿之黄连、黄芩、黄柏等，苦温燥湿之苍术、草果、厚朴以及淡渗利湿之车前子、通草等，这些药久用均有伤阴之虞，长期应用当配合养阴生津之品，如沙参、石斛、麦冬等药。另外，清热利湿药物的应用，多考虑脾虚因素的存在，禁忌大剂量苦寒药物，以免损伤脾胃阳气。

2. 从肝论治以助脾运

肝主疏泄，脾主运化，而脾的运化水谷、化生精微之功有赖于肝的疏泄条达之职，肝之疏泄正常，则脾运始能健旺，肝之疏泄失职，必致肝脾不调，影响脾之运化。笔者认为情志不畅，日久导致肝气郁结、横逆犯脾，脾失运化而成泄泻；气机失和，大肠传导失司，日久又致气血交阻、酿化脓血而成下痢。本病临床上所表现出来的情志不遂诱发或加重病情，精神抑郁、大便时干时稀、少腹胀痛等症状，均为肝失条达、脏腑失和所致。因此，治疗该病除调补脾胃外，还应着手从肝论治，调畅气机，恢复肝脏疏泄功能，以助脾之运化和升清，从而达到止泻痢的作用。治肝之法包括疏肝理气，常用枳壳、青皮、佛手等药；柔肝敛阴，常用白芍、甘草等药；疏肝活血，常用郁金、当归、香附等药。

3. 通涩结合

本病之腹泻下痢不仅有脾胃、脾肾虚弱，中气失于固摄，还有实邪留滞，故临床论治时应注重通涩结合。疾病早期初得之时，元气未虚，而又夹滞者，必推荡之，此即与喻昌之"新感而实者，可以通因通用"之说暗合，故治宜祛邪通滞为法，随证予以运化去湿、消积导滞之枳实、槟榔、大黄、大腹皮等药物。通过泻滞通腑，使积滞脓血随大便而祛除，恢复肠胃之正常通降功能。虽言此，但对年高体弱者，或素体虚羸者，通法仍需慎用，中病即止，以防元气虚陷。久泻久痢后期，纯虚无邪或少邪，中气不固、滑脱不敛者，急当收敛固涩，防止水谷精微进一步脱失，此即"久病而虚者，可以塞因塞用"。治宜收敛固涩为法，随证给予芡实、石榴皮、莲子、秦皮、诃子等药物。但非到滑脱不禁时不可轻投收敛固涩之品，若施之不当而早用涩肠止泻法有"闭门留寇"之虞。因此，虚实通塞的揆度应用，实须灵动。对虚实夹杂证可先祛邪后安正，或剿扶兼施，冀其邪去正复。

4. 内外同治

本病还需要局部和整体治疗相配合，采用外治、内服相结合以达到最佳疗效。认为中药内服治疗可达整体调节的作用，但由于克罗恩病多位于肠之远端，又与全身气血阴阳改变密切相关，若仅中药内服，虽已审证求因，仍恐药物难达病所，对病灶局部的作用不明显；同时灌肠治疗虽有利于局部治疗，对局部溃疡水肿作用快，但仅用灌肠之法，却忽视了整体调节的作用，治标而难以治本。故中药内服结合灌肠既可发挥对人体的整体调节功能，又可起到局部直接治疗作用，因此中药内服结合灌肠更符合本病的特点。在以内服汤药调节脏腑功能，祛除实邪，使气结消、血瘀散、病体趋于康复的同时，笔者还配以局部灌肠法。内病外治，针对性地予以清热解毒、祛腐排脓、生肌敛疮中药局部灌肠，使药物直接作用于病位，加速炎症吸收，起到促进溃疡愈合的作用。灌肠方药多为苦参、黄芩、黄连、黄柏、白及粉等，并随证作以调整。笔者临床遣方用药上注重二者的结合。多取黄芪、白及、三七粉等以健脾益气，化腐生肌，黄芪的主要作用之一就是排脓生肌，如《神农本草经》所说"主痈疽，久败疮，排脓止痛"。《本草蒙荃》亦说："名擅外科，功专收敛去溃抑肝健脾之方。"三七，《医学衷中参西录》曰："三七善化瘀血、又善止血妄行，为吐衄要药，三七能代腐生新，是以治之。为其善化瘀血，化瘀血而不伤新血，允为理血之妙品"。如肠道热（湿）毒明显者，可取黄连、黄芩、黄柏、苦参、白头翁等清肠化湿解毒；两胁或两少腹疼痛者，可取柴胡、薏苡仁、败酱草，或反佐少量附子并配合灌肠药，一般以清热解毒、护膜生肌药为主，如黄柏、苦参、三七粉等，使药物直接作用于病灶，使局部获得较高的药物浓度，提高药物在局部的活化程度，从而加快黏膜修复及病灶的消除。诸药合用，直达病所，共奏止泻痢之效。

5. 饮食调护

笔者认为治疗的同时还应注意饮食调护。《素问·太阴阳明论》曰："食饮不节，起居不时者，阴受之……阴受之则入五脏……入五脏，则腹满闭塞，下为飧泄，久为肠澼。"《景岳全书·泄泻》云："饮食自倍，肠胃乃伤。"恣食肥甘厚味可致脾胃运化失常，蕴生湿热。健康的生活方式对机体的健康运转至关重要，特别是对于"克罗恩病"这种缠绵难愈的病。很多人一方面"循规蹈矩"持续奔波，一方面求医问药效果甚微，日久则不闻不问任其发展。在此类患者的诊疗过程中，我们应向患者明述此之利弊，纠正其不良饮食习惯。日常生活中要多食用高蛋白、高热量、维生素丰富及少渣、少刺激性的饮食，并且调畅情志、适寒温，以巩固疗效，防止复发。只有将良性的生活规律同有效的药物合理搭配，才能收到最好的效果，好的依从性才能带来好的疗效。

6. 结合肠镜的表现用药

笔者认为"中医为体，西医为用"，亦应注意现代医学的生理、病理、药理知识，在临床中互相参照。如若黏膜充血糜烂者，加用三七、血竭、白及等；若黏膜充血色红者，为湿热所致，加用黄连、黄芩、黄柏；若黏膜水肿色白者，乃脾虚寒湿甚，加用砂仁、苍术等；黏膜附着较多黏液者，加用薏苡仁、藿香等；黏膜松弛者，乃脾气不足，加用黄芪、党参等。

溃疡性结肠炎

一、脾虚湿热证

病案一

李某，男性，13 岁。

首诊时间：2013 年 1 月 10 日。

主诉：大便带血，伴脐周疼痛半年。

现病史：患儿于 2012 年 6 月无明显诱因出现大便带血，伴脐周疼痛，大便每日 3~4 次，黏液状，经当地医院肠镜检查，诊断为溃疡性结肠炎，住院治疗 15 天，期间不规则应用美沙拉嗪、激素等治疗（具体用药及用量不详），患儿病情无好转。进而出现尿急、尿痛、肉眼血尿，腹痛、鲜血便加重，大便每日 10~20 次，于 2012 年 8 月在北京大学第三医院就诊，诊断为初发型全结肠重度溃疡性结肠炎活动期并肾脏受累、重度失血性贫血、低钠血症、低钾血症、低钙血症，应用柳氮磺胺吡啶、美沙拉嗪等治疗，效果不明显，患儿 1 个月体重下降 14kg，经人介绍，遂求诊于我门诊。现症见：腹痛，脐周痛甚，大便日 3~5 次，为黏液脓血便，里急后重，面色无华，满月脸，无发热及关节痛，精神尚可，舌质淡胖，苔薄黄腻，脉弦滑。

既往史：否认胃肠相关疾病病史。

辅助检查：结肠镜检查提示溃疡性结肠炎，全结肠炎型，活动期，活动 3 级，末段回肠炎性改变。病理报告示溃疡性结肠炎。

【辨证分析】该患儿素体脾胃虚弱，运化失职，湿热蕴结大肠，久蕴化为瘀毒，损伤脉络。成痈成脓，和血而下。舌脉均为脾虚湿热证。

中医诊断：泄泻（脾虚湿热证）。

西医诊断：溃疡性结肠炎。

治法：健脾燥湿，清热解毒止血。

方药：柴　胡 15 克　　黄　柏 15 克　　白头翁 15 克　　马齿苋 15 克

　　白　及 10 克　　　三　七 10 克　　　苍　术 15 克　　　砂　仁 15 克

　　藿　香 15 克　　　佩　兰 15 克　　　赤石脂 15 克

　　10 剂，日 1 剂，水煎 300mL，早晚分服。

　　二诊：患者口服上方 10 剂后，大便日 1~2 次。便中带血减少，仍伴有腹痛，面色转润，时短气，舌质淡嫩，苔薄腻，脉弦滑。在原方基础上加煅龙骨、煅牡蛎各 15 克。

　　方药：柴　胡 15 克　　　黄　柏 15 克　　　白头翁 15 克　　　马齿苋 15 克

　　　　　白　及 10 克　　　三　七 10 克　　　苍　术 15 克　　　砂　仁 15 克

　　　　　藿　香 15 克　　　佩　兰 15 克　　　赤石脂 15 克　　　煅龙骨 15 克

　　　　　煅牡蛎 15 克

　　7 剂，日 1 剂，水煎 300mL，早晚分服。

　　三诊：患者继续治疗 7 天，每日排便次数 1~2 次，大便黄褐色无血，饮食尚可，疼痛减轻，症状比较稳定，续服上方。

　　方药：柴　胡 15 克　　　黄　柏 15 克　　　白头翁 15 克　　　马齿苋 15 克

　　　　　白　及 10 克　　　三　七 10 克　　　苍　术 15 克　　　砂　仁 15 克

　　　　　藿　香 15 克　　　佩　兰 15 克　　　赤石脂 15 克　　　煅龙骨 15 克

　　　　　煅牡蛎 15 克

　　7 剂，日 1 剂，水煎 300mL，早晚分服。

　　四诊：患者大便日 1~2 次，无脓血，腹痛消失，病变处于恢复期，复查便常规示便潜血（－）。继续服用上方 5 剂，以巩固疗效。

　　【按语】

　　本案以健脾燥湿导滞，清热解毒止血为原则。方中黄柏清热燥湿兼解毒；白头翁、马齿苋清热燥湿解毒、消痈凉血止痢，热毒去则血痢止；三七、白及、赤石脂能消肿生肌、涩肠止泻、收敛止血，以促进溃疡面愈合；苍术健脾燥湿化湿，湿邪祛则脾气健运；砂仁理气和中，则使肝脾功能正常，清升浊降，腹泻自停；藿香、佩兰芳香醒脾以化湿浊，诸药合用则中州安，气血运行通畅，湿邪祛、瘀血化、溃疡愈，诸症自消。三七散瘀止血、消肿定痛功效相关的药理作用十分广泛，包括止血、抗血栓、促进造血、抗炎等；白及能止血、抑菌及对胃、十二指肠穿孔有较好的治疗作用。笔者认为，还应结合结肠镜的表现用药，若黏膜充血糜烂者可加用三七、血竭、白及等；若黏膜充血色红者为湿热所致，加用黄柏；若黏膜水肿色白者，乃脾虚寒湿甚，加用砂仁、苍术等；黏膜附着较多黏液者加用藿香等；黏膜松弛者乃脾气不足，加用黄芪、党参等。通过临床观察，对于慢性溃疡性结肠炎的患者，可调节机体的阴阳平衡，标本兼治，相得益彰，治疗效果良好。

病案二

佟某，女，51 岁。

首诊时间：2012 年 7 月 4 日。

主诉：腹痛伴脓血便 3 年，加重 1 月。

现病史：患者 3 年前因工作劳累后腹痛，脓血便，每日 7~8 次，2012 年 5 月于黑龙江省医院肠镜检查示：溃疡性结肠炎，全结肠黏膜广泛溃疡。诊断：溃疡性结肠炎。口服激素、美沙拉嗪配合地塞米松、普鲁卡因灌肠，病情迁延不愈。为求中医治疗，来笔者门诊就诊。现患者腹部针刺样疼痛，里急后重，脓血便每日 5~6 次，赤多白少，体倦疲乏，纳差，寐差，舌质暗红、体胖、边齿痕，苔白腻，脉沉弦滑。

既往史：否认胃肠相关疾病病史。

辅助检查：血沉 35mm/h。大便常规示血性黏液便，红细胞满视野，白细胞 30~40 个 / 高倍视野。肠镜检查示溃疡性结肠炎，降结肠黏膜广泛溃疡。

【辨证分析】患者平素脾气虚弱，加之工作劳累，致脾的运化失职，湿热内生、壅滞腑气，则成下利赤白。舌脉均为脾气虚弱、下焦湿热之征。

中医诊断：痢疾（脾气虚弱兼下焦湿热证）。

西医诊断：溃疡性结肠炎（活动期）。

治法：益气健脾，凉血治痢，解毒排脓。

方药：柴　胡 15 克　　黄　柏 20 克　　白头翁 25 克　　补骨脂 20 克

　　　三　七 20 克　　血　竭 20 克　　半枝莲 25 克　　炙乳香 20 克

　　　黄　芪 10 克　　白　及 15 克　　赤石脂 20 克　　炙没药 20 克

　　　10 剂，日 1 剂，水煎 300mL，早晚分服。

配合中药灌肠。

方药：苦　参 25 克　　赤石脂 20 克　仙鹤草 20 克　儿　茶 15 克

黄　芩 35 克　　黄　连 35 克　　黄　柏 35 克

上药常规水煎 150mL，每晚保留灌肠 1 次。嘱患者服药期间慎起居，节饮食，饮食忌辛辣、过热、过冷、发物、油炸等食品，勿过劳。

二诊：患者自诉口服上方 10 天后，大便日 2~3 次，便中带血减少，仍伴有腹痛，面色转润，时气短。舌质暗红，苔薄白腻，脉弦滑。加煅牡蛎、煅龙骨各 20 克。

方药：柴　胡 15 克　　黄　柏 20 克　　白头翁 25 克　补骨脂 20 克

三　七 20 克　　血　竭 20 克　　半枝莲 25 克　炙乳香 20 克

黄　芪 10 克　　白　及 15 克　　赤石脂 20 克　炙没药 20 克

煅牡蛎 20 克　　煅龙骨 20 克

10 剂，日 1 剂，水煎 300mL，早晚分服。

三诊：患者自诉服药后每日排便次数日 1~2 次，大便黄褐色无脓血，饮食尚可，疼痛减轻，症状比较稳定，复查便常规示便潜血 (-)，病变处于恢复期，上方减三七、白及、白头翁，加薏苡仁 15 克。

方药：柴　胡 15 克　　黄　柏 20 克　　补骨脂 20 克　薏苡仁 15 克

血　竭 20 克　　半枝莲 25 克　　炙乳香 20 克　煅牡蛎 20 克

黄　芪 10 克　　赤石脂 20 克　　炙没药 20 克　煅龙骨 20 克

10 剂，日 1 剂，水煎 300mL，早晚分服。

2 周后复诊，无肉眼血便，腹痛缓解，续用原方 3 月复查血沉，便常规均正常，肠镜示全结肠黏膜光滑，无充血水肿，未见明显异常。嘱清淡饮食，情绪调畅，适当运动。随访半年，患者状态良好未见复发。

【按语】

活动期溃疡性结肠炎以脾胃湿热为多见，脾为后天之本，脾主运化水湿，脾虚则水湿不运、湿蕴中焦，湿热壅滞、损伤肠络，血败肉腐、肉溃成疡、腑气不通、气血郁滞、相互搏结、损伤血络，故化为脓血而下痢赤白为黏液脓血便。通过健脾益气、清肠解毒、涩肠止泻、行气活血、养血生肌为法则，以健脾益气为治疗主线，从清热化湿论治以调气行血、通涩结合。白头翁、马齿苋以清热化湿解毒；其中黄柏、黄连燥湿以解肠中热毒，又可止痢，黄柏重用以清下焦湿热；三七、血竭、白及、赤石脂能涩肠止泻、消肿生肌、收敛止血，促进溃疡面愈合；薏苡仁、苍术健脾化湿，佐以赤石脂、椿根皮共奏清肠化湿之功。湿邪祛则脾气健运，则使肝脾功能正常，清升浊降，腹泻自停；诸药合用，扶正为主兼以祛邪，则中州安，气血运行通畅，湿邪祛、瘀血化、溃疡愈，诸症自消。在灌肠方中，一般应用苦参、黄柏清热燥湿；败酱草清热，破血行瘀；白及凉血消肿，收敛生肌；甘草和缓止痛，调和诸药。用以保留灌肠，可使药物直达肠道病所，局部保持较高的血药浓度，同时既避免苦寒药物伤胃，又促进局部吸收，避免胃内酸性环境对药物产生的影响。诸药合用，共起收敛止血、化瘀散结、化恶肉生肌止血之效。内外兼治，对于慢性溃疡性结肠炎的患者，可调节机体的阴阳平衡，标本兼治、相得益彰，治疗效果良好。

二、脾肾两虚证

姜某，男，40岁。

首诊时间：2012年6月10日。

主诉：腹泻伴黏液脓血便10年，加重1周。

现病史：患者腹泻、腹痛伴黏液脓血便反复发作10年。曾于哈尔滨医科大学附属第二医院对症治疗，疗效欠佳。近1周患者大便稀溏，每日4~5次，伴有黏液脓血，矢气频作，下腹重坠，肠鸣，伴左下腹疼痛，腹部喜暖，四末不温，腰膝酸软。舌质淡暗，苔白，脉沉细。

辅助检查：肠镜示溃疡性结肠炎，病理示结肠黏膜溃疡性病变（距肛门60cm），间质水肿。便常规示红细胞满视野，便潜血阳性，大便棕红色。

【辨证分析】患者久泻久痢，脾阳损伤，不能充养肾阳，虚寒内生，温化无权，水谷不化，水液潴留。

中医诊断：痢疾（脾肾阳虚证）。

西医诊断：溃疡性结肠炎。

治法：温肾健脾，固涩止泻。

方药：附 子15克　　炒白术10克　　乌 药15克　　牛 膝15克

薏苡仁15克　　苍 术10克　　诃 子15克　　补骨脂15克

肉豆蔻 15 克　　　五味子 15 克　　　续　断 15 克

10 剂，日 1 剂，水煎 300mL，早晚分服。

嘱患者注意休息，调畅情志。

二诊：患者自诉服药后大便偏稀，偶有黏液脓血便，每日 2~4 次，左下腹疼痛略有缓解，时有下坠感，肠鸣，仍易矢气。舌质淡，苔白，脉沉细。于上方加炒蒲黄 15 克，五灵脂 15 克。

方药：附　子 15 克　　炒白术 10 克　　乌　药 15 克　　牛　膝 15 克

薏苡仁 15 克　　苍　术 10 克　　诃　子 15 克　　补骨脂 15 克

肉豆蔻 15 克　　五味子 15 克　　续　断 15 克　　炒蒲黄 15 克

五灵脂 15 克

10 剂，日 1 剂，水煎 300mL，早晚分服。

嘱患者勿劳累，勿食辛辣油腻之品。

三诊：患者自诉服药后症状好转，大便略稀，每日 1~2 次，无明显黏液脓血便，左下腹疼痛已明显减轻，自诉寐差，多梦易醒。舌质淡，舌尖略红，苔白，脉沉细。上方去附子以减其汤药温燥之性，加酸枣仁 15 克，莲子心 15 克，以养心安神。

方药：炒白术 10 克　　乌　药 15 克　　牛　膝 15 克　　莲子心 15 克

薏苡仁 15 克　　苍　术 10 克　　诃　子 15 克　　补骨脂 15 克

肉豆蔻 15 克　　五味子 15 克　　续　断 15 克　　炒蒲黄 15 克

五灵脂 15 克　　酸枣仁 15 克

10 剂，日 1 剂，水煎 300mL，早晚分服。

嘱患者注意饮食，慎起居。

四诊：患者自诉服药后诸症均明显好转，大便每日 1~2 次，偶有不成形，无黏液脓血便，腹部偶略感不舒，余无明显不适。舌质淡红，苔薄白，脉略沉。上方去补骨脂、肉豆蔻，加芡实 10 克，以收涩止泻。

方药：炒白术 10 克　　乌　药 15 克　　牛　膝 15 克　　莲子心 15 克

薏苡仁 15 克　　苍　术 10 克　　诃　子 15 克　　五味子 15 克

续　断 15 克　　炒蒲黄 15 克　　芡　实 10 克　　酸枣仁 15 克

五灵脂 15 克

10 剂，日 1 剂，水煎 300mL，早晚分服。

嘱患者保持情志舒畅，防风寒，勿劳累。

【按语】

本病例以正虚为主，因先天禀赋不足，或素体后天之本虚弱，运化失司，加上饮食不当或病情日久失治误治，久病入肾。久病必虚而表现为肝肾阴虚、脾肾阳虚，《医宗必读·痢疾》曰："是知在脾者病浅，在肾者病深。肾为胃关，开窍于二阴，未有久痢而肾不损者。"即病程长久者，多为虚象，且多伴有肾虚的表现，故治疗时予以调补肝肾、温脾理气，常用乌药、狗脊、续断、牛膝、淫羊藿等药，另外，由于湿邪与脾病往往相互影响，互为因果，湿邪重浊黏滞，易困扼脾土，无论湿从寒化或热化，皆可进一步伤及脾胃，脾失运化，气机不畅，津液不布，水饮停留，助生湿邪，故还应重视健脾燥湿之法，中药炒白术、薏苡仁、苍术等均可用之。此外，由于临床中久病之人多耗气伤血，易正虚邪恋，故治疗时佐以涩肠止泻之品，如诃子、肉豆蔻、五味子等，同时强调以扶正为主，兼以祛邪，使之无闭门留寇之弊，又无祛邪伤正之忧。徐徐缓图，冀正气恢复、病可渐愈，充分体现"正气存内，邪不可干"的思想。分析本例，脾胃乃气机升降之枢纽，脾胃气机升降无序，可见矢气频作，脾病日久则脾气虚弱、升举乏力，故有下腹重坠。脾失升举、运化失司，清阳不升、浊阴不降，则腹泻。气机升降逆乱，可致气滞血瘀，经脉痹阻不通，不通则痛，故见左下腹疼痛症状。气血不行，久则血败肉腐，瘀毒互结，加之脾气虚，气不摄血，血不循经，溢于肠络，则可见黏液脓血便。日久脾病及肾，肾阳亏虚，脾失温煦，阳气不达四末，可见腹部喜暖、四末不温、腰膝酸软等症状，舌质淡暗、苔白、脉沉细皆为脾肾阳虚之象。四诊合参，病位在脾肾，病性虚实夹杂，预后欠佳。

三、大肠湿热证

魏某，男，60 岁。

首诊时间：2011 年 8 月 20 日。

主诉：腹泻、腹痛伴脓血便 5 年，加重 2 月。

现病史：患者于 5 年前因饮食不节出现腹泻、腹痛伴脓血便反复发作。曾于哈尔滨医科大学附属第二医院就诊，诊断为"慢性溃疡性结肠炎"，经对症治疗，未见明显好转。2月前患者下痢脓血，伴有下腹部疼痛，大便每日 8~10 次，量较多，便而不爽，肛门灼热，乏力、纳呆，一般状态极差。舌红，苔黄腻，脉弦数。

辅助检查：电子结肠镜示溃疡性结肠炎。

【辨证分析】患者因饮食不节，进食腐败不洁之物，湿热秽浊之邪蕴结肠道而成。湿热之邪侵犯肠道，阻碍气机，则腹痛腹胀；湿热侵袭肠道，气机紊乱，水液下趋，则腹泻；湿热内蕴，损伤肠络，瘀热互结，则下痢脓血；肠道湿热不散，秽浊蕴结不泄，则腹泻不爽，便时肛门灼热感。

中医诊断：痢疾（湿热内蕴证）。

西医诊断：溃疡性结肠炎。

治法：清热解毒，健脾燥湿。

方药：柴　胡 15 克　　黄　连 15 克　　白头翁 20 克　　白　及 15 克
　　　马齿苋 15 克　　赤石脂 20 克　　薏苡仁 15 克　　炒白术 15 克
　　　青　黛 15 克　　乳　香 15 克　　没　药 15 克　　三　七 20 克

10 剂，日 1 剂，水煎 300mL，早晚分服。

二诊：患者自诉大便每日 5~6 次，便中血量减少，仍伴有腹痛，面色转润，时有纳差、乏力。舌质淡嫩，苔稍黄腻，脉弦滑。于上方去青黛，同时给予患者灌肠治疗。

方药：柴　胡 15 克　　黄　连 15 克　　白头翁 20 克　　白　及 15 克
　　　马齿苋 15 克　　赤石脂 20 克　　薏苡仁 15 克　　炒白术 15 克
　　　乳　香 15 克　　没　药 15 克　　三　七 20 克

7 剂，日 1 剂，水煎 300mL，早晚分服。

灌肠药方：黄　芩 20 克　　黄　连 20 克　　白头翁 25 克　　马齿苋 30 克
　　　　　苦　参 20 克　赤石脂 20 克

7 剂，上药常规水煎 150mL，每晚保留灌肠 1 次。

三诊：患者自诉便中无脓血，但仍有少量黏液，大便每日 2~3 次，时有腹痛、纳差，舌质淡，苔薄腻，脉濡滑。口服中药在上方的基础上加茯苓 15 克，灌肠药不变。

方药：柴　胡 15 克　　黄　连 15 克　　白头翁 20 克　　白　及 15 克

马齿苋 15 克	赤石脂 20 克	薏苡仁 15 克	炒白术 15 克
乳 香 15 克	没 药 15 克	三 七 20 克	茯 苓 15 克

7 剂，日 1 剂，水煎 300mL，早晚分服。

四诊：患者自诉大便成形，便中无脓血，腹痛症状消失，舌质淡红，苔白腻，脉沉，复查便常规示便潜血 (−)。

【按语】

患者因饮食不节引起本病，其病机根本为湿热内蕴大肠。先天脾胃虚弱、复感湿邪，或情志不畅、肝气乘脾，均可导致脾失健运、肠道气机不畅，湿邪内生、湿蕴肠道，郁久化热，湿热壅滞、肠络瘀阻则血败肉腐，下为脓血便；或平素嗜食肥甘辛辣，损伤脾胃，导致脾胃运化功能失常，而生湿邪，湿邪郁久化热，湿热郁蒸大肠，肠道气机不利，气血郁滞，相互搏结于肠之脂膜，损伤血络，化为脓血而下痢赤白。活动期溃疡性结肠炎多以邪实为主，主要为湿热互结、气血壅滞，但健脾之法仍贯穿于本病治疗的全过程。针对本病的病因病机，治疗本病当重用清热解毒、健脾燥湿之品，同时配伍止血生肌之药。上述方药中白头翁味苦性寒，能入血分，清热解毒，凉血止痢；马齿苋亦能治热毒血痢；黄连、黄芩苦寒燥湿，泻火解毒；薏苡仁、白术健脾益气，燥湿利水，湿邪去则脾气健运；三七、白及、赤石脂收敛止血，涩肠止泻，有效愈合溃疡面；乳香、没药活血止痛，消肿生肌。本方中清热解毒药与健脾燥湿药合用，攻补兼施，标本兼顾，同时配以止血生肌之品。中药保留灌肠可以使药液直达病灶，使药物与溃疡面充分接触，且局部的药液浓度高，可使药物充分被吸收，有利于药物作用的发挥。中药汤剂保留灌肠时取浓汁 150mL，以 37~39℃左右为宜，嘱患者胸膝位，肛管要细，插入肛门 20~30cm，速度要慢，调节滴速为 60~80 次 / 分，药液在肠内保留 1h 以上，嘱患者经常更换体位，使药液与肠壁充分接触。每晚睡前保留灌肠 1 次，7 天为 1 疗程，一般治疗 2 个疗程。

四、肝脾不调兼湿热蕴结证

贾某，男，35 岁。

首诊时间：2013 年 9 月 7 日。

主诉：腹泻半年，加重 2 周。

现病史：患者于半年前因情绪波动后腹痛难忍，在西医院就诊，诊断为"化脓性阑尾炎"，随后接受了阑尾切除手术，术后腹痛稍减，但兼见腹泻反复发作，西医诊断为"溃疡性结肠炎"。患者服用西药月余，未见明显疗效，大便时夹鲜血。调前患者症状加重，为求中医治疗故来笔者门诊就诊。现症见：大便溏薄，或夹鲜血，偶有黏液，时腹自痛，面色萎黄，形体羸瘦，舌淡苔薄白，脉沉弦。

既往史：化脓性阑尾炎。

辅助检查：肠镜检查示溃疡性结肠炎。

【辨证分析】患者因情志不遂、肝失条达、横乘脾土，脾气虚弱、不能运化水谷，则致食少、面色萎黄；气滞湿阻，则便溏不爽；肝气犯脾，气机郁滞，运化失常，故腹痛则泻。

中医诊断：泄泻（肝脾不调兼湿热蕴结证）。

西医诊断：溃疡性结肠炎。

治法：疏肝健脾，清热化湿。

方药：黄　芪 20 克　　党　参 20 克　　炒山药 15 克　　炒白术 15 克
　　　柴　胡 10 克　　黄　连 10 克　　乌　梅 15 克　　炙甘草 10 克
　　　当　归 10 克　　地榆炭 15 克　　五味子 15 克

7 剂，日 1 剂，水煎 300mL，早晚分服。

二诊：患者自诉服药后腹痛、腹泻均有好转，时肠鸣腹胀，大便 1 日 2~3 次，大便初头硬、其后溏，舌淡苔薄白，脉弦细。上方加枳壳 10 克，厚朴 10 克。

方药：黄　芪 20 克　　党　参 20 克　　炒山药 15 克　　炒白术 15 克
　　　柴　胡 10 克　　黄　连 10 克　　乌　梅 15 克　　厚　朴 10 克
　　　当　归 10 克　　地榆炭 15 克　　五味子 15 克　　炙甘草 10 克
　　　枳　壳 10 克

10 剂，日 1 剂，水煎 300mL，早晚分服。

三诊：患者自诉腹痛、腹泻均明显好转，但仍稍有肠鸣腹胀，舌淡、苔薄白，脉弦细。上方去地榆炭、五味子，加川楝子 15 克，延胡索 10 克，莱菔子 20 克。

方药：黄　芪 20 克　　党　参 20 克　　炒山药 15 克　　炒白术 15 克

柴　胡 10 克	黄　连 10 克	乌　梅 15 克	厚　朴 10 克
当　归 10 克	炙甘草 10 克	川楝子 15 克	莱菔子 20 克
枳　壳 10 克	延胡索 10 克		

10 剂，日 1 剂，水煎 300mL，早晚分服。

随访半年，未见复发。

【按语】

本例证属本虚标实，本虚为脾胃虚弱，标实为湿热蕴阻大肠，以本虚为主。故选补中益气汤合香连丸配伍以补气健脾升阳、理气涩肠止泻，并用地榆炭凉血止血、清解血分之湿热。患者二诊以脾气虚弱、气机不畅的表现为主，"百病皆生于气"，处方以香砂六君子汤化裁以温中健脾理气，配伍川楝子理气开郁、活血止痛。临床常以木香、黄连、乌梅、当归四药配伍使用，疗效显著。取香连丸清热化湿、涩肠止泻、行气生津之效。且木香、当归配伍，不仅可以温中活血止痛，还兼通导大肠滞气，并能养血活血，以达"调气则后重自除，行血则便脓自愈"之功。"清气在下，则生飧泄"（《素问·气交变大论》），且泄泻日久易致中气下陷，单纯温补脾肾效果并不显著。笔者在临床擅用升提药，一则疏导中下焦气机升降，二则鼓舞脾胃阳气上升以止泻，常以温补、涩肠之品配伍炙黄芪、柴胡等，取其药性趋上，提脾胃肠腑之气上行而止泻。

【诊疗体会】

慢性溃疡性结肠炎 (UC) 是一种病因尚未明确的、以侵犯大肠黏膜与黏膜下层为主的炎症性病变。临床上本病以腹泻、黏液脓血便与腹痛等为主要症状，常反复发作，缠绵难愈。现代医学认为其与人体的免疫功能减退、遗传及细菌或病毒感染、饮食失调、精神因素有关。该病属中医"肠澼""久泻""休息痢"等范畴。在本病诸多病因病机中，肝脾功能失调、湿浊壅滞、气血凝滞尤为重要，而肝脾又以脾为之关键。张景岳云："凡遇怒气便作泻者，必先以怒时挟食，致伤脾胃，故但有所犯，即随触而发，此肝脾二脏之病也。"脾胃居中焦，禀转输、运化之职，更具升清降浊之功。肝既能疏泄无形之气，又能储藏有形之血，维系着生命所赖以维持的基础——气血运行。多因脾胃虚弱、寒温不调、饮食失节和情志不畅而致脾胃受损，肝失疏泄，大肠传导失司，水湿下注大肠，清浊不分，湿热蕴结，气机阻滞，脉络失和，血败肉腐而致本病。临证当中，应审因论治，认清本病病理性质，探求疾病根本所在，将会对治疗和遣方用药产生重要的指导作用。

【治疗特色】

1. 健脾祛湿浊为治疗主线

脾失健运、升清降浊失司的病机可贯穿在溃疡性结肠炎的各个病理阶段。正如《素问·脏气法时论》曰："脾病者，虚则腹满肠鸣、飧泄、食不化。"《景岳全书·泄泻》曰："泄泻之本，无不由脾胃。"湿浊之邪是本病主要的致病因素，其中尤以湿热最为常见。《内经》《难经》有言，湿盛则濡泄，湿盛成五泄。湿浊壅滞肠道，腑气不通，气血郁滞，损伤血络，化为脓血而下痢赤白。针对该病脾失健运、湿浊壅滞的主要病机，笔者以健脾祛湿浊为治疗主线，标本兼治，健脾益气升清以恢复脾胃运化。疾病早期，脾胃虚弱较轻者，可用异功散加减；脾胃气虚、久泻不止者，可用参苓白术散加减，其中年老体虚、久泻而致中气下陷者，用补中益气汤加减；脾肾阳虚而见五更泻者，以四神丸合真人养脏汤加减。祛湿浊包括渗湿、清热利湿、燥湿解毒，其中湿盛溏泄，大便清稀不成形以黏液为主者，宜燥湿、渗湿，以胃苓汤加减；湿热下注，大便黏稠不成形，粪便分析有脓细胞，伴舌苔腻或黄腻、脉滑数或濡数者，以葛根芩连汤或芍药汤加减；热毒泻痢，粪便分析有红细胞、脓细胞者，常以白头翁汤加减。应用健脾祛湿浊这一治疗主线时，要根据患者发病过程中邪正盛衰以及气血调畅的程度适时作出调整。补脾之剂，一则不宜壅补，以防阻碍气机，使病邪留恋；二则不可骤补，宜徐徐缓图，冀正气恢复，病可渐愈。慢性溃疡性结肠炎虽为湿浊之邪致病，然有寒化和温化之别，应细察其证而区分之。临床用药中，苦寒燥湿之黄连、黄芩、黄柏等，苦温燥湿之苍术、草果、厚朴以及淡渗利湿之车前子、通草等，这些药久用均有伤阴之虞，长期应用当配合养阴生津之品，如沙参、石斛、麦冬等药。另外，清热利湿药物的应用，多考虑脾虚因素的存在，禁忌大剂量苦寒药物，以免损伤脾胃阳气。

2. 从肝论治以助脾运

肝主疏泄，脾主运化，而脾的运化水谷、化生精微之功有赖于肝的疏泄条达之职，肝之疏泄正常，则脾运始能健旺，肝之疏泄失职，必致肝脾不调，影响脾之运化。情志不畅，日久导致肝气郁结，横逆犯脾，脾失运化而成泄泻；气机失和，大肠传导失司，日久又致气血交阻，酿化脓血而成下痢。本病临床上所表现出来的情志不遂诱发或加重病情，精神抑郁、大便时干时稀、少腹胀痛等症状，均为肝失条达、脏腑失和所致。因此，治疗该病除调补脾胃外，还应着手从肝论治，调畅气机，恢复肝脏疏泄功能，以助脾之运化和升清，从而达到止泻痢的作用。治肝之法包括疏肝理气，常用枳壳、青皮、佛手等药；柔肝敛阴，常用白芍、甘草、乌梅等药；疏肝活血，常用郁金、当归、香附等药。

3. 调气行血

慢性溃疡性结肠炎的治疗中，应以调气行血为要。该病肠黏膜溃疡久久难以愈合，除与机体的免疫功能减退有关外，还与肠黏膜、肉芽组织的血供不足，微循环障碍密切相关。中医认为这种病理变化的原因是邪浊滞肠，进而与气血搏结，肠胃脉络瘀阻。若瘀血不去，会使气机更加不畅，气滞血瘀互为因果，交相为病，且瘀血内留，脾胃运化受阻，气虚更甚，瘀血愈聚。刘河间曾经提出"调气则后重自除，行血则便脓自愈"，应用调气行血之法，使得血随气行，瘀血祛除，新血化生，脉络充养，内疮得以愈合。大量的临床病例观察发现，活血行气类中药，尤其是丹参、红花、炙乳没、三七、血竭等对改善肠黏膜的微循环、增加肉芽组织血供、促进溃疡面的愈合具有良好的作用。慢性溃疡性结肠炎选用调气行血治法是中医"久病入络"理论的具体应用。

4. 通涩结合

本病之腹泻下痢不仅有脾胃、脾肾虚弱，中气失于固摄，还有实邪留滞，故临床论治时应注重通涩结合。疾病早期初得之时，元气未虚而又邪滞者，必推荡之，此即与喻昌之"新感而实者，可以通因通用"之说暗合，故治宜祛邪通滞为法，随证予以运化去湿、消积导滞之枳实、槟榔、大黄、大腹皮等药物。通过泻滞通腑，使积滞脓血随大便而祛除，恢复肠胃之正常通降功能。虽言此，但对年高体弱，或素体虚羸，通法仍需慎用，中病即止，以防元气虚陷。久泻久痢后期，纯虚无邪或少邪，中气不固，滑脱不敛者，急当收敛固涩，防止水谷精微进一步脱失，此即"久病而虚者，可以塞因塞用"。治宜收敛固涩为法，随证给予芡实、石榴皮、莲子、秦皮、诃子等药物。但非到滑脱不禁时不可轻投收敛固涩之品，若施之不当而早用涩肠止泻法有"闭门留寇"之虞。因此，虚实通塞的揆度应用，实须灵动。对虚实夹杂证可先祛邪后安正，或以剿扶兼施，冀其邪去正复。

5. 临证选药

现代临床研究已经证实中药具有抗炎、保护黏膜、抑制免疫反应、调整结肠运动、改善机体内环境等多种作用，在溃疡性结肠炎的治疗中有着不可替代的疗效。治疗溃疡性结肠炎的药物总结归为以下几类：

（1）健脾化湿药：常用炙黄芪、炒白术、炒薏苡仁等。黄芪，甘温纯阳，可补诸虚不足，可益元气、壮脾胃、去肌热，亦排脓止痛、活血生血、内托痈疽，为疮家圣药。《本经》谓："主痈疽，久败疮者，以其补益之力能生肌肉，其溃脓自排出也。"《本草求真》："为补气诸药之最，是以有耆之称。其秉性纯阳，宜于中虚而泄泻，痞满，倦怠可除。"《本草逢源》谓："能补五脏诸虚，泻阴火，性虽温补而能通调血脉流通之经络，可无碍于壅滞也。"现代研究证明，黄芪具有双向调节免疫功能的作用，是一种免疫调节剂。白术，性温而燥，气香不窜，味苦微甘微辛，善健脾胃、消痰水、止泄泻，与凉润药通用，又善补肺；与升散药同用，又善调肝；与镇安药同用，又善养心；与滋阴药同用，又善补肾。其具土德之全，为后天资生之要药，故能于金、木、水、火四脏，皆能有所补益也。

（2）清热燥湿药：常用黄连、黄芩、秦皮等。黄连，其色纯黄，能入脾胃以除实热，使之进食，更由胃及肠，治肠澼下利脓血。徐灵胎曰："苦属火性宜热此常理也。黄连至苦而反至寒，则得火之味与水之性，故能除水火相乱之病，水火相乱者湿热是也，……凡药能祛湿者必增热，能除热者必不能去湿，惟黄连能以苦燥湿，以寒除热，一举两得焉。"邹润安曰："《别录》谓黄连调胃厚肠，不得浑称之曰厚肠胃也。夫肠胃中皆有脂膜一道包裹其内，所以护导滓秽使下行者，若有湿热混于其间，则脂膜消熔随滓秽而下，古人谓之肠澼，后人目为刮肠痢，亦曰肠垢。胃体广大容垢纳污，虽有所留，亦必未剥及脂膜，故但和其中之所有，边际自不受伤，故曰调；肠势曲折盘旋之处，更为湿气留聚，湿阻热益生，热阻脂膜益消，去其所阻，则消烁之源绝而薄者厚矣，故曰厚。"黄芩，味苦性凉，中空象肺，最善清肺经气分之热，由脾而下通三焦；其色黄属土，又善入脾胃清热，由胃而下及于肠，以治肠澼下利便脓血；又因其色黄而微青，青者木色，又善入肝胆清热；其中空兼能调气，无论何脏腑，其气郁而作热者，皆能宣通之。在溃疡性结肠炎的治疗中，黄芩与黄连常配伍应用。

（3）调气行血药：常用木香、炒当归、芍药、桔梗等。当归，味甘微辛，气香，液浓，性温，为生血活血之主药，能宣通气分，使气血各有所归，具有补血和血、消肿止痛、排脓生肌等功效。其力能升能降，内润脏腑、外达肌表，能润肺金、缓肝急、补益脾血、生新化瘀、润大便。《医学衷中参西录》载："凡治痢疾于消导化滞药中，加当归一二钱，大便时必觉通畅，此足证当归润大便之功效也。"现代药理研究证实，当归能显著增强动物腹腔巨噬细胞的吞噬功能，有促进免疫功能作用。木香，味辛、苦，性寒，主入肝、胃经，具有理气止痛、解毒消肿之功，乃三焦气分之药，能升降诸气。《新修本草》："主积聚，诸毒热肿，蛇毒。"芍药，味酸能入肝以生肝血，味苦入胆而益胆汁；因其微酸味苦，且性凉，又善泻肝胆之热，以除泻痢后重。刘完素谓其止泻痢。芍药有赤、白二种，赤芍善化瘀血，治疮疡多用之，为其能化毒热之瘀血不使溃脓也。桔梗，苦、辛，入肺经，能上开肺气，下消肠积，是治疗溃结的必用药。《名医别录》记载桔梗"利五脏肠胃，补气血"。《重庆堂随笔》载"桔梗开肺气之结""肺气开则腑气通，故宜治腹痛下利"。

（4）生肌敛疮药：常用白及、白蔹、白芷等。白及，消痈散结、敛疮生肌，又可敛疮止血，具有修复黏膜的作用。《本草原始》："白及主治痈肿恶疮败疽，伤阴死肌。"《本草经疏》载："白及，苦能泄热，辛能散结，入血分以泄热散结，逐腐则诸证靡不瘳矣。"《本草汇言》："白及，敛气渗痰、止血消痈之药也。此药质极黏腻，性极收涩，味苦气寒，善入肺经。"白蔹，可清热解毒、消痈散结、敛疮生肌。《神农本草经》："白蔹，苦则泻，辛则散，甘则缓，寒则除热，故主痈肿疽疮、散结气、止痛、除热。"《本草经疏》："白蔹，苦则泄，辛则散，甘则缓，寒则除热，故主痈肿疽疮，散结止痛……总之为疗肿痈疽家要药，乃确论也。"

（5）凉血止血药：常用地榆、槐花、茜草等。地榆，入血分，长于泄热止血，味酸涩，又能收敛止血，因其性下降，尤宜于下焦之便血。《本草纲目》载："除下焦热，治大小便血证。"《本草正》："味苦微涩，性寒而降，既消且涩，故能止吐血衄血，清火明目，治肠风血痢及女人崩漏下血、月经不止、带浊痔漏，疗热痞，除恶肉，止疮毒疼痛。"槐花，性寒凉，可治疗血热妄行所致的各种出血；又苦降下行，善清泄大肠之火热而止血，用治新久下血。《日华子本草》："治五痔，心痛，眼赤，杀腹脏虫及热，治皮肤风，及肠风泻血，赤白痢。"《药品化义》："槐花味苦，苦能直下，且味厚而沉，主清肠红下血，痔疮肿痛，脏毒淋沥。此凉血之功能独在大肠也，大肠与肺为表里，能舒皮肤风热，是泄肺金之气也。"二者在临床上常配伍应用，现代药理研究亦证实，地榆及槐花均可明显缩短出血和凝血时间，促进伤口愈合。此外，仙鹤草味苦涩，性平，入肝经，《本草纲目拾遗》载："葛祖方：消宿食，散中满，下气，疗吐血各病，翻胃噎膈，疟疾，喉痹，肠风下血，崩痢，食积，疗痈疽，肺痈。"《百草镜》称其"下气活血，理百病，散痞满"，兼有补虚之功，尤善治本病。连翘苦、寒，入肺、小肠经，味苦能解疮毒，又能消散痈肿结聚，古人称之为"疮家圣药"，用于热毒蕴结所致的各种疮疡肿毒，与溃疡性结肠炎内痈病机暗合。五灵脂功专活血行瘀，行气止痛；蒲黄功善凉血止血，活血消瘀；两药伍用，通利血脉、活血散瘀、消肿止痛力量增强。焦黄连配黄柏，燥湿清热、凉血解毒而止大便脓血。木香配黄连，行肠胃滞气而除里急后重。

6. 外治法研究

中药外治法和内治法一样，均是以中医的整体观念和辨证论治思想为指导，运用各种不同的方法将药物或手法、器具等施于皮肤、孔窍、腧穴等部位，发挥疏通经络、调和气血、解毒化癖、化痰散结等作用，使失去平衡的脏腑阴阳得以重新调整和改善，从而促进机体功能的恢复，达到治病的目的。

（1）中药灌肠：在以内服汤药调节脏腑功能，祛除实邪，使气结消、血瘀散、病体趋于康复的同时，配以局部灌肠法。内病外治，针对性地予以清热解毒、去腐排脓、生肌敛疮中药局部灌肠，使药物直接作用于病位，加速炎症吸收，起到促进溃疡愈合的作用。灌肠方药多为苦参、黄芩、黄连、黄柏、白及、罂粟壳等，并随证加以调整。方中黄芩、黄连、黄柏清热解毒，凉血止血，为治慢性溃疡性结肠炎的要药；罂粟壳涩肠止泻，苦参清热燥湿，白及粉收敛止血、消肿生肌，能有效地促进溃疡面的愈合。诸药合用，直达病所，止泻痢。

（2）其他外治法：其他常用的外治法包括针灸、穴位埋线、推拿按摩、理疗等，这些外治法往往能作用于病变局部，临床取得较好疗效，温针灸治疗，取穴中脘、天枢、足三里、上巨虚、脾俞、大肠俞、关元，每次选用4~5个穴位快速进针，并行平补平泻手法，然后用2cm艾条置于针柄上施灸，待艾火熄灭后起针。总有效率97.70%。

肠易激综合征

一、寒湿内盛证

张某，女，31 岁，哈尔滨人。

首诊日期：2012 年 11 月 16 日。

主诉：间断腹泻半年，加重 3 个月。

现病史：患者于半年前因过食生冷后出现腹泻症状，严重时甚至出现水样便，偶发腹痛、腹胀，当即就诊于当地医院并行相应检查，血常规、大便常规均未见明显异常，并给予相应处理，症状持续不缓解，后为明确诊断而行肠镜检查，结果提示：黏膜光滑，未见明显异常。后依照患者意见进行院外治疗，曾口服健脾止泻丸、参苓白术散等，症状时发时止。为求进一步诊治，故就诊于笔者门诊。近 3 个月以来，上诉症状进一步加重，腹泻，日 3 次，水样便次数较多，偶有腹痛、胃脘胀闷不适，饮食、睡眠尚可，头痛，肢体酸沉，小便量少，月经正常，舌质淡，苔白腻，脉滑。

既往史：否认其他疾病病史。

辅助检查：结肠镜示黏膜无明显异常。

【辨证分析】腹泻之病，虽然病机复杂，但其基本病理变化为脾病与湿盛，导致肠道功能失常而发生腹泻，虽病变位于肠，但与肝、脾密切相关，病理因素主要是湿邪，即所谓的"无湿不成泻"，但可夹杂寒、热等病邪，脾主运化，喜燥恶湿，大小肠主泌浊、传导，因此此病与肝、脾、大小肠密切相关。

中医诊断：泄泻（寒湿内盛证）。

西医诊断：肠易激综合征。

治法：芳香化湿，温运脾胃。

方药：藿　香 15 克　　佩　兰 15 克　　苍　术 10 克　　肉豆蔻 15 克

　　　半　夏 10 克　　厚　朴 15 克　　大腹皮 20 克　　猪　苓 10 克

　　　紫苏子 15 克　　生　姜 10 克　　白　术 10 克

5 剂，日 1 剂，水煎 300mL，早晚分服。

二诊：患者自诉腹泻好转，日 2 次，已无水样便，量少，不腹胀，肢体酸沉，头痛，饮食、睡眠尚可，舌质淡，苔白腻，脉滑。加五味子 15 克以加强收湿作用。

方药：藿　香 15 克　　佩　兰 15 克　　苍　术 10 克　　肉豆蔻 15 克

　　　　半　夏 10 克　　厚　朴 15 克　　大腹皮 20 克　　猪　苓 10 克

　　　　紫苏子 15 克　　生　姜 10 克　　白　术 10 克　　五味子 15 克

5 剂，日 1 剂，水煎 300mL，早晚分服。

三诊：患者自诉感觉良好，无明显不适，偶因受凉后腹痛，得温则缓解，腹泻已无，舌质淡，苔白，脉沉。叮嘱不需再服上方，仅需再服理中丸 3 盒即可，随访半年，未再复发。

【按语】

此例患者通过详细的问诊而知其发生腹泻具有明确的诱因，寒湿者大概可分为内外二因，外感多因居处潮湿，冒雨涉水，久卧湿地；内因多由饮食生冷、瓜果水饮、酒食乳酪之品。脾为湿土，同气相求，易受湿邪侵犯。湿邪重浊停滞，其性属阴，最易损伤阳气，阴寒内生，寒湿相合，困扰于脾，而成寒湿困脾证。此患即为内因致病，寒湿内停，阻遏中焦，壅遏气机，脾阳被困，进而影响脾胃的受纳运化功能，气机升降失常而致一系列消化功能障碍的症状和体征。脾与胃同居中焦，脾喜燥而恶湿，胃喜润而恶燥。脾与胃升降相因，燥湿相济，纳运相得，共同完成饮食水谷的消化、吸收、运输功能，若湿邪外侵，常易困脾，同气相求，而成湿壅中焦之变。故初诊之时着重芳香行气、健脾燥湿，古语有云："气行则湿消，气滞则湿留。"因此药用藿香、佩兰芳香化湿，苍术、半夏、生姜健脾燥湿，大腹皮、猪苓等渗利水湿。邪气已去大半之时，应着重固护脾胃，酌加黄芪、薏苡仁等，共成益气健脾利湿之功，四季脾旺则邪气不易侵袭，内传脏腑，长期随访也未见其复发而收功。

二、脾胃虚弱证

病案一

谢某，女，30 岁。

首诊日期：2011 年 1 月 15 日。

主诉：间断腹泻半年。

现病史：患者面色萎黄，形体消瘦，神疲乏力，近半年以来反复发生大便时溏时泻、迁延反复，食后胃脘胀闷不适、纳差，稍进油腻食物即发生上述症状，偶发脐周疼痛，疼痛时即需临厕，颇感痛苦，畏寒，时两肋胀闷，夜寐不安，舌淡苔薄、两边有齿痕，脉弦细。2011 年于黑龙江中医药大学附属第一医院行结肠镜、B 超检查均未见明显异常，故求治于笔者门诊。

既往史：否认其他疾病病史病史。

辅助检查：电子结肠镜示黏膜无明显异常。

【辨证分析】面色萎黄、形体消瘦、神疲乏力为中气不足之证，中气不足，水反为湿，谷反为滞，故泄泻作矣。证属脾胃虚弱，兼有肝郁，气机不畅。以补脾胃、畅肝气、缓疼痛为基本治疗大法。

中医诊断：泄泻（脾胃虚弱证）。

西医诊断：肠易激综合征。

治法：益气健脾止泻。

方药：柴　胡 10 克　　党　参 15 克　　黄　芪 10 克　　茯　苓 15 克
　　　猪　苓 15 克　　鸡内金 10 克　　莲　子 15 克　　薏苡仁 20 克
　　　白扁豆 20 克　　砂　仁 10 克　　白　术 10 克　　合欢花 20 克

7 剂，日 1 剂，水煎 300mL，早晚分服。

二诊：患者服药 1 周后大便较前转实，腹痛次数已减少，两肋胀痛已无，偶因食多后出现胃脘胀闷，饮食一般，睡眠较差，舌淡苔薄，两边有齿痕，脉弦。辨证准确，效不更方，在原方基础上加夜交藤 20 克，莲子改为莲子心，续服。

方药：柴　胡 10 克　　党　参 15 克　　黄　芪 10 克　　茯　苓 15 克
　　　猪　苓 15 克　　鸡内金 10 克　　莲子心 15 克　　薏苡仁 20 克
　　　白扁豆 20 克　　砂　仁 10 克　　白　术 10 克　　合欢花 20 克
　　　夜交藤 20 克

5 剂，日 1 剂，水煎 300mL，早晚分服。

三诊：患者面色较前红润，形体略瘦，神疲乏力已无，大便正常，偶白天腹痛，饮食较前已改善,睡眠尚可,再给予7剂,以资巩固。并再三叮嘱患者少食生冷油腻之品,宜清淡、富有营养、易消化的食物为主,可食用一些对消化吸收有帮助的食物,如山楂、山药、莲子等。勿过度劳累。

方药：
柴　胡 10 克	党　参 15 克	黄　芪 10 克	茯　苓 15 克
猪　苓 15 克	鸡内金 10 克	莲子心 15 克	薏苡仁 20 克
白扁豆 20 克	砂　仁 10 克	白　术 10 克	合欢花 20 克
夜交藤 20 克			

5 剂,日 1 剂,水煎 300mL,早晚分服。

【按语】

本例患者属于腹泻型肠易激综合征,辨证以脾虚为主,兼有肝郁的一面,表现为腹泻、大便时溏时稀、便后腹痛缓解,意识一般,睡眠一般。故以参苓白术散加减为主而取效。中医学认为饮食失节、冷暖不调、感受外邪、情志内伤均可导致泄泻,而脾虚湿胜是慢性泄泻发生的主要因素。正如《素问》曰:"湿胜则濡泄。"《景岳全书》曰:"泄泻之本,无不由于脾胃。"故治疗慢性泄泻应当从健脾化湿入手。参苓白术散是健脾益气化湿的经方,方中党参益气健脾、和胃止泻为君;臣以白术、茯苓、薏苡仁、白扁豆健脾渗湿;佐以砂仁理气宽胸,莲子健脾收敛;桔梗载药上行,为使药。诸药合用,可健脾渗湿、理气和胃。全方补中有行、理中有收,使清浊各行其道,祛生湿之源,化已成之湿,且全方药力平和,温而不燥,升降调和。所谓"胃不和则卧不安",因此在着重调理脾胃的同时,也应照顾兼症,酌情加入养血安神之品,使睡眠足,身体易于康复。根据笔者个人经验,许多脾胃病皆从饮食而得,因此三诊再三叮嘱患者饮食、生活起居方面的注意事项,为医者,除应治病救人外,尚应注意患者日常的许多生活宜忌。

病案二

王某,男,18 岁。

首诊日期:2014 年 6 月 6 号。

主诉:间断腹泻半年。

现病史:患者近半年来因考试、过度劳累等因素渐感大便稀溏,日 3 次,且粪便量偏少，常有不尽感，稍稍活动即感神疲乏力、头晕目眩，严重影响学习，其母颇为焦虑，曾于当地医院给予助消化、促胃肠动力等药物效果不甚明显。现症见：面色萎黄，形体消瘦，少气懒言，语声低微，便溏，日 3 次，粪便量偏少，常有不尽感，平日颇感乏力，晨起头晕沉、恶心，每于模拟考试之前感腹痛，临厕无大便排出，颇感痛苦，饮食较差，食多则腹胀，矢气多，舌质淡，苔白腻泛黄，两边有齿痕，脉虚缓。

既往史：否认其他疾病病史。

辅助检查：电子结肠镜示黏膜无明显异常。

【辨证分析】饮食、劳倦过度，容易耗气伤阴，本例患者由于过度劳作导致中气不足，不能充养清窍，故发生头晕目眩、少气懒言、语声低微，脾胃虚弱，因此不能传化水谷，故发生便溏等症，因此以大补脾胃为主，方能见效。

中医诊断：泄泻（脾胃虚弱证）。

西医诊断：肠易激综合征。

治法：益气健脾止泻。

方药：柴　胡 10 克　　黄　芪 10 克　　白　术 10 克　　茯　苓 10 克

　　　党　参 15 克　　陈　皮 15 克　　鸡内金 15 克　　诃　子 20 克

　　　当　归 15 克　　升　麻 10 克　　白扁豆 20 克　　薏苡仁 20 克

莱菔子 10 克

　　　5 剂，日 1 剂，水煎 300mL，早晚分服。

二诊：患者服上方后，自诉神疲乏力改善，大便已基本成形，日 2 次，晨起已无头晕沉、恶心症状，饮食一般，矢气仍较多，睡眠尚可，舌质淡，苔白腻，边有齿痕，脉虚缓。上方加厚朴 20 克，续服。

方药：柴　胡 10 克　　黄　芪 10 克　　白　术 10 克　　茯　苓 10 克

　　　党　参 15 克　　陈　皮 15 克　　鸡内金 15 克　　诃　子 20 克

　　　当　归 15 克　　升　麻 10 克　　白扁豆 20 克　　薏苡仁 20 克

　　　莱菔子 10 克　　厚　朴 20 克

　　　5 剂，日 1 剂，水煎 300mL，早晚分服。

三诊：患者自诉神疲乏力症状已无，大便成形，日行 1 次，饮食较好，矢气较前已经大为减少，舌质淡，苔薄白，脉沉，效不更方，续服5剂巩固之。

方药：柴　胡 10克　　黄　芪 10克　　白　术 10克　　茯　苓 10克

　　　　党　参 15克　　陈　皮 15克　　鸡内金 15克　　诃　子 20克

　　　　当　归 15克　　升　麻 10克　　白扁豆 20克　　薏苡仁 20克

　　　　莱菔子 10克　　厚　朴 20克

5剂，日1剂，水煎 300mL，早晚分服。

【按语】

根据本例患者的基本症状，可以拟诊为肠易激综合征，基本符合罗马Ⅲ的诊断标准，中医学历来讲求辨病与辨证相结合的学术观点，因此笔者在临床诊疗过程中，尤为重视患者的疾病诊断，然后再进行辨证论治，是完全符合中医学的学术观点的。脾胃为后天之本、气血生化之源，脾胃健运，则人体气血生化有源，营气充、卫外固，则邪不可干，而过度的劳作可损伤脾胃，导致中气不足、他病生矣，因此在治疗中气不足之泄泻时要时刻注意到脾胃的健运，而脾胃的健运重在调和脾胃。笔者强调，调和脾胃首先应注意脾胃气机的调和，不忘脾气宜升、胃气宜降的原则；其次，应根据脾胃的不同生理病理特点来灵活用药。由于脾属阴土，喜燥而恶湿，胃属阳土，喜润而恶燥，又因为感受外邪时常同气相求，最终易导致脾被湿困，泄泻发生，所以笔者用药善用白术、茯苓、黄芪等益气健脾渗湿的药物，如此脾胃调和，疾病自除。

三、脾肾阳虚证

马某，男，60岁。

首诊日期：2013年5月20日。

主诉：间断性左下腹痛伴腹泻8年。

现病史：患者于8年前因工作劳累而经常左下腹疼痛，大便稀溏，日行多次，严重时日5次，尤以早上严重，稍食生冷或瓜菜则症状加重，伴腹部冷感，喜热敷，疲倦乏力，肠鸣音亢进，四肢欠温，小便色白，饮食尚可，舌质淡，苔白滑，脉沉。半月前曾于哈尔滨医科大学附属第二医院消化内镜科做纤维结肠镜检查黏膜未见明显异常，乙状结肠痉挛、黏液增多。大便常规未见明显异常，无红细胞、白细胞，粪便隐血试验阴性，红细胞沉降率正常。进行对症治疗，未见明显效果，故为求进一步诊治，而来我院门诊，经辨证属脾肾阳虚、运化不及证。

既往史：无其他疾病病史。

辅助检查：1.电子结肠镜示黏膜未见明显异常，乙状结肠痉挛、黏液增多。

2.大便常规及隐血未见异常。

3.红细胞沉降率正常。

【辨证分析】脾肾阳虚型泄泻多以腹泻、大便稀溏伴有冷感为主要症状，以进食稍冷食物加重为主要特点，治疗当以温补脾肾、涩肠固脱取效。火生才能土旺，脾胃得以运化，则饮食水谷才能得以正常消化吸收，泄泻则停。

中医诊断：泄泻（脾肾阳虚证）。

西医诊断：肠易激综合征。

治法：温补脾肾，涩肠固脱。

方药：莲　子15克　肉豆蔻10克　党　参15克　白　术10克
茯　苓10克　葛　根20克　白　芍15克　防　风10克
合欢皮15克　甘　草10克　补骨脂20克

5剂，日1剂，水煎300mL，早晚分服。

二诊：患者服上方7剂后，腹泻大减，颇为喜悦，腹部略有冷感，近日饮食欠佳，肠鸣音3次/分，舌质淡，苔白滑，脉沉，在原方基础上加鸡内金20克，以消食导滞。

方药：莲　子15克　肉豆蔻10克　党　参15克　白　术10克
茯　苓10克　葛　根20克　白　芍15克　防　风10克
合欢皮15克　甘　草10克　补骨脂20克　鸡内金20克

5剂，日1剂，水煎300mL，早晚分服。

三诊：患者服用上方近20余剂，腹泻已无，大便转为正常，日1次，无腹痛以及冷感，自觉工作有力气，饮食较佳，自诉服用上方以来，体重增加2千克，面色较前红润，舌质淡红，苔薄白，脉沉，嘱平素可再服附子理中丸以巩固之。

【按语】

脾肾阳虚是久泻病机之根本，《景岳全书·泄泻》云："肾为胃关，开窍于二阴，所以二阴之开闭，皆肾脏之所主，今肾中阳气不足，则命门火衰……阴气盛极之时，即令人洞泄不止。"肾为先天之本，寓真阴真阳；脾为后天之本，是气血生化之源。肾阳温助脾阳，有赖于后天精微的滋养，若久病脏腑虚弱或禀赋不足，伤及肾阳，肾阳虚不能温助脾土；泄泻日久，脾虚不能充养肾阳，致脾肾阳虚。《张氏医通》云："肾脏真阳虚则水邪胜，水气内溢，必渍脾而为泄泻。"故脾肾阳虚是久泻的根本病机。方中以党参、白术、茯苓补脾化湿止泻，其中党参益气健脾，白术健脾燥湿，茯苓健脾渗湿，苓、术相配则健脾祛湿之功益助，共为君药；补骨脂、肉豆蔻补肾助阳止泻，其中补骨脂辛苦性温，补命门之火以温养脾土，《本草纲目》谓其"治肾泄"，肉豆蔻温中涩肠，与补骨脂相配既可增强温肾暖脾之力，又能涩肠止泻，以上药物共为臣药；以葛根、防风升阳化湿止泻，其中葛根能升发脾胃清阳之气而治下利，防风可散肝醒脾，升阳气而醒脾，搜肝气而疏肝，白芍养血柔肝止痛，被认为是脾虚的引经药，且有"利小便以实大便"之功，以利于久服缓治，防风与白术、白芍配伍可加强健脾柔肝之功，以防脾虚肝乘，莲子、合欢皮疏肝解郁、养心安神，共为佐药；甘草补脾和中、调和诸药为使药。本方是笔者近年来治疗肠易激综合征脾肾阳虚型较为常用的方子，经临床实践证明其有较好疗效。服药同时，进行心理疏导十分重要，往往可起到事半功倍的效果，使患者心境开朗，信心增强，情绪稳定，消除由不良情绪导致自主神经功能紊乱和免疫内分泌调节失衡所引起的消化系统症状，是疗效的持续、稳定的保证。本例患者随访半年，亦未见复发。

【诊疗体会】

1. 疏肝健脾法

肠易激综合征（IBS）病变以肝脾两脏为中心，情志病变和饮食失调可以相互影响，从而引起肝脾同病，肝脾不和，表现为焦虑、抑郁、腹胀、善太息，又同时见腹痛、腹泻、泄而不爽、或大便秘结，正如叶天士所说："肝病必犯土，是侮其所胜也，克脾则腹胀，便或溏或不爽。"我们认为，在 IBS 治疗中应区分肝强脾弱的主次，进行相应治疗，具体药物需要根据主次的不同，灵活加减用药。

若肝郁较为严重，症见恶心、嗳气、腹胀、肠鸣、大便窘迫或者伴有黏液、便后痛减。因抑郁、恼怒引发者，为虚实夹杂，以肝郁为主，治以疏肝为主，佐以健脾和胃，其常用基本方由北柴胡、蜜黄芪、焦白术、茯苓、炒薏苡仁、煨葛根、厚朴、枳实、焦槟榔片、佛手、砂仁、苏子等组成，具有调和脾胃、疏肝健脾之效。可以此方随证加减，腹泻严重者加补骨脂、肉豆蔻、诃子，饮食不佳者加鸡内金、陈皮、炒麦芽、炒莱菔子，大便黏液酌情考虑加苍术、黄连、黄芩、炒薏苡仁；恶心者加姜竹茹、制半夏、生姜；湿邪较为严重而见舌苔厚腻者，酌情加用苍术、厚朴、藿香、佩兰；腹痛明显者加炒蒲黄、五灵脂、郁金、醋延胡索等。

脾虚为主要病机者，临床可见腹泻、便秘交替出现，腹胀、嗳气吞酸、下腹隐隐作痛，矢气多，病情反复、迁延不愈。因受寒饮或者情绪紧张而发作者，是中气不足，升降失常，肝气不达而壅塞不通，乘中土不足而侮之，故以健脾为主，疏肝、调肝为辅，常用基本方由党参、蜜黄芪、焦白术、云茯苓，生甘草，制半夏、广陈皮、黄连、吴茱萸、柴胡、延胡索、金铃子、佛手、砂仁、苏子、炒白芍、炒山药等组成，此方具有疏肝健脾、理气止痛之功效。可以此方随证加减，对于腹泻次数严重者，加用乌梅、五味子等收敛之品；腹痛为主者，用延胡索、广木香、香附、郁金、佛手、砂仁，以理气止痛，痛甚加九香虫、徐长卿；腹胀者加枳壳、厚朴；泛酸严重者加浙贝母、瓦楞子、黄连、吴茱萸；饮食不佳者加焦山楂、炒麦芽、鸡内金、炒莱菔子；受凉即发者加补骨脂、肉豆蔻、炮姜等。

2. 健脾益气法

肠易激综合征以脾虚为本，虽与以脾虚为主的肝脾不和证的证候相似，但是其程度更为严重，所以治疗原则、方药均有所差距，患者多有脾气亏耗、升降失司、运化不健，表现为体倦乏力、饮食较差、便溏或者大便不成形、脉细弱。正如张景岳所说："凡遇怒气便作泄泻者，必先以怒时挟食，致伤脾胃，故但有所犯，即随触而发，此肝脾两脏病也。盖以肝木克土，脾气受伤而然。使脾气本强，即有肝邪，未必能入，今即易伤，则脾气非强可知矣。"故治疗以健脾益气、升清降浊，如兼有气滞湿阻，可给予参苓白术散加减。

临床用药时，健脾益气尚需注意升提中气，取"风能胜湿"之意，借助风药以升阳除湿。常用药物有蜜黄芪、蜜党参、太子参、炒山药、白扁豆、焦白术、苍术、云茯苓、炙甘草、芡实等，升提中气可选用升麻、柴胡、防风、桔梗等。

3. 温补脾肾法

肾为先天之本，脾胃为后天之本，命门肾火温煦脾阳，同时后天又滋养先天。脾虚久泻则下元不固，可以导致命门火衰，肾虚火不暖土，可以导致脾运不健、中阳亏虚，病久则脾肾双亏，因此肠易激综合征虽然以情志因素为首发因素，初期多为肝郁脾虚，随着病情的发展则以脾虚为主，日久则可见脾肾阳虚证，此类患者多出现腹痛、泄泻、泻下清冷、腹部有冷感、喜热怕凉、腰膝酸软、神疲乏力，舌苔薄白，脉象沉细无力。治疗主以温补脾肾，方可用四神丸加减，常用药为补骨脂、肉豆蔻、吴茱萸、诃子、益智仁、巴戟天、五味子、盐杜仲等，阳虚重证可再加制附子、肉桂、干姜等。

4. 收涩止泻法

对于腹泻型肠易激综合征患者，泄泻经年累月，已成顽疾，对患者生活质量有较大影响，治本不易速效，常常需要用收涩止泻法，以提高疗效，增强患者依从性。常用药物有诃子、罂粟壳、赤石脂、乌梅、煅龙骨、煅牡蛎、五味子、金樱子、芡实。各种证型腹泻均可酌情使用，根据腹泻次数、腹泻程度加减药物。

结肠息肉

一、气阴两虚证

张某，女，69岁。

首诊时间：2013年8月28日。

主诉：大便秘结3年余，加重2月。

现病史：患者大便秘结3年余，用开塞露方可排便。近2月排便困难加重，于黑龙江省医院行肠镜示结肠息肉，建议患者手术治疗。患者考虑其年高体弱，未同意手术治疗。为求中医中药治疗，遂来笔者门诊。患者现面色萎黄，形体消瘦，大便秘结，欲便不得，少腹疼痛，口中有味，口干目涩，舌红少苔，脉细数。

既往史：息肉切除术史2年。

辅助检查：肠镜示结肠息肉。

【辨证分析】根据该患者的形体、舌脉及全身症状表现，判断为阴虚证，而患者排便无力又为气虚的表现，阴虚肠道失于濡润，因而致秘。口目干涩，舌红少苔，脉细数为阴虚之征。脾胃为气血化生之源，故通过调脾来补气，以使气来之有源。

中医诊断：便秘（气阴两虚证）。

西医诊断：结肠息肉。

治法：滋阴润肠，健脾通便。

方药：
柴　胡10克	厚　朴10克	枳　实10克	炒白术15克
火麻仁10克	郁李仁10克	生地黄20克	玄　参20克
麦　冬20克	生首乌10克	黄　芪15克	太子参15克
大　黄10克（单包，必要时代茶饮）			

7剂，日1剂，水煎300mL，早晚分服。

二诊：患者大便秘结明显改善，少腹疼痛，口中异味减轻，口干目涩，舌淡红，舌中少苔，脉细数。患者病情改善，考虑切中病机，效不更方。

方药：柴　胡 10 克　　厚　朴 10 克　　枳　实 10 克　　炒白术 15 克

　　　　火麻仁 10 克　　郁李仁 10 克　　生地黄 20 克　　玄　参 20 克

　　　　麦　冬 20 克　　生首乌 10 克　　黄　芪 15 克　　太子参 15 克

　　　　大　黄 10 克（单包，必要时代茶饮）

7 剂，日 1 剂，水煎 300mL，早晚分服。

三诊：患者喜诉排便干燥明显好转，上周只用过一次大黄，少腹疼痛次数减少，口干目涩减轻，口中异味好转，诉近几年腰疼，小便清长，舌红少苔，脉细数。上方去大黄，加续断 10 克、杜仲 10 克。患者便秘好转，述腰疼，考虑其年纪已高，脏腑功能减弱，加续断、杜仲强筋骨补肾。

方药：柴　胡 10 克　　厚　朴 10 克　　枳　实 10 克　　炒白术 15 克

　　　　火麻仁 10 克　　郁李仁 10 克　　生地黄 20 克　　玄　参 20 克

　　　　麦　冬 20 克　　生首乌 10 克　　黄　芪 15 克　　太子参 15 克

　　　　续　断 10 克　　杜　仲 10 克

7 剂，日 1 剂，水煎 300mL，早晚分服。

四诊：患者述大便便质正常，未用大黄，仍觉排便无力，口中无异味，口干目涩已消失，腰疼缓解，舌淡苔可，脉细数较前改善。前方生地黄改为 10 克，玄参改为 10 克，麦冬改为 10 克，黄芪改为 20 克，太子参改为 20 克，炒白术改为 20 克，其他药味药量不变。患者述排便仍觉无力，为一直重养阴而补气之力不足所致，故减小生地黄、玄参、麦冬的药量，加大黄芪、太子参、白术的药量使全方以补气健脾为主。

方药：柴　胡 10 克　　厚　朴 10 克　　枳　实 10 克　　炒白术 20 克

　　　　火麻仁 10 克　　郁李仁 10 克　　生地黄 10 克　　玄　参 10 克

　　　　麦　冬 10 克　　生首乌 10 克　　黄　芪 20 克　　太子参 20 克

　　　　续　断 10 克　　杜　仲 10 克

7 剂，日 1 剂，水煎 300mL，早晚分服。

五诊：患者述排便基本正常，腰疼改善，无其他明显不适症状，舌淡苔白，脉稍细数。上方去掉厚朴、枳实，火麻仁、郁李仁。患者诸症明显好转，气血偏虚的状态明显好转，故去厚朴、枳实通腑气之药，减火麻仁、郁李仁。

方药：柴　胡 10 克　　炒白术 20 克　　生地黄 10 克　　玄　参 10 克

麦　冬 10 克　　生首乌 10 克　　黄　芪 20 克　　太子参 20 克

续　断 10 克　　杜　仲 10 克

7 剂，日 1 剂，水煎 300mL，早晚分服。

【按语】

便秘，《伤寒论》中有"阴结""阳结"及"脾约"之称。而老年人便秘自有其特点，老年便秘多由脏腑功能减弱、阴阳气血亏虚、肠道传化无力而成，以虚为主，在治疗时，不可妄用泻火通便之药，而应以润肠通便为主，同时加入理气健脾之品，虽因饮食及疾病等（如长期饮酒或过食辛辣厚味），也可出现热秘，但多为虚实夹杂，故应慎用泻火通便及破气之药，以护正气。如通便药久用或用量过大，则干扰正常条件反射，形成药物依赖，同时也使气血津液更加受损，致肠道津液干枯，反而加重便秘，通便药的应用需中病即止，便秘缓解后，即去通便药，根据病因，分别继续施用健脾、益气、温阳养血、润燥等法，以治其本，防止便秘再发。临床对于体质强盛的便秘患者，汤药中会加入大黄泻下通便，而对于老年患者，只建议其必要时代茶饮，防其苦寒伤正。该患初诊时气阴两虚且便秘较重，方中火麻仁、郁李仁润肠通便，玄参、生地黄、首乌、麦冬增液润燥，厚朴、枳实行气导滞，柴胡疏泄气机，全方共奏滋阴润肠、健脾通便之功。大黄取其通便之效，必要时治标以用之。

二、湿热蕴结兼血瘀证

段某，女，47 岁。

首诊时间：2013 年 8 月 11 日。

主诉：便溏 1 个月，加重 5 天。

现病史：患者便溏 1 个月，2013 年 7 月 30 日于哈尔滨市医院就诊，肠镜示：结肠多发息肉，建议其切除治疗。患者考虑 2012 年 8 月 20 日已经切过一次息肉，且当时病理示炎性息肉，故不欲手术。近 5 日排便不适感加重，经人介绍来笔者门诊就诊。患者面色萎黄，形体消瘦，大便不成形，日 3 次，黏滞不爽，肛门有灼热感，小便短赤，左上腹部烧灼感，腹痛拒按，舌紫暗，舌苔黄腻，脉沉。

既往史：结肠息肉切除术史 1 年。

辅助检查：（2013 年 7 月 30 日　哈尔滨市医院）肠镜示结肠多发息肉。

【辨证分析】根据该患者的临床表现，结合舌脉，辨为湿热蕴结兼血瘀证。湿热下注大肠，则大便不成形、黏滞，肛门灼热感，湿热蕴结中焦则腹痛，有烧灼感；舌苔黄腻，脉沉为湿热的征象；形体消瘦，舌紫暗为血瘀之征。

中医诊断：泄泻（湿热蕴结兼血瘀证）。

西医诊断：结肠息肉。

治法：清热利湿，理气化瘀止痛。

方药：柴　胡 10 克　　黄　芩 20 克　　黄　连 20 克　　黄　柏 20 克
　　　焦白术 15 克　　薏苡仁 15 克　　苍　术 15 克　　佛　手 10 克
　　　砂　仁 10 克　　枳　壳 10 克　　炒蒲黄 15 克　　五灵脂 15 克

7 剂，日 1 剂，水煎 300mL，早晚分服。

二诊：患者述大便不成形改善，近两天每日 2 次，黏滞不爽减轻，肛门灼热感缓解，左上腹部烧灼感减轻，腹痛改善，小便短赤，舌紫暗，舌苔黄腻，脉沉。上方加茯苓 15 克，甘、淡，利小便，健脾。

方药：柴　胡 10 克　　黄　芩 20 克　　黄　连 20 克　　黄　柏 20 克
　　　焦白术 15 克　　薏苡仁 15 克　　苍　术 15 克　　佛　手 10 克
　　　砂　仁 10 克　　枳　壳 10 克　　炒蒲黄 15 克　　五灵脂 15 克
　　　茯　苓 15 克

7 剂，日 1 剂，水煎 300mL，早晚分服。

三诊：患者述大便明显好转，成形，肛门灼热感消失，无左上腹部烧灼感，腹痛改善，小便可，舌紫暗改善，舌苔薄白，脉沉。上方去黄芩、黄连、黄柏，加沙参 5 克、石斛 5 克、太子参 10 克，炒蒲黄、五灵脂改为各 10 克，其他药味药量不变。患者湿热症状基本消失，故去黄芩、黄连、黄柏，舌紫暗改善故减蒲黄、五灵脂药量，考虑苦寒伤阴加之患者形体消瘦，加沙参、石斛、太子参养阴，以善其后。

方药：柴　胡 10 克　　沙　参 5 克　　石　斛 5 克　　太子参 10 克
　　　焦白术 15 克　　薏苡仁 15 克　　苍　术 15 克　　佛　手 10 克
　　　砂　仁 10 克　　枳　壳 10 克　　炒蒲黄 10 克　　五灵脂 10 克

茯　苓 15 克

7 剂，日 1 剂，水煎 300mL，早晚分服。

四诊：患者述大便可，无其他明显不适症状，小便可，舌淡暗，苔薄白，脉沉。

方药：

柴　胡 10 克	沙　参 5 克	石　斛 5 克	太子参 10 克
焦白术 15 克	薏苡仁 15 克	苍　术 15 克	佛　手 10 克
砂　仁 10 克	枳　壳 10 克	炒蒲黄 10 克	五灵脂 10 克

茯　苓 15 克

7 剂，日 1 剂，水煎 300mL，早晚分服。

【按语】

临床笔者往往从肝脾入手治疗痛泄。主疏泄为肝的主要生理功能，其恶郁抑而喜条达；主运化为脾的主要生理功能，运化水谷精微，并能升清降浊。若两脏机能受损，气机升降失常，则可促生泄泻。正如《医方考》曰："泄责之于脾，痛责之于肝，肝责之实，脾责之虚，脾虚肝实，故令痛泄。"本案也可体现。脾虚生湿，脾为湿所困，导致病情迁延，反复发作。故治疗时"固本以健运脾胃"，补脾与祛湿并举，祛湿之时又兼顾健运与升提脾气。脾气健运，则生湿无源。白术、太子参、茯苓健脾燥湿，既除有形的湿邪，又防止湿气的化生。柴胡为风药，用柴胡一则有助于化湿，所谓"风胜则燥"；二则久泻易致脾气下陷，风药可升举下陷之清阳，亦与李东垣之升阳除湿法相应。方中柴胡主升，配合砂仁、佛手、枳壳主降来调理三焦之气。肝主疏泄，调畅气机，协调脾胃气机升降。脾气主升，胃气主降。脾气不升，"清气在下，则生飧泄"，只有肝疏泄功能正常，才能保证脾胃升降枢纽有调不紊地进行。临床表明泄泻加以疏肝终不是缀举。方中黄芩、黄连、黄柏苦寒清热燥湿，白术、薏苡仁、苍术健脾化湿燥湿，佛手、砂仁、枳壳、柴胡行气理气，蒲黄、五灵脂化瘀止痛。全方共奏清热利湿、理气化瘀止痛之效。

三、脾胃虚弱证兼食积证

肖某，男，65 岁。

首诊时间：2014 年 1 月 3 日。

主诉：脘腹痞闷 4 个月。

现病史：患者脘腹痞闷，时缓时急 4 个月，4 个月前于哈尔滨医科大学附属第一医院就诊，肠镜检查示：结肠多发息肉。建议其手术治疗。患者因自己年岁已高，惧于手术，故来我处寻求中医中药治疗。患者就诊时面色鳌黑，形体消瘦，脘腹部痞闷堵塞感，不思饮食，纳谷不馨，大便时干时稀，倦怠乏力，舌苔厚腻，脉弦滑。

既往史：否认其他消化系统相关病史。

辅助检查：（2013 年 7 月 8 日　哈尔滨医科大学附属第一医院）肠镜检查示结肠多发息肉。

【辨证分析】根据患者舌脉知其食积的邪实较重，由于脾胃虚弱，失于运化水谷，饮食不化，食积中焦，阻塞气机，气机升降不利而成痞满。大便时干时稀、倦怠乏力为脾胃虚弱、运化失常的表现，舌苔厚腻、脉弦滑为食积之征。

中医诊断：痞满（脾胃虚弱兼食积证）。

西医诊断：结肠息肉。

治法：补气健脾，消食行气导滞。

方药：柴　胡 10 克　　炒白术 15 克　　佛　手 10 克　　砂　仁 10 克

　　　鸡内金 15 克　　山　楂 15 克　　神　曲 15 克　　麦　芽 15 克

　　　陈　皮 10 克　　甘　草 10 克

　　　7 剂，日 1 剂，水煎 300mL，早晚分服。

二诊：患者述脘腹部痞闷感明显减轻，食欲见好，近几日寐差，大便偏干，倦怠乏力，舌苔厚腻减轻，脉弦滑。上方加合欢花 10 克、柏子仁 10 克。合欢花疏理肝气，柏子仁养心安神、润肠通便。

方药：柴　胡 10 克　　炒白术 15 克　　佛　手 10 克　　砂　仁 10 克

　　　鸡内金 15 克　　山　楂 15 克　　神　曲 15 克　　麦　芽 15 克

　　　陈　皮 10 克　　甘　草 10 克　　合欢花 10 克　　柏子仁 10 克

　　　7 剂，日 1 剂，水煎 300mL，早晚分服。

三诊：患者述最近两天脘腹部痞闷感消失，食欲可，睡眠改善，大便好转略干燥，仍感倦怠乏力，舌苔厚腻减轻，脉细弱。将前方鸡内金、山楂、神曲、麦芽、陈皮改为 10 克，加黄芪 15 克，太子参 15 克。服药方法和生活宜忌同前。患者食积症状基本消失，故减轻山楂、神曲、麦芽、陈皮、鸡内金的药量，加入黄芪、太子参补气健脾治其本。

方药：
柴　胡 10 克	炒白术 15 克	佛　手 10 克	砂　仁 10 克
鸡内金 10 克	山　楂 10 克	神　曲 10 克	麦　芽 10 克
陈　皮 10 克	甘　草 10 克	合欢花 10 克	柏子仁 10 克
黄　芪 15 克	太子参 15 克		

7 剂，日 1 剂，水煎 300mL，早晚分服。

四诊：患者述倦怠乏力好转，食欲可，大便基本正常，舌质淡胖，脉细弱。患者病情向好转发展，上方不变，巩固治疗。继续补气健脾，佐以消食导滞，体现了以通为补的思想。

方药：
柴　胡 10 克	炒白术 15 克	佛　手 10 克	砂　仁 10 克
鸡内金 10 克	山　楂 10 克	神　曲 10 克	麦　芽 10 克
陈　皮 10 克	甘　草 10 克	合欢花 10 克	柏子仁 10 克
黄　芪 15 克	太子参 15 克		

7 剂，日 1 剂，水煎 300mL，早晚分服。

五诊：患者述倦怠乏力明显改善，睡眠基本正常，无其他明显不适症状。舌质淡胖，脉细弱。患者睡眠正常，故去掉安神的合欢花；大便正常，减去润肠兼安神的柏子仁。继续补气健脾以滋生气血，充养四肢肌肉。

方药：
柴　胡 10 克	炒白术 15 克	佛　手 10 克	砂　仁 10 克
鸡内金 10 克	山　楂 10 克	神　曲 10 克	麦　芽 10 克
陈　皮 10 克	甘　草 10 克	黄　芪 15 克	太子参 15 克

7 剂，日 1 剂，水煎 300mL，早晚分服。

后随诊至今，患者不适症状未反复，嘱患者定期复查肠镜。

【按语】

中医学无结肠息肉之称，此患者的临床表现可归属为痞满进行辨证治疗，不拘泥于息肉本身。通调也是补益。脾喜燥恶湿，胃喜润恶燥。脾胃病易反复，病程长久，其证常见虚实夹杂、积滞失运、湿浊瘀阻等，因此，治疗既不可过用温燥伤脾，也不可太过滋腻碍胃，宜燥湿相和，脾胃协调。其治应以调代补，通畅腑气，调肝理脾，注重脾胃功能健运，脾胃健运、气血生化有源，才能达到补益的目的，而不能一味纯补。《临证指南医案》指出："腑以通为补。"《素问·至真要大论》提出"疏其血气，令其调达，而致和平"之旨。"通"法，绝非千人一面。其治也，郁者，疏之使通；浊聚者，泄之使通；气滞者，芳香通之；络阻者，辛润通之；上逆者，降而通之；下闭者，泻而通之；胃阴虚者，阴柔通剂；胃阳虚者，通阳柔剂。治疗脾胃病注重疏理气机、调和气血、通畅腑气、健运脾胃。故本患者宜消食导滞与补气健脾合用。方中炒白术补气健脾，柴胡、佛手、砂仁调理气机，鸡内金、山楂、神曲、麦芽、陈皮消食导滞。全方共奏消食导滞、补气健脾之效。

四、肝郁化热证

闫某，女，50岁。

首诊时间：2013年11月1日。

主诉：脘腹痞闷半年余，加重半月。

现病史：患者述脘腹痞闷、两胁作胀半年余，未经过治疗，近半月加重。于哈尔滨医科大学附属第三医院行肠镜示结肠多发息肉，建议手术治疗。患者不想手术，经其他患者介绍来笔者门诊欲求中医中药治疗。患者现脘腹痞闷，两胁作胀，睡眠差，梦多，头晕头胀，眼干，症情常因情志因素而加重，小便黄，舌红苔黄，脉弦数。

既往史：结肠息肉钳除术史4年。

辅助检查：肠镜示结肠多发息肉。

【辨证分析】该患者平素抑郁恼怒、情志不畅，致肝失疏泄、气机阻滞而成痞满；肝郁日久化热，火热上扰心神可见睡眠差、梦多，火热上扰清窍则头晕头胀；肝开窍于目，故眼干；肝郁疏泄功能失常而致两胁作胀；小便黄，舌红苔黄，脉弦数为内热之征。

中医诊断：痞满（肝郁化热证）。

西医诊断：结肠息肉。

治法：疏肝泄热，行气消痞。

方药：柴　胡 15 克　　　山栀子 15 克　　　牡丹皮 10 克　　　香　橼 10 克

| 佛　手 10 克 | 黄　连 15 克 | 枳　壳 10 克 | 白　芍 10 克 |
| 甘　草 5 克 | 香　附 10 克 | 夏枯草 10 克 | |

7 剂，日 1 剂，水煎 300mL，早晚分服。

二诊，患者述脘腹痞闷、两胁作胀减轻，睡眠差，梦多，头晕头胀，眼干，小便黄，舌红，苔黄，脉弦数。上方加石斛 10 克、龙骨 15 克。石斛养肝明目，养阴清热；龙骨镇惊安神，平肝潜阳。

方药：
柴　胡 15 克	山栀子 15 克	牡丹皮 10 克	香　橼 10 克
佛　手 10 克	黄　连 15 克	枳　壳 10 克	白　芍 10 克
甘　草 5 克	香　附 10 克	夏枯草 10 克	石　斛 10 克
龙　骨 15 克			

7 剂，日 1 剂，水煎 300mL，早晚分服。

三诊，患者述脘腹痞闷、两胁作胀基本消失，睡眠明显改善，头晕头胀好转，眼干减轻，小便黄，舌红苔黄改善，脉弦数比之前减轻。患者病情好转，效不更方。

方药：
柴　胡 15 克	山栀子 15 克	牡丹皮 10 克	香　橼 10 克
佛　手 10 克	黄　连 15 克	枳　壳 10 克	白　芍 10 克
甘　草 5 克	香　附 10 克	夏枯草 10 克	石　斛 10 克
龙　骨 15 克			

7 剂，日 1 剂，水煎 300mL，早晚分服。

四诊，患者述睡眠明显改善，头晕头胀发作次数减少，眼干减轻，小便黄，舌淡红，苔薄黄，脉稍弦数。上方山栀子改为 10 克，黄连改为 10 克，龙骨改为 10 克。患者热象明显减退，故减栀子、黄连药量；睡眠见好，减龙骨药量。

方药：
柴　胡 15 克	山栀子 10 克	牡丹皮 10 克	香　橼 10 克
佛　手 10 克	黄　连 10 克	枳　壳 10 克	白　芍 10 克
甘　草 5 克	香　附 10 克	夏枯草 10 克	石　斛 10 克
龙　骨 10 克			

7 剂，日 1 剂，水煎 300mL，早晚分服。

五诊：患者述睡眠可，头晕头胀改善，无其他明显不适症状，舌淡红，苔薄黄，脉稍弦数。

方药：

柴　胡 15 克	山栀子 10 克	牡丹皮 10 克	香　橼 10 克
佛　手 10 克	黄　连 10 克	枳　壳 10 克	白　芍 10 克
甘　草 5 克	香　附 10 克	夏枯草 10 克	石　斛 10 克
龙　骨 10 克			

7 剂，日 1 剂，水煎 300mL，早晚分服。

【按语】

中医是整体观念，辨证论治。不能看到息肉就只治息肉，要通过调理患者的体质来治病。没有适合息肉生长的环境，息肉自然消失或停止生长。体质是人体先天遗传和后天获得基础上形成的相对稳定的固有形态和功能。但随着不良环境因素影响，机体阴阳失衡，发生病理变化，从而产生不同疾病症候特点。虽言证候是为某种疾病所特有，但体质制约着证候的转化和转归。王琦曾提出"体质可调论"的观点，通过调理体质在某种程度上可以降低某些疾病的发生率。研究表明，中药治未病可改善不同证型腺瘤性息肉患者术后症状及降低其复发率，了解大肠腺瘤性息肉的易患体质类型，依据中医体质理论，有针对性地进行治疗及预防，可减少癌前病变的发生，提高患者生存率。所以临床强调因人制宜，专人专方专药，只有这样才能取得较理想的临床效果。方中以柴胡、山栀子、牡丹皮、黄连清肝泻火为主，香橼、佛手、枳壳、香附通畅三焦之气为辅，佐以夏枯草清热软坚化瘀，治疗镜下的息肉。全方共奏疏肝泄热、行气消瘀之功。

五、脾肾阳虚证

陈某，男，38 岁。

首诊时间：2013 年 11 月 10 日。

主诉：阵发性腹部疼痛半年，加重 20 天。

现病史：患者半年前出现腹部时发疼痛，30 天前于哈尔滨医科大学附属第二医院查肠镜示：结肠多发息肉。建议手术治疗。考虑目前工作原因，时间不方便，暂且不做。近 20 天患者腹痛次数增加，为求中医中药治疗，遂来笔者门诊。患者现面色少华，形体适中，腹痛绵绵，时作时休，喜温喜按，大便时溏时泄，肠鸣音亢进，食后脘闷不舒，形寒肢冷，腰膝酸软，舌淡苔白，脉沉细。

既往史：否认其他消化系统相关病史。

辅助检查：肠镜示结肠多发息肉。

【辨证分析】脾虚气血化源不足，脘腹失养，不荣则痛。脾虚不能正常地运化水谷，则水反为湿，谷反为滞，合污下降而泄作矣。肾虚，开阖失司，与脾虚共同导致本患者泄泻。肾阳不足则形寒肢冷、腰膝酸软。舌淡苔白，脉沉细为脾虚兼肾虚的征象。

中医诊断：腹痛（脾肾阳虚证）。

西医诊断：结肠息肉。

治法：温补脾肾，缓急止痛。

方药：柴　胡 10 克　　焦白术 15 克　　茯　苓 15 克　　薏苡仁 15 克

　　　山　药 15 克　　陈　皮 15 克　　白扁豆 10 克　　补骨脂 10 克

　　　肉豆蔻 10 克　　芍　药 20 克　　桂　枝 10 克

　　　7 剂，日 1 剂，水煎 300mL，早晚分服。

二诊：患者腹痛次数明显减少，痛势减轻，大便泄泻见好，形寒肢冷改善，腰膝酸软，舌淡苔白，脉沉细。患者诸症改善。

方药：柴　胡 10 克　　焦白术 15 克　　茯　苓 15 克　　薏苡仁 15 克

　　　山　药 15 克　　陈　皮 15 克　　白扁豆 10 克　　补骨脂 10 克

　　　肉豆蔻 10 克　　芍　药 20 克　　桂　枝 10 克

　　　7 剂，日 1 剂，水煎 300mL，早晚分服。

三诊：患者述近 3 天已无腹痛，大便正常，形寒肢冷改善，腰膝酸软，舌淡苔白，脉沉细较前减轻。上方减掉薏苡仁、白扁豆，芍药改为 15 克，加仙灵脾 10 克、仙茅 10 克，补肾温阳。

方药：柴　胡 10 克　　焦白术 15 克　　茯　苓 15 克　　仙灵脾 10 克

　　　山　药 15 克　　陈　皮 15 克　　仙　茅 10 克　　补骨脂 10 克

　　　肉豆蔻 10 克　　芍　药 15 克　　桂　枝 10 克

　　　7 剂，日 1 剂，水煎 300mL，早晚分服。

四诊：患者述腰膝酸软明显好转，恶寒减轻，无其他明显不适症状，舌脉基本正常。

上方减掉芍药、桂枝，加熟地黄 15 克、山茱萸 15 克。患者腹痛已愈，减掉小建中缓急止痛之意的芍药、桂枝，加大补肾的力量，同时疏肝健脾。

方药：柴　胡 10 克　　焦白术 15 克　　茯　苓 15 克　　仙灵脾 10 克

　　　　山　药 15 克　　陈　皮 15 克　　补骨脂 10 克　　仙　茅 10 克

　　　　肉豆蔻 10 克　　熟地黄 15 克　　山茱萸 15 克

　　　　7 剂，日 1 剂，水煎 300mL，早晚分服。

五诊：患者述腰膝酸软基本消失，畏寒继续减轻，无其他明显不适症状，舌脉基本正常。

方药：柴　胡 10 克　　焦白术 15 克　　茯　苓 15 克　　仙灵脾 10 克

　　　　山　药 15 克　　陈　皮 15 克　　补骨脂 10 克　　仙　茅 10 克

　　・肉豆蔻 10 克　　熟地黄 15 克　　山茱萸 15 克

　　　　7 剂，日 1 剂，水煎 300mL，早晚分服。

【按语】

"经方"历史悠久，疗效卓著，历试而不逊，这是勿庸置疑的，而"时方"为后世医家所创造，同样为实践经验之总结，效果也是可信赖的，故二者均不应作彼此优劣之分。张仲景为医方之祖，所创"经方"效彰功著，为后世所崇奉宜其使然，但我们师其法、用其方却不应拘泥执一，而必须有所发展有所创新。"经方""时方"均为中医学之宝藏，我们只有继承发扬光大，才能不断丰富完美走向世界。对待经方与时方的应用，应当兼收并蓄，使其古今相互补充，互相借鉴，不能相互排斥、相互对立、厚古而薄今，更不能抱有门户之见，倡新而非古。要从临床实际出发，因证制宜，灵活运用，灵活加减，灵活变通，随证应变。笔者临床的体会是：应提倡经方与时方结合，用古方补时方之纤弱，用时方弥古方之不全。腹痛的部位在腹部，脏腑病位或在脾，或在肠，或在气在血，或在经脉，需视具体病情而定，所在不一。腹痛的病因病机，不外寒、热、虚、实、气滞、血瘀等六个方面，但其间常常相互联系，相互影响，相因为病，或相兼为病，病变复杂。本患者属虚寒证。方中桂枝温助脾阳，芍药缓急止痛，白术、茯苓健脾渗湿，白扁豆健脾化湿，薏苡仁健脾渗湿，补骨脂、肉豆蔻温肾暖脾、散寒止泻，柴胡疏理气机贯穿终始。

六、瘀血兼食积证

吴某，女，50岁。

首诊时间：2013年12月1日。

主诉：腹痛3个月，加重5天。

现病史：患者于3月前出现腹痛，部位固定、拒按，15日前于哈尔滨医科大学附属第二医院就诊，肠镜示：结肠多发息肉。鉴于2011年已于肠镜下行结肠息肉尼龙绳套扎术，故患者不欲继续手术治疗，近5日患者由于饮食不节腹痛加重，为求中医中药治疗遂来笔者门诊。现症见：患者面色晦暗，形体消瘦，腹痛较剧，食后腹胀，嗳腐吞酸，厌食泛呕，月经正常，腹部按之无包块，无发热，无其他明显不适症状。舌质紫暗，少许黄白腻苔，脉涩。

既往史：结肠息肉套扎术史2年。

辅助检查：肠镜示结肠多发息肉。

【辨证分析】该患者疼痛加重的诱因明显，即朋友聚会饮食不节所致。再根据患者舌、脉，考虑其血瘀现象明显。患者或曾经手术导致脏腑经络受损，或痰浊、津亏、血寒、气虚等导致气血瘀滞不通，不通则痛。加之患者饮食不节，邪滞中焦，加重腹痛。

中医诊断：腹痛（瘀血兼食积证）。

西医诊断：结肠息肉。

治法：化瘀止痛，消食去积。

方药：柴　胡 10克　　川　芎 15克　　延胡索 15克　　五灵脂 15克
　　　　蒲　黄 15克　　山　楂 20克　　神　曲 20克　　麦　芽 20克
　　　　鸡内金 20克　　枳　壳 20克　　乳　香 15克　　没　药 15克

7剂，日1剂，水煎300mL，早晚分服。

二诊：患者述腹痛减轻，腹胀改善，嗳腐吞酸、厌食泛呕基本消失，舌质紫暗，少许黄白腻苔，脉涩。患者食积症状明显好转。

方药：柴　胡 10克　　川　芎 15克　　延胡索 15克　　五灵脂 15克
　　　　蒲　黄 15克　　山　楂 20克　　神　曲 20克　　麦　芽 20克
　　　　鸡内金 20克　　枳　壳 20克　　乳　香 15克　　没　药 15克

7 剂，日 1 剂，水煎 300mL，早晚分服。

三诊：患者述腹痛减轻，无腹胀、嗳腐吞酸、厌食泛呕，舌质紫暗，少许黄白腻苔，脉涩。上方减掉山楂、神曲、麦芽、鸡内金，加黄芪 10 克、炒白术 10 克、太子参 10 克、当归 15 克。患者无食积的表现，故去掉山楂、神曲、麦芽、鸡内金。加入补气健脾的黄芪、炒白术、太子参以提高患者免疫力，再加入养血活血的当归，以改善患者的血液循环。

方药：柴　胡 10 克　　川　芎 15 克　　延胡索 15 克　　五灵脂 15 克
　　　　蒲　黄 15 克　　枳　壳 20 克　　乳　香 15 克　　没　药 15 克
　　　　黄　芪 10 克　　炒白术 10 克　　太子参 10 克　　当　归 15 克

7 剂，日 1 剂，水煎 300mL，早晚分服。

四诊：患者疼痛基本消失，无明显不适症状，舌紫暗改善，苔薄白，脉尚可。上方减去乳香、没药、延胡索，川芎、当归改为 20 克，黄芪、炒白术、太子参改为 15 克。患者无腹痛，局部瘀血已消失，故去乳香、没药、延胡索，增加当归、川芎的药量以加大行血之力，阻止新瘀血的生成，也增加白术、黄芪、太子参的量补气健脾以滋生气血。

方药：柴　胡 10 克　　川　芎 20 克　　五灵脂 15 克　　枳　壳 20 克
　　　　蒲　黄 15 克　　炒白术 15 克　　太子参 15 克　　当　归 20 克
　　　　黄　芪 15 克

7 剂，日 1 剂，水煎 300mL，早晚分服。

【按语】

中医有"久痛入络"和"久病必瘀"之说。如林佩琴在《类证治裁》论胃脘痛时指出："初痛宜温散以行气，久痛则血络亦痹。"王清任在《医林改错》中亦说："凡肚腹疼痛，总不移动，是血瘀。"《证治准绳》曰："人知百病生于气，而不知血为病之始也。"《医林改错》曰："气有虚实，血有亏瘀。"《素问·痹证》曰："病久入深，荣卫之行，经络时疏，故不通。"叶天士曰："大风经主气，络主血，久病血瘀。"先圣之言，无不切中要害，疾病缠身，血滞留于经络或络脉空虚，气滞而血瘀。故一旦血病则百病遂生。笔者临床诊治久病患者往往不忘记考虑血瘀，从瘀着手给予治疗。气、血是构成人体和维持人体生命活动的基本物质，其来源均离不开脾胃运化的水谷精气。气与血在生理功能或病理变化上相互依存、相互制约和相互为用，两者之间存在着较为密切的相互关系。一般认为，气和血之间的关系可依据其主导作用的不同存在着"气为血帅"和"血为气母"两大类，气为血帅着重强调气的运动性，血为气母则着重强调血的承载性。故治血与调气往往相伴而行。临床上遇血瘀患者，活血化瘀药物总与理气药物配合使用，以便加强血液的流通作用，而有助于瘀散血行。体虚者，活血化瘀药物用量不宜过大，加入党参、白术等健脾补气药物使用为宜。笔者临床上治血兼以治脾调气疗效可观。方中山楂、神曲、麦芽、鸡内金消食导滞，川芎、延胡索、蒲黄、五灵脂、乳香、没药化瘀止痛，柴胡、枳壳一升一降，调畅三焦气机，以行气导滞。全方共奏活血化瘀、消失导滞、止痛之功。

七、气虚兼脾胃虚寒证

于某，女，56岁。

首诊时间：2013年7月10日。

主诉：便血1年。

现病史：患者述近1年来便色黑，3月前于哈尔滨医科大学就诊，肠镜示：结肠多发息肉，建议其手术治疗。患者由于阑尾炎手术刚出院不久，故未接受手术治疗。后于其他中医处就诊，口服汤药，仍有黑便，经人介绍故来笔者门诊。患者自述便色黑，腹泻2次/日，腹部隐痛，喜温喜按，面色㿠白、少气懒言，神疲乏力，舌质淡，脉细弱。

既往史：阑尾炎术后1个月。

辅助检查：肠镜示结肠多发息肉。

【辨证分析】该患由于阑尾炎术后不久，手术伤气尚未恢复，气虚不能摄血，血溢脉外流于肠道则便血。脾胃虚寒，不能正常地化源气血，脘腹失养，故隐痛且喜温喜按；气血虚，不能上荣于头面故面色㿠白、神疲乏力；脾胃虚寒，不能正常运化水谷精微，则泄泻。

中医诊断：便血（脾胃虚寒证）。

西医诊断：结肠息肉。

治法：健脾温中，益气止血。

方药：黄　芪 20 克　　炒白术 15 克　　薏苡仁 15 克　　苍　术 10 克

　　　三　七 10 克　　补骨脂 15 克　　肉豆蔻 15 克　　诃　子 15 克

　　　山　药 15 克　　山茱萸 15 克

7 剂，日 1 剂，水煎 300mL，早晚分服。

二诊：患者述黑便减轻，腹泻日 2 次，腹部隐痛次数减少，喜温喜按，面色㿠白，少气懒言，神疲乏力，舌质淡，脉细弱。血常规回报无异常。

方药：黄　芪 20 克　　炒白术 15 克　　薏苡仁 15 克　　苍　术 10 克

　　　三　七 10 克　　补骨脂 15 克　　肉豆蔻 15 克　　诃　子 15 克

　　　山　药 15 克　　山茱萸 15 克

7 剂，日 1 剂，水煎 300mL，早晚分服。

三诊：患者述大便成形，近两天每日一次，最近一天无便血，腹部时有隐痛，乏力改善，面色㿠白，舌质淡，脉细弱。上方加太子参 15 克，益气健脾。

方药：黄　芪 20 克　　炒白术 15 克　　薏苡仁 15 克　　苍　术 10 克

　　　三　七 10 克　　补骨脂 15 克　　肉豆蔻 15 克　　诃　子 15 克

　　　山　药 15 克　　山茱萸 15 克　　太子参 15 克

7 剂，日 1 剂，水煎 300mL，早晚分服。

四诊：患者述大便正常，无黑便，腹部隐痛偶发，乏力改善，面色㿠白，舌质淡，脉细弱。上方减去诃子、肉豆蔻、苍术、薏苡仁，加入茯苓 10 克。患者无腹泻，故减掉收涩的诃子、肉豆蔻，化湿的苍术、薏苡仁，加入健脾的茯苓，巩固治疗。

方药：黄　芪 20 克　　炒白术 15 克　　补骨脂 15 克　　太子参 15 克

　　　三　七 10 克　　山　药 15 克　　山茱萸 15 克　　茯　苓 10 克

7 剂，日 1 剂，水煎 300mL，早晚分服。

【按语】

《灵枢·决气》曰："中焦受气取汁，变化而赤，是谓血。"说明脾胃是气血的化生之源。《难经·四十二难》曰："脾裹血，温五脏。"说的是脾统血功能，若脾气虚衰失去统摄之权，则血从络脉溢出，见诸出血症，而应用归脾汤使脾气充则气能统摄血行，出血可止。余临床遇到此类下消化道出血的患者，用三七、白及等止血药的同时，往往从脾进行治疗，脾健则统摄血行脉内，脾的运化功能正常，则气血化生有源，四肢百骸得以充养，如《金匮要略》言："五脏元真通畅，人即安和，不遗形体有衰，病则无由入其腠理。"亦即《内经》言："正气存内，邪不可干。"患者初诊时建议其做血常规检查，作为现代医生要应用西医的理化检查，万不可耽误患者病情。患者气虚较重，故以黄芪为主药补气以摄血，黄芪为补气圣药，上中下三焦之虚皆补，并有主痈疽、生肌排脓、利尿消肿等功效，在临证中应用极为广泛。《本草正》言："黄芪所以止血血崩血淋者，以气固而血自止也。"故血脱益气。方中黄芪、白术、山药补气健脾，薏苡仁、苍术化湿利湿健脾，补骨脂、肉豆蔻、诃子、山茱萸温中收敛止泻，三七化瘀止血，全方共奏健脾温中、益气止血之效。

【诊疗体会】

结肠息肉是指生长自结肠黏膜而隆起于黏膜表面的病变。通常源于上皮细胞的过度生长并从黏膜表面向腔内扩展。无论其呈广基、亚蒂或长蒂等状，均仅表示肉眼外观形态，而不表明病理性质，故临床上在病理性质未明之前，对于炎症、感染性肉芽肿、组织增生和癌肿有隆起性病变者，通常用"息肉"来描述。

【治疗特色】

1. 常用药对

（1）神曲与陈皮：神曲是面粉或麸皮与杏仁泥、赤小豆粉及鲜青蒿、鲜苍耳子、鲜辣蓼汁混合后经发酵而成的加工品。味甘、辛，性温，可消食和胃。《药性论》言："化水谷宿食，癥结积滞，健脾暖胃。"对于中药方剂中有贝壳类药物者，可用本品以助消化。陈皮，又名橘皮。陈皮由新鲜橘子皮晒干而成，橘皮以陈久者为佳，理气健脾，燥湿化痰。《本草纲目》曰："疗呃逆反胃嘈杂，时吐清水，痰痞咳疟，大便闭塞，妇人乳痈。"二者伍用，理气降逆，健脾消食，对于气滞兼食滞之症加减，施以对药。

（2）沙参与石斛：沙参有北沙参及南沙参之分。北沙参养阴清肺，益胃生津；南沙参养阴清肺，化痰，益气。北沙参善养肺胃之阴，南沙参善补肺脾之气。北者质坚，南者质松。北者力强，南者力弱。故临证多用北沙参。沙参滋阴生津、清热凉血，对于阴液不足者效果显著，术后气阴两虚或因放疗而伤阴引起的津枯液燥者，也具有较好的疗效。石斛味甘微寒，养阴清热，益胃生津，《本草纲目拾遗》曰："清胃，除虚热，生津，已劳损。以之代茶，开胃健脾。"《本草纲目》言："主治伤中，除痹下气，补五脏虚劳羸瘦，强阴益精，久服，厚肠胃。"二药参用，生津液、清虚热，用于治疗阴液不足、热性病伤阴等症。

2. 强调饮食调理

养成良好的饮食习惯是预防结肠息肉的主要途径，主要是改变以肉类及高蛋白食物为主食的饮食习惯。控制高脂肪性食物摄入，特别是动物性脂肪。多吃含有丰富的碳水化合物及粗纤维的食物，如蔬菜、水果等，主食中粗粮和杂粮的比例要增加。饮食疗法，以调和脾胃气机升降枢纽，使其阴阳调和，正如《素问·脏气法时论》所言"毒药攻邪，五谷为养，五果为助，五畜为益，五菜为充，气味合而服之，以补精益气"，从而"以饮食消息之"。如脾胃功能虚弱的患者建议少食多餐，进食易消化食物，可食用馒头、山药、扁豆、大枣、樱桃等，忌食或少食以下不易消化或者碍胃之品如柿饼、生萝卜、西瓜、海鲜、菠菜等；脾胃虚寒患者，则建议食温热性质的食物，如小米、鲫鱼、生姜、羊肉、荔枝、韭菜、白豆蔻等，忌食或少食寒凉之品如绿豆、苦瓜、西瓜、柿子、黄瓜等。另外建议患者戒烟酒、咖啡、浓茶等刺激性食物。

3. 重视情志调理

调理情志以达到调理脏腑气机功能的目的，正如《素问·举痛论》"余闻百病生于气也，怒则气上，喜则气缓，悲则气消，恐则气下，惊则气乱，劳则气耗，思则气结"。不同的情绪变化可能导致或者加重不同疾病的发生、发展，因此对于情志的调理也至关重要。现代医学同样认为肠道神经系统与情志密切相关。最好能坚持每日锻炼身体，提高免疫力，放松心情，减轻压力，保持良好的心态。

结肠黑变病

一、肝郁脾虚兼血瘀证

吴某，女，30岁。

首诊时间：2011年6月10日。

主诉：大便不畅2年。

现病史：患者大便不畅2年余。大便干结不畅，腹胀不适，2~3日一行，常自服果导片、番泻叶水等无明显改善。欲求中药彻底治疗，故来笔者门诊就诊。患者现大便干结不畅，腹胀不适，2~3日一行，偶有头沉、乏力，纳可，寐可，舌质暗红，舌尖有瘀点，苔略黄腻，脉弦。

既往史：否认肠道相关疾病病史。

辅助检查：肠镜示结肠黑变病。

【辨证分析】脏腑功能失调，影响脾胃升降，则导致大肠传导功能失调，发生便秘；肠腑不通，影响脾胃升清降浊，则出现不思饮食等症状；肝之疏泄功能可协助脾胃升降，肝气郁滞导致肠道气滞，传导失司，发为便秘、腹胀；久病必瘀，舌象为血瘀之征。

中医诊断：便秘（肝郁脾虚兼血瘀证）。

西医诊断：结肠黑变病。

治法：益气疏肝健脾，活血化瘀。

方药：

黄　芪20克	柴　胡10克	茯　苓10克	焦白术15克
当　归10克	川　芎10克	土鳖虫5克	厚　朴5克
乌　药5克	陈　皮10克	枳　实10克	火麻仁5克
郁李仁5克	玄　参5克	丹　参5克	石菖蒲10克

7剂，日1剂，水煎300mL，早晚分服。

嘱定时登厕，养成按时排便的习惯。多食富含纤维素的食物，并保持情绪稳定舒畅。

二诊：该患自述其大便转软宜行，两日一行，腹胀、头沉症状好转，舌质暗红，舌尖瘀点，苔薄黄，脉弦滑。上方继服 5 剂。

方药：黄　芪 20 克　　柴　胡 10 克　　茯　苓 10 克　　焦白术 15 克

　　　　当　归 10 克　　川　芎 10 克　　土鳖虫 5 克　　厚　朴 5 克

　　　　乌　药 5 克　　　陈　皮 10 克　　枳　实 10 克　　火麻仁 5 克

　　　　郁李仁 5 克　　　玄　参 5 克　　　丹　参 5 克　　　石菖蒲 10 克

5 剂，日 1 剂，水煎 300mL，早晚分服。

三诊：患者自述遵医嘱每日定时临厕，近日大便较为顺畅，可一日一行，腹胀、乏力、头沉等不适均好转，精神状态较好，食欲较佳。经期临近，原方去土鳖虫继服 7 剂，以巩固疗效。

方药：黄　芪 20 克　　柴　胡 10 克　　茯　苓 10 克　　焦白术 15 克

　　　　当　归 10 克　　川　芎 10 克　　厚　朴 5 克　　　石菖蒲 10 克

　　　　乌　药 5 克　　　陈　皮 10 克　　枳　实 10 克　　火麻仁 5 克

　　　　郁李仁 5 克　　　玄　参 5 克　　　丹　参 5 克

7 剂，日 1 剂，水煎 300mL，早晚分服。

半月后随访，患者便秘已愈，大便质软成形易行，余症悉除。

【按语】

本案患者因便秘日久，因实成虚，故以黄芪为主药以助力祛邪，茯苓、焦白术、陈皮健脾；肝气郁滞，肝气犯脾，脾失运化，水谷精微不能化津，肠道失于濡润，气滞则血凝，气血运行不畅，日久成为瘀血，阻碍气机，气滞更难除去，互为因果，气结血瘀阻于体内，故用柴胡、乌药、陈皮理气，当归、川芎、土鳖虫、丹参活血；气行血散，走有出路，故投厚朴、枳实通腑导滞；气机不畅，运化失职，易停湿聚痰阻滞清窍，气血失至巅顶，故与石菖蒲化湿和胃、开窍醒神；因其舌苔略有黄腻，稍投玄参以滋阴凉血、泻火解毒。全方共奏益气健脾、活血导滞之功。

二、肠燥津亏证

翁某，女，24 岁。

首诊时间：2012 年 3 月 30 日。

主诉：便秘 3 个月。

现病史：患者便秘 3 月余,在家自行服用番泻叶,初期有效,日久反复。经邻居介绍,来到笔者门诊就诊,欲求中医治疗。患者自诉现大便不畅通,3~4 日一行,腹胀,语声低微,口干,纳差,体重 40kg。面色萎黄,形体消瘦,舌质紫暗,体胖,边有齿痕,苔黄白厚腻,脉沉细。

既往史：否认肠道相关疾病病史。

辅助检查：肠镜示结肠黑变病。

【辨证分析】该患感受燥热之邪,大肠传导功能失常,而发生便秘。病位在脾和大肠。舌体胖、边齿痕,为脾虚之象;面色萎黄,形体消瘦,为脾虚不能充养筋肉。此证属本虚标实。

中医诊断：便秘（肠燥津亏证）。

西医诊断为：结肠黑变病。

治法：行气健脾,养阴润肠通便。

方药：柴　胡 5 克　　　厚　朴 15 克　　白豆蔻 10 克　　乌　药 10 克

　　　火麻仁 15 克　　郁李仁 15 克　　枳　实 10 克　　大　黄 10 克

　　　当　归 5 克　　　玄　参 15 克　　花　粉 10 克　　石　斛 10 克

　　　陈　皮 5 克

7 剂,日 1 剂,水煎 300mL,早晚温服。

嘱定时登厕,养成按时排便习惯。多食富含纤维素的食物,并保持情绪稳定舒畅。

二诊：患者自诉大便不畅症状有所缓解,但不甚明显,食欲好转。原方中去陈皮,大黄、枳实改为研磨冲服。继服 7 剂。

方药：柴　胡 5 克　　　厚　朴 15 克　　白豆蔻 10 克　　乌　药 10 克

　　　火麻仁 15 克　　郁李仁 15 克　　枳　实 10 克（研,冲）

　　　大　黄 10 克（研,冲）　　　当　归 5 克　　　玄　参 15 克

　　　花　粉 10 克　　石　斛 10 克

7 剂,日 1 剂,水煎 300mL,早晚温服。

三诊：患者大喜,诉大便不畅明显好转,腹胀明显缓解,舌质紫暗、体胖,边有齿痕,苔黄白腻,脉沉细。嘱以再守原方,巩固疗效。后随诊患者叙述病未再复发。

【按语】

本案以柴胡疏肝、调肝气,厚朴、白豆蔻、乌药为主行气,火麻仁、郁李仁、枳实、大黄润肠通便,枳实兼以通腑导滞,以玄参、花粉、石斛为主补阴,陈皮健脾消导。本病为水液不足,无以行舟,因而便秘。津液匮乏,不能上承,则口干。方中重用玄参、花粉、石斛滋阴生津之品,旨在增水行舟。枳实、大黄、厚朴为小承气,通因通用以轻下;火麻仁、郁李仁合用以润肠通便,缓小承气之攻下,使得下而不伤正。单独攻下徒伤其阴,故养阴与攻下并用。本方治法以行气、养阴、通便、健脾为主,统筹兼顾,患者服后大便调。

三、气机郁滞兼脾虚证

孙某,女,52岁。

首诊时间:2012年8月20日。

主诉:便秘5个月。

现病史:患者便秘5个月,自行服用通便药物(具体药名不详),未有明显缓解。曾于当地医院就诊,给予西药治疗,开始效果明显,其后症状加重。因其家中亲属介绍,为求中医治疗,遂来笔者门诊求医。患者现大便不通畅,便秘,4~5日一行,面色萎黄,语声低微,纳呆,口气重,恶心,呕吐,肠鸣。舌质紫暗、体胖大,边有齿痕,苔白腻,脉沉滑。

既往史:否认肠道相关疾病病史。

辅助检查:肠镜示结肠黑变病。

【辨证分析】患者气机不利,脏腑通降失常,传导失司,糟粕内停,日久伤脾。病位在脾、大肠,病性为虚实夹杂。

中医诊断:便秘(气机郁滞兼脾虚证)。

西医诊断:结肠黑变病。

治法:顺气导滞,健脾和胃。

方药:
柴 胡 5 克	藿 香 5 克	佩 兰 5 克	枳 实 10 克
槟 榔 10 克	火麻仁 15 克	郁李仁 10 克	大 黄 10 克
厚 朴 10 克	白豆蔻 10 克	乌 药 10 克	陈 皮 5 克

佛　手 10 克　　紫苏子 10 克，

7 剂，日 1 剂，水煎 300mL，早晚分服。

嘱定时登厕，养成按时排便习惯。多食富含纤维素的食物，并保持情绪稳定舒畅。

二诊：患者自诉诸症皆有明显好转，大便 2 日一行，恶心明显减轻，纳可。原方去陈皮，续服 7 剂。此方加减出入，月余诸症皆除。随访至今，未有复发。

【按语】

该患者为中医气秘范畴，《金匮翼·便秘》曰："气秘者，气内滞，而物不行也。"《伤寒明理论》："承，顺也，伤寒邪气入胃者，谓之入腑，腑之为言聚也，胃为水谷之海，荣卫之源，水谷会聚于胃，变化而为荣卫，邪气入于胃，胃中气郁滞，糟粕秘结，壅而为实，是正气不得舒顺也。"《本草》曰："通可去滞，泄可去邪，塞而不利，闭而不通，以汤荡涤，使塞者利而闭者通，正气得以舒顺，是以承气名之。王冰曰：宜下必以苦，宜补必以酸，言酸收而苦泄也，枳实苦寒，溃坚破结，则以苦寒为之主，是以枳实为君，厚朴微苦温。"《内经》曰："燥淫于内，治以苦温，泄满除燥，则以苦温为辅，是以厚朴为臣，芒硝味咸寒。"《内经》"热淫于内，治以咸寒，人伤于寒，则为病热，热气聚于胃，则谓之实，咸寒之物，以除消热实，故芒硝为佐，大黄味苦寒。"《内经》曰："燥淫所胜，以苦下之，热气内胜，则津液消而肠胃燥，苦寒之物，以荡涤燥热，故以大黄为使，是以大黄有将军之号也。"以藿香芳香化湿止呕，枳实、槟榔、火麻仁、郁李仁、大黄攻积导滞、通腑泻泄，厚朴、白豆蔻、乌药温中行气，与藿香相合，气机得以枢转畅达，行气与润肠导滞相结合，佩兰以制乌药之热性，陈皮、佛手、苏子以健脾和胃。

四、脾胃虚弱兼肾虚证

张某，女，49 岁。

首诊时间：2013 年 1 月 15 日。

主诉：排便不畅 3 个月。

现病史：患者排便不畅 3 个月，自行服用通便药物（具体药名不详），未有明显缓解。后辗转多地，遍访名医，未能得到根本上的治疗。后经就诊患者介绍，来到笔者门诊就诊。现症见：面色萎黄，形体消瘦，少腹部疼痛，自觉口中辣，纳可，夜间口干不欲饮水，大便排便不畅，用开塞露帮助排便。舌质暗红，黄腻苔，脉沉。

既往史：否认肠道相关疾病病史。

辅助检查：肠镜示结肠黑变病，肠息肉5个（已钳除）。

【辨证分析】患者面色萎黄，形体消瘦，少腹部疼痛，自觉口中辣，纳可，夜间口干不欲饮水，大便排便不畅，舌质暗红，苔黄腻，证属脾胃虚弱，日久化火。

中医诊断：便秘（脾胃虚弱证）。

西医诊断：结肠黑变病。

治法：疏肝健脾，行气滋阴通腑。

方药：柴　胡10克　　黄　芪20克　　炒白术15克　　厚　朴10克

　　　草豆蔻10克　　乌　药10克　　枳　实15克　　石　斛10克

　　　火麻仁10克　　郁李仁10克　　玄　参15克

　　　7剂，日1剂，水煎300mL，早晚分服。

嘱定时登厕，养成按时排便习惯。多食富含纤维素的食物，并保持情绪稳定舒畅。

二诊：患者面色萎黄，形体消瘦，服药后排便及腹痛有所好转，视物模糊，腰痛，纳可，大便1次/日，便质干。舌质暗红，苔黄腻，脉弦。原方加枸杞子15克，续断10克，滋补肝肾。

方药：柴　胡10克　　黄　芪20克　　炒白术15克　　厚　朴10克

　　　草豆蔻10克　　乌　药10克　　枳　实15克　　石　斛10克

　　　火麻仁10克　　郁李仁10克　　玄　参15克　　枸杞子15克

　　　续　断10克

　　　7剂，日1剂，水煎300mL，早晚分服。

三诊：患者大便1次/日，大便不畅，纳可。舌脉：舌质暗红，少许黄腻苔，脉弦。原方加生首乌10克，润肠通便。

方药：柴　胡10克　　黄　芪20克　　炒白术15克　　厚　朴10克

　　　草豆蔻10克　　乌　药10克　　枳　实15克　　石　斛10克

　　　火麻仁10克　　郁李仁10克　　玄　参15克　　枸杞子15克

　　　续　断10克　　生首乌10克

　　　7剂，日1剂，水煎300mL，早晚分服。

此方加减出入，月余诸症皆除。随访至今，未有复发。

【按语】

便秘分为虚秘与实秘两大类，大抵虚者多而实者少，虚实夹杂亦不少见。选药不能动辄硝黄、番泻叶等苦寒攻下，而应辨证求因，尤其重视气机通降对大肠传导的作用，主张调畅气机为主，养血润肠为辅，参以清热通下、益气温阳等法。素体脾虚，或饮食劳倦内伤，或大病久病之后，耗伤中气，均可导致脾虚气弱，脾虚则健运无权，化源不足，气虚则大便传运无力，虽有便意，临厕须竭力努挣而大便并不干硬。阳虚体弱，或年高体衰，肾阳衰微，温煦无权，则阴寒内生，阳气不通，津液不行，故肠道艰于传送，终致大便艰涩难解。本案治疗以柴胡、黄芪、炒白术疏肝健脾，厚朴、草豆蔻、乌药温中行气，枳实、火麻仁、郁李仁润肠通便，玄参、石斛、生首乌以滋阴、润肠通腑，枸杞、续断温补肝肾。

五、肝郁脾虚证

张某，女，32岁。

首诊：2012年8月7日。

主诉：排便困难20年。

现病史：患者排便困难20年。先用服麻仁润肠丸、芦荟胶囊促进排便，未有明显缓解，便质不干，自觉喉中有痰，气短。因其朋友介绍，为求中医治疗，遂来笔者门诊求医。患者现面色萎黄，形体消瘦，纳差，寐差，烦躁不安，排便困难、3~4日一行，舌质暗红，少许白腻苔，脉沉滑。

既往史：否认肠道相关疾病病史。

辅助检查：肠镜示结肠黑变病。

【辨证分析】脏腑功能失调，影响脾胃升降，则导致大肠传导功能失调，发生便秘；肠腑不通，影响脾胃升清降浊，则出现不思饮食等症状；肝之疏泄功能可协助脾胃升降，肝气郁滞导致肠道气滞，传导失司，发为便秘。

中医诊断：便秘（肝郁脾虚证）。

西医诊断：结肠黑变病。

治法：疏肝健脾，润肠通腑。

方药：柴　胡 10 克　　全瓜蒌 15 克　　玄　参 10 克　　制半夏 10 克

　　　　陈　皮 10 克　　火麻仁 15 克　　郁李仁 15 克　　肉苁蓉 15 克

　　　　枳　实 10 克　　槟　榔 10 克　　大　黄 5 克　　 炒麦芽 10 克

　　　　制何首乌 5 克　 决明子 10 克　　焦山楂 10 克　　神　曲 10 克

　　　7 剂，日 1 剂，水煎 300mL，早晚分服。

嘱定时登厕，养成按时排便习惯。多食富含纤维素的食物，并保持情绪稳定舒畅。

二诊：患者自诉纳差改善，寐可，大便 1~2 日一行。舌质暗、体胖，边有齿痕，少许黄腻苔，脉沉。原方加桔梗 10 克，木蝴蝶 10 克，厚朴 10 克。

方药：柴　胡 10 克　　全瓜蒌 15 克　　玄　参 10 克　　制半夏 10 克

　　　　陈　皮 10 克　　火麻仁 15 克　　郁李仁 15 克　　肉苁蓉 15 克

　　　　枳　实 10 克　　槟　榔 10 克　　大　黄 5 克　　 炒麦芽 10 克

　　　　制何首乌 5 克　 决明子 10 克　　桔　梗 10 克　　木蝴蝶 10 克

　　　　厚　朴 10 克　　焦山楂 10 克　　神　曲 10 克

　　　7 剂，日 1 剂，水煎 300mL，早晚分服。

三诊：患者大喜，诉症状皆已明显减轻，效不更方，再守原法续服。此基础方出入化裁，月余患者诸症皆除。随访至今，未有复发。

【按语】

治疗以柴胡疏肝理气，全瓜蒌、玄参、制半夏、陈皮宽胸理气、化痰，火麻仁、郁李仁、肉苁蓉、枳实、槟榔、大黄、何首乌、决明子滋阴润肠、行气通腑，桔梗、木蝴蝶利咽排脓。

六、肝气郁滞证

杜某，女，24 岁。

首诊时间：2012 年 11 月 10 日。

主诉：大便排便不畅 2 年。

现病史：患者大便排便不畅 2 年，2~3 日一行，近半年加重。自行服用通便药物（具体药名不详），效果不明显。于某医学网站上看到笔者简介，遂来门诊就医。患者现面色萎黄，形体偏胖，腹胀，手脚发热，眼干，夜间尤甚，大便排便不畅，2~3 日一行。

舌质紫暗，少许黄腻苔，脉沉弦兼滑。

既往史：否认肠道相关疾病病史。

辅助检查：肠镜示结肠黑变病。

【辨证分析】情志失和，肝气郁结，致传导失常，故大便干结，欲便不出，腹中胀满；腑气不通，气不下行而上逆，故胸胁满闷，嗳气呃逆；糟粕内停，脾气不运，故肠鸣矢气，食欲不振；气滞有夹寒夹热夹湿之异；故舌苔有薄白，或薄黄，或薄腻不同；脉有弦，或弦缓，或弦数，或弦紧之异。肝气郁滞，日久化火，而发此证。

中医诊断：便秘（肝气郁滞证）。

西医诊断：结肠黑变病。

治法：顺气导滞，清肝通腑。

方药：
赤　芍 10 克	丹　皮 10 克	枳　实 10 克	槟　榔 10 克
大　黄 5 克	郁李仁 10 克	夏枯草 15 克	陈　皮 10 克
秦　艽 15 克	生　地 15 克	草豆蔻 10 克	厚　朴 5 克
乌　药 10 克			

7 剂，日 1 剂，水煎 300mL，早晚分服。

嘱定时登厕，养成按时排便习惯。多食富含纤维素的食物，并保持情绪稳定舒畅。

二诊：患者自诉胃胀好转，手足热好转，大便 1~2 次 / 日。舌质紫暗、体胖，少许黄腻苔，脉沉滑。原方去生地，加丹参 10 克，川芎 10 克，当归 10 克，活血祛瘀。

方药：
赤　芍 10 克	丹　皮 10 克	枳　实 10 克	槟　榔 10 克
大　黄 5 克	郁李仁 10 克	夏枯草 15 克	陈　皮 10 克
秦　艽 15 克	草豆蔻 10 克	厚　朴 5 克	乌　药 10 克
丹　参 10 克	当　归 10 克	川　芎 10 克	

7 剂，日 1 剂，水煎 300mL，早晚分服。

三诊：短期治疗，病情好转较快，诸症皆有明显缓解，患者大喜，嘱以原法，巩固治疗。如此加减巩固，患者月余诸症消失。后随访一年，未有复发。

【按语】

笔者认为，肝旺则易克脾土，导致肝脾不和，或者土郁木旺。脾虚运化糟粕不及，糟粕停留不得下, 轻者其中下段水分被吸收, 故先干后溏, 重者水分被吸收怠尽, 干结如羊屎。所以, 在强调脾主运化水谷精微的功能时, 不可忽视其同样能运送糟粕。脾土本虚在先, 肝木乘侮在后, 必致脾运化失常, 糟粕停滞。临床上情志作为便秘的致病因素十分突显, 因此, 肝气郁结是便秘的重要病机之一, 疏肝理气是治疗便秘不可或缺之法。因肝之疏泄功能是以藏血功能为前提的, 只有充分的血量贮备, 疏泄功能才能正常发挥。如肝血不足或瘀血内停, 皆能影响 "肝用", 加上血少失于濡养, 肠道干涩, 故发生便秘, 治疗上则以养肝血为要。

该类病证治疗以生地、丹皮、赤芍、秦艽、夏枯草清肝泻火, 药贵轻灵, 轻可去实, 治病要寻其机窍, 轻拨机关, 则一滴机油, 千钧可转, 特别是疏肝气、解郁滞, 用药尤宜轻灵。大黄、枳实、槟榔、郁李仁养阴通腑, 陈皮消食导滞, 厚朴、草豆蔻、乌药行气, 适当配伍理气药, 以增强通便之力。丹参、川芎、当归活血通络。

七、肝胃不和兼血瘀证

宋某, 女, 31岁。

首诊时间: 2011年11月27日。

主诉: 大便秘结半年。

现病史: 患者大便秘结, 数日一行, 为缓解症状, 在家自行服用果导片半年, 未见明显缓解。在家查阅相关医学网站, 见到笔者介绍, 为求系统治疗, 故来门诊求医。患者自诉现偶感腹胀, 无反酸烧心, 情绪变化后出现便秘, 睡眠差, 面色晦暗, 月经色赤, 血块多, 食欲尚可。舌质紫暗、体胖, 少许白腻苔, 脉沉滑。

既往史: 否认肠道相关疾病病史。

辅助检查: 肠镜示结肠黑变病。

【辨证分析】情志失和, 肝气郁结, 致传导失常, 故大便干结, 欲便不出, 腹中胀满; 胃不和则卧不安, 故寐差; 久病必瘀, 故月经色赤, 血块多, 舌质紫暗。

中医诊断: 便秘 (肝胃不和兼血瘀证)。

西医诊断: 结肠黑变病。

治法: 舒肝和胃, 化瘀行气通腑。

方药: 柴　胡5克　　　肉苁蓉15克　　　火麻仁10克　　　郁李仁10克

枳 实 10 克	槟 榔 10 克	玄 参 10 克	三 棱 10 克
莪 术 10 克	桃 仁 5 克	杏 仁 5 克	厚 朴 5 克
白豆蔻 5 克	乌 药 5 克		

7 剂，日 1 剂，水煎 300mL，早晚分服。

嘱定时登厕，养成按时排便的习惯。多食富含纤维素的食物，并保持情绪稳定舒畅。

二诊：患者服药后诸症好转，原方加丹参 5 克，当归 5 克，活血通经。

方药：
柴 胡 5 克	肉苁蓉 15 克	火麻仁 10 克	郁李仁 10 克
枳 实 10 克	槟 榔 10 克	玄 参 10 克	三 棱 10 克
莪 术 10 克	桃 仁 5 克	杏 仁 5 克	厚 朴 5 克
白豆蔻 5 克	乌 药 5 克	丹 参 5 克	当 归 5 克

7 剂，日 1 剂，水煎 300mL，早晚分服。

三诊：患者自诉现大便不干，睡眠好转，大便每日 1~2 次。原方加花粉 5 克，石斛 5 克，滋阴润燥，续服 5 剂。

方药：
柴 胡 5 克	肉苁蓉 15 克	火麻仁 10 克	郁李仁 10 克
枳 实 10 克	槟 榔 10 克	玄 参 10 克	三 棱 10 克
莪 术 10 克	桃 仁 5 克	杏 仁 5 克	厚 朴 5 克
白豆蔻 5 克	乌 药 5 克	丹 参 5 克	当 归 5 克
花 粉 5 克	石 斛 5 克		

5 剂，日 1 剂，水煎 300mL，早晚分服。

守以此法，巩固月余，患者诸症消失。后随诊，患者反映至今未有复发。

【按语】

顽固性便秘主要由于阴血不足、滋生内热、血虚津亏、不能下润大肠，以致肠道干涩、通降失常而成。由于病程迁延，正气必伤，而脏腑阴阳气血的耗损终将影响气血的正常运行而致瘀，故有"久病必虚，久病兼瘀"之说。据此，治疗本病寓祛瘀于补虚之中。另外，肺主宣发肃降，大肠主传化糟粕，两者关系密切，通过经脉的络属而构成表里关系。肺气的宣肃有助于大肠传导功能的发挥，有助于糟粕排通畅；大肠的传导功能正常，亦有助于肺气的肃降。病理上，两者也相互影响，如肺失清肃，津液不能下达，可见大便艰涩。肺气不降，可致大肠气机郁滞，通降失常，传导失职，有助于糟粕内停，而成便秘。本案故用柴胡、乌药理气，火麻仁、郁李仁、肉苁蓉润肠通便，厚朴、白豆蔻行气，三棱、莪术、桃仁活血祛瘀，杏仁既宣发肺气，又有润肠通便之功，枳实、槟榔片通腑导滞；因其舌苔略有白腻，稍投玄参以滋阴凉血、泻火解毒。全方共奏疏肝和胃、化瘀行气通腑之功。

八、气阴两虚证

王某，女，36 岁。

首诊时间：2013 年 3 月 31 日。

主诉：排便困难 10 年。

现病史：患者排便困难 10 年，先后服麻仁润肠丸、芦荟胶囊促进排便，未有明显缓解。因其朋友介绍，为求中医治疗，遂来笔者门诊求医。患者现面色少华，形体消瘦，便秘，依赖药物排便，入睡困难，口干，手脚凉，怕冷。舌质暗红、体略胖，少苔，有裂纹，脉沉。

既往史：否认肠道相关疾病病史。

辅助检查：肠镜示结肠黑变病。

【辨证分析】气虚则气之推动力量减弱，传导不畅，阴虚（精血津液不足）则肠道失去濡润，便行艰涩而燥结。患者便秘日久，面色少华，消瘦，舌脉亦为气阴两虚之象。

中医诊断：便秘（气阴两虚证）。

西医诊断：结肠黑变病。

治法：养阴润肠通便。

方药：

玄　参 10 克	天花粉 10 克	太子参 10 克	生大黄 10 克
枳　实 10 克	槟　榔 10 克	黄　芪 15 克	火麻仁 10 克
郁李仁 10 克	肉苁蓉 15 克	厚　朴 10 克	乌　药 10 克
知　母 10 克			

7 剂，日 1 剂，水煎 300mL，早晚分服。

嘱定时登厕，养成按时排便习惯。多食富含纤维素的食物，并保持情绪稳定舒畅。

二诊：患者面色少华，形体消瘦，少神，食欲佳，服药后大便不成形，无烧心，偶有头痛，未见多梦。原方加生地 10 克，天冬 10 克，麦冬 10 克，养阴生津润燥。

　　方药：玄　参 10 克　　天花粉 10 克　　太子参 10 克　　生大黄 10 克

　　　　　枳　实 10 克　　槟　榔 10 克　　黄　芪 15 克　　火麻仁 10 克

　　　　　郁李仁 10 克　　肉苁蓉 15 克　　厚　朴 10 克　　乌　药 10 克

　　　　　知　母 10 克　　生　地 10 克　　天　冬 10 克　　麦　冬 10 克

　　4 剂，日 1 剂，水煎 300mL，早晚分服。

　　三诊：患者面色少华，形体消瘦，气短，大便稍有不成形，2~3 次 / 日，偶口干，食欲可，舌质暗红，少许黄白腻苔，脉沉。原方去生地。

　　方药：玄　参 10 克　　天花粉 10 克　　太子参 10 克　　生大黄 10 克

　　　　　枳　实 10 克　　槟　榔 10 克　　黄　芪 15 克　　火麻仁 10 克

　　　　　郁李仁 10 克　　肉苁蓉 15 克　　厚　朴 10 克　　乌　药 10 克

　　　　　知　母 10 克　　天　冬 10 克　　麦　冬 10 克

　　4 剂，日 1 剂，水煎 300mL，早晚分服。

　　四诊：患者自诉服药后大便 1 日一行，寐差，气短。原方加夜交藤 10 克，合欢花 10 克，养心安神。

　　方药：玄　参 10 克　　天花粉 10 克　　太子参 10 克　　生大黄 10 克

　　　　　枳　实 10 克　　槟　榔 10 克　　黄　芪 15 克　　火麻仁 10 克

　　　　　郁李仁 10 克　　肉苁蓉 15 克　　厚　朴 10 克　　乌　药 10 克

　　　　　知　母 10 克　　天　冬 10 克　　麦　冬 10 克　　夜交藤 10 克

　　　　　合欢花 10 克

　　4 剂，日 1 剂，水煎 300mL，早晚分服。

　　五诊：患者服药后大便成形，1 日一行，口干缓解。原方去槟榔，续服 7 剂，以巩固治疗。

　　方药：玄　参 10 克　　天花粉 10 克　　太子参 10 克　　生大黄 10 克

　　　　　枳　实 10 克　　合欢花 10 克　　黄　芪 15 克　　火麻仁 10 克

　　　　　郁李仁 10 克　　肉苁蓉 15 克　　厚　朴 10 克　　乌　药 10 克

　　　　　知　母 10 克　　天　冬 10 克　　麦　冬 10 克　　夜交藤 10 克

4 剂，日 1 剂，水煎 300mL，早晚分服。

此方加减化裁，月余患者诸症消失。随访至今，未有复发。

【按语】

气阴两虚型便秘其病位在阳明大肠，系大肠传导失常，又常与脾胃肺肝肾等脏腑功能失调有关。胃与肠相连，胃热炽盛，下移大肠，燔灼津液致大肠热盛、燥屎内结；脾主运化，若脾虚失运，糟粕内停，则大肠传导之功失常，导致大便秘结；肺与大肠相表里，肺热肺燥，下移大肠，则肠燥津枯，致大便干硬；肝主气机疏泄，若肝郁气滞，则腑气不通，气滞不行，推动无力，则便亦难排出；肾司二便，若肾阴不足则肠失濡养，便干不行。由此可见，此证虽属大肠传导失司，但与其他脏腑的功能密不可分。"中焦，脾与胃也。"阳明为病，虚实夹杂者，以滋阴润燥之品以承胃气，使上炎之火得以消除，以苦寒攻下之剂下腹中积滞，使有形之邪得除，以使中焦恢复如"衡"如"平"的常态，则正气可复，阴血得生，腑气亦通。本案用黄芪、太子参益气健脾，枳实、大黄、槟榔片通腑导滞；火麻仁、郁李仁、肉苁蓉润肠通便，生地滋阴养血，玄参、天花粉、知母滋阴生津，共奏益气养阴通腑之效。

【诊疗体会】

结肠黑变病是以结肠黏膜黑色素沉着为特征的非炎症性肠病，其本质是结肠黏膜固有层内巨噬细胞含有大量脂褐素，以往国外报道较多，国内报道较少，近年来结肠黑变病在我国呈现明显的上升趋势。涉足结肠黑变病的研究不少，但病因和发病机制尚难确定，多数患者仅有腹胀、便秘和排便困难，个别患者可出现电解质紊乱。

【治疗特色】

1. 扶助正气法

扶正在便秘治疗中具有突出效果。便秘之人，短则不求治疗，故来诊之时多为患病日久。病因多为饮食不当、情志不舒，脾胃失健，或为素体脾胃虚弱，湿、热、寒、瘀等邪气及致病因素久居，无力行之，故偏虚者居多。扶正之法多酌情运用，黄芪、党参、沙参、石斛、肉苁蓉、党参为补中益气之要药，能纠正病理状态的胃肠运动功能紊乱。在《本经逢原》中，黄芪被称为"肌表之药、中州之药、上中下内外三焦之药。性虽温补，而能通调血脉，流行经络，可无碍于壅滞也"。党参、黄芪调理气血，固本补中，胃为后天阴液之本，脾胃不和则津无所生，液不能滋，沙参与石斛乃医家常用对药，养阴生津，助便下行；肾为先天之本，便秘日久阳气不足，推助无力且阴无以生，肉苁蓉可以温润五脏，益精血而润肠通便。五药养阴温阳，阴阳互长，温和有力，扶助正气，是临床辨证施治时的常用助正之药，根据不同情况择用，疗效甚好。

2. 疏肝理气导滞法

根据多年临床经验总结发现，便秘之病多困女性。笔者认为，女子体阴，素阳气不足，不及男子；且女子肝气不舒多见，加之肝火犯之，气血不和，便秘久病，情志不畅，患者多忧思多虑，故易为之。临证多用柴胡、乌药、厚朴、白蔻仁、枳壳，柴胡能振举清阳，疏肝理滞，大气斡旋，积滞自化。厚朴味苦、辛，性温，归脾、胃、大肠经，化湿行气除满，故可消积滞，治疗腹胀便秘。李杲曾言其"苦能下气，故泄实满；温能益气，故能散湿满"。关于乌药，《本草纲目》中记载："乌药，能上理脾胃元气，下通少阴肾经。"《本草通玄》言其"理七情郁结，气血凝停，霍乱吐泻，痰食稽留"。白蔻仁暖能消物，温能通行，枳壳能升能降，善调中焦气机，上药有疏、有化、有调、有行，共助糟粕行之有道。本人认为，临床应具体问题具体分析，譬如柴胡的使用，虽梳理有道，但易伤及阴液，故舌苔无黄腻者应慎用。

3. 活血祛瘀法

便秘日久顽固，结而难下，气滞日久，气亏推动无力，血行不畅，则瘀血内停。所谓"久病必瘀""久病兼瘀"。多数患者临证除有气滞腑行不畅症状外，亦可见舌体暗或伴瘀点、瘀斑，脉沉涩等血瘀表现。其病机属于瘀血阻滞肠腑，腑气通降不利。本人认为在治疗习惯性便秘时，患者即使无明显瘀血症状，但据"久病血伤入络"之理，在辨证治疗的基础上适当加入当归、川芎、三棱、莪术等活血化瘀药，使瘀血消散、气机调畅，则便秘可除。当归、川芎为临床常用对药，当归归肝、心、脾和大肠经，具有补血活血、润肠通便等功效；川芎辛温香燥，为血中气药，上行下达，助当归气血并运。三棱、莪术亦是笔者善用对药，《医学衷中参西录》解："三棱：气味俱淡，微有辛意。莪术：味微苦，气微香，亦微有辛意。性皆微温，为化瘀血之要药。性非猛烈而建功甚速。治一切血凝气滞之证。"四味药活血补血、化瘀理滞、润肠通便、畅达气机，助恢复气机升降平衡。

4. 润下慎攻法

笔者认为，对于便秘缠绵难愈者，可以在前述诸法基础上辅用下法以助，可选郁李仁、火麻仁等擅长润燥滑肠之品。而"导滞"之法亦不必拘泥"正气亏虚，切勿妄投攻下"，因固护正气在先，理气活血相合，经考量酌用导滞攻下之品可行，故笔者临证尤喜用大黄、槟榔片。郁李仁味辛、苦、甘，平，李杲言其专治大肠气滞，燥涩不通。《药品化义》载："麻仁，能润肠，体润能去燥，专利大肠气结便闭。凡老年血液枯燥，……大肠闭结不通，不宜推荡，亦不容久闭，以此同紫菀、杏仁润其肺气，滋其大肠，则便自利矣。"关于大黄，《本草经解》："大黄入小肠而下泄，所以主留饮宿食也。味浓则泄，浊阴归腑，大黄味浓为阴，故入胃与大肠而有荡涤之功也。消积下血，则陈者去而新者进，所以又有推陈致新之功焉。"槟榔片味苦、辛，温，归脾、胃、大肠经，杀虫破积，下气行水，对于虫积食滞、脘腹胀痛等疾病均有辅治作用。大黄推陈致新，滑润通利，使水谷不阻碍于肠胃中；肠胃无碍，则阳明胃与太阴脾相互调和，食物得以消化，饮食消化，则分清泌浊之职恪守，行运糟粕之能得挥，各路药物之力得以统筹，便秘得除。

大肠癌

一、脾肾阳虚证

孙某，女，63岁。

首诊时间：2013年5月24日。

主诉：腹泻半年。

现病史：患者2012年2月无明显诱因出现便血，于佳木斯市中心医院行肠镜检查示直肠距肛门11cm处见肿物。后行直肠癌切除术，术前CEA升高，术后恢复正常。术后放疗、化疗，期间出现白细胞下降，2012年9月结束放化疗治疗。患者半年来大便次数增多，不成形，半年来服用当地医院开的汤药，大便始终未有明显好转，为求进一步中医治疗经人介绍来笔者门诊。患者现大便每日5~6次，不成形，腹痛绵绵，喜温喜按，消瘦乏力，面色少华，畏寒肢冷，时有头晕，舌淡，苔薄白，脉沉细。

既往史：直肠癌术后。

辅助检查：（2012年3月13日佳木斯市中心医院）肠镜示直肠距肛门11cm处见肿物。病理示中分化腺癌侵及肌层，上下断端未见特殊，淋巴结转移性癌。

【辨证分析】该患者是直肠癌术后患者，根据患者症状及舌脉判断为脾肾阳虚证。治疗时要慎用苦寒药,防止更伤阳气。脾肾阳虚,肾虚则大便失司,腹部失温,不荣则痛,喜温喜按,面色少华,畏寒肢冷,时有头晕;舌淡、苔薄白、脉沉细为脾肾阳虚之征。

中医诊断：泄泻（脾肾阳虚证）。

西医诊断：直肠癌。

治法：温补脾肾，解毒化瘀。

方药：柴　胡10克　　太子参10克　　焦白术20克　　茯　苓15克

　　　干　姜15克　　补骨脂15克　　肉豆蔻15克　　吴茱萸5克

　　　五味子15克　　露蜂房20克　　重　楼20克

7剂，日1剂，水煎300mL，早晚分服。

二诊：患者述服药后近两天大便每日 3~4 次，稍成形，腹痛改善，消瘦乏力，畏寒肢冷好转，偶有头晕，舌淡，苔薄白，脉沉细。

方药：柴　胡 10 克　　太子参 10 克　　焦白术 20 克　　茯　苓 15 克

干　姜 15 克　　补骨脂 15 克　　肉豆蔻 15 克　　吴茱萸 5 克

五味子 15 克　　露蜂房 20 克　　重　楼 20 克

7 剂，日 1 剂，水煎 300mL，早晚分服。

三诊：患者述大便每日 1~2 次，成形，腹痛改善，消瘦乏力，畏寒肢冷好转，偶有头晕，舌淡、苔薄白、脉沉细好转。

方药：柴　胡 10 克　　太子参 10 克　　焦白术 20 克　　茯　苓 15 克

干　姜 15 克　　补骨脂 15 克　　肉豆蔻 15 克　　吴茱萸 5 克

五味子 15 克　　露蜂房 20 克　　重　楼 20 克

7 剂，日 1 剂，水煎 300mL，早晚分服。

四诊：患者述大便基本正常，腹痛消失，仍觉乏力，微恶寒，偶有头晕，舌淡，苔薄白，脉沉细。上方减掉五味子。另与鹿角胶日 10 克烊化兑服。

方药：柴　胡 10 克　　太子参 10 克　　焦白术 20 克　　茯　苓 15 克

干　姜 15 克　　补骨脂 15 克　　肉豆蔻 15 克　　吴茱萸 5 克

露蜂房 20 克　　重　楼 20 克　　鹿角胶 10 克（烊化兑服）

7 剂，日 1 剂，水煎 300mL，早晚分服。

五诊：患者述乏力改善，恶寒症状基本消失，头晕改善，舌淡，苔薄白，脉沉细。继用上方，服药方法和生活宜忌同前。继续鹿角胶日 10 克烊化口服。

方药：柴　胡 10 克　　太子参 10 克　　焦白术 20 克　　茯　苓 15 克

干　姜 15 克　　补骨脂 15 克　　肉豆蔻 15 克　　吴茱萸 5 克

露蜂房 20 克　　重　楼 20 克　　鹿角胶 10 克（烊化兑服）

7 剂，日 1 剂，水煎 300mL，早晚分服。

后随访患者述无明显不适症状。血常规、肝肾功、血清肿瘤标志物、便常规均正常。体重较前增加。嘱患者半年复查一次。

【按语】

经云："寒者热之、虚则补之。"五脏以补为用，温补脾肾，适当加入升提固涩之品，常能收到较好疗效。柴胡在此患者治疗中一以贯之，既取其疏肝调畅气机之性，更用其升举之效。重楼(七叶一枝花)为百合科重楼属植物,药用历史悠久。《神农本草经》："主惊痫，摇头弄舌，热气在腹中。"《名医别录》"主癫疾，痈疮，阴蚀，下三虫，去蛇毒。"现有药理实验及临床研究表明，重楼还具有止血、镇静镇痛、免疫调节、抗肿瘤、抗炎、抗菌抑菌、抑制精子活性等作用，对化疗患者具有增效、减毒作用，并能调节细胞免疫功能，方中应用重楼清热解毒而抗癌。蜂房又名露蜂房，味甘，性平，主归胃经，主要功能为攻毒杀虫、祛风止痛。《本经》记载："主惊痫瘈疭，寒热邪气，癫疾，肠痔。"《日华子本草》："煎水漱牙齿，止风虫头痛。"《本草备要》"露蜂房，阳明药也。外科齿科及他病用之者，取其以毒攻毒，兼杀虫之功。"现代研究表明露蜂房可用于治疗多种恶性肿瘤，如胃癌、子宫癌、乳腺癌、肺癌等。笔者临床治疗体质尚可的大肠癌患者往往两药同时使用，取其解毒抗癌之效。方中太子参、焦白术、茯苓补脾胃之气，补骨脂补命门之火而益脾土，肉豆蔻、干姜、吴茱萸暖脾肾、温中散寒，五味子酸涩以涩肠止泻，露蜂房、重楼解毒化瘀。全方共奏温补脾肾、解毒化瘀之效。

二、气阴两虚证

杨某，女，58岁。

首诊时间：2012年12月10日。

主诉：大便干结1年，加重半月。

现病史：2011年7月在当地医院行结肠癌手术，术后两月出现排便不畅。一年来患者用过开塞露，口服过中成药、汤药，大便秘结始终反反复复。近半月加重。为求中医中药进一步治疗,经其他患者介绍遂来笔者门诊。患者述近半月大便3～4日一行，便质较硬，排出艰涩不畅，脘腹胀闷，头晕乏力，面色㿠白，肢倦懒言，纳差，口干目涩，手足心热，舌淡红，少苔，苔薄白腻，脉弱。

既往史：结肠癌术后1年

辅助检查：(2012年12月3日　哈尔滨医科大学附属第二医院)肠镜示结肠癌术后。

【辨证分析】手术前胃肠道准备、手术耗伤气血、术后禁食、较长时间卧床、口服化疗药物等原因，以及病久损伤脾胃均可导致脾胃功能受损、气虚传导无力而致糟粕内停；血虚津枯则不能润养大肠，津亏大肠失于濡润，致糟粕停滞肠中；脾胃亏虚可致脾胃气机升降失常，中焦气机阻滞，胃气不降，则糟粕不得往下传递而致便秘。

中医诊断：便秘（气阴两虚证）。

西医诊断：结肠癌。

治法：益气养阴，润肠通便。

方药：黄　芪 15 克　　太子参 15 克　　焦白术 20 克　　山　药 15 克

　　　沙　参 15 克　　石　斛 15 克　　麦　冬 15 克　　枳　实 15 克

　　　生大黄 10 克　　玄　参 15 克

7 剂，日 1 剂，水煎 300mL，早晚分服。

二诊：患者述服药后共排便 2 次，便质稍有改善，便后仍觉乏力，脘腹胀闷，肢倦懒言，纳差，口干目涩，手足心热，舌淡红，少苔，苔薄白腻，脉弱。上方沙参改为 20 克，石斛改为 20 克，麦冬改为 20 克，玄参改为 20 克。增强养阴作用。

方药：黄　芪 15 克　　太子参 15 克　　焦白术 20 克　　山　药 15 克

　　　沙　参 20 克　　石　斛 20 克　　麦　冬 20 克　　枳　实 15 克

　　　生大黄 10 克　　玄　参 20 克

7 剂，日 1 剂，水煎 300mL，早晚分服。

三诊：患者述大便次数基本正常，便质亦可，但便量少，仍有乏力，脘腹胀闷，肢倦懒言，纳差，口干目涩、手足心热明显见好，舌淡红，少苔，苔薄白腻，脉弱。加厚朴 15 克；大便次数可，故去大黄；大便排出少，加入行气的厚朴。

方药：黄　芪 15 克　　太子参 15 克　　焦白术 20 克　　山　药 15 克

　　　沙　参 20 克　　石　斛 20 克　　麦　冬 20 克　　枳　实 15 克

　　　玄　参 20 克　　厚　朴 15 克

7 剂，日 1 剂，水煎 300mL，早晚分服。

四诊：患者述排便量明显增多，乏力改善，纳差，口干目涩、手足心热明显见好，舌淡红，少苔，苔薄白腻，脉弱。患者饮食欠佳，故加入麦芽、山楂，消食导滞、增进食欲。

方药：黄　芪 15 克　　太子参 15 克　　焦白术 20 克　　山　药 15 克

<table>
<tr><td>沙　参 20 克</td><td>石　斛 20 克</td><td>麦　冬 20 克</td><td>枳　实 15 克</td></tr>
<tr><td>玄　参 20 克</td><td>厚　朴 15 克</td><td>麦　芽 20 克</td><td>山　楂 20 克</td></tr>
</table>

7 剂，日 1 剂，水煎 300mL，早晚分服。

五诊：患者述排便基本正常，时有乏力，食欲改善，口干目涩、手足心热发作次数减少，舌淡红，苔可，脉弱较前好转。患者便秘基本痊愈，但气阴仍有亏虚，故继续补气养阴治疗。

方药：
<table>
<tr><td>黄　芪 15 克</td><td>太子参 15 克</td><td>焦白术 20 克</td><td>山　药 15 克</td></tr>
<tr><td>沙　参 20 克</td><td>石　斛 20 克</td><td>麦　冬 20 克</td><td>枳　实 15 克</td></tr>
<tr><td>玄　参 20 克</td><td>厚　朴 15 克</td><td>麦　芽 20 克</td><td>山　楂 20 克</td></tr>
</table>

7 剂，日 1 剂，水煎 300mL，早晚分服。

后继续巩固加减治疗月余，患者不适症状消失。随诊至今不适症状未复发。2014年 1 月 23 日复查肠镜，肠镜回报无异常。

【按语】

吴鞠通在《医医病书·补虚先去实论》中明确指出："虚损有应补者，先查有无实证，碍手与否。如有实证碍手，必当先除其实，不然，虚未能补，而实证滋长矣……如浇灌嘉禾，必先薅除稂莠；抚恤灾民，必先屏除盗贼。"诊疗时应查明有无实邪存在，以免留邪，且虚不受补。故本患初诊时补益药量不大，兼以通便，大便通之后才以补益为主。临床医生要谨守病机，随症治之，勿犯虚虚实实之戒。大黄，古称"川军"，《本草正义》谓其"迅速善走，直达下焦，深入血分，无坚不破，荡涤积垢，有犁庭扫穴之功"。临床对大便不畅或秘结难下者，取其泻下瘀滞，荡涤肠腑，每多良效。本患初诊属气阴两虚，故治疗宜气阴双补兼以通便。方中黄芪、太子参、焦白术、山药补气健脾，沙参、石斛、麦冬、玄参养阴，枳实行气通腑，大黄通便治其标。全方共奏益气养阴、润肠通便之效。

三、湿浊内蕴兼脾虚证

胥某，女，55 岁。

首诊时间：2013 年 6 月 17 日。

主诉：阵发性腹胀半年。

现病史：患者腹胀半年，症状时轻时重。2012 年 9 月 2 日于黑龙江省肿瘤医院行结肠癌切除术。术后进行化疗。近半年来腹部始终痞闷不畅。2013 年 4 月 15 日于黑龙江省肿瘤医院查肠镜示结肠癌术后，无其他改变。为求中医中药治疗，遂来笔者门诊。患者现脘腹痞闷，泛泛欲吐，头晕目眩，不思饮食，身重肢倦，面色少华，形体盛，舌苔白腻，脉滑。

既往史：结肠癌切除术后 1 年。

辅助检查：（2013 年 4 月 15 日　黑龙江省肿瘤医院）肠镜示结肠癌术后。

【辨证分析】根据患者舌脉，结合临床表现，湿浊内蕴证兼脾虚证诊断明确。湿邪阻遏脾胃，以致脾失运化、胃失和降，故脘腹痞闷、泛泛欲吐；湿邪致病有重浊、黏滞的特点，故出现不思饮食、身重肢倦；湿为阴邪，易伤阳气，日久脾胃虚寒，会出现上腹部隐痛、喜温喜按。病情虚实夹杂，病程长且缠绵不愈。

中医诊断：痞满（湿浊内蕴兼脾虚证）。

西医诊断：结肠癌。

治法：祛湿化浊，健脾理气宽中。

方药：柴　胡 15 克　　黄　芪 20 克　　焦白术 20 克　　苍　术 20 克
　　　　厚　朴 15 克　　陈　皮 15 克　　佛　手 15 克　　砂　仁 15 克
　　　　苏　子 15 克　　白豆蔻 15 克　　草豆蔻 15 克

7 剂，日 1 剂，水煎 300mL，早晚分服。

二诊：患者述脘腹痞闷减轻，泛泛欲吐，头晕目眩，不思饮食，身重肢倦，面色少华，形体盛，舌苔白腻，脉滑。

方药：柴　胡 15 克　　黄　芪 20 克　　焦白术 20 克　　苍　术 20 克
　　　　厚　朴 15 克　　陈　皮 15 克　　佛　手 15 克　　砂　仁 15 克
　　　　苏　子 15 克　　白豆蔻 15 克　　草豆蔻 15 克

7 剂，日 1 剂，水煎 300mL，早晚分服。

三诊：患者述脘腹痞闷减轻，泛泛欲吐，头晕目眩改善，食欲见好，仍觉身重肢倦，面色少华，形体盛，舌苔白腻，脉滑。上方加太子参 20 克，增加补气健脾之力。

方药：柴　胡 15 克　　黄　芪 20 克　　焦白术 20 克　　苍　术 20 克

| 厚　朴 15 克 | 陈　皮 15 克 | 佛　手 15 克 | 砂　仁 15 克 |
| 苏　子 15 克 | 白豆蔻 15 克 | 草豆蔻 15 克 | 太子参 20 克 |

7 剂，日 1 剂，水煎 300mL，早晚分服。

四诊：患者述脘腹痞闷基本消失，偶有欲吐之感，头晕目眩改善，食欲见好，身重肢倦减轻，面色少华，形体盛，舌苔白腻，脉滑。

方药：柴　胡 15 克	黄　芪 20 克	焦白术 20 克	苍　术 20 克
厚　朴 15 克	陈　皮 15 克	佛　手 15 克	砂　仁 15 克
苏　子 15 克	白豆蔻 15 克	草豆蔻 15 克	太子参 20 克

7 剂，日 1 剂，水煎 300mL，早晚分服。

【按语】

该患者痞满原因可能为手术麻醉药物影响脏腑功能或手术时对脏腑的直接气血损伤，阻碍气血运行，致脏腑功能失调，脾失健运，水液输布失司，内生湿浊，气机升降不利而成痞满。苍术为燥湿要药，气雄味厚，上升下降，走而不守，运脾而宣饮化痰，燥湿而化浊涤秽，胜四时不正之邪气，祛全身多余之湿浊。医学大家朱丹溪尝谓"欲求运脾，当用苍术"。运脾燥湿，首推苍术，临床遇身重苔浊的患者，运用苍术总能取得满意的效果。方中苍术健脾燥湿，黄芪、焦白术补气健脾祛湿，厚朴、陈皮行气除满，柴胡、苏子、佛手调畅三焦之气，白豆蔻、草豆蔻、砂仁化湿行气，全方共奏祛湿化浊、健脾理气宽中之效。

四、湿热兼血瘀证

孙某，女，53 岁。

首诊时间：2013 年 1 月 13 日。

主诉：左下腹疼痛 4 月余，加重 7 天。

现病史：患者 5 个月前于哈尔滨医科大学附属第二医院行直肠癌切除术。出院半月余，因大便时左下腹剧烈疼痛，返回原手术医院复查。肠镜示：肠段手术吻合处愈合良好，唯创面有轻度水肿。经用抗菌素及补液、控制饮食治疗数日，下腹疼痛得到缓解。出院后腹痛时有发作，时轻时重，近 7 日加重，为求中医中药治疗，遂来笔者门诊。患者现左下腹疼痛剧烈，部位固定，心烦口渴，肛门灼热，面色晦暗，形体消瘦，舌质紫暗，苔黄腻，脉滑数。

既往史：直肠癌切除术后 5 个月。

辅助检查：肠镜示肠段手术吻合处愈合良好，唯创面有轻度水肿。

【辨证分析】根据该患者舌脉及临床表现，湿热兼血瘀证诊断明确。湿热、血瘀蕴结肠道，不通则痛，湿热下注肛门则肛门灼热，湿热上扰心神则心烦，上灼津液则口渴。面色晦暗、形体消瘦、舌质紫暗、苔黄腻、脉滑数为湿热兼血瘀之征。

中医诊断：腹痛（湿热兼血瘀证）。

西医诊断：直肠癌。

治法：清热利湿，解毒化瘀。

方药：柴　胡 10 克　　枳　壳 10 克　　黄　芩 15 克　　黄　连 15 克

　　　栀　子 15 克　　三　棱 15 克　　莪　术 15 克　　延胡索 20 克

　　　白花蛇舌草 15 克 半枝莲 15 克　　山慈菇 15 克

　　　7 剂，日 1 剂，水煎 300mL，早晚分服。

二诊：患者左下腹疼痛减轻，心烦口渴改善，肛门灼热明显见好，服药后便次增加，舌质紫暗，苔黄腻减轻，脉滑数。患者述便次增多，此为给邪以出路。

方药：柴　胡 10 克　　枳　壳 10 克　　黄　芩 15 克　　黄　连 15 克

　　　栀　子 15 克　　三　棱 15 克　　莪　术 15 克　　延胡索 20 克

　　　白花蛇舌草 15 克 半枝莲 15 克　　山慈菇 15 克

　　　7 剂，日 1 剂，水煎 300mL，早晚分服。

三诊：患者述左下腹疼痛发作次数减少，心烦口渴改善，肛门灼热好转，服药后便次增加，舌质紫暗，苔黄腻减轻，脉滑数。上方黄芩改为 10 克，黄连改为 10 克，栀子改为 10 克。患者湿热症状明显好转，故减轻黄芩、黄连、栀子药量，以活血化瘀解毒为主。

方药：柴　胡 10 克　　枳　壳 10 克　　黄　芩 10 克　　黄　连 10 克

　　　栀　子 10 克　　三　棱 15 克　　莪　术 15 克　　延胡索 20 克

　　　白花蛇舌草 15 克 半枝莲 15 克　　山慈菇 15 克

　　　7 剂，日 1 剂，水煎 300mL，早晚分服。

四诊：患者无明显不适症状，舌质紫暗改善，薄白苔。上方减去黄芩、黄连、栀子、枳壳，加白术 10 克、黄芪 10 克。患者湿热已退，故去黄芩、黄连、栀子、枳壳，加入扶正的白术、黄芪防攻邪过久伤正。

方药：柴　胡 10 克　　三　棱 15 克　　莪　术 15 克　　延胡索 20 克

白花蛇舌草 15 克　半枝莲 15 克　　山慈菇 15 克　　白　术 10 克

黄　芪 10 克

7 剂，日 1 剂，水煎 300mL，早晚分服。

后患者继续调理一月，体重有所增加。随诊至今，患者腹痛症状未反复。嘱患者定期肠镜复查。

【按语】

《素问·阴阳应象大论》云："其高者，因而越之；其下者，引而竭之；中满者，泻之于内。"这是"给邪以出路"的最早论述，也是中医治病原则的起点。实者，但用此法，无不彰显；虚者，先补之，但其人能受攻法，则此法同样用之；虚实夹杂者，其人能受此法，则顾其标本缓急，临床应变之。总结起来，给邪以出路是治疗的根本，体虚不可攻下者，先补之，当条件允许时，急攻而邪祛病除。而实者，无时无刻不想着攻邪以祛病。以此为大原则，兼顾临床余症，随症加减。方中黄芩、黄连、栀子清热燥湿，三棱、莪术、延胡索活血化瘀止痛，白花蛇舌草、半枝莲、山慈菇清热解毒，柴胡、枳壳通调气机。全方共奏清热利湿，解毒化瘀之功。

五、气血亏虚兼湿热蕴结证

孟某，男，79 岁。

首诊时间：2013 年 8 月 24 日。

主诉：便血 1 年余，加重 1 周。

现病史：患者述大便带血 1 年余，未经治疗，7 日前于哈尔滨医科大学附属第一医院就诊，经结肠镜检查发现距肛门 8cm 处有一肿块，病理诊断为直肠腺癌。因体质差，年岁已高，未行手术及放疗、化疗。欲求中医中药治疗，遂来笔者门诊。患者现便血每日 2~3 次，血色鲜红，里急后重，左下腹闷痛，伴头昏眼花，神疲乏力，形体偏瘦，食少纳呆，舌质红，苔黄腻，脉弦数。

既往史：否认其他消化系统相关病史。

辅助检查：（2013 年 8 月 17 日　哈尔滨医科大学附属第一医院）结肠镜检查及病理示直肠腺癌。

【辨证分析】该患者正虚与邪实同时存在，且出血较重，急则治其标，止血乃治疗出血的根本大法。湿热蕴结于下焦，灼伤血络则便血；便血日久，加之年高，脏腑亏虚、气血化源不足而致气血两虚，气血虚则头晕眼花、神疲乏力。

中医诊断：便血（气血亏虚兼湿热蕴结证）。

西医诊断：直肠癌。

治法：清热利湿解毒，止血补气养血。

方药：柴　胡 10 克　　　白头翁 15 克　　　黄　连 15 克　　　黄　柏 15 克

　　　槐　花 20 克　　　炒地榆炭 20 克　三　七 10 克　　　黄　芪 15 克

　　　白花蛇舌草 20 克 半枝莲 20 克

　　　7 剂，日 1 剂，水煎 300mL，早晚分服。

二诊：患者述便血量减少，血色鲜红，里急后重减轻，左下腹闷痛，伴头昏眼花、神疲乏力、形体偏瘦、食少纳呆，舌质红，苔黄腻，脉弦数。上方加白及 15 克、仙鹤草 20 克。仍有出血，加入白及、仙鹤草收敛止血，增加止血之力。

方药：柴　胡 10 克　　　白头翁 15 克　　　黄　连 15 克　　　黄　柏 15 克

　　　槐　花 20 克　　　炒地榆炭 20 克　三　七 10 克　　　黄　芪 15 克

　　　白花蛇舌草 20 克 半枝莲 20 克　　　白　及 15 克　　　仙鹤草 20 克

　　　7 剂，日 1 剂，水煎 300mL，早晚分服。

三诊：患者述近两天无血便，里急后重感消失，左下腹闷痛明显减轻，伴头昏眼花、神疲乏力、形体偏瘦、食少纳呆，舌质淡红，薄白苔，脉弱。上方减掉白头翁、黄连、黄柏、槐花、炒地榆炭，加白术 20 克、太子参 20 克、丹参 20 克、当归 20 克、川芎 20 克。患者湿热已除，故减掉白头翁、黄连、黄柏，基本无出血减掉槐花、地榆，加入白术、太子参、丹参、当归、川芎补气健脾养血以治本。

方药：柴　胡 10 克　　　三　七 10 克　　　黄　芪 15 克　　　川　芎 20 克

　　　白花蛇舌草 20 克 半枝莲 20 克　　　白　及 15 克　　　仙鹤草 20 克

白 术 20 克　　太子参 20 克　　丹 参 20 克　　当 归 20 克

7 剂，日 1 剂，水煎 300mL，早晚分服。

四诊：患者述未便血，头昏眼花稍改善，神疲乏力，食少纳呆，舌质淡红，苔薄白，脉弱。上方去掉三七、白及、仙鹤草，加鸡内金 15 克、麦芽 15 克、神曲 15 克。患者出血已止，故去三七、白及、仙鹤草；饮食少，加入鸡内金、麦芽、神曲以消食化积改善患者食欲。

方药：柴　胡 10 克　　　黄　芪 15 克　　　川　芎 20 克　　神　曲 15 克

白花蛇舌草 20 克 半枝莲 20 克　　鸡内金 15 克　　麦　芽 15 克

白　术 20 克　　　太子参 20 克　　　丹　参 20 克　　当　归 20 克

7 剂，日 1 剂，水煎 300mL，早晚分服。

五诊：患者述头昏眼花改善，神疲乏力好转，食欲增加，舌质淡红，苔薄白，脉弱。患者诸症改善，方法不变，继续巩固治疗。

方药：柴　胡 10 克　　　黄　芪 15 克　　　川　芎 20 克　　神　曲 15 克

白花蛇舌草 20 克 半枝莲 20 克　　鸡内金 15 克　　麦　芽 15 克

白　术 20 克　　　太子参 20 克　　　丹　参 20 克　　当　归 20 克

7 剂，日 1 剂，水煎 300mL，早晚分服。

随访至今，未出现便血等明显不适症状。嘱患者定期肠镜复查。

【按语】

该患者初诊时邪实和出血较重，故治以清热利湿、解毒止血。塞流、澄源、复旧，乃古人治疗崩漏之大法，纵览历代医籍对便血治疗亦不越塞流、澄源、复旧三端。《丹溪心法》云："初用止血以塞其流，中用清热凉血以澄其源，末用补血以还其流。"叶桂曾经说过："留得一分自家的血，即减少一分上升之火。"由此可见止血的重要。塞流、澄源、复旧三法之间是有机紧密联系的，在塞流之中有澄源，澄源也是为了更好地塞流，复旧离不开澄源，澄源也正是为了更好地复旧。在临床运用时，绝不可生搬硬套，应灵活掌握，恰当运用。方中三七、地榆、槐花清热凉血止血，白头翁、黄连、黄柏清热燥湿，白花蛇舌草、半枝莲清热解毒，柴胡、黄芪调气补气，全方共奏清热利湿解毒、止血补气之效。

六、肝郁气滞兼血瘀证

苗某，男，48 岁。

首诊时间：2012 年 9 月 17 日。

主诉：腹胀半年，加重半月。

现病史：患者 7 个月前因大便色黑就诊，行肠镜提示：直肠癌可能。半年前行直肠切除术，术后病理：（直肠）溃疡性腺癌，分化 II 级，浸润全层级周围脂肪组织。术后化疗。术后一个月出现腹痛症状，曾予抗炎药、维生素、肠动力药等治疗，腹胀症状时轻时重，始终未完全消除。为求中医中药治疗，遂来笔者门诊。患者现腹部胀闷不舒，攻窜不定，排气少，排气后胀闷得减，时觉口干口苦，烦躁焦虑，夜寐欠安，苔薄白，舌稍暗，脉滑。

既往史：直肠癌术后半年。

辅助检查：（2012 年 9 月 15 日）肠镜示直肠癌术后。

【辨证分析】根据患者舌脉及临床表现，肝郁气滞兼血瘀证诊断明确。肝郁气滞则胀闷不舒，攻窜不定，排气少，排气后胀闷得减；舌稍黯为血瘀之征。

中医诊断：痞满（肝郁气滞兼血瘀证）。

西医诊断：直肠癌。

治法：疏肝理气，活血化瘀。

方药：柴　胡 15 克　　枳　壳 15 克　　陈　皮 15 克　　香　附 15 克

当　归 15 克　　川　芎 15 克　　牡丹皮 10 克　　栀　子 10 克

佛　手 10 克　　砂　仁 5 克　　苏　子 5 克

7 剂，日 1 剂，水煎 300mL，早晚分服。

二诊：腹部胀闷不舒减轻，排气增多，口干口苦改善，烦躁焦虑，夜寐欠安，苔薄白，舌稍黯，脉滑。上方加酸枣仁 20 克、合欢花 15 克。患者睡眠未改善，为肝血不足、虚热内扰所致，加入酸枣仁、合欢花安神解郁。

方药：柴　胡 15 克　　枳　壳 15 克　　陈　皮 15 克　　香　附 15 克

当　归 15 克　　川　芎 15 克　　牡丹皮 10 克　　栀　子 10 克

佛　手 10 克　　砂　仁 5 克　　紫苏子 5 克　　酸枣仁 20 克

合欢花 15 克

7 剂，日 1 剂，水煎 300mL，早晚分服。

三诊：腹部胀闷不舒基本消失，口干口苦改善，烦躁焦虑、睡眠改善，苔薄白，舌稍黯，脉滑。上方减掉陈皮、香附。患者腹胀基本痊愈，故减掉陈皮、香附继续治疗。

方药：柴　胡 15 克　　枳　壳 15 克　　紫苏子 5 克　　酸枣仁 20 克

　　　当　归 15 克　　川　芎 15 克　　牡丹皮 10 克　　栀　子 10 克

　　　佛　手 10 克　　砂　仁 5 克　　　合欢花 15 克

7 剂，日 1 剂，水煎 300mL，早晚分服。

四诊：患者烦躁焦虑明显好转，睡眠改善，无其他明显不适症状，苔薄白，舌稍黯，脉滑。患者睡眠、情绪明显改善，效不更方，继续治疗。

方药：柴　胡 15 克　　枳　壳 15 克　　紫苏子 5 克　　酸枣仁 20 克

　　　当　归 15 克　　川　芎 15 克　　牡丹皮 10 克　　栀　子 10 克

　　　佛　手 10 克　　砂　仁 5 克　　　合欢花 15 克

7 剂，日 1 剂，水煎 300mL，早晚分服。

【按语】

喜、怒、忧、思、悲、恐、惊七种情志活动，在正常情况下是人体精神活动的外在表现，若外界各种精神刺激程度过重，或者持续时间过长，造成情志的过度兴奋或抑制时，则可导致人体的阴阳失调、气血不和、经脉阻塞、脏腑功能紊乱而发病。情志致病，主要引起脏腑气机失调，如《素问·举痛论》云："百病生于气也。"情志因素影响气机以肝气失调最为突出。临床遇情志抑郁不畅的患者，从肝论治往往收到不错的效果。方中柴胡疏肝解郁，枳壳、陈皮、香附、佛手、砂仁、苏子通调三焦之气，当归、川芎活血化瘀，牡丹皮、栀子清肝火。全方共奏疏肝理气、活血化瘀之效。酸枣仁汤在《金匮要略》中主治"虚劳，虚烦不得眠"。笔者临床用于治疗肝脏阴血亏虚、血不舍魂，用于"肝不藏魂"的不寐往往取得不错的效果。

七、湿热蕴结兼脾虚证

任某，女，57 岁。

首诊时间：2013 年 12 月 24 日。

主诉：腹大坚满半月。

现病史：患者腹大坚满半月。因便脓血，4 天前于哈尔滨医科大学附属第一医院就诊。行相关检查示结肠癌，腹腔淋巴结转移。已无治疗意义。为改善最后的生活质量，经其他患者介绍，遂来笔者门诊。患者现腹大胀满，按之坚硬，烦热口苦，小便赤涩，饮食减少，食后胀甚，舌尖边红，苔黄腻，脉弦数。

既往史：否认其他消化系统相关病史。

【辨证分析】脾主运化水湿，脾虚运化失常，水湿停聚中焦，而致腹大坚满；水湿停聚日久化热，湿热蕴结，缠绵难愈，舌尖边红、苔黄腻、脉弦数为湿热蕴结之征。

中医诊断：鼓胀（湿热蕴结兼脾虚证）。

西医诊断：结肠癌。

治法：清热利湿，逐水健脾解毒。

方药：柴　胡 10 克　　黄　芩 15 克　　黄　连 15 克　　知　母 15 克

厚　朴 10 克　　枳　壳 10 克　　半　夏 15 克　　茯　苓 10 克

猪　苓 20 克　　泽　泻 20 克　　大腹皮 20 克　　白花蛇舌草 20 克

半枝莲 20 克　　山慈菇 20 克

7 剂，日 1 剂，水煎 300mL，早晚分服。

二诊：患者述腹部胀满减轻，烦热口苦改善，小便赤涩明显好转，小便次数增多，饮食减少，食后胀甚，舌尖边红，苔黄腻，脉弦数。患者回报小便次数增多，为鼓胀可治征象，诸症改善，继续巩固治疗。

方药：柴　胡 10 克　　黄　芩 15 克　　黄　连 15 克　　知　母 15 克

厚　朴 10 克　　枳　壳 10 克　　半　夏 15 克　　茯　苓 10 克

猪　苓 20 克　　泽　泻 20 克　　大腹皮 20 克　　白花蛇舌草 20 克

半枝莲 20 克　　山慈菇 20 克

7 剂，日 1 剂，水煎 300mL，早晚分服。

三诊：患者述腹部胀满减轻，烦热口苦改善，小便无赤涩感，食后胀甚，舌尖边红基本消退，苔薄黄，脉弦。上方减掉知母，黄芩、黄连改为 10 克，加鸡内金 15 克、白术 20 克。患者热退，故去知母，减黄芩、黄连药量；饮食欠佳，加入消食健脾的鸡内金、白术。

方药：柴　胡 10 克　　黄　芩 10 克　　黄　连 10 克　　鸡内金 15 克

厚　朴 10 克　　枳　壳 10 克　　半　夏 15 克　　茯　苓 10 克

猪　苓 20 克　　泽　泻 20 克　　大腹皮 20 克　　白花蛇舌草 20 克

半枝莲 20 克　　山慈菇 20 克　　白　术 20 克

7 剂，日 1 剂，水煎 300mL，早晚分服。

四诊：患者腹水基本消失，无烦热口苦，食后胀甚减轻，舌淡、苔薄黄、脉弦较前好转。上方减去黄芩、黄连，猪苓、泽泻、大腹皮改为 10 克，加黄芪 20 克、太子参 20 克。患者湿热消退，故去黄连、黄芩，减泽泻、猪苓药量，久利伤气加入黄芪、太子参补气健脾。

方药：柴　胡 10 克　　鸡内金 15 克　　黄　芪 20 克　　太子参 20 克

厚　朴 10 克　　枳　壳 10 克　　半　夏 15 克　　茯　苓 10 克

猪　苓 10 克　　泽　泻 10 克　　大腹皮 10 克　　白花蛇舌草 20 克

半枝莲 20 克　　山慈菇 20 克　　白　术 20 克

7 剂，日 1 剂，水煎 300mL，早晚分服。

【按语】

患者初诊时腹部胀大明显，故治疗以清热利湿逐水为主。《兰室秘藏》载："中满分消丸：治中满热胀、鼓胀、气胀、水胀。此非寒胀类。"此患者为热胀，故治疗以中满分消丸为基础。祛邪应循序渐进，要遵照《素问·至真要大论》中所说："衰其大半而止。"此病治疗中，祛邪多特指逐水法，如《素问·阴阳应象大论》所言："中满者，泻之于内。"选用祛邪药要根据病情的程度而定，总原则是"利水而不伤阴，祛邪而不伤正"。方中黄芩、黄连、知母清热化湿，柴胡、厚朴、枳壳、半夏理气燥湿，茯苓、猪苓、泽泻、大腹皮淡渗利湿，白花蛇舌草、半枝莲、山慈菇清热解毒抗癌。全方共奏清热利湿、逐水解毒之效。

【诊疗体会】

自大肠黏膜上皮起源的恶性肿瘤称为大肠癌（包括结肠癌和直肠癌），是最常见的消化道恶性肿瘤之一。临床常见血便或黏液脓血便、大便形状或习惯发生改变、腹痛、腹部包块等。根据其发生部位不同，临床表现常各有其特殊性。其发病率和死亡率均呈逐年上升的趋势。大肠癌的好发部位依次为直肠、乙状结肠、盲肠、升结肠、降结肠及横结肠，近年来，结肠癌的发病率增高，在多数地区已超过直肠癌的发病率，主要与右侧结肠癌增多有关。发病年龄趋老年化，男女之比为1.65：1。其发病与生活方式、遗传、大肠腺瘤等关系密切。

【治疗特色】

1. 微观辨病与宏观辨证相结合

微观辨病是运用现代医学技术，通过理化、免疫组化、影像资料，尽量早期明确病理学诊断、TNM分期，是早期治疗的前提和基础。宏观辨证包括认病和辨证，以四诊八纲为主要手段，综合临床证候表现，研究疾病的病因、病机及其发生、发展、传变、预后规律，辨别大肠癌的部位、寒热、虚实以及转归等。辨病治疗即针对大肠癌的病理特点和生物学特性，采用具有抗癌作用的单味中药或中成药进行治疗的方法。辨证治疗则是因人、因时、因地注意论治的个体化和阶段性确定治疗大法而分型施治。

2. 调护脾胃

今人生活方式及膳食结构发生变化，体力锻炼少，工作压力大，应酬多，酒食无度，肉类及高脂肪饮食多。情志不畅，肝气郁结，酒食无度，嗜食膏粱厚味，均可伤及脾胃，脾胃受损，运化失司，水反为湿，谷反为滞，搏结于肠，蕴毒日久，局部气滞血瘀痰阻，结成肿块。现代医学证明，许多健脾益气药有提高人体免疫功能和自然修复能力的作用，有利于抑制肿瘤生长，改善体质，延长患者的生存期。《医宗必读·总论证治》曰："积之成也，正气不足而邪气踞之。"脾为后天之本，主运化，脾虚则运化失常，精微失布，水湿停蓄，凝而不散，积久酿毒，湿、痰、毒、瘀互结，蕴阻肠腑，为有形实邪，发为本病。张洁古言："壮人无积，惟虚人则有之，皆由脾胃怯弱，气血两衰，四气有感，皆能成积……善治者，当先补虚，使血气壮，积自消也。不问何脏，先调其中，使能饮食，是其本也。"脾胃为后天之本，气血生化之源，大肠癌患者多脾胃亏虚日久，运化功能失司，故在临证时尤其注意顾护脾胃，在健脾益气方剂中加用陈皮、焦山楂、神曲、炒麦芽。山楂、神曲、麦芽为消食之品，多渐消缓散，脾胃虚者固不宜久用，然经炒制后药性和缓，且与健脾益气之品同用，使补气而不滞气，消积而不伤正，与"脾以运为健，胃以通为补"相契合，终使脾得健运而气行，胃得通补而和降，机体的消化吸收功能才能健全。

3. 调畅腑气，复其通降

六腑"以通为用，以降为顺"，通降是六腑的共同特性。肠道恶性肿瘤滞碍腑道的通畅，阻滞气血、水湿的运行。因此，治疗大肠癌的目的就是解决"通"与"不通"的矛盾，关键是根据"六腑以通为用""泻而不藏"之生理特点，消除肠道肿块，通下腑中浊毒、瘀血等病理产物。湿痰阻滞、气机不利者可用燥湿化痰、苦辛开泄之品，"辛散行，苦燥泻"，如五味异功散、连朴饮、平胃散等剂；瘀血阻络者亦可配伍行气活血药，如川芎、香附、玄胡等，以达气行血亦行之效；胃失和降者，可配伍降气和胃之剂，如旋覆代赭汤、橘皮竹茹汤等；腑气壅实、传导不利者，可伍以通下之法，具体又有清下、润下、温下之不同。清下用于热毒结聚于肠中之证，润下用于肠道津少血亏或气阴两亏而便秘者，温下用于寒湿、寒滞结于腑中，便下脓冻之证。

4. 疏肝调情志

随着生物医学模式向生物—心理—社会医学模式的转变，精神因素与癌的关系逐渐引起人们的重视。医疗实践表明，精神刺激与疾病的发生确有一定的关系，而且还影响着疾病的发生、发展、治疗与康复。现代人生活节奏快，生活压力大，难免情志不畅，肝郁气滞。情志不遂、郁而成疾是疾病发生发展的主要原因之一，气机郁滞、阴阳失衡是情志致病的发病机理。肝为起病之源，主疏泄。长期肝气郁滞，气机不畅，横逆乘脾犯胃，脏腑不和，气滞瘀血久聚于肠腑，而发本病。

5. 中西医结合治疗

大肠癌被确诊时大部分为中晚期，失去了手术根治的机会，故需要综合治疗。由于手术、放化疗为祛邪治法，容易伤正，而中医药侧重整体调整，固护正气。在现代医学方面应遵循循证医学研究最新成果，根据分期、分型，确定相应的治疗方案。如此发挥辨病与辨证论治的优势，即根据中西医治疗方法的特点，各取所长，优势互补以构建中西医结合治疗方案。在围手术期，以中药、针灸、热敷和保留灌肠调整患者机体状态，更好地耐受手术，防止术后黏连、炎症引起的肠梗阻及复发、转移，争取术后尽快康复。另外，中医辨证综合治疗可配合化疗、放疗，以减毒增效。中医药能扶正培本，提高免疫功能，对化疗起到减毒增效的作用，有利于化疗的顺利进行。

6. 个体化治疗

在整体观念指导下，重视个体的差异，根据患者的病情调整处方用药，以达到缓解症状、提高患者生活质量的目的。大肠癌既有邪实瘀毒内聚，又有正虚气血阴阳不足，临床治疗不能一味施以重剂"以毒攻毒"或解毒散瘀。临床应根据患者的吸收、耐受情况以及药物本身的毒副作用和胃肠反应来斟酌用药。腹痛较甚者，加延胡索、枳壳以理气止痛；便血者，加黄芪、三七以益气止血；腹部扪及肿块者，加夏枯草、海藻、昆布以软坚散结；食欲不振者，加山楂、莱菔子、鸡内金以健脾消食；脘腹作胀、腹部窜痛者，加青皮、八月札、乌药、枳壳以行气宽肠止痛；乏力明显者，酌情加用黄芪以补气；久泻不止者，加柴胡、升麻以益气升清；食欲不振、脘腹胀闷、痰涎壅盛属脾阳不振、痰湿中阻者，加砂仁、陈皮、半夏以化痰除湿；大便频数者，加肉豆蔻、诃子肉、补骨脂；久泻脱肛者，加黄芪、升麻、柴胡以益气固脱；低热不退者，加地骨皮、银柴胡以清虚热；头晕目眩者，加当归、旱莲草、枸杞子、女贞子以滋养阴血；夜寐梦多者，加酸枣仁、珍珠母以养心安神；大便不通者，加火麻仁、郁李仁、瓜蒌仁以润肠通便。另外可酌情选用白花蛇舌草、半枝莲、山慈菇、蜂房、败酱草、苦参等清热解毒之品，以提高疗效。

7. 常用对药

（1）黄芪与白花蛇舌草：黄芪，甘，微温，归脾、肺经，具有补气升阳、固表止汗、利水消肿、生津养血、行滞通痹、托毒排脓、敛疮生肌等功效，且为益气健脾之要药。现代研究表明，黄芪具有增强和调节机体免疫功能、促进机体代谢及血清和肝脏蛋白质的更新、抗疲劳、强心、调节血压、扩张血管、调节糖代谢、利尿、抗病毒、抗菌、抗炎、抗衰老、抗缺氧、抗辐射、抗凝血、抗溃疡、保肝等多种药理作用。白花蛇舌草，微苦、甘，寒，归胃、大肠、小肠经，具有清热解毒、利湿通淋等功效，用治热毒诸症如痈肿疮毒、肠痈腹痛、咽喉肿痛、毒蛇咬伤、肿瘤热毒等。现代研究表明，白花蛇舌草具有抗肿瘤、调节免疫、抗菌、抗炎、保肝、利胆、镇痛等药理作用。两药成对，扶正祛邪，正虚邪实的大肠癌患者随证加味，获效益佳。

（2）茯苓与猪苓：茯苓走气分，淡渗利湿、益脾宁心，兼有补益之性。猪苓入血分下降，利水之力大于茯苓，但无补益之性。茯苓善去脾经水湿，猪苓长于去胃经水湿。两药配伍，利水渗湿，扶正祛邪兼顾，主治脾胃水停之水肿、水泻等症。

（3）泽泻与茯苓：泽泻渗湿而泄热，能泄肝、肾之火。茯苓有补有泻，而泽泻则有泻无补。两药配用，利水作用加强，使水道畅通无阻，则小便自利，气分水湿热除、肿消、泄止。主治水湿内停所致水肿、泄泻、小便不利。

8. 生活管理

饮食、情志、生活起居在患者的疾病发生发展过程中亦不容忽视。《黄帝内经》指出"凡欲诊病，必问饮食居处"，要求"治病必求其本"，"药以祛之，食以随之"。合理的饮食习惯可以达到预防干预大肠癌症的作用。西方人中饮食因素可能与约50%的大肠癌有关，目前一致认为，高脂肪低纤维素饮食是结肠癌的高危因素之一。《灵枢·百病始生》曰："卒然多食饮，则脉满，起居不节，用力过度，则络脉伤……肠胃之络伤，则血溢于肠外，肠外有寒，汁沫与血相抟，则并合凝聚不得散，而积成矣。"不论患病之前、正在治疗、还是治疗之后，饮食都应给予重视。嘱患者增加对全谷食物、膳食纤维、叶酸、硒和钙的摄入，减少肉类、高脂肪饮食的摄入。肿瘤患者往往表现有精神紧张、性情急躁、精神抑郁、恐惧死亡或固执偏见等，常有自卑感，不愿与人交流，情志郁结则加重病情，即中医所认为的情志致病，正如《外科正宗·脏毒论》曰："又有生平性情暴急，纵食膏粱，或兼补术，蕴毒结于脏腑，火热流注肛门，结而为肿。"故在临床上，医务人员及患者家属需要耐心护理，帮助患者消除紧张、恐惧心理，树立战胜癌症的信念，提高患者的生活品质。

功能性便秘

一、肠胃积热兼气郁证

潘某，女，30 岁。

首诊时间：2014 年 5 月 8 日。

主诉：大便干结不畅 3 年，加重 2 天。

现病史：患者 3 年前因饮食不节后出现左下腹疼痛，自觉有硬块，便后症状消失，此症反复发作、时轻时重，自行口服促胃肠动力药物及果导片、润肠丸等药，服用之初效果尚可，但一经停药，随即发作。患者痛苦不堪，遂就诊于当地伊春市人民医院，经检查，西医诊断为"功能性便秘"，给予促胃肠动力药莫沙必利等口服，患者发病之初口服之后症状可以缓解，但是停药后两周之内往往复发，病情反复，经人介绍，遂来笔者门诊就诊。患者现大便质干硬，3~4 日 / 行，便前 1 小时左下腹疼痛，自觉有硬块，便后症状消失，此症反复发作、时轻时重，腹胀，口干口臭，面部有痤疮，面色干枯，月经不调，纳可，口不干，望其舌像乃舌质红干、苔薄黄腻，候其脉象为脉弦滑数。

既往史：否认其他疾病病史。

辅助检查：1. 粪便常规示未见脓血、黏液、隐血等。

2. 肠镜示肠黏膜未见明显异常。

3. 胃肠 X 线钡餐检查示排空延迟。

【辨证分析】六腑者泻而不藏，以通为常。邪与食结，留滞胃肠，当通下以除邪滞，但不可单用通下，必须审证求因，审因论治，才能从根本上治愈。故肠胃积热之便秘宜清热通下，但往往兼有津液耗伤，故又需加入生地、玄参等养阴生津之品。

中医诊断：便秘（肠胃积热兼气郁证）。

西医诊断：功能性便秘。

治法：疏肝健脾，泄热通腑。

方药：柴　胡 15 克　　　白　术 15 克　　　炒白芍 10 克　　　枳　壳 10 克

香　附 10 克	连　翘 10 克	夏枯草 10 克	厚　朴 10 克
生　地 10 克	玄　参 10 克	麦　冬 10 克	甘　草 5 克

5 剂，日 1 剂，水煎 300mL，早晚分服。

二诊：患者自诉大便干结症状已减，但觉排便后不爽，2 日一行。近几天，由于与人发生口角后情志不畅，偶见两胁部疼痛，心烦，口干口臭基本消失，面部痤疮减轻，舌质暗红，舌苔黄薄腻，脉弦滑。原方基础上减夏枯草，酌加香橼 10 克，大黄 5 克（代茶饮）。

方药：

柴　胡 15 克	白　术 15 克	炒白芍 10 克	枳　壳 10 克
香　附 10 克	连　翘 10 克	厚　朴 10 克	香　橼 10 克
生　地 10 克	玄　参 10 克	麦　冬 10 克	甘　草 5 克

5 剂，日 1 剂，水煎 300mL，早晚分服。大黄 5 克代茶饮。

三诊：患者自诉大便基本正常，1~2 次 / 日，两胁胀满基本消失，月经仍不规律，延后 7 日左右，自觉宫寒，舌质暗红，舌苔白腻，脉弦滑。效也更方，故原方基础上减香橼，酌加当归 10 克，炮姜 10 克。

方药：

柴　胡 15 克	白　术 15 克	炒白芍 10 克	枳　壳 10 克
香　附 10 克	连　翘 10 克	厚　朴 10 克	当　归 10 克
生　地 10 克	玄　参 10 克	麦　冬 10 克	甘　草 5 克
炮　姜 10 克			

5 剂，日 1 剂，水煎 300mL，早晚分服。大黄 5 克代茶饮。

四诊：患者自诉大便基本正常，1~2 次 / 日，两胁胀满基本消失，月经基本规律，延后 7 日左右，宫寒明显减轻，舌质暗红，舌苔白，脉弦滑。效不更方，予原方 5 剂，水煎 150mL，每日 2 次口服。

服上药后，诸症皆除。随诊 3 个月，未见发作。

【按语】

笔者一诊中以疏肝理气的四逆散合增液汤为基础方加减，香附、厚朴通行腑气，白术健脾利湿，连翘、夏枯草清热利湿，生地、玄参、麦冬合为增液汤，滋阴、增液、润肠，吴鞠通评价"妙在寓泻于补，以补药之体，作泻药之用，既可攻实，又可防虚"，所以,适用于"无水行舟者"。生甘草调和诸药,共奏疏肝健脾、清热润肠之功。二诊时,因与人发生口角,致情志不畅、肝气不舒,故两胁时有疼痛,情志得舒则痛减。原方减夏枯草,予大黄代茶饮。所谓代茶饮,就是以可直接饮用的药物,以开水冲泡饮用,笔者借用先人的理念,独创大黄一味中药代茶饮之方法,通腑泄热,涤荡腹中之浊气,疗效颇佳;本证亦可用番泻叶3～9克开水泡服,代茶随意饮用。三诊时患者月经后期,宫寒,酌加当归、炮姜温经活血;若兼郁怒伤肝,易怒目赤者,加服更衣丸以清肝通便;若燥热不甚,或药后通而不爽者,可用青麟丸以通腑缓下。

二、肺脾气虚证

兰某,女,53岁。

首诊时间:2014年1月8日。

主诉:大便秘结10年。

现病史:患者10年前因饮食不节后,出现大便秘结,5~6日一次,曾服大黄苏打片、果导片等药,只能取效一时,旋即如故。遂就诊于北京301医院,经检查,西医诊断为"功能性便秘",给予盐类、刺激性泻剂,如硫酸镁、镁乳等对症治疗,效果不佳,经人介绍,就诊于笔者门诊。患者现虽有便意,但临厕努挣乏力,难以排除,便后乏力,汗出气短,面白神疲,肢倦懒言,夜间咳喘较甚,胸闷、腹胀、口干。观其舌像乃舌淡胖,边有齿痕,苔薄白;候其脉象为脉细弱。

既往史:哮喘病史2年。

辅助检查:1.粪便常规未见脓血、黏液、隐血等。

2.电子结肠镜未见明显异常。

3.胃肠X线钡餐检查示排空延迟。

【辨证分析】肺脾气虚,运化失职,大肠传导无力,故虽有便意,但临厕努挣乏力,难以排除;肺气虚,故便后乏力,汗出气短;脾气虚,化源不足,故面白神疲、肢倦懒言;舌淡胖,边有齿痕,苔薄白,脉细弱均为肺脾气虚之征。

中医诊断:便秘(肺脾气虚证)。

西医诊断:功能性便秘。

治法:益气健脾,补肺润燥,润肠通便。

方药：黄　芪 15 克　　党　参 10 克　　太子参 10 克　　桔　梗 10 克

紫苏子 10 克　　紫　菀 10 克　　麦　冬 10 克　　枳　壳 5 克

杏　仁 10 克　　火麻仁 10 克　　郁李仁 10 克

5 剂，日 1 剂，水煎 300mL，早晚分服。大黄 5 克代茶饮。

二诊：服上药 5 剂后排便困难减轻，仍干结，1~2 次 / 日，体力增加，汗出气短减轻，面色转红润，口干、咳喘胸闷稍减，原方基础上酌加生地黄 15 克，嘱患者平时养成良好的排便习惯，多吃蔬菜、水果，多喝水，积极参加体育活动。

方药：黄　芪 15 克　　党　参 10 克　　太子参 10 克　　桔　梗 10 克

紫苏子 10 克　　紫　菀 10 克　　麦　冬 10 克　　枳　壳 5 克

杏　仁 10 克　　火麻仁 10 克　　郁李仁 10 克　　生地黄 15 克

5 剂，日 1 剂，水煎 300mL，早晚分服。大黄 5 克代茶饮。

三诊：患者自诉服上药后诸症好转，大便变软通畅，无干结，1 次 / 日，但失眠多梦，夜寐不安，舌质淡，苔薄白腻，脉细。原方基础上酌加煅龙骨 10 克，煅牡蛎 10 克，煅磁石 10 克。

方药：黄　芪 15 克　　党　参 10 克　　太子参 10 克　　桔　梗 10 克

紫苏子 10 克　　紫　菀 10 克　　麦　冬 10 克　　枳　壳 5 克

杏　仁 10 克　　火麻仁 10 克　　郁李仁 10 克　　煅龙骨 10 克

煅牡蛎 10 克　　煅磁石 10 克　　生地黄 15 克

5 剂，日 1 剂，水煎 300mL，早晚分服。大黄 5 克代茶饮。

四诊：服上药后大便正常，1 次 / 日，睡眠明显好转，舌质淡，苔薄白，脉沉细。效不更方，予上方 3 剂，水煎 150mL，每日 2 次口服。

3 剂后诸症消失，每日大便 1 次，随访半年未曾复发。

【按语】

笔者时常强调"用药如用兵"。中医的治疗法则里有"提壶揭盖"一法，是利用开宣肺气的方法治疗小便不利。调补肺气治便秘也属于此开上窍、通下窍的提壶揭盖之法。本案一诊时，予黄芪、太子参、党参大补脾肺之气，桔梗、紫苏子、紫菀理肺平喘，又润肠通便，与诸药合用，有提肺气、养育肺阴之功，使肺阴复而津还肠润，肺气足而魄门启闭有度；火麻仁、郁李仁润肠通便，大黄涤荡糟粕、通腑。二诊时，酌加生地黄清热、生津、润燥、滑肠。三诊时，由于患者失眠多梦、夜寐不安，遂加煅龙骨、煅牡蛎、煅磁石以重镇安神。四诊时，需全面理解"效不更方""效也更方"之概念，患者药后病情好转，病机未变者，"效不更方"当然可以，倘若服药后有效，但患者证候、病机已变，则必更其方。若气虚较甚，可加人参、白术，气虚甚者，可选用红参；若气虚下陷脱肛者，则用补中益气汤；若肺气不足者，可加用生脉散；若日久肾气不足，可用大补元煎。

三、脾肾阳虚兼寒湿证

王某，男，70岁。

首诊时间：2014年2月15日。

主诉：排便困难20年，加重10天。

现病史：患者便秘20余年，大便5～8日一行，便秘甚时需服麻仁滋脾丸。近几年来便秘逐渐加重，10日不能行便1次，每次排便需蹲厕1小时以上。自觉腹部胀满闭塞难忍，曾服苦寒泻下、增液润肠等中药不效，期间病情反复发作，时轻时重。10天前，患者复出现大便艰涩、排出困难，遂就诊于当地社区医院，给予促胃肠动力药莫沙必利以及中药治疗，症状未见明显缓解，经人介绍后，就诊于笔者门诊。患者现大便艰涩，排出困难，5～8日一行，神疲乏力，面色无华，语音低微，四肢不温，喜热怕冷，小便清长，腹中冷痛，腰膝酸冷，纳呆口干，观其舌像为舌质淡，苔白薄腻，候其脉象为沉迟脉。

既往史：否认既往疾病史。

辅助检查：肠镜示未见明显异常。

【辨证分析】本案便秘乃阳气虚衰、寒自内生、肠道传送无力所致，故笔者选用在温补之中寓有通便之功的济川煎为主，温肾益精以润肠通便，对年老肾虚而大便秘结者颇为适用。

中医诊断：便秘（脾肾阳虚兼寒湿之证）。

西医诊断：功能性便秘。

治法：健脾温肾，温阳通便。

方药：太子参 15 克 　　枳　壳 10 克 　　生白术 10 克 　　黄　芪 20 克

升　麻 10 克 　　当　归 10 克 　　泽　泻 10 克 　　肉　桂 10 克

肉苁蓉 20 克 　　怀牛膝 15 克

5 剂，日 1 剂，水煎 300mL，早晚分服。

二诊：服上方 5 剂后，大便仍不能自解，自觉神疲乏力好转，四肢渐温，腰酸减轻，舌质淡，苔白薄腻，沉迟脉，故于原方基础上酌加生首乌 10 克，白术的用量加至 20 克。

方药：太子参 15 克 　　枳　壳 10 克 　　生白术 20 克 　　黄　芪 20 克

升　麻 10 克 　　当　归 10 克 　　泽　泻 10 克 　　肉　桂 10 克

肉苁蓉 20 克 　　怀牛膝 15 克 　　生首乌 10 克

5 剂，日 1 剂，水煎 300mL，早晚分服。

三诊：患者自诉昨日大便自排 1 次，较软，近期大便每日 2~3 次，精神转佳，口干、腰膝酸痛均有好转，自诉食欲欠佳，食不知味。原方基础上酌加神曲 10 克，炒麦芽 10 克，陈皮 10 克。

方药：太子参 15 克 　　枳　壳 10 克 　　生白术 20 克 　　黄　芪 20 克

升　麻 10 克 　　当　归 10 克 　　泽　泻 10 克 　　肉　桂 10 克

肉苁蓉 20 克 　　怀牛膝 15 克 　　生首乌 10 克 　　神　曲 10 克

炒麦芽 10 克 　　陈　皮 10 克

5 剂，日 1 剂，水煎 300mL，早晚分服。

四诊：患者家属代诉其大便排出通畅，每 1 ~ 2 日解软便 1 次，诸症皆好转，继以前方巩固，效不更方，5 剂，水煎 150mL，每日 2 次口服。

随访 2 个月未再复发。

【按语】

笔者主张治病必求其源，便秘之源在于脾胃，脾胃之药首推生白术。肾失温煦滋润首推肉苁蓉，可补中有润。本方双补脾肾，不燥不寒，能加强脾肾对大肠的宣导运化，推动排便，对老年久病或久服泻药形成的脾肾双虚便秘有较好的作用。此案之便秘，由脾气虚、运化不健、生化之源不足，再加上年老肾衰，常用苦寒泻下之品使气虚津伤，肾失温煦滋润，则大便秘结，故益脾补肾法是治疗老年顽固性便秘的大法。年高体弱、久病新产、粪质不干、欲便不出、便下无力、心悸气短、腰膝酸软、四肢不温、舌淡苔白，或大便干结、潮热盗汗、舌红无苔、脉细数，多属虚；腑气不通、浊气不降、便秘日久，可引起肛裂、痔疮。便秘一病，若积极治疗，并结合饮食、情志、运动等调护，多能在短期内治愈，年老体弱及产后病后等体虚便秘，多为气血不足、阳气虚弱，治疗宜缓缓图之，难求速效。

四、气滞血瘀兼血虚证

黄某，男，33 岁。

首诊时间：2013 年 11 月 18 日。

主诉：排气排便不畅 6 个月。

现病史：患者于今年 1 月间行阑尾切除术，半年来经常下腹胀痛，排气排便不畅，大便干结，努挣难下，面色苍白。2 周前曾就诊于当地医院，西医诊断为"功能性便秘、不完全性肠梗阻"，灌肠后得以缓解。此后仍便秘，经人介绍，于 2013 年 11 月 18 日就诊于笔者门诊。患者现腹部胀满，疼痛难忍，疼有定处、拒按，大便不行，排气不畅，头晕目眩，心悸气短，失眠健忘，腰膝酸软，观其舌像见舌质紫暗，边有瘀斑，少苔，候其脉象为脉细涩。

既往史：否认其他疾病病史。

辅助检查：电子结肠镜示不完全性肠梗阻，余未见明显异常。

【辨证分析】血虚津少，不能下润大肠，肠道干涩，故大便干结、努挣难下；血虚不能上荣，故面色苍白、头晕目眩；心血不足，故心悸气短、失眠健忘；血虚日久化瘀，不通则痛，故疼痛难忍，疼有定处、拒按；肾阴亏耗则出现腰膝酸软。舌质紫暗、边有瘀斑，少苔，脉细涩均为气滞血瘀兼血虚之象。

中医诊断：便秘（气滞血瘀兼血虚证）。

西医诊断：功能性便秘；不完全性肠梗阻。

治法：活血润燥通便。

方药：当　归 10 克　　枳　壳 10 克　　黄　芪 15 克　　生地黄 10 克

　　　赤　芍 10 克　　川　芎 10 克　　玄　参 10 克　　生何首乌 5 克

牛　膝 10 克　　火麻仁 10 克　　桃　仁 10 克

5 剂，日 1 剂，水煎 300mL，早晚分服。

二诊：服上药 5 剂后，患者自诉排少量干燥黑便，腹痛减轻，心悸气短、腰膝酸软等症状明显减轻，舌质紫暗，瘀斑减轻，少苔，脉细，前方调整枳壳为 5 克，加木香 10 克。

方药：当　归 10 克　　枳　壳 5 克　　黄　芪 15 克　　生地黄 10 克

　　　　赤　芍 10 克　　川　芎 10 克　　玄　参 10 克　　生何首乌 5 克

　　　　牛　膝 10 克　　火麻仁 10 克　　桃　仁 10 克　　木　香 10 克

5 剂，日 1 剂，水煎 300mL，早晚分服。

三诊：服上药 5 剂后，患者自诉排气正常，解大便 2 次，腹部平软能食，腹痛消失，仍失眠，入睡困难，舌质紫暗，少苔，脉细，原方酌加夜交藤 10 克，合欢花 5 克，丹参 10 克。

方药：当　归 10 克　　枳　壳 5 克　　黄　芪 15 克　　生地黄 10 克

　　　　赤　芍 10 克　　川　芎 10 克　　玄　参 10 克　　生何首乌 5 克

　　　　牛　膝 10 克　　火麻仁 10 克　　桃　仁 10 克　　木　香 10 克

　　　　夜交藤 10 克　　合欢花 5 克　　丹　参 10 克

5 剂，日 1 剂，水煎 300mL，早晚分服。

四诊：患者自诉大便基本正常，日 1 次，排便排气通畅，睡眠好转，夜寐安，舌质紫暗，少苔，脉细，效不更方，予上方 5 剂，水煎 150mL，每日 2 次口服。

药后腹痛未发作，大便自调。继前方巩固 3 天，随访 1 年未再复发。

【按语】

笔者认为虚实夹杂之便秘，应根据便秘实证邪滞大肠、腑气闭塞不通，虚证肠失温润、推动无力、导致大肠传导功能失常的基本病机，分虚实而治，原则是以祛邪为主，酌用养血润肠之药，标本兼治，正盛便通。六腑以通为用，大便干结，解便困难，可用下法，但应在辨证论治基础上以润下为主。故以行气活血、润燥通便立方，笔者选用血府逐瘀汤合润肠丸加减为基础方，以活血逐瘀、行气止痛、益气养血、润燥通便。方中生地、当归滋阴养血，火麻仁、桃仁润肠通便，枳壳引气下行，玄参、生何首乌养血润肠，赤芍、川芎、牛膝行气活血，引血下行，黄芪、当归益气养血活血。二诊酌加木香乃通行三焦之气滞，气行则血行。三诊酌加夜交藤、合欢花养血安神，丹参活血定痛，诸药合用，共奏行气活血化瘀、益气养血、润燥通便之功。若兼气虚，可加白术、党参、黄芪益气生血；若血虚已复，大便仍干燥者，可用五仁丸润滑肠道；阴虚内热、潮热盗汗可选用增液汤以滋阴通便；年老阴血不足，可加桑椹子、核桃肉、肉苁蓉以养血滋阴；若大便干结难解，加生大黄（后下）以助通便，急下存阴；耳鸣、腰膝酸软者，可用六味地黄汤加火麻仁、柏子仁、瓜蒌仁滋补肾阴，润肠通便。

五、气机郁滞证

董某，女，42 岁。

首诊时间：2014 年 1 月 20 日。

主诉：大便秘结 2 个月。

现病史：患者 2 个月前因情志不舒后，出现大便秘结，5~6 日一行，曾服润肠丸、果导片等药，只能取效一时，旋即如故。遂就诊于哈尔滨医科大学附属第四医院，经检查，西医诊断为"功能性便秘"，给予对症治疗，效果不佳，为求中医治疗，经人介绍，就诊于笔者门诊。患者现大便干结，欲便不得出，每于情志不舒后大便干结症状加重，腹中胀满，胸胁满闷，嗳气频作，食欲不振，肠鸣矢气，便后不爽，观其舌像乃舌质暗红，苔薄黄；候其脉象为脉弦数。

既往史：慢性非萎缩性胃炎病史 2 年。

辅助检查：1. 粪便常规未见明显异常。

2. 肠镜未见明显异常。

【辨证分析】该患为女性，因情志失和，致肝脾之气郁结，导致传导失常，故大便秘结，欲便不得；腑气不通，则气不下行而上逆，故嗳气频作，胸胁痞满；糟粕内停，气机郁滞，则腹中胀气；肠胃气阻则脾气不运，故纳食减少；舌质暗红，苔薄黄，脉弦数均为气机郁滞之象。嘱患者日常生活中调情志、怡性情。

中医诊断：便秘（气机郁滞证）。

西医诊断：功能性便秘。

治法：疏肝理气，顺气导滞，降逆通便。

方药：柴　胡 10 克　　合欢花 10 克　　乌　药 10 克　　厚　朴 10 克

　　　白蔻仁 10 克　　生何首乌 10 克　　枳　实 10 克　　槟　榔 10 克

　　　甘　草 5 克　　大　黄 5 克（单包冲服）

　　5 剂，日 1 剂，水煎 300mL，早晚分服。

二诊：患者自诉排少量黄便，腹中胀满、胸胁满闷减轻，仍嗳气频作，舌质暗红，苔薄黄，脉弦数，原方基础上酌加旋覆花 5 克，制半夏 5 克，栀子 5 克。

方药：柴　胡 10 克　　合欢花 10 克　　乌　药 10 克　　厚　朴 10 克

　　　白蔻仁 10 克　　生何首乌 10 克　　枳　实 10 克　　槟　榔 10 克

　　　甘　草 5 克　　旋覆花 5 克　　制半夏 5 克　　栀　子 5 克

　　　大　黄 5 克（单包冲服）

　　5 剂，日 1 剂，水煎 300mL，早晚分服。

三诊：患者自诉排便通畅，便后无不适感，1~2 次 / 日，腹中胀满、胸胁满闷明显减轻，心情佳，嗳气基本消失，舌质暗红，苔薄白，脉弦数，效不更方，予上方 5 剂，水煎 150mL，每日 2 次口服。

随诊 2 个月后，未再发作。

【按语】

笔者临证渐渐发现，便秘之病多因女性。笔者认为，女子体阴，素阳气不足，不及男子；且女子肝气不舒多见，加之肝火犯之，气血不和，便秘久病，情志不畅，患者多忧思多虑，故易为之。临证多用柴胡、乌药、厚朴、白蔻仁、枳壳。柴胡能振举清阳，疏肝理滞，大气斡旋，积滞自化；厚朴味苦、辛，性温，归脾、胃、大肠经，化湿行气除满，故可消积滞，治疗腹胀便秘，李杲曾言其"苦能下气，故泄实满；温能益气，故能散湿满"；关于乌药，《本草纲目》中记载"乌药，能上理脾胃元气，下通少阴肾经"，《本草通玄》言其"理七情郁结，气血凝停，霍乱吐泻，痰食稽留"；白蔻仁暖能消物，温能通行；枳壳能升能降，善调中焦气机。上药有疏、有化、有调、有行，共助糟粕行之有道。临床应具体问题具体分析，譬如柴胡的使用，虽梳理有道，但易伤及阴液，故舌苔无黄腻者应慎用。若兼胸胁痞满甚者，加桔梗、香附、瓜蒌行气开结；嗳气不除者，加旋覆花、苏子、苏梗顺气降逆；如化火者，口干咽燥，加黄芩、花粉滋阴清热解毒。

方中柴胡、合欢花疏肝、行气、解郁；乌药、厚朴、白豆蔻通行腹中之气机，气行则便通；枳实、槟榔、大黄三药破气、散痞、泻瘀、消积，改善气机郁滞，可使身轻气畅，并促进消化吸收，清除糟粕；生何首乌补气补血，调节脾胃功能，改善肠道功能，运化正常则通便正常；甘草调和诸药。

六、阴寒积滞证

唐某，女，38 岁。

首诊时间：2014 年 4 月 9 日。

主诉：大便秘结 1 年。

现病史：患者 1 年前因恣食生冷后出现大便秘结，5 日一行，曾服果导片等药，初服效果佳，可排便，日久自觉大便愈加干结，不畅。遂就诊于当地医院，经检查，西医诊断为"功能性便秘"，给予促胃肠动力药等对症治疗，效果不佳，经人介绍，就诊于笔者门诊。患者现大便干涩，难以排出，腹中胀满，喜温恶寒，四肢不温，或呃逆呕吐，月经周期延后，痛经，自觉少腹冷痛，观其舌像乃舌质淡，苔白腻，候其脉象为脉沉迟。

既往史：否认其他疾病病史。

辅助检查：1. 粪便常规未见脓血、黏液、隐血等。

2. 肠镜未见明显异常。

【辨证分析】恣食生冷，或外感寒邪，或过服寒凉，导致阴寒内结、糟粕内停、肠道传送失常，故大便干涩难以排出，腹中胀满；阴寒内盛，温煦无权，故喜温恶冷，四肢不温；胃失和降则呃逆呕吐；舌质淡，苔白腻，脉迟沉均为阴寒积滞之象。

中医诊断：便秘（阴寒积滞证）。

西医诊断：功能性便秘。

治法：温里散寒，通便止痛。

方药：制附子 5 克　　厚　朴 10 克　　白豆蔻 10 克　　草豆蔻 10 克

乌　药 10 克　　小茴香 10 克　　砂　仁 10 克　　大　黄 10 克（后下）

5 剂，日 1 剂，水煎 300mL，早晚分服。

二诊：患者大便干结症状已减，但觉排便后不爽，2日一行，近几天，由于情志不畅，自觉经前乳房胀痛，舌质淡，苔白腻，脉沉弦。原方基础上酌加香橼10克，佛手10克。

方药：制附子5克　　厚　朴10克　　白豆蔻10克　　草豆蔻10克

乌　药10克　　小茴香10克　　砂　仁10克　　大　黄10克（后下）

香　橼10克　　佛　手10克

5剂，日1剂，水煎300mL，早晚分服。

三诊：患者自诉大便畅通，1~2次/日，经前乳房胀痛基本消失，少腹冷痛明显缓解，但月经仍不规律，腰膝酸冷，自诉食香蕉后腹部胀满不适，舌质淡白，舌苔白腻，脉沉弦。效也更方，故原方基础上酌加当归10克，鹿角胶10克。

方药：制附子5克　　厚　朴10克　　白豆蔻10克　　草豆蔻10克

乌　药10克　　小茴香10克　　砂　仁10克　　大　黄10克（后下）

香　橼10克　　佛　手10克　　当　归10克　　鹿角胶10克

5剂，日1剂，水煎300mL，早晚分服。

四诊：患者自诉排便畅，成形软便，1次/日，月经经期正常，无痛经、少腹冷痛等症，偶见眼干眼涩，舌质淡红，舌苔白，脉沉弦。原方基础上酌加枸杞子10克，杭白菊10克。

方药：制附子5克　　厚　朴10克　　白豆蔻10克　　草豆蔻10克

乌　药10克　　小茴香10克　　砂　仁10克　　大　黄10克（后下）

香　橼10克　　佛　手10克　　当　归10克　　鹿角胶10克

枸杞子10克　　杭白菊10克

5剂，日1剂，水煎300mL，早晚分服。

五诊：患者自诉无明显不适症状，上方5剂，水煎150mL，每日2次口服，巩固治疗。随诊3个月，未见复发。

【按语】

笔者采用《金匮要略》之大黄附子汤为基础方加减，达温里散寒、通便止痛之效。本方为温下剂的代表方，方中附子温里散寒止痛，大黄泻下通便，白豆蔻、草豆蔻、厚朴、砂仁温中行气散寒，小茴香、乌药暖肾、温少腹、散寒止痛，诸药合用，共奏温里、散寒、止痛、行气、通便之功。对于虚实夹杂之阴寒内生便秘甚为相宜。由于患者素体阴寒内生，故嘱其少食寒凉、生冷之食物，每天加食糠皮、麦麸等，可增加饮食中纤维的摄取量，以扩充粪便体积，促进肠蠕动，减少便秘的发生。

【诊疗体会】

笔者认为在便秘一病出现的时候，应当辨证论治，首分虚实。根据便秘实证邪滞大肠、腑气闭塞不通，虚证肠失温润、推动无力、导致大肠传导功能失常的基本病机，治疗原则是实证以祛邪为主，据热、冷、气秘之不同，分别施以泻热、温通、理气之法，辅以导滞之品，标本兼治，邪去便通；虚证以养正为先，依阴阳气血亏虚的不同，主用滋阴养血、益气温阳之法，酌用甘温润肠之药，标本兼治，正盛便通。六腑以通为用，大便干结，解便困难，可用下法，但应在辨证论治基础上以润下为主，个别证候虽可暂用攻下之药，也以缓下为宜，以大便软为度，不得一见便秘，便用大黄、芒硝、巴豆、牵牛之属。其次，辨寒热虚实。粪质干结，排出艰难，舌淡、苔白滑，多属寒；粪质干燥坚硬，便下困难，肛门灼热，苔黄燥或垢腻，则属热；年高体弱，久病新产，粪质不干，欲便不出，便下无力，心悸气短，腰膝酸软，四肢不温，舌淡苔白，或大便干结，潮热盗汗，舌红无苔，脉细数，多属虚；年轻气盛，腹胀腹痛，嗳气频作，面赤口臭，苔厚，多属实。中医治疗讲究以治病求本、审证求因为原则，正如"实则泻之、虚者补之"体现了"扶正祛邪"的原则。总体说来治法有三：一为通下法，二为补虚法，三为通补兼施法。但都是围绕调和阴阳、补虚泻实之法，同时遵照"保胃气，存津液"的原则，合理投药，反对滥用攻泻，以致伤气耗津。《圣济总录》曰："阴阳之气不平，寒热相胜，或气实塞而不通，或气虚损而遗泄，或燥而结或热而秘，皆阴阳不和之病也。"

笔者认为，六腑者泻而不藏，以通为常。邪与食结，留滞胃肠，当通下以除邪滞，但不可单用通下，必须审证求因，审因论治，才能从根本上治愈。偏于里实者，宜攻泻，兼顾其虚；偏于里虚者，宜补宜滋，攻补兼施，下而不伤其正。但病情不同，治疗各异，因胃肠积热而秘者，宜清热通便；因气滞而秘者，宜理气行滞；因阴寒积滞而秘者，宜温阳通便；因气虚而秘者，宜益气润肠；因血虚而秘者，宜养血润燥；因阳虚而秘者，宜温通开秘。热秘宜清热通下，但往往兼有津液耗伤，故又需加入生地、玄参等养阴生津之品；由于热盛便燥，又可兼痔疮便血，常加槐花、地榆以清肠凉血；若痰热壅肺，肺气不降，致大肠热结便秘者亦属常见，又当加入鱼腥草、瓜蒌等清肺润肠之药；如属阴虚便秘者，宜滋阴润肠通便，麻仁、玄参、玉竹常用；虚实夹杂者，当攻补兼施，如热秘兼有气虚者，又当攻下泻热与补益气血同用。

便秘日久，气机阻滞，腹胀而痛，呕吐者，需辨寒热，或温下，或寒下；年老体弱者，还需配合扶正。便秘有时往往引起头晕、头胀痛、失眠、烦躁易怒等，又宜清肝通便，草决明、芦荟为常用之品。大便干燥，除引起肛裂出血外，还可因过度用力努挣，诱发疝气，又需随证施治。

笔者认为，临证中，老年性便秘患者越来越多，患者常为便秘所苦，因此，应引起重视，老年人脏腑功能减弱，肠道传送无力，故成便秘，以虚秘、冷秘、气秘为主。在治疗时，不可妄用泻火通便之药，而应以润肠通便为主，同时加入理气健脾之品。虽然饮食及疾病等如饮酒或过食辛辣厚味，也可出现热秘，但多为虚实夹杂。故应慎用泻火通便及破气之药。如通便药久用或用量过大，则干扰正常条件反射，形成药物依赖，同时也使气血津液更加受损，致肠道津液干枯，反而加重便秘。通便药的应用须中病即止，便秘缓解后，即去通便药，而根据病因，分别继续施用健脾、益气、温阳、养血、润燥等法，以治其本，防止便秘再发。

最后，笔者强调"瘥后防复"，即在疾病好转或治愈后还要积极防止其复发及可能带来的后遗症。故转归预后尤为重要。由于腑气不通，浊气不降，便秘常可引起腹胀、腹痛、头晕头胀、食欲减退、睡眠不安等症，便秘日久，可引起肛裂、痔疮。便秘一病，若积极治疗，并结合饮食、情志、运动等调护，多能在短期内治愈，年老体弱及产后病后等体虚便秘，多为气血不足、阳气虚弱，治疗宜缓缓图之，难求速效。日常生活中推拿治疗便秘疗效显著，自我推拿疗效亦佳，但必须持之以恒，才能使大便日趋正常。平时饮食宜多食蔬菜及粗粮，忌食辛辣煎炒食品。对阴血脾气亏虚者，可配以食疗，用黑芝麻、胡桃肉、松子仁等研细加蜜糖冲服。保持心情舒畅，进行适当的运动锻炼。不宜滥用泻下药，有高血压病、心脏病及平素体弱者，避免临厕努挣，以防引起虚脱。对便秘的治疗最好的方法是养成良好的生活习惯和饮食习惯，戒烟戒酒，少吃一些辛辣的食物，生活要有规律，按时睡觉，按时起床，坚持适当的运动，平时也要保持一份好的心情。在饮食上，可以多食一些含大量纤维的食物，膳食纤维的化学结构含有多种亲水基因，具有很强的吸水作用，可以使纤维的体积增大，对便秘和痔疮起到预防的作用。便秘患者可以多食润肠道便的食物，多食一些酸奶、蜂蜜、芝麻、松子等润肠道便的食物。条件允许的情况下，可以对腹部进行适当的按摩：患者躺在床上，双腿弯起，腹肌放松，将一只手掌放在肚脐的上方，然后用除拇指以外的四指指腹，从右到左沿结肠走向进行按摩。要提醒便秘患者在日常情况下尽量少吃辛辣食物等，平时也不要太过于忙碌，不要有太大的压力，要注意调节自己的情绪，纠正不规律的饮食等。这些都是治疗便秘的好方法。

功能性消化不良

一、肝郁脾虚兼湿阻气滞证

王某，男，34 岁。

首诊时间：2014 年 2 月 10 日。

主诉：胃脘胀满疼痛 1 年。

现病史：患者 1 年前因情志不畅后出现胃脘部胀满疼痛，食生冷后胀满疼痛尤甚，痛势隐隐，时发时止，平素时有嗳气，两胁阵发性胀痛，常与情志不遂有关，自行服用附子理中丸之后症状可以暂时缓解，但是停药 1 周后，病情复发，遂于 2014 年 1 月 22 日就诊于哈尔滨医科大学附属第二医院，西医诊断为"功能性消化不良、慢性胆囊炎"，未予重视及治疗，2 天前，自觉胃脘部痞塞胀满，时有胃痛，疼痛与胀满交替出现，但无吞咽困难，为求中医治疗，经人介绍，遂来到笔者门诊就诊。现患者胃脘胀满疼痛，喜温喜按，两胁胀满，神疲乏力，睡眠欠佳，食少纳呆、少气懒言，喜食热饮食，心情抑郁，情绪低落，怀抱热宝而至诊室，大便不畅，数日而行一次。观其舌像见舌质淡，苔白腻，边有齿痕，候其脉象为脉弦而弱。

既往史：慢性胆囊炎病史 2 年。

辅助检查：1. 胃镜示"大致正常胃黏膜像"。

2. $^{13}C-$ 尿素呼气试验示 Hp（+）

3. 腹部彩超示肝实质回声正常，胆囊回声欠均匀，胆囊壁毛糙，脾、胰腺未见明显异常。

【辨证分析】痞满的主要病变在胃，与脾、肝有关，其致病原因为情志失调、脾胃虚弱，情志失调、抑郁恼怒则伤肝，使肝失疏泄，横逆乘脾犯胃，脾胃气机滞于中焦则发痞满。根据患者两胁胀满、神疲乏力等症，及舌质淡、苔白腻、边有齿痕，脉弦而弱，更验证其为肝郁脾虚兼湿阻气滞证。

中医诊断：痞满（肝郁脾虚兼湿阻气滞证）。

西医诊断：功能性消化不良；慢性胆囊炎。

治法：疏肝利胆，行气化湿，通腑止痛。

方药：柴　胡 15 克　　黄　芪 15 克　　焦白术 10 克　　茯　苓 10 克
　　　　苍　术 10 克　　枳　实 10 克　　佛　手 10 克　　砂　仁 5 克
　　　　陈　皮 10 克　　金钱草 15 克　　炒白芍 10 克

5 剂，日 1 剂，水煎 300mL，早晚分服。

二诊：患者自述服上药后胃脘胀满疼痛大有减轻，心情也明显改善，体力渐增，但无下排气，自觉如有下排气会舒服，胃脘部仍喜温喜按，舌质淡，略有齿痕，苔微白腻，脉弦而弱。以上方减金钱草，加紫苏子 10 克，白豆蔻 15 克，乌药 15 克，方中紫苏子、白豆蔻、乌药温中行气，通调腹中之气机，共奏疏肝健脾、行气止痛之效。

方药：柴　胡 15 克　　黄　芪 15 克　　焦白术 10 克　　茯　苓 10 克
　　　　苍　术 10 克　　枳　实 10 克　　佛　手 10 克　　砂　仁 5 克
　　　　陈　皮 10 克　　炒白芍 10 克　　紫苏子 10 克　　乌　药 15 克
　　　　白豆蔻 15 克

5 剂，日 1 剂，水煎 300mL，早晚分服。

三诊：患者自述胃脘胀满减轻，2 天前，与人发生口角后，两胁胀满，心情抑郁，偶于进食过饱后，胃区不适，略觉口干，大便不畅，2 次 / 日，舌质淡，苔薄白腻，略有齿痕，脉弦。原方去掉白豆蔻、苍术，加香橼 15 克。上方去白豆蔻、苍术，以防过补滞气，温补芳香行气之品伤阴，酌加香橼乃加大疏肝理气、除湿和中之力度，嘱患者日常生活中调节情志。

方药：柴　胡 15 克　　黄　芪 15 克　　焦白术 10 克　　茯　苓 10 克
　　　　枳　实 10 克　　佛　手 10 克　　砂　仁 5 克　　陈　皮 10 克
　　　　炒白芍 10 克　　紫苏子 10 克　　乌　药 15 克　　香　橼 15 克

5 剂，日 1 剂，水煎 300mL，早晚分服。

四诊：胃脘胀满、两胁胀满明显减轻，但近日自觉神疲乏力，肢体困倦，大便调畅，1 次 / 日，舌质淡，苔薄白，脉略弦。以上方加太子参 15 克。

方药：柴　胡 15 克　　黄　芪 15 克　　焦白术 10 克　　茯　苓 10 克

枳　实 10 克　　佛　手 10 克　　砂　仁 5 克　　陈　皮 10 克

炒白芍 10 克　　紫苏子 10 克　　乌　药 15 克　　香　橼 15 克

太子参 15 克

5 剂，日 1 剂，水煎 300mL，早晚分服。

五诊：患者复查 Hp 阴性，自诉胃脘胀满、两胁胀满基本消失，体力增加，情志调畅，大便正常，日一行，舌质淡红，苔薄白，脉沉弦。予上方再服 3 剂，水煎 150mL，每日 2 次口服。

上方连服 3 剂后诸症皆除，随诊半年后未再发作。

【按语】

笔者总结前人经验以及治疗此病多年的临床实践经验，认为该病之病机乃中焦气机壅滞、升降失司，故治疗此病尤以调畅气机法为重中之重，与笔者创立之"肝脾论"学术思想之大法——调畅气机法相合。故本人以逍遥散合四君子汤加减为基础，方中柴胡、黄芪为疏肝解郁、益气健脾之药，焦白术、茯苓、炙甘草、陈皮、黄芪为四君子汤加减化裁，益气健脾除湿；疏肝气、健脾胃的同时，酌加炒白芍能柔肝止痛，佛手、砂仁、枳实三药疏肝、温中、行气，全面照顾本病，以达行气除满之效，共奏调畅气机之功；紫苏子、白豆蔻、乌药以增加温中疏肝行气之力，黄芪配太子参益气健脾。以上诸药君臣相助，佐使相扶，层次明了，以达疏肝健脾、行气化湿止痛之效。

二、肝胃郁热兼湿浊内生证

周某，女，41 岁。

首诊时间：2014 年 3 月 2 日。

主诉：烧心 1 年。

现病史：该患者 1 年前因饮食不节后出现胸闷憋气，并伴腹部胀满，呃逆，善太息，心情莫名烦躁、不安。上述症状反复发作、时轻时重，患者痛苦不堪，遂就诊于当地菏泽市人民医院，经检查，西医诊断为"功能性消化不良，幽门螺旋杆菌感染"，给予促胃肠动力药莫沙必利、多潘立酮，以及根除幽门螺旋杆菌三联疗法（奥美拉唑、阿莫西林、甲硝唑等）药物口服。患者发病之初口服上述药物之后症状可以缓解，但是停药后两周之内往往复发，病情反复，经人介绍，遂来笔者门诊就诊。患者现两胁胀满，情志不畅时尤甚，心烦气急，口干，口苦，口黏恶心，痰多，口气臭秽，食欲欠佳，素有便秘痼疾，大便偏干，2~3日一行，月经正常。观其舌像见舌质暗红，舌苔黄厚腻，边有齿痕，诊其脉为弦滑脉。

既往史：否认其他疾病病史。

辅助检查：1. 胃镜示"大致正常胃黏膜像。

2. 腹部彩超示肝实质回声正常，胆囊回声均匀，脾、胰腺未见明显异常。

3. ^{13}C- 尿素呼气试验示 Hp（＋）。

【辨证分析】饮食不节后，胃气失于和降则反酸，"气有余便是火"，气郁化火犯胃则反酸烧心，肝胃郁热致胃气壅滞，肝气郁于本经则两胁胀满，郁热伤津则口干，胆热上乘则口苦，湿浊壅滞则口黏恶心，胃气滞腑气不降故大便秘结。舌质暗红，舌苔黄厚腻，边有齿痕，脉弦滑，更验证其为肝胃郁热兼湿浊内生之象。

中医诊断：吞酸（肝胃郁热兼湿浊内生证）。

西医诊断：功能性消化不良。

治法：疏肝健脾，降逆和胃，清热化湿。

方药：柴　胡 15 克　　海螵蛸 15 克　　浙贝母 15 克　　黄　连 12 克

吴茱萸 3 克　　陈　皮 10 克　　紫苏子 10 克　　清半夏 10 克

佩　兰 10 克　　厚　朴 10 克　　佛　手 10 克

5 剂，日 1 剂，水煎 300mL，早晚分服。

二诊：患者自诉烧心、反酸症状已减，但近几天，由于与人发生口角后情志不畅，胃脘时有疼痛，心烦、抑郁，大便偏干，2 日一行，舌质暗红，舌苔黄薄腻，边有齿痕，脉弦滑。原方基础上减清半夏防温燥日久伤津，酌加香橼 10 克，白芍 10 克，郁金 10 克，大黄 5 克（代茶饮）。

方药：柴　胡 15 克　　海螵蛸 15 克　　浙贝母 15 克　　黄　连 12 克

吴茱萸 3 克　　陈　皮 10 克　　紫苏子 10 克　　佩　兰 10 克

厚　朴 10 克　　佛　手 10 克　　香　橼 10 克　　白　芍 10 克

郁　金 10 克

5 剂，日 1 剂，水煎 300mL，早晚分服。大黄 5 克代茶饮。

三诊：患者自诉胃痛、反酸、烧心基本消失，情绪佳，大便调，1 次 / 日，食欲可，但时有腹部胀满，早饱感，排气后自觉腹胀减轻，舌质淡红，舌苔薄白腻，脉弦滑。原方基础上减海螵蛸、浙贝母，加木香 10 克。

方药：柴　胡 15 克　　黄　连 12 克　　吴茱萸 3 克　　陈　皮 10 克

紫苏子 10 克　　佩　兰 10 克　　厚　朴 10 克　　佛　手 10 克

香　橼 10 克　　白　芍 10 克　　郁　金 10 克　　木　香 10 克

5 剂，日 1 剂，水煎 300mL，早晚分服。大黄 5 克代茶饮。

四诊：患者自诉胃痛、反酸、烧心消失，大便调，1 次 / 日，腹部胀满、早饱感明显减轻，排气增加，寐差，舌质淡红，舌苔薄白腻，脉弦滑。原方基础上加煅磁石 15 克。

方药：柴　胡 15 克　　黄　连 12 克　　吴茱萸 3 克　　陈　皮 10 克

紫苏子 10 克　　佩　兰 10 克　　厚　朴 10 克　　佛　手 10 克

香　橼 10 克　　白　芍 10 克　　郁　金 10 克　　煅磁石 15 克

木　香 10 克

5 剂，日 1 剂，水煎 300mL，早晚分服。大黄 5 克代茶饮。

五诊：复查 Hp 阴性，诸症好转，依照效不更方之原则，予上方 3 剂，水煎 150mL，每日 2 次口服，巩固治疗。上方连服 3 剂后诸症皆除。嘱患者调情志、勿过劳。

随诊 3 个月后未再发作。

【按语】

笔者认为治疗吞酸之病，需上承古训，同时与现代社会实情相结合，故主要的治疗原则当属调理中焦气机为主。一诊方中浙贝母、海螵蛸制酸止痛，专适用于肝胃郁热证所致之吞酸；左金丸采用黄连四倍于吴茱萸，重在清肝泻火、疏肝和胃降逆；柴胡疏肝行气，引药入肝经；佛手、厚朴通调腹中气机；陈皮消食导滞；紫苏子降气和胃，润肠通便；清半夏、佩兰燥湿化痰、降逆、芳香化秽浊之气。共奏疏肝健脾、降逆和胃、清热化湿、行气导滞之功。二诊时原方减清半夏防温燥日久伤津，加香橼理气助运，郁金清心解郁，诸药合用，共奏调畅胸腹部气机之效。所谓代茶饮，就是以可以直接饮用的药物，以开水冲泡饮用。据传药茶发端于唐朝，盛行于宋朝，笔者借用先人的经验，独创大黄一味中药代茶饮之方法，通腑泄热，涤荡腹中之浊气，疗效颇佳。

三诊于原方基础上减海螵蛸、浙贝母，防苦寒日久伤胃气，酌加木香以通调三焦之气机，使气机舒达、腹胀自除。

三、食积内停证

李某，男，19 岁。

首诊时间：2014 年 5 月 21 日。

主诉：胃脘痞闷 2 个月。

现病史：患者 2 个月前因饮食不节后，出现胃脘痞闷、腹部胀满不舒、早饱、嗳气，未予治疗，自行口服健胃消食片、气滞胃痛颗粒等药物，症状缓解，但近 1 个月内，病情反复，平素多有而时常发生胃脘部痞闷，时轻时重，就诊于佳木斯市中医院，诊断为"功能性消化不良"，遂来到笔者门诊就医，欲求中医治疗。现患者胃脘痞闷，按之尤甚，腹胀，饱胀厌食，嗳腐吞酸，矢气频作，夜卧不安，偶见呕吐不消化食物，呕吐或矢气后痛减，大便不爽，观其舌像乃舌暗红、苔垢腻，候其脉象为脉弦滑。

既往史：否认其他疾病病史。

辅助检查：1. X 线钡餐胃肠造影提示未见器质性病变。

2. 腹部彩超示各脏器未见明显异常。

【辨证分析】痞满一病，与脾、肝有关，脾胃之病，不外乎感受湿热、内伤饮食、情志失调、脾胃虚弱等，患者胃脘痞闷，按之尤甚，饱胀厌食，嗳腐吞酸，矢气频作，夜卧不安，偶见呕吐不消化食物，均为食积内停之象。

中医诊断：痞满（食积内停证）。

西医诊断：功能性消化不良。

治法：疏肝健脾，消食导滞。

方药：

神　曲 15 克	焦山楂 15 克	焦白术 10 克	柴　胡 10 克
莱菔子 15 克	炒麦芽 15 克	鸡内金 10 克	枳　实 10 克
槟　榔 10 克	陈　皮 10 克	半　夏 5 克	甘　草 5 克

5 剂，日 1 剂，水煎 300mL，早晚分服。

二诊：胃脘痞闷缓解，但仍觉胀满，时轻时重，无嗳腐吞酸、呕吐，矢气频作，排便通畅，但失眠多梦，夜寐不安，舌质暗红，苔薄白腻，脉滑。原方改枳实为枳壳，加煅龙骨 15 克、煅牡蛎 15 克，嘱患者日常饮食八分饱即可。

　　方药：神　曲 15 克　　焦山楂 15 克　　焦白术 10 克　　柴　胡 10 克

　　　　　　莱菔子 15 克　　炒麦芽 15 克　　鸡内金 10 克　　枳　壳 10 克

　　　　　　槟　榔 10 克　　陈　皮 10 克　　半　夏 5 克　　甘　草 5 克

　　　　　　煅龙骨 15 克　　煅牡蛎 15 克

　　5 剂，日 1 剂，水煎 300mL，早晚分服。

　　三诊：胃脘痞闷明显减轻，无嗳腐吞酸、呕吐，矢气频作，排便通畅，睡眠好转，但自觉口中有异味，气味臭秽，舌质红，苔薄腻，脉滑。原方基础上去半夏、莱菔子，酌加藿香 15 克，佩兰 10 克。

　　方药：神　曲 15 克　　焦山楂 15 克　　焦白术 10 克　　柴　胡 10 克

　　　　　　炒麦芽 15 克　　鸡内金 10 克　　枳　壳 10 克　　槟　榔 10 克

　　　　　　陈　皮 10 克　　甘　草 5 克　　煅龙骨 15 克　　煅牡蛎 15 克

　　　　　　藿　香 15 克　　佩　兰 10 克

　　5 剂，日 1 剂，水煎 300mL，早晚分服。

　　四诊：胃脘痞闷基本消失，无嗳腐吞酸、呕吐，矢气频作，排便畅，日一行，睡眠佳，但苦于近日神疲倦怠、食少纳呆，舌质淡红，苔薄白，脉沉滑。原方基础上加生晒参 5 克。

　　方药：神　曲 15 克　　焦山楂 15 克　　焦白术 10 克　　柴　胡 10 克

　　　　　　炒麦芽 15 克　　鸡内金 10 克　　枳　壳 10 克　　槟　榔 10 克

　　　　　　陈　皮 10 克　　甘　草 5 克　　煅龙骨 15 克　　煅牡蛎 15 克

　　　　　　藿　香 15 克　　佩　兰 10 克　　生晒参 5 克

　　5 剂，日 1 剂，水煎 300mL，早晚分服。

　　上方服 5 剂后，诸症皆除，随诊至今未再发作。

【按语】

　　笔者认为此型痞满一般发病时间短，以青少年、体质壮实者多见，故实证居多，因此本方遵循"肝脾论"调畅气机之学术思想，运用消食导滞、行气消痞之大法，运"通"法时结合辨证。上方中柴胡、焦白术疏肝健脾，炒麦芽、鸡内金健脾消食导滞，枳实、槟榔调畅腹中之气机，陈皮理气健脾，焦山楂消导饮食积滞；神曲消食健胃、化陈腐之积，莱菔子消食除胀、化谷面之积，炒麦芽疏肝解郁、健胃消食、消胀，半夏、陈皮理气化湿、和降胃气，甘草调和诸药，共奏疏肝健脾、消食导滞、行气消痞之效。二诊时，胃脘胀满甚，时轻时重，用枳壳易枳实，消除胀满、调畅腹中之气机，同时由于失眠多梦、夜寐不安，遂加煅龙骨、煅牡蛎以重镇安神。三诊时，患者自觉口中有异味，气味臭秽，原方减半夏、莱菔子，加藿香、佩兰，芳香化湿、化浊气、醒脾和胃止呕，同时生麦芽与藿香同用，共奏醒脾开胃助消化之功。四诊时，病久则伤正，酌加生晒参，益气健脾扶正。同时嘱患者节饮食，忌暴饮暴食，忌食生冷、油腻、辛辣及不易消化之食物；吃牛奶、豆制品腹胀者，停牛奶或改食酸牛奶为宜。

四、胃阴不足证

张某，女，38 岁。

首诊时间：2014 年 2 月 25 日。

主诉：胃脘嘈杂 3 个月，加重 2 天。

现病史：患者 3 个月前因饮食不节后出现胃脘痞闷，嘈杂不适，似饥不欲食，口干咽燥而不欲饮，自行口服健胃消食片等中成药，症状好转，期间病情反复发作，时轻时重。2 天前，患者复出现口燥咽干，上脘时有刺痛，似饥而不欲食，遂就诊于当地社区医院，给予促胃肠动力药莫沙必利以及中药治疗，症状未见明显缓解，经人介绍后，就诊于笔者门诊。患者现胃脘痞闷、隐隐作痛，且灼热不适，嘈杂，似饥不欲食，口干咽燥而不欲饮，嗳气，恶心，大便秘结，小便黄，观其舌像为舌质红，舌苔干燥少津，候其脉象为脉细数。

既往史：2 型糖尿病病史 2 年，口服磺脲类降糖药 2 年，血糖控制佳；慢性乙型病毒性肝炎 3 年。

辅助检查：1. X 线气钡造影未发现明显异常。

2. 胃镜示："大致正常胃黏膜像"。

3. $^{14}C-$ 尿素呼气试验阳性。

4. 空腹血糖 7.2mmol/L。

5. 乙肝表面抗原、乙肝 e 抗体、乙肝核心抗体阳性（小三阳）。

6. 乙肝病毒 DNA 测定小于 $1.0 \times 10^3 Iu/mL$，阴性。

7.腹部彩超示肝实质回声正常，胆囊回声欠均匀，胆囊壁毛糙，脾、胰腺未见明显异常。

【辨证分析】该患素体阴虚，且饮食不节后，损伤津液，损伤胃阴，以致胃阴不足、胃失濡润，受纳与和降失司，而成嘈杂之病。本人认为，治疗胃阴不足之嘈杂，总以疏肝、健脾、益胃原则为主，柳宝诒曾云："脾阳健则能运，胃阴充则能纳。"故以益胃汤、增液汤合左金丸为基础，辛开苦降、清火散郁，共奏疏肝健脾、养阴润燥、益胃生津之效。

中医诊断：嘈杂（胃阴不足证）。

西医诊断：功能性消化不良；2 型糖尿病；慢性乙型病毒性肝炎；慢性胆囊炎。

治法：疏肝健脾，养阴润燥，益胃生津。

方药：北沙参 15 克　　麦　冬 15 克　　玉　竹 15 克　　石　斛 15 克
　　　生　地 15 克　　玄　参 10 克　　西洋参 10 克　　佛　手 10 克
　　　枳　壳 10 克　　鸡内金 10 克　　黄　连 15 克　　吴茱萸 5 克
　　　甘　草 10 克

5 剂，日 1 剂，水煎 300mL，早晚分服。

二诊：胃脘痞闷减轻，隐隐作痛，灼热、嘈杂，食欲增加，口干咽燥明显减轻，但咽喉疼痛，大便干减轻，日 1~2 次，小便正常，舌质红，舌苔较前湿润，覆少量津液，脉细数。原方基础上减黄连、吴茱萸，加桔梗 10 克，木蝴蝶 10 克。

方药：北沙参 15 克　　麦　冬 15 克　　玉　竹 15 克　　石　斛 15 克
　　　生　地 15 克　　玄　参 10 克　　西洋参 10 克　　佛　手 10 克
　　　枳　壳 10 克　　鸡内金 10 克　　甘　草 10 克　　桔　梗 10 克
　　　木蝴蝶 10 克

5 剂，日 1 剂，水煎 300mL，早晚分服。

三诊：复查 ^{14}C- 尿素呼气试验阴性。胃脘痞闷明显减轻，无隐隐作痛、灼热、嘈杂等症，食欲增加，口干咽燥明显减轻，无咽喉疼痛，饮食生冷后呃逆频繁，大便正常，日 1~2 次，小便正常，舌质红，舌苔薄白，脉细。原方基础上加柿蒂 10 克、刀豆 5 克。

方药：北沙参 15 克　　麦　冬 15 克　　玉　竹 15 克　　石　斛 15 克

生　地 15 克　　　玄　参 10 克　　　西洋参 10 克　　　佛　手 10 克

枳　壳 10 克　　　鸡内金 10 克　　　甘　草 10 克　　　桔　梗 10 克

木蝴蝶 10 克　　　柿　蒂 10 克　　　刀　豆 5 克

5 剂，日 1 剂，水煎 300mL，早晚分服。

四诊：胃脘痞闷消失，无隐隐作痛、灼热、嘈杂、口干咽燥、咽喉疼痛等症，食欲增加，呃逆消失，二便正常，舌质红，舌苔薄白湿润，脉细。效不更方，上方 3 剂，水煎 150mL，每日 2 次口服。

随诊至今未再发作。

【按语】

笔者认为，嘈杂（胃阴不足证）之病机乃胃阴亏损、胃失润降。气滞于中则胃脘痞闷，虚气上逆则嗳气、恶心，阴虚则生热，虚热扰胃故嘈杂、灼热，津亏胃燥则似饥不欲食，津不上奉则口干咽燥，津不下濡故肠燥大便秘结。根据患者上述症状，及舌质红、舌苔干燥少津、脉细数，更验证其为胃阴不足证。以脾虽主运化水湿而极易为湿所困，胃主消磨水谷而多见饮食积滞。然久治不愈之胃痞，每每屡用辛温香燥之品，自然难免消灼津液，暗耗胃阴，而成阴虚胃痞之证。阴虚则当益胃滋阴，谈理则明矣，至临床运用，医者却每多临证束手。以滋阴增液类药物，多有滋腻、腻膈、碍胃之恶名，生恐用之胃痛未止，胃气先伤，而致脘胀恶心。对于患者，疏肝理气的基础上酌加益胃养阴之品，上方中生地甘苦性寒，滋阴清热；沙参、麦冬益胃生津；玉竹养阴润燥，润肠通便；西洋参配玄参，二者相伍益气清热、生津止渴；若有嘈杂不适，加黄连、吴茱萸，取左金丸之意，以辛开苦降、清火散郁；方中枳壳、佛手破滞气，除胀满；口干加石斛清胃养阴；麦冬、玄参、生地组成增液汤，主治津亏便秘，增液润燥。二诊患者咽喉疼痛，酌加木蝴蝶与桔梗配伍，共奏利咽之效，且木蝴蝶疏肝和胃。三诊患者出现呃逆，故加刀豆、柿蒂，与方中麦冬等养阴药刚柔相济，和胃降逆。

笔者提出"肝脾论"思想治疗胃阴不足之痞证，常用药物乃北沙参、麦冬、石斛、玉竹、天花粉等甘凉濡润、养阴生津之品，而使胃阴顺降。养胃生津，可以退燥热，是土旺生金也。灼热再加焦栀子清胃热；若汗多、气短，兼有气虚者，加党参、五味子（与生脉散合用）以益气敛汗；食后脘胀者，加陈皮、神曲以理气消食。

事实上，甘寒养胃之法，在叶天士时代即基本完备，东垣之论脾胃，对于升脾方面，固大有发明，而于降胃养胃方面，却注意不够。笔者治疗脾胃病，在东垣"脾胃论"基础上进一步完善，创立甘寒养胃法，主要由性味甘平与甘凉生津药物组成。引起胃阴不足的原因，主要有燥热、病伤不复、药劫胃津等，症见不饥不纳，或知饥少纳，或食味不美、音低气馁、不渴，或烦渴思凉饮、口苦便艰、舌嫩少津、脉细略数等，临床表现以胃阴亏虚较甚、燥热未清为其特点，治宜甘凉濡润法。甘凉可以解燥热，濡润可以养胃阴，从而达到清养胃阴的目的。

五、脾胃虚弱兼痰湿中阻证

钱某，女，28岁。

首诊时间：2014年3月1日。

主诉：胃脘痞闷3年，加重1天。

现病史：患者3年前无明显诱因出现胃脘痞闷，咽喉部有异物感，就诊于当地中医院，给予中成药口服（具体药物不详），症状好转，此后病情反复发作，时轻时重。1天前，患者复出现胃脘痞闷、咽喉部有异物感等症，经人介绍后，就诊于我处。现患者胃脘痞闷，咽喉部有异物感，胸膈满闷，呕恶纳呆，口淡不渴，纳呆食少，困倦乏力，大便溏薄，2~3次/日，脘腹胀满，少气懒言。观其舌像见胖大舌、边齿痕，白腻苔，候其脉象为脉沉细。

既往史：幼时曾患结核，现已愈合。

辅助检查：1.胸部X线示右肺可见结核钙化灶。

2.结核菌素试验阴性，痰细菌培养阴性。

3.胃镜示"大致正常胃黏膜像"。

4.^{13}C–尿素呼气试验阳性。

5.腹部彩超示肝实质回声正常，胆囊回声均匀，脾、胰腺未见明显异常。

【辨证分析】患者素体脾胃虚弱，劳倦思虑后最易损伤脾气，日久气机滞于中焦，中焦气机不畅，痰浊内生，日久而成痞满之病。笔者认为，治疗脾胃虚弱兼痰湿中阻证之痞满，以益气健脾和胃、燥湿化痰为原则，李用粹在《证治汇补·痞满》中提出"大凡心下痞闷，必是脾胃受亏，浊气夹痰，不能运化为患"的病机学说，其"又痞同湿治，惟宜上下分消其气"的观点对清代的治痞启发颇大。

中医诊断：痞满（脾胃虚弱兼痰湿中阻证）。

西医诊断：功能性消化不良；植物神经功能紊乱。

治法：益气健脾和胃，燥湿化痰。

方药：生晒参 10 克　　茯　苓 15 克　　白　术 15 克　　苍　术 10 克

制半夏 5 克　　陈　皮 10 克　　厚　朴 10 克　　瓜　蒌 10 克

紫苏子 10 克　　合欢花 10 克　　甘　草 10 克

5 剂，日 1 剂，水煎 300mL，早晚分服。

二诊：胃脘痞闷减轻，咽喉部异物感减轻，体力增加，食欲欠佳。原方基础上减紫苏子，酌加鸡内金 10 克，炒麦芽 10 克。

方药：生晒参 10 克　　茯　苓 15 克　　白　术 15 克　　苍　术 10 克

制半夏 5 克　　陈　皮 10 克　　厚　朴 10 克　　瓜　蒌 10 克

合欢花 10 克　　甘　草 10 克　　鸡内金 10 克　　炒麦芽 10 克

5 剂，日 1 剂，水煎 300mL，早晚分服。

三诊：胃脘痞闷减轻，咽喉部异物感消失，食欲佳，体力增加，自觉乳房胀痛，心情低落。原方基础上酌加香橼 10 克，香附 10 克，郁金 10 克。香橼、香附二药疏肝行气，郁金清心解郁，三药合用，共奏疏肝、行气、解郁之功。嘱患者调情志，生活中怡情宜性。

方药：生晒参 10 克　　茯　苓 15 克　　白　术 15 克　　苍　术 10 克

制半夏 5 克　　陈　皮 10 克　　厚　朴 10 克　　瓜　蒌 10 克

合欢花 10 克　　甘　草 10 克　　鸡内金 10 克　　炒麦芽 10 克

香　橼 10 克　　香　附 10 克　　郁　金 10 克

5 剂，日 1 剂，水煎 300mL，早晚分服。

上方连服 5 剂后诸症皆除。随诊至今未再发作。

【按语】

笔者认为，对于痞满之脾胃虚弱兼痰湿中阻证，治当益气健脾和胃、燥湿化痰。方中半夏燥湿化痰、消痞散结，白术补气健脾、燥湿化痰，苍术苦温燥湿、醒脾悦胃，茯苓健脾利湿，四君子汤益气健脾，半夏燥湿化痰、消痞和胃，陈皮理气行滞。二诊时，由于患者食欲欠佳，故给予鸡内金、炒麦芽健脾开胃、消食化滞，同时炒麦芽可消除脘腹胀满。三诊时，由于患者情志不舒，致乳房胀痛，乃肝气作祟，故原方基础上酌加香附、香橼二药，可疏肝理气、消除乳房胀痛，与合欢花、郁金同用共奏理气、解郁之效。若兼寒湿气滞，可酌加砂仁、木香，为香砂六君子汤；若痞满甚，加枳壳、陈皮理气畅中；嗳气频作，加丁香、柿蒂、旋覆花降气；若兼胃寒，胃脘有凉感，遇寒胀痛甚，加良附丸温胃散寒；大便溏薄，加肉豆蔻、五味子涩肠止泻；若恶心呕吐，加苏梗、竹茹和胃降逆；呃逆加旋覆花、丁香、柿蒂降逆哕气；大便溏加薏苡仁、泽泻、车前子利湿止泻，或再加肉豆蔻温涩止泻。

六、湿热壅滞证

张某，男，55 岁。

首诊时间：2014 年 6 月 2 日。

主诉：上腹痛 1 月余，加重 1 天。

现病史：患者 1 月前病愈后出现上腹痛、胃脘痞闷，于哈尔滨医科大学附属第一医院就诊，诊断为"功能性消化不良"，给予促胃肠动力药等西医治疗，效果不佳。1 天前复出现上腹胀满、胃脘痞闷，经人介绍，就诊于笔者门诊。现患者上腹胀满，胃脘痞闷，嘈杂不适，口苦口黏，口干不欲饮，吞酸，恶心，胃脘灼热，纳呆食少，观其舌像乃舌质红，苔黄腻，候其脉象为脉濡数。

既往史：否认其他疾病病史。

辅助检查：1. X 线钡餐胃肠造影提示未见器质性病变。

2. 腹部超声示各脏器未见明显异常。

【辨证分析】腹痛一病，与肝、脾有关，病机为脏腑气机阻滞、经脉痹阻，湿热之邪结滞于腑，壅阻肠胃气机，气机壅滞致"不通则痛"。治实证"通则不痛"，不可仅从"腑以通为顺，胃以降为和"的理论出发，将通法理解为通降腑气。病发于暑湿当令季节，故基本病机乃湿热壅滞。

中医诊断：腹痛（湿热壅滞证）。

西医诊断：功能性消化不良。

治法：疏肝健脾，清化湿热。

方药：柴　胡 15 克　　茯　苓 10 克　　黄　连 15 克　　吴茱萸 5 克

栀　子 10 克　　制半夏 8 克　　陈　皮 10 克　　佛　手 10 克

竹　茹 10 克　　甘　草 10 克

5 剂，日 1 剂，水煎 300mL，早晚分服。

二诊：上腹胀满、胃脘痞闷明显减轻，出现反酸、烧心、胃脘灼热等症状，原方基础上减竹茹，酌加海螵蛸 15 克、煅瓦楞子 15 克、浙贝母 10 克。

方药：柴　胡 15 克　　茯　苓 10 克　　黄　连 15 克　　吴茱萸 5 克

栀　子 10 克　　制半夏 8 克　　陈　皮 10 克　　佛　手 10 克

甘　草 10 克　　海螵蛸 15 克　　煅瓦楞子 15 克　　浙贝母 10 克

5 剂，日 1 剂，水煎 300mL，早晚分服。

三诊：自诉上述症状均减轻，但睡眠欠佳，失眠多梦，夜间盗汗，手脚心热，原方基础上酌加炒酸枣仁 10 克、柏子仁 10 克、莲子心 10 克。

方药：柴　胡 15 克　　茯　苓 10 克　　黄　连 15 克　　吴茱萸 5 克

栀　子 10 克　　制半夏 8 克　　陈　皮 10 克　　佛　手 10 克

甘　草 10 克　　海螵蛸 15 克　　煅瓦楞子 15 克　　浙贝母 10 克

炒酸枣仁 10 克　　柏子仁 10 克　　莲子心 10 克

3 剂，日 1 剂，水煎 300mL，早晚分服。

随访一个月未见复发。

【按语】

笔者从"肝脾论"之调畅气机之大法出发，治当疏肝健脾、清化湿热，以黄连温胆汤合左金丸加减为基础方，方中黄连苦寒降泄、清化湿热，半夏辛温开泄、散结除痞，佛手行气、除痞满，竹茹清胆和胃、止呕逆；左金丸内黄连、吴茱萸泻火、疏肝、和胃，主治胃脘灼热、口苦嘈杂，陈皮理气行滞，茯苓健脾利湿，胃脘灼热明显，以栀子清胃热，甘草益气和中、调和诸药。二诊时，由于患者泛酸严重，故原方基础上加海螵蛸、煅瓦楞子、浙贝母，制酸止痛。三诊时，患者出现睡眠欠佳、失眠多梦、夜间盗汗、手脚心热，笔者斟酌，加炒酸枣仁、柏子仁、莲子心养肝、宁心、安神、敛汗。纵观上方，紧扣病机，机圆法活，药少力专，可谓"谨守病机""用之不惑""当以穷其受病之源"之佳案，故效如桴鼓。

【诊治体会】

1. 从"肝脾论"角度辨证论治

笔者综合前人经验以及本人从事中西医结合治疗消化系统疾病工作近40余年的临床经验，认为功能性消化不良之病因病机乃感受湿热、内伤饮食、情志失调、脾胃虚弱等，病机的关键是中焦气机壅阻、脾胃升降失司，主要病变在胃，与脾、肝有关，与笔者创立之"肝脾论"学术思想一致，故应从肝脾胃论治。脾虚是发病的基础，肝郁是发病的条件，胃气不降是引发诸症的原因，因此，治宜健脾、疏肝、降胃为基本法则，自创"肝脾论"学术思想，从肝、脾角度治疗功能性消化不良，效果颇丰。

2. 调畅气机，以通为用

对于现代多数脾胃疾病而言，病情往往是复杂的，不是单一治法能符合治疗需要的，常需数种治法配合运用，才能治无遗邪、照顾全面，治法虽多，配合运用之后则变化多端。本人治疗脾胃病在诸法之中尤重通法，但强调此处之通法不限于通腑。通者理也，气滞者，理气为通；血瘀者，化瘀为通；调气以和血，调血以和气，通也；虚者补之，寒者温之，亦通也；下逆者使之上行，中结者使之旁达，也是通，故此治疗脾胃病无论寒热虚实，一"通"字尽矣。正如程钟龄《医学心悟》中说："一法之中，八法备焉，八法之中，百法备焉。"肝郁、脾虚、水湿内生是笔者强调的脾胃病的病机关键，脾虚不能升，胃病不能降，阴阳失衡，病症杂出，通以健脾、疏肝、化湿、通腑等，久病病位由气及血，有瘀象者，又佐以丹参、川芎、当归等行气活血药以通之，每获佳效。

3. 经方、时方、验方，辨证合用

笔者强调，中医临床需掌握辨证论治的精髓，熟读经典，心中有物，拥有扎实的中医功底，以临床作为中医的生命，才能做到方随法出、法随证立、因证施药。临床治疗脾胃病遣方用药之时，在辨病与辨证精准的情况下，经方、时方、验方合而为用，对应复杂病机，常取得很好的治疗效果。笔者喜用前世所传的经方、时方，如承气汤、黄连温胆汤、失笑散、柴胡疏肝散、旋覆代赭汤、增液汤、参苓白术散等，使用时根

据自己的经验体会,有所发挥和变化,并举一反三,取长补短,联合多年临床实践经验总结的经验方,三因制宜,师古而不泥古。承气汤为张仲景《伤寒论》治疗阳明经病所谓"胃家实"的用方,临床具备"痞、满、燥、实"的特点,三承气汤随证加减。笔者喜用小承气汤调理脾胃,通腑泄热用量宜大,改善胃肠动力而无实邪内积用量宜小,药物用量的合理调配,使古方达到四两拨千斤的临床效果。又如验方胃病1号方、增液汤、百合汤是笔者临床常用的滋阴养胃润燥的方药,胃病1号方中有北沙参、石斛、天花粉、白芍等益胃之品,验方与时方合用,其中深意需用心领悟。左金丸是朱丹溪为治疗肝火犯胃吐酸吞酸所制,而原方用量黄连六、吴茱萸一,丹溪意在清肝火,笔者临床常用于胃食管反流患者出现胃脘嘈杂、嗳气吞酸之时,用量为黄连三、吴茱萸一,以防胃气重伤,疗效仍佳。